U0195833

临床骨与关节疾病诊断与治疗

主编　顾兴菊　段长龙　赵学春　聂秀青

　　　　杨艳辉　范振国　赵　亮

上海科学技术文献出版社

Shanghai Scientific and Technological Literature Press

图书在版编目（CIP）数据

临床骨与关节疾病诊断与治疗／顾兴菊等主编 .--
上海：上海科学技术文献出版社,2023
ISBN 978-7-5439-8949-8

Ⅰ.①临…　Ⅱ.①顾…　Ⅲ.①骨疾病 – 诊疗②关节疾
病 – 诊疗Ⅳ.① R68

中国国家版本馆CIP数据核字（2023）第194587号

组稿编辑： 张　树
责任编辑： 王　珺
封面设计： 宗　宁

临床骨与关节疾病诊断与治疗

LINCHUANG GUYUGUANJIE JIBING ZHENDUAN YU ZHILIAO

主　　编：顾兴菊　段长龙　赵学春　聂秀青　杨艳辉　范振国　赵　亮
出版发行：上海科学技术文献出版社
地　　址：上海市长乐路746号
邮政编码：200040
经　　销：全国新华书店
印　　刷：山东麦德森文化传媒有限公司
开　　本：787mm×1092mm　1/16
印　　张：21.25
字　　数：544 千字
版　　次：2023年9月第1版　2023年9月第1次印刷
书　　号：ISBN 978-7-5439-8949-8
定　　价：198.00 元

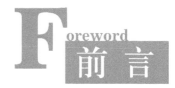

前言

由于社会的发展和生活方式的改变,骨与关节疾病患病率逐年增高,严重威胁着人们的身体健康,给家庭和社会造成了一定负担。在这样的背景下,国内外骨科医师不断交流与合作,使得许多新技术和新疗法在临床上得以应用,极大地推动了骨科的发展。然而,骨与关节疾病病种多样,诊疗方法复杂,许多临床医师在面对此类患者时往往觉得十分棘手。因此,如何提高骨与关节疾病的诊断率与治愈率是广大骨科医师亟待解决的难题。

骨科医师想要提高诊疗水平,必须具备渊博的医学知识、丰富的临床经验、科学的思维方法、高尚的职业道德和严谨的工作态度。所以,医师们要能熟练运用基础医学和临床医学知识、结合自身的临床经验对患者的病情进行综合分析,从而作出诊断和选择治疗方案。但是,临床上患者的情况往往不像教科书描写得那样典型,这就要求骨科医师要在临床实践中不断学习。由此,本书编者将治疗此类疾病的经验、教训、体会进行整理与归纳,在参考大量相关文献资料的基础上,编写了《临床骨与关节疾病诊断与治疗》一书,旨在指导广大骨科医师学习、掌握近年来的骨科学研究成果。

本书从病因病理、临床表现、辅助检查入手,详细阐述了多种骨与关节疾病的诊疗方案,也对临床中一些常见的重点、难点问题进行了分析、论述,有助于引导读者开拓思维,深入思考有关疾病的各个方面。本书结构严谨、层次分明,充分体现了实用性和科学性相统一的原则,能够帮助骨科医师在处理疾病时理清思路、提高诊疗能力。本书适合骨科及相关科室的医务人员参考使用。

鉴于编者编写风格不尽相同,写作时间和篇幅有限,本书难免存在不足,加之现代医学发展日新月异,本书阐述的某些观点、理念可能需要完善,欢迎广大读者提出宝贵的意见,以便再版时进一步修订。

《临床骨与关节疾病诊断与治疗》编委会

2023 年 3 月

Contents
目 录

第一章　骨的结构与生理

第一节　骨组织细胞

骨组织是一种特殊的结缔组织，是骨的结构主体，由数种细胞和大量钙化的细胞间质组成，钙化的细胞间质称为骨基质。骨组织的特点是细胞间质有大量骨盐沉积，即细胞间质矿化，使骨组织成为人体最坚硬的组织之一。

在活跃生长的骨中，有4种类型细胞：骨祖细胞、成骨细胞、骨细胞和破骨细胞。其中骨细胞最多，位于骨组织内部，其余3种均分布在骨质边缘。

一、骨祖细胞

骨祖细胞又称骨原细胞，是骨组织的干细胞，位于骨膜内。胞体小，呈不规则梭形，突起很细小。核呈椭圆形或细长形，染色质颗粒细而分散，故核染色浅。胞质少，呈嗜酸性或弱嗜碱性，含细胞器很少，仅有少量核糖体和线粒体。骨祖细胞着色浅淡，不易鉴别。骨祖细胞具有多分化潜能，可分化为成骨细胞、破骨细胞、成软骨细胞或成纤维细胞，分化取向取决于所处部位和所受刺激性质。骨祖细胞存在于骨外膜及骨内膜贴近骨质处，当骨组织生长或重建时，它能分裂分化成为骨细胞。骨祖细胞有两种类型：定向性骨祖细胞（DOPC）和可诱导性骨祖细胞（IOPC）。DOPC位于或靠近骨的游离面，如骨内膜和骨外膜内层、生长骨骺板的钙化软骨小梁上和骨髓基质内。在骨的生长期和骨内部改建或骨折修复以及其他形式损伤修复时，DOPC很活跃，细胞分裂并分化为成骨细胞，具有蛋白质分泌细胞特征的细胞逐渐增多。IOPC除存在于骨骼系统以外，几乎普遍存在于结缔组织中。IOPC不能自发地形成骨组织，但经适宜刺激，如骨形态发生蛋白（BMP）或泌尿道移行上皮细胞诱导物的作用，可形成骨组织。

二、成骨细胞

成骨细胞又称骨母细胞，是指能促进骨形成的细胞，主要来源于骨祖细胞。成骨细胞不但能分泌大量的骨胶原和其他骨基质，还能分泌一些重要的细胞因子和酶类，如基质金属蛋白酶、碱性磷酸酶、骨钙素、护骨素等，从而启动骨的形成过程，同时也通过这些因子将破骨细胞耦联起来,控制破骨细胞的生成、成熟及活化。其常见于生长期的骨组织中,大都聚集在新形成的骨质表面。

(一)成骨细胞的形态与结构

骨形成期间,成骨细胞被覆骨组织表面,当成骨细胞生成基质时,被认为是活跃的。活跃的成骨细胞胞体呈圆形、锥形、立方形或矮柱状,通常单层排列。细胞侧面和底部出现突起,与相邻的成骨细胞及邻近的骨细胞以突起相连。胞质呈强嗜碱性,与粗面内质网的核糖体有关。在粗面内质网上,镶嵌着圆形或细长形的线粒体,成骨细胞的线粒体具有清除胞质内钙离子的作用,同时也是能量的加工厂。某些线粒体含有一些小的矿化颗粒,沉积并附着在嵴外面,微探针分析表明这些颗粒有较高的钙、磷和镁的踪迹。骨的细胞常有大量的线粒体颗粒,可能是激素作用于细胞膜的结果。例如甲状旁腺激素能引起进入细胞的钙增加,并随之有线粒体颗粒数目的增加。成骨细胞核大而圆,位于远离骨表面的细胞一端,核仁清晰。在核仁附近有一浅染区,高尔基复合体位于此区内。成骨细胞胞质呈碱性磷酸酶强阳性,可见许多 PAS 阳性颗粒,一般认为它是骨基质的蛋白多糖前身。当新骨形成停止时,这些颗粒消失,胞质碱性磷酸酶反应减弱,成骨细胞转变为扁平状,被覆于骨组织表面,其超微结构类似成纤维细胞。

(二)成骨细胞的功能

在骨形成非常活跃处,如骨折、骨痂及肿瘤或感染引起的新骨中,成骨细胞可形成复层堆积在骨组织表面。成骨细胞有活跃的分泌功能,能合成和分泌骨基质中的多种有机成分,包括Ⅰ型胶原蛋白、蛋白多糖、骨钙蛋白、骨粘连蛋白、骨桥蛋白、骨唾液酸蛋白等。因此认为其在细胞内合成过程与成纤维细胞或软骨细胞相似。成骨细胞还分泌胰岛素样生长因子Ⅰ、胰岛素样生长因子Ⅱ、成纤维细胞生长因子、白细胞介素-1 和前列腺素等,它们对骨生长均有重要作用。此外还分泌破骨细胞刺激因子、前胶原酶和胞质素原激活剂,它们有促进骨吸收的作用。因此,成骨细胞的主要功能概括起来有以下几种:①产生胶原纤维和无定形基质,即形成类骨质;②分泌骨钙蛋白、骨粘连蛋白和骨唾液酸蛋白等非胶原蛋白,促进骨组织的矿化;③分泌一些细胞因子,调节骨组织形成和吸收。成骨细胞不断产生新的细胞间质,并经过钙化形成骨质,成骨细胞逐渐被包埋在其中。此时,细胞内的合成活动停止,胞质减少,胞体变形,即成为骨细胞。总之,成骨细胞是参与骨生成、生长、吸收及代谢的关键细胞。

1.成骨细胞分泌的酶类

(1)碱性磷酸酶(ALP):成熟的成骨细胞能产生大量的 ALP。由成骨细胞产生的 ALP 称为骨特异性碱性磷酸酶(BALP),它以焦磷酸盐为底物,催化无机磷酸盐的水解,从而降低焦磷酸盐浓度,有利于骨的矿化。在血清中可以检测到 4 种不同的 ALP 同分异构体,这些异构体都能作为代谢性骨病的诊断标志,但各种异构体是否与不同类型的骨质疏松症(绝经后骨质疏松症、老年性骨质疏松症以及半乳糖血症、乳糜泻、肾性骨营养不良等引起的继发性骨质疏松症)相关,尚有待于进一步研究。

(2)组织型谷氨酰胺转移酶(tTGs):谷氨酰胺转移酶是在组织和体液中广泛存在的一组多功能酶类,具有钙离子依赖性。虽然其并非由成骨细胞专一产生,但在骨的矿化中有非常重要的作用。成骨细胞主要分泌组织型谷氨酰胺转移酶,处于不同阶段或不同类型的成骨细胞,其胞质内的谷氨酰胺转移酶含量是不一样的。tTGs 能促进细胞的黏附、细胞播散、细胞外基质的修饰,同时也在细胞凋亡、损伤修复、骨矿化进程中起着重要作用。成骨细胞分泌的 tTGs 以许多细胞外基质为底物,促进各种基质的交联,其最主要的底物为纤维连接蛋白和骨桥素。tTGs 的活化依赖钙离子,即在细胞外钙离子浓度升高的情况下,才能催化纤维连接蛋白与骨桥素的自身交联。由于钙离子和细胞外基质成分是参与骨矿化最主要的物质,在继发性骨质疏松症和乳糜泻患者的血液中,也可检测到以 tTGs 为自身抗原的自身抗体,因而 tTGs 在骨的矿化中肯定发挥着极其重要的作用。

(3)基质金属蛋白酶(MMP):是一类锌离子依赖性的蛋白水解酶类,主要功能是降解细胞外基质,同时也参与成骨细胞功能与分化的信号转导。

2.成骨细胞分泌的细胞外基质

成熟的成骨细胞分泌大量的细胞外基质,也称为类骨质,包括各种胶原和非胶原蛋白。

(1)骨胶原:成骨细胞分泌的细胞外基质中大部分为胶原,其中主要为Ⅰ型胶原,占细胞外基质的 90% 以上。约 10% 为少量Ⅲ型、Ⅴ型和 X 型胶原蛋白及多种非胶原蛋白。Ⅰ型胶原蛋白主要构成矿物质沉积和结晶的支架,羟磷灰石在支架的网状结构中沉积。Ⅲ型胶原和Ⅴ型胶原能调控胶原纤维丝的直径,使胶原纤维丝不致过分粗大,而 X 型胶原纤维主要是作为Ⅰ型胶原的结构模型。

(2)非胶原蛋白:成骨细胞分泌的各种非胶原成分如骨桥素、骨涎蛋白、纤维连接蛋白和骨钙素等在骨的矿化、骨细胞的分化中起重要的作用。

3.成骨细胞的凋亡

凋亡的成骨细胞经历增殖、分化、成熟、矿化等各个阶段后,被矿化骨基质包围或附着于骨基质表面,逐步趋向凋亡或变为骨细胞、骨衬细胞。成骨细胞的这一凋亡过程是维持骨的生理平衡所必需的。和其他细胞凋亡途径一样,成骨细胞的凋亡途径也包括线粒体激活的凋亡途径和死亡受体激活的凋亡途径,最终导致成骨细胞核的碎裂、DNA 的有控降解、细胞皱缩、膜的气泡样变等。由于成骨细胞上存在肿瘤坏死因子受体,且在成骨细胞的功能发挥中起着重要作用,因此推测成骨细胞可能主要通过死亡受体激活的凋亡途径而凋亡。细胞因子、细胞外基质和各种激素都能诱导或组织成骨细胞的凋亡。骨形态生成蛋白(BMP)被确定为四肢骨指间细胞凋亡的关键作用分子。此外,甲状旁腺激素、糖皮质激素、性激素等对成骨细胞的凋亡均有调节作用。

三、骨细胞

骨细胞是骨组织中的主要细胞,埋于骨基质内,细胞体位于的腔隙称骨陷窝,每个骨陷窝内仅有一个骨细胞胞体。骨细胞的胞体呈扁卵圆形,有许多细长的突起,这些细长的突起伸进骨陷窝周围的小管内,此小管即骨小管。

(一)骨细胞的形态

骨细胞的结构和功能与其成熟度有关。刚转变的骨细胞位于类骨质中,它们的形态结构与成骨细胞近似。胞体为扁椭圆形,位于比胞体大许多的圆形骨陷窝内。突起多而细,通常各自位于一个骨小管中,有的突起还有少许分支。核呈卵圆形,位于胞体的一端,核内有一个核仁,染色质贴附核膜分布。HE 染色时胞质呈嗜碱性,近核处有一浅染区。胞质呈碱性磷酸酶阳性,还有PAS 阳性颗粒,一般认为这些颗粒是有机基质的前身物。较成熟的骨细胞位于矿化的骨质浅部,其胞体也呈双凸扁椭圆形,但体积小于年幼的骨细胞。核较大,呈椭圆形,居胞体中央,在HE 染色时着色较深,仍可见有核仁。胞质相对较少,HE 染色呈弱嗜碱性,甲苯胺蓝着色甚浅。

电镜下其粗面内质网较少,高尔基复合体较少,少量线粒体分散存在,游离核糖体也较少。

成熟的骨细胞位于骨质深部,胞体比原来的成骨细胞缩小约 70%,核质比例增大,胞质易被甲苯胺蓝染色。电镜下可见一定量的粗面内质网和高尔基复合体,线粒体较多,此外尚可见溶酶体。线粒体中常有电子致密颗粒,与破骨细胞的线粒体颗粒相似,现已证实,这些颗粒是细胞内的无机物,主要是磷酸钙。成熟骨细胞最大的变化是形成较长突起,其直径85～100 nm,为骨小管直径的1/4～1/2。相邻骨细胞的突起端对端地相互连接,或以其末端侧对侧地相互贴附,其间以缝隙连接相连。成熟的骨细胞位于骨陷窝和骨小管的网状通道内。骨细胞最大的特征是细胞突起在骨小管内伸展,与相邻的骨细胞连接,深部的骨细胞由此与邻近骨表面的骨细胞突起和骨小管相互连接和通连,构成庞大的网样结构。骨陷窝-骨小管-骨陷窝组成细胞外物质运输通道,是骨组织通向外界的唯一途径,深埋于骨基质内的骨细胞正是通过该通道运输营养物质和代谢产物。而骨细胞-缝隙连接-骨细胞形成细胞间信息传递系统,是骨细胞间直接通信的结构基础。据测算,成熟骨细胞的胞体及其突起的总表面积占成熟骨基质总表面积的90%以上,这对骨组织液与血液之间经细胞介导的无机物交换起着重要作用。骨细胞的平均寿命为25年。

(二)骨细胞的功能

1.骨细胞性溶骨和骨细胞性成骨

大量研究表明,骨细胞可能主动参加溶骨过程,并受甲状旁腺激素、降钙素和维生素 D_3 的调节以及机械性应力的影响。Belanger 发现骨细胞具有释放枸橼酸、乳酸、胶原酶和溶解酶的作用。溶解酶会引起骨细胞周围的骨吸收,他把这种现象称之为骨细胞性骨溶解。骨细胞性溶骨表现为骨陷窝扩大,陷窝壁粗糙不平。骨细胞性溶骨也可类似破骨细胞性骨吸收,使骨溶解持续地发生在骨陷窝的某一端,从而使多个骨陷窝融合。当骨细胞性溶骨活动结束后,成熟骨细胞又可在较高水平的降钙素作用下进行继发性骨形成,使骨陷窝壁增添新的骨基质。生理情况下,骨细胞性溶骨和骨细胞性成骨是反复交替的,即平时维持骨基质的成骨作用,在机体需提高血钙量时,又可通过骨细胞性溶骨活动从骨基质中释放钙离子。

2.参与调节钙、磷平衡

现已证实,骨细胞除了通过溶骨作用参与维持血钙、磷平衡外,骨细胞还具有转运矿物质的能力。成骨细胞膜上有钙泵存在,骨细胞可能通过钙泵摄入和释放 Ca^{2+} 和 P^{3+},并可通过骨细胞相互间的网状连接结构进行离子交换,参与调节 Ca^{2+} 和 P^{3+} 的平衡。

3.感受力学信号

骨细胞遍布骨基质内并构成庞大的网状结构,成为感受和传递应力信号的结构基础。

4.合成细胞外基质

成骨细胞被基质包围后,逐渐转变为骨细胞,其合成细胞外基质的细胞器逐渐减少,合成能力也逐渐减弱。但是,骨细胞还能合成极少部分行使功能和生存所必需的基质,骨桥蛋白、骨连接蛋白以及Ⅰ型胶原在骨的黏附过程中起着重要作用。

四、破骨细胞

(一)破骨细胞的形态

1.光镜特征

破骨细胞是多核巨细胞,细胞直径可达 50 μm 以上,胞核的大小和数目有很大的差异,15～20 个不等,直径为 10～100 μm。核的形态与成骨细胞、骨细胞的核类似,呈卵圆形,染色质颗粒细小,着色较浅,有 1～2 个核仁。在常规组织切片中,胞质通常为嗜酸性;但在一定 pH 下,用碱性染料染色,胞质呈弱嗜碱性,即破骨细胞具嗜双色性。胞质内有许多小空泡。破骨细胞的数量较少,约为成骨细胞的 1%,细胞无分裂能力。破骨细胞具有特殊的吸收功能,从事骨的吸收活动。破骨细胞常位于骨组织吸收处的表面,在吸收骨基质的有机物和矿物质的过程中,造成基质表面不规则,形成近似细胞形状的凹陷,称吸收陷窝。

2.电镜特征

功能活跃的破骨细胞具有明显的极性,电镜下分为 4 个区域,紧贴骨组织侧的细胞膜和胞质分化成皱褶缘区和亮区。

(1)皱褶缘区:此区位于吸收腔深处,是破骨细胞表面高度起伏不平的部分,光镜下似纹状缘,电镜观察是由内陷很深的质膜内褶组成,呈现大量的叶状突起或指状突起,粗细不均,远侧端可膨大,并常有分支互相吻合,故名皱褶缘。ATP 酶和酸性磷酸酶沿皱褶缘细胞膜分布。皱褶缘细胞膜的胞质面有非常细小的鬃毛状附属物,长 15～20 nm,间隔约 20 nm,致使该处细胞膜比其余部位细胞膜厚。突起之间有狭窄的细胞外裂隙,其内含有组织液及溶解中的羟基磷灰石、胶原蛋白和蛋白多糖分解形成的颗粒。

(2)亮区或封闭区:环绕于皱褶缘区周围,微微隆起,平整的细胞膜紧贴骨组织,好像一堵环行围堤,包围皱褶缘区,使皱褶缘区密封,与细胞外间隙隔绝,造成一个特殊的微环境。因此将这种环行特化的细胞膜和细胞质称为封闭区。切面上可见两块封闭区位于皱褶缘区两侧。封闭区有丰富的肌动蛋白微丝,但缺乏其他细胞器。电镜下观察封闭区电子密度低,故又称亮区。破骨细胞若离开骨组织表面,皱褶缘区和亮区均消失。

(3)小泡区:此区位于皱褶缘的深面,内含许多大小不一、电子密度不等的膜被小泡和大泡。小泡数量多,为致密球形,小泡是初级溶酶体或内吞泡或次级溶酶体,直径 0.2～0.5 μm。大泡数目少,直径 0.5～3.0 μm,其中有些大泡对酸性磷酸酶呈阳性反应。小泡区还有许多大小不一的线粒体。

(4)基底区:位于亮区和小泡区的深面,是破骨细胞远离骨组织侧的部分。细胞核聚集在该处,胞核之间有一些粗面内质网、发达的高尔基复合体和线粒体,还有与核数目相对应的中心粒,很多双中心粒聚集在一个大的中心粒区。破骨细胞膜表面有丰富的降钙素受体和亲玻粘连蛋白或称细胞外粘连蛋白受体等,参与调节破骨细胞的活动。破骨细胞典型的标志是皱褶缘区和亮区以及溶酶体内的抗酒石酸酸性磷酸酶(TRAP),细胞膜上的 ATP 酶和降钙素受体,以及降钙素反应性腺苷酸环化酶活性。近年的研究发现,破骨细胞含有固有型一氧化氮合酶(cNOS)和诱导型一氧化氮合酶(iNOS),用 NADPH-黄递酶组化染色,破骨细胞呈强阳性,这种酶是 NOS 活性的表现。

(二)破骨细胞的功能

破骨细胞在吸收骨质时具有将基质中的钙离子持续转移至细胞外液的特殊功能。骨吸收的最初阶段是羟磷灰石的溶解,破骨细胞移动活跃,细胞能分泌有机酸,使骨矿物质溶解和羟基磷灰石分解。在骨的矿物质被溶解吸收后,接下来就是骨的有机物质的吸收和降解。破骨细胞可分泌多种蛋白分解酶,主要包括半胱氨酸蛋白酶(CP)和基质金属蛋白酶(MMP)两类。有机质经蛋白水解酶水解后,在骨的表面形成 Howships 陷窝。在整个有机质和无机矿物质的降解过程中,破骨细胞与骨的表面是始终紧密结合的。此外,破骨细胞能产生一氧化氮(NO),NO 对骨吸收具有抑制作用,与此同时破骨细胞数量也减少。

(顾兴菊)

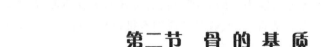

第二节　骨　的　基　质

骨的基质简称骨质,即钙化的骨组织的细胞外基质。骨基质含水较少,仅占骨重量的 8%～9%。骨基质由有机质和无机质两种成分构成。

一、无机质

无机质即骨矿物质,又称骨盐,占干骨重量的 65%～75%,其中 95% 是固体钙和磷,无定形的钙-磷固体在嫩的、新形成的骨组织中较多(40%～50%),在老的、成熟的骨组织中少(25%～30%)。骨矿物质大部分以无定形的磷酸钙和结晶的羟基磷灰石[$Ca_{10}(PO_4)_6(OH)_5$]的形式分布于有机质中。无定形磷酸钙是最初沉积的无机盐,以非晶体形式存在,占成人骨无机质总量的 20%～30%。无定形磷酸钙继而组建成结晶的羟基磷灰石。电镜下观察,羟基磷灰石结晶呈柱状或针状,长 20～40 nm,宽 2～3 nm。经 X 线衍射法研究表明,羟基磷灰石结晶体大小很不相同,体积为(2.5～5.0)nm×40 nm×(20～35)nm。结晶体体积虽小,但密度极大,每克骨盐含 1 016 个结晶体,故其表面积甚大,可达 100 m^2。它们位于胶原纤维表面和胶原纤维之间,沿纤维长轴以 60～70 nm 的间隔规律地排列。在液体中的结晶体被一层水包围形成一层水化壳,离子只有通过这层物质才能到达结晶体表面,有利于细胞外液与结晶体进行离子交换。羟基磷灰石主要由钙、磷酸根和羟基结合而成。结晶体还吸附许多其他矿物质,如镁、钠、钾和一些微量元素,包括锌、铜、锰、氟、铅、锶、铁、铝、镭等。因此,骨是钙、磷和其他离子的储存库。这些离子可能位于羟基磷灰石结晶的表面,或能置换晶体中的主要离子,或者两者同时存在。

骨骼中的矿物质晶体与骨基质的胶原纤维之间存在十分密切的物理-化学和生物化学-高分子化学结构功能关系。正常的羟磷灰石形如长针状,大小较一致,有严格的空间定向,如果羟磷灰石在骨矿化前沿的定点与排列紊乱,骨的矿化即可发生异常,同时也使基质的生成与代谢异常。

二、有机质

有机质包括胶原纤维和无定形基质(蛋白多糖、脂质,特别是磷脂类)。

(一)胶原纤维

胶原纤维是一种结晶纤维蛋白原,被包埋在含有钙盐的基质中。在有机质中胶原纤维占 90%,人体的胶原纤维大约 50% 存在于骨组织。构成骨胶原纤维的化学成分主要是Ⅰ型胶原,占骨总重量的 30%,还有少量Ⅴ型胶原,占骨总重量的 1.5%。在病理情况下,可出现Ⅲ型胶原。骨的胶原纤维与结缔组织胶原纤维的形态结构基本相同,分子结构为 3 条多肽链,每条含 1 000多个氨基酸,交织呈绳状,故又称三联螺旋结构。胶原纤维的直径为 50～70 nm,具有 64 nm周期性横纹。Ⅰ型胶原由 20 多种氨基酸组成,其中甘氨酸约占 33%,脯氨酸和羟脯氨酸约占 25%。骨的胶原纤维和其他胶原蛋白的最大不同在于它在稀酸液中不膨胀,也不溶解于可溶解其他胶原的溶剂中,如中性盐和稀酸溶液等。骨的胶原纤维具有这些特殊的物理性能,是由于骨Ⅰ型胶原蛋白分子之间有较多的分子间交联。骨胶原与羟磷灰石结晶结合,形成了抗挤压和抗拉扭很强的骨组织。随着骨代谢不断进行,胶原蛋白也不断降解和合成。胶原的功能是使各种组织和器官具有强度完整性,1 mm 直径的胶原可承受 10～40 kg 的力。骨质含的胶原细纤维普遍呈平行排列,扫描电镜下胶原细纤维分支,形成连接错综的网状结构。

(二)无定形基质

无定形基质仅占有机质的 10％左右,是一种没有固定形态的胶状物,主要成分是蛋白多糖和蛋白多糖复合物,后者由蛋白多糖和糖蛋白组成。

蛋白多糖类占骨有机物的 4％～5％,由一条复杂的多肽链组成,还有几个硫酸多糖侧链与其共价连接。多糖部分为氨基葡聚糖,故 PAS 反应阳性,某些区域呈弱的异染性。尽管骨有机质中存在氨基葡聚糖,但由于含有丰富的胶原蛋白,骨组织切片染色呈嗜酸性。还有很少脂质,占干骨重 0.1％,主要为磷脂类、游离脂肪酸和胆固醇等。

无定形基质含有许多非胶原蛋白,占有机物的 0.5％,近年来已被分离出来的主要有以下几种。

1.骨钙蛋白

骨钙蛋白又称骨钙素,是骨基质中含量最多的非胶原蛋白,在成人骨中约占非胶原蛋白总量的 20％,占骨基质蛋白质的 1％～2％。它是一种依赖维生素 K 的蛋白质,由 47～351 个氨基酸残基组成的多肽,其中的 2～3 个氨基酸残基中含有 γ-羧基谷氨酸残基(GIA)链,相对分子质量为 5 900。一般认为骨钙蛋白对羟基磷灰石有很高亲和力,在骨组织矿化过程中,能特异地与骨羟基磷灰石结晶结合,主要通过侧链 GIA 与晶体表面的 Ca^{2+} 结合,每克分子骨钙蛋白能结合 2～3 mol 的 Ca^{2+},从而促进骨矿化过程。骨钙蛋白对成骨细胞和破骨细胞前体有趋化作用,并可能在破骨细胞的成熟及活动中起作用。骨钙蛋白还可能控制骨 Ca^{2+} 的进出,影响肾小管对 Ca^{2+} 的重吸收,提示它参与调节体内钙的平衡。当成骨细胞受 1,25-$(OH)_2D_3$ 刺激,可产生骨钙蛋白。此外,肾、肺、脾、胰和胎盘的一些细胞也能合成骨钙蛋白。

骨钙素的表达受许多激素、生长因子和细胞因子的调节。上调骨钙素表达的因子主要是 1,25-$(OH)_2D_3$,而下调其表达的因子有糖皮质激素、TGF-B、PGE$_2$、IL-2、TNF-A、IL-10、铅元素和机械应力等。

2.骨桥蛋白

骨桥蛋白(OPN)又称骨唾液酸蛋白 I(BSP I),分泌性磷蛋白,是一种非胶原蛋白,主要由成骨性谱系细胞和活化型 T 淋巴细胞表达,存在于骨组织、外周血液和某些肿瘤中。OPN 分子大约由 300 个氨基酸残基组成,分子量 44～375 ku,其突出的结构特点是含有精氨酸-甘氨酸-天冬氨酸(RGD)基序。骨桥蛋白具有 9 个天冬氨酸的区域,该处是同羟基磷灰石相互作用的部位,故对羟基磷灰石有很高的亲和力。骨桥蛋白浓集在骨形成的部位、软骨成骨的部位和破骨细胞同骨组织相贴的部位,它是成骨细胞和破骨细胞黏附的重要物质,是连接细胞与基质的桥梁。骨桥蛋白不仅由成骨细胞产生,破骨细胞也表达骨桥蛋白 mRNA,表明破骨细胞也能合成骨桥蛋白。此外,成牙质细胞、软骨细胞、肾远曲小管上皮细胞以及胎盘、神经组织及骨髓瘤的细胞也分泌骨桥蛋白。

OPN 能与骨组织的其他组分结合,形成骨代谢的调节网络。破骨细胞中的 OPN 与 $CD_{44}/\alpha V\beta_3$ 受体形成复合物,可促进破骨细胞的移行。

3.骨唾液酸蛋白

骨唾液酸蛋白又称骨唾液酸蛋白 II(BSP II),是酸性磷蛋白,相对分子质量为 7 000 kD,40％～50％由碳水化合物构成,13％～14％为唾液酸,有 30％的丝氨酸残基磷酸化。BSP II 在骨中约占非胶原蛋白总量的15％。BSPⅡ的功能是支持细胞黏附,对羟基磷灰石有很高的亲和力,具有介导基质矿化作用。它由成骨细胞分泌。

4.骨酸性糖蛋白-75

骨酸性糖蛋白-75(BAG-75)含有30％的强酸残基,8％的磷酸,是酸性磷蛋白,相对分子质量为75 000 kD。它存在于骨骺板中,其功能与骨桥蛋白和BSPⅡ一样,对羟基磷灰石有很强的亲和力,甚至比它们还大。

5.骨粘连蛋白

骨粘连蛋白又称骨连接素,是一种磷酸化糖蛋白,由303个氨基酸残基组成,相对分子质量为32 000 kD,其氨基酸末端具有强酸性,有12个低亲和力的钙结合位点和1个以上高亲和力的钙结合位点。骨粘连蛋白能同钙和磷酸盐结合,促进矿化过程。能使Ⅰ型胶原与羟基磷灰石牢固地结合,它与钙结合后引起本身分子构型变化。如果有钙螯合剂,骨粘连蛋白即丧失其选择性结合羟基磷灰石能力。骨粘连蛋白在骨组织中含量很高,由成骨细胞产生。但一些非骨组织也存在骨粘连蛋白,如软骨细胞、皮肤的成纤维细胞、肌腱的腱细胞、消化道上皮细胞及成牙质细胞也可产生。骨粘连蛋白还与Ⅰ型、Ⅲ型和Ⅴ型胶原及血小板反应素-1结合,并增加纤溶酶原活化抑制因子-1的合成。骨连蛋白可促进牙周组织MMP-2的表达,同时还通过OPG调节破骨细胞的形成。

6.钙结合蛋白

钙结合蛋白是一种维生素D依赖蛋白,存在于成骨细胞、骨细胞和软骨细胞胞质的核糖体和线粒体上,成骨细胞和骨细胞突起内以及细胞外基质小泡内也有钙结合蛋白,表明钙结合蛋白沿突起传递,直至细胞外基质小泡。所以,钙结合蛋白是一种钙传递蛋白,基质小泡内的钙结合蛋白在矿化过程中起积极作用。此外,钙结合蛋白还存在于肠、子宫、肾和肺等,体内分布较广。

7.纤维连接蛋白

纤维连接蛋白主要由发育早期的成骨细胞表达,以二聚体形式存在,分子量约400 ku,两个亚基中含有与纤维蛋白、肝素等的结合位点,亦可与明胶、胶原、DNA、细胞表面物质等结合。纤维连接蛋白主要由成骨细胞合成,主要功能是调节细胞黏附。成骨细胞的发育和功能有赖于细胞外基质的作用,基质中的黏附受体将细胞外基质与成骨细胞的细胞骨架连接起来,二氢睾酮可影响细胞外基质中纤维连接蛋白及其受体的作用,刺激纤维连接蛋白及其受体ALP、OPG的表达。

(韩江涛)

第三节 骨 的 种 类

一、解剖分类

成人有206块骨,可分为颅骨、躯干骨和四肢骨三部分,前两者也称为中轴骨。骨按形态可分为4类。

(一)长骨

长骨呈长管状,分布于四肢。长骨分一体两端,体又称骨干,内有空腔称髓腔,容纳骨髓。体表面有 1～2 个主要血管出入的孔,称滋养孔。两端膨大称为骺,具有光滑的关节面,活体时被关节软骨覆盖。骨干与骺相邻的部分称为干骺端,幼年时保留一片软骨,称为骺软骨。通过骺软骨的软骨细胞分裂繁殖和骨化,长骨不断加长。成年后,骺软骨骨化,骨干与骺融合为一体,原来骺软骨部位形成骺线。

(二)短骨

短骨形似立方体,往往成群地联结在一起,分布于承受压力较大而运动较复杂的部位,如腕骨。

(三)扁骨

扁骨呈板状,主要构成颅腔、胸腔和盆腔的壁,以保护腔内器官,如颅盖骨和肋骨。

(四)不规则骨

这种骨形状不规则,如椎骨。有些不规则骨内具有含气的腔,称含气骨。

二、组织学类型

骨组织根据其发生的早晚、骨细胞和细胞间质的特征及其组合形式,可分为未成熟的骨组织和成熟的骨组织。前者为非板层骨,后者为板层骨。胚胎时期最初形成的骨组织和骨折修复形成的骨痂都属于非板层骨,除少数几处外,它们或早或迟被以后形成的板层骨所取代。

(一)非板层骨

非板层骨又称为初级骨组织,可分两种,一种是编织骨,另一种是束状骨。编织骨比较常见,其胶原纤维束呈编织状排列,因而得名。胶原纤维束的直径差异很大,但粗大者居多,最粗者直径达 13 μm,因此又有粗纤维骨之称。编织骨中的骨细胞分布和排列方向均无规律,体积较大,形状不规则,按骨的单位容积计算,其细胞数量约为板层骨的 4 倍。编织骨中的骨细胞代谢比板层骨的细胞活跃,但前者的溶骨活动往往是区域性的。在出现骨细胞溶骨的一些区域内,相邻的骨陷窝同时扩大,然后合并,形成较大的无血管性吸收腔,使骨组织出现较大的不规则囊状间隙,这种吸收过程是清除编织骨以被板层骨取代的正常生理过程。编织骨中的蛋白多糖等非胶原蛋白含量较多,故基质染色呈嗜碱性。若骨盐含量较少,则 X 线更易透过。编织骨是未成熟骨或原始骨,一般出现在胚胎、新生儿、骨痂和生长期的干骺区,以后逐渐被板层骨取代,但到青春期才取代完全。在牙床、近颅缝处、骨迷路、腱或韧带附着处,仍终身保存少量编织骨,这些编织骨往往与板层骨掺杂存在。某些骨骼疾病,如畸形性骨炎、氟中毒、原发性甲状旁腺功能亢进引起的囊状纤维性骨炎、肾病性骨营养不良和骨肿瘤等,都会出现编织骨,并且最终可能在患者骨中占绝对优势。束状骨比较少见,也属粗纤维骨。它与编织骨的最大差别是胶原纤维束平行排列,骨细胞分布于相互平行的纤维束之间。

(二)板层骨

板层骨又称次级骨组织,它以胶原纤维束高度有规律地成层排列为特征。胶原纤维束一般较细,因此又有细纤维骨之称。细纤维束直径通常为 2～4 μm,它们排列成层,与骨盐和有机质结合紧密,共同构成骨板。同一层骨板内的纤维大多是相互平行的,相邻两层骨板的纤维层则呈交叉方向。骨板的厚薄不一,一般为 3～7 μm。骨板之间的矿化基质中很少存在胶原纤维束,仅有少量散在的胶原纤维。骨细胞一般比编织骨中的细胞小,胞体大多位于相邻骨板之间的矿化基质中,但也有少数散在于骨板的胶原纤维层内。骨细胞的长轴基本与胶原纤维的长轴平行,显示了有规律的排列方向。

在板层骨中,相邻骨陷窝的骨小管彼此通连,构成骨陷窝-骨小管-骨陷窝通道网。由于骨浅部骨陷窝的部分骨小管开口于骨的表面,而骨细胞的胞体和突起又未充满骨陷窝和骨小管,因此该通道内有来自骨表面的组织液。通过骨陷窝-骨小管-骨陷窝通道内的组织液循环,既保证了骨细胞的营养,又保证了骨组织与体液之间的物质交换。若骨板层数过多,骨细胞所在位置与血管的距离超过 300 μm,则不利于组织液循环,其结果往往导致深层骨细胞死亡。一般认为,板层骨中任何一个骨细胞所在的位置与血管的距离均在 300 μm 以内。

板层骨中的蛋白多糖复合物含量比编织骨少,骨基质染色呈嗜酸性,与编织骨的染色形成明显的对照。板层骨中的骨盐与有机质的关系十分密切,这也是其与编织骨的差别之一。板层骨的组成成分和结构的特点,赋予板层骨抗张力强度高、硬度强的特点;而编织骨的韧性较大,弹性较好。编织骨和板层骨都参与松质骨和密质骨的构成。

(段长龙)

第四节 骨的组织结构

人体的 206 块骨分为多种类型,其中以长骨的结构最为复杂。长骨由骨干和骨骺两部分构成,表面覆有骨膜和关节软骨。典型的长骨,如股骨和肱骨,其骨干为一厚壁而中空的圆柱体,中央是充满骨髓的大骨髓腔。长骨由密质骨、松质骨和骨膜等构成。密质骨质量为松质骨的 4 倍,但松质骨代谢却为密质骨的 8 倍,这是因为松质骨具有大量表面积,为细胞活动提供了条件。松质骨一般存于骨干端、骨骺和如椎骨的立方形骨中,松质骨内部的板层或杆状结构形成了沿着机械压力方向排列的三维网状构架。松质骨承受着压力和应变张力的合作用,但压力负荷仍是松质骨承受的主要负载形式。密质骨组成长骨的骨干,承受弯曲、扭转和压力负荷。长骨骨干除骨髓腔面有少量松质骨外,其余均为密质骨。骨干中部的密质骨最厚,越向两端越薄。

一、密质骨

骨干主要由密质骨构成,内侧有少量松质骨形成的骨小梁。密质骨在骨干的内外表层形成环骨板,在中层形成哈弗斯系统和间骨板。骨干中有与骨干长轴几乎垂直走行的穿通管,内含血管、神经和少量疏松结缔组织,结缔组织中有较多骨祖细胞;穿通管在骨外表面的开口即为滋养孔。

(一)环骨板

环骨板是指环绕骨干内、外表面,与骨干周缘成平行排列的骨板,分别称为外环骨板和内环骨板。

1.外环骨板

外环骨板厚,居骨干的浅部,由数层到十多层骨板组成,比较整齐地环绕骨干平行排列,其表面覆盖骨外膜。骨外膜中的小血管横穿外环骨板深入骨质中。贯穿外环骨板的血管通道称穿通管或福尔克曼管,其长轴几乎与骨干的长轴垂直。通过穿通管,营养血管进入骨内,和纵向走行的中央管内的血管相通。

2.内环骨板

内环骨板居骨干的骨髓腔面,仅由少数几层骨板组成,不如外环骨板平整。内环骨板表面衬以骨内膜,后者与被覆于松质骨表面的骨内膜相连。内环骨板中也有穿通管穿行,管中的小血管与骨髓血管通连。从内、外环骨板最表层骨陷窝发出的骨小管,一部分伸向深层,与深层骨陷窝的骨小管通连;一部分伸向表面,终止于骨和骨膜交界处,其末端是开放的。

(二)哈弗斯骨板

哈弗斯骨板介于内、外环骨板之间,是骨干密质骨的主要部分,它们以哈弗斯管为中心呈同心圆排列,并与哈弗斯管共同组成哈弗斯系统。哈弗斯管也称中央管,内有血管、神经及少量结缔组织。长骨骨干主要由大量哈弗斯系统组成,所有哈弗斯系统的结构基本相同,故哈弗斯系统又有骨单位之称。

骨单位为厚壁的圆筒状结构,其长轴基本上与骨干的长轴平行,中央有一条细管称中央管,围绕中央管有5~20层骨板呈同心圆排列,宛如层层套入的管鞘。改建的骨单位不总是呈单纯的圆柱形,可有许多分支互相吻合,具有复杂的立体构型。因此,可以见到由同心圆排列的骨板围绕斜形的中央管。中央管之间还有斜形或横形的穿通管互相连接,但穿通管周围没有同心圆排列的骨板环绕,据此特征可区别穿通管与中央管。哈弗斯骨板一般为5~20层,故不同骨单位的横断面积大小不一。每层骨板的平均厚度为 $3~\mu m$。

骨板中的胶原纤维绕中央管呈螺旋形行走,相邻骨板中的胶原纤维互成直角关系。有学者认为,骨板中的胶原纤维的排列是多样性的,并根据胶原纤维的螺旋方向,将骨单位分为3种类型:Ⅰ型,所有骨板中的胶原纤维均以螺旋方向为主;Ⅱ型,相邻骨板的胶原纤维分别呈纵形和环行;Ⅲ型,所有骨板的胶原纤维以纵形为主,其中掺以极少量散在的环行纤维。不同类型骨单位的机械性能有所不同,其压强和弹性系数以横形纤维束为主的骨单位最大,以纵形纤维束为主的骨单位最小。每个骨单位最内层骨板表面均覆以骨内膜。

中央管长度为3~5 mm,中央管的直径因各骨单位而异,差异很大,平均 $300~\mu m$,内壁衬附一层结缔组织,其中的细胞成分随着每一骨单位的活动状态而各有不同。在新生的骨质内多为骨祖细胞,被破坏的骨单位则有破骨细胞。骨沉积在骨外膜或骨内膜沟表面形成的骨单位,或在松质骨骨骼内形成的骨单位,称为初级骨单位。中央管被同心圆骨板柱围绕,仅有几层骨板。初级骨单位常见于未成熟骨,如幼骨,特别是胚胎骨和婴儿骨,随着年龄增长,初级骨单位也相应减少。次级骨单位与初级骨单位相似,是初级骨单位经改建后形成的。次级骨单位或称继发性哈弗斯系统,有一黏合线,容易辨认,并使其与邻近的矿化组织分开来。

中央管中通行的血管不一致。有的中央管中只有一条毛细血管,其内皮有孔,胞质中可见吞饮小泡,包绕内皮的基膜内有周细胞。有的中央管中有两条血管,一条是小动脉,或称毛细血管前微动脉,另一条是小静脉。骨单位的血管彼此通连,并与穿通管中的血管交通。在中央管内还可见到细的神经纤维,与血管伴行,大多为无髓神经纤维,偶可见有髓神经纤维,这些神经主要由分布在骨外膜的神经纤维构成。

(三)间骨板

间骨板位于骨单位之间或骨单位与环骨板之间,大小不等,呈三角形或不规则形,也由平行排列的骨板构成,大都缺乏中央管。间骨板与骨单位之间有明显的黏合线分界。间骨板是骨生长和改建过程中哈弗斯骨板被溶解吸收后的残留部分。

在以上3种结构之间,以及所有骨单位表面都有一层黏合质,呈强嗜碱性,为骨盐较多而胶原纤维较少的骨质,在长骨横断面上呈折光较强的轮廓线,称黏合线。伸向骨单位表面的骨小管,都在黏合线处折返,不与相邻骨单位的骨小管连通。因此,同一骨单位内的骨细胞都接受来自其中央管的营养供应。

二、松质骨

长骨两端的骨骺主要由松质骨构成,仅表面覆以薄层密质骨。松质骨的骨小梁粗细不一,相互连接而成拱桥样结构,骨小梁的排列分布方向完全符合机械力学规律。骨小梁也由骨板构成,但层次较薄,一般不显骨单位,在较厚的骨小梁中,也能看到小而不完整的骨单位。例如股骨上端、股骨头和股骨颈处的骨小梁排列方向,与其承受的压力和张力曲线大体一致;而股骨下端和胫骨上、下端,由于压力方向与它们的长轴一致,故骨小梁以垂直排列为主。骨所承受的压力均等传递,变成分力,从而减轻骨的负荷,但骨骺的抗压抗张强度小于骨干的抗压抗张强度。松质骨与骨小梁之间的间隙相互连通,并与骨干的骨髓腔直接相通。

三、骨膜

骨膜是由致密结缔组织组成的纤维膜。包在骨表面的较厚层结缔组织称骨外膜,被衬于骨髓腔面的薄层结缔组织称骨内膜。除骨的关节面、股骨颈、距骨的囊下区和某些籽骨表面外,骨的表面都有骨外膜。肌腱和韧带的骨附着处均与骨外膜相连。

(一)骨外膜

成人长骨的骨外膜一般可分为内、外两层,但两者并无截然分界。

纤维层是最外的一层薄的、致密的、排列不规则的结缔组织,其中含有一些成纤维细胞。结缔组织中含有粗大的胶原纤维束,彼此交织成网状,有血管和神经在纤维束中穿行,沿途有些分支经深层穿入穿通管。有些粗大的胶原纤维束向内穿进骨质的外环层骨板,亦称穿通纤维,起固定骨膜和韧带的作用。骨外膜内层直接与骨相贴,为薄层疏松结缔组织,其纤维成分少,排列疏松,血管及细胞丰富,细胞贴骨分布,排列成层,一般认为它们是骨祖细胞。

骨外膜内层组织成分随年龄和功能活动而变化,在胚胎期和出生后的生长期,骨骼迅速生成,内层的细胞数量较多,骨祖细胞层较厚,其中许多已转变为成骨细胞。成年后,骨处于改建缓慢的相对静止阶段,骨祖细胞相对较少,不再排列成层,而是分散附着于骨的表面,变为梭形,与结缔组织中的成纤维细胞很难区别。当骨受损后,这些细胞又恢复造骨的能力,变为典型的成骨细胞,参与新的骨质形成。由于骨外膜内层有成骨能力,故又称生发层或成骨层。

(二)骨内膜

骨内膜是一薄层含细胞的结缔组织,衬附于骨干和骨骺的骨髓腔面以及所有骨单位中央管的内表面,并且相互连续。骨内膜非常薄,不分层,由一层扁平的骨祖细胞和少量的结缔组织构成,并和穿通管内的结缔组织相连续。非改建期骨的骨内膜表面覆有一层细胞,称为骨衬细胞,细胞表型不同于成骨细胞。一般认为它是静止的成骨细胞,在适当刺激下,骨衬细胞可再激活成为有活力的成骨细胞。

骨膜的主要功能是营养骨组织,为骨的修复或生长不断提供新的成骨细胞。骨膜具有成骨和成软骨的双重潜能,临床上利用骨膜移植,已成功地治疗骨折延迟愈合或不愈合、骨和软骨缺损、先天性腭裂和股骨头缺血性坏死等疾病。骨膜内有丰富的游离神经末梢,能感受疼痛。

四、骨髓

骨松质的腔隙彼此通连,其中充满小血管和造血组织,称为骨髓。在胎儿和幼儿期,全部骨髓呈红色,称红骨髓。红骨髓有造血功能,内含发育阶段不同的红骨髓和某些白细胞。在5岁以后,长骨骨髓腔内的红骨髓逐渐被脂肪组织代替,呈黄色,称黄骨髓,失去造血活力,但在慢性失血过多或重度贫血时,黄骨髓可逐渐转化为红骨髓,恢复造血功能。红骨髓终身存在于椎骨、髂骨、肋骨、胸骨、肱骨和股骨等长骨的骨骺内,因此临床常选髂前上棘或髂后上棘等处进行骨髓穿刺,检查骨髓象。

（段长龙）

第二章 骨科常用治疗技术

第一节 牵 引 治 疗

牵引治疗是骨科常用的治疗方法,利用持续、适当的牵引力作用,通过反作用力达到缓解软组织紧张、骨折复位固定、炎症部位制动、预防矫正畸形以及减轻疼痛的目的。常用的牵引治疗技术有皮肤牵引、骨牵引和特殊牵引。

一、皮肤牵引

皮肤牵引是借助胶布粘贴或海绵内衬牵引带包压于患肢,利用与皮肤之间的摩擦力,使牵引力通过皮肤、肌肉、骨骼,进行复位、维持固定。胶布远侧端于扩张板中心钻孔穿绳打结,再通过牵引架的滑轮装置,加上悬吊适当的重量进行持续皮肤牵引。牵引重量一般不得超过 5 kg,牵引力过大易损伤皮肤、引起水泡,妨碍继续牵引。牵引时间为 2～3 周,时间过长,因皮肤上皮脱落影响胶布黏着,如需继续牵引,应更换新胶布维持牵引。

(一)适应证

(1)小儿股骨骨折。

(2)年老体弱者的股骨骨折,在夹板固定的同时辅以患肢皮牵引。

(3)手术前后维持固定,如股骨头骨折、股骨颈骨折、股骨转子间骨折、人工关节置换术后等。

(二)注意事项

皮肤必须完好,避免过度牵引,牵引 2～4 周,骨折端有纤维性连接,不再发生移位时可换为石膏固定,以免卧床时间太久,不利于功能锻炼。皮牵引带不能压迫腓骨头颈部,以免引起腓总神经麻痹。

二、骨牵引

骨牵引是在骨骼上穿过克氏针或斯氏针,安置牵引弓后,通过牵引绳及滑轮连接秤砣而组成的牵引装置,牵引力直接作用于骨骼上,用以对抗肢体肌肉的痉挛或收缩的力量,达到骨折复位、固定的目的。骨牵引力量较大,阻力小,牵引收效大,可以有效地复位骨折,恢复力线。

(一)适应证

(1)成人长骨不稳定性骨折及易移位骨折(如股骨、胫骨螺旋形及粉碎性骨折、骨盆、颈椎)。

(2)开放性骨折伴有软组织缺损、伤口污染、骨折感染或战伤骨折。

(3)患者有严重多发伤、复合伤,需密切观察,肢体不宜做其他固定者。

(二)注意事项

(1)骨牵引的力量较大,牵引时必须有相应的反牵引,如抬高床脚或床头。

(2)定期检查牵引针(或钉)进针处有无不适,如皮肤绷得过紧,可适当切少许减张;穿针处如有感染,应设法使之引流通畅,保持皮肤干燥;感染严重时应拔出钢针改换位置牵引。

(3)牵引期间必须每天观察患肢长度及观察患肢血循环情况,注意牵引重量,防止过度牵引。肢体肿胀消退,骨折复位良好,应酌情减轻牵引重量。

(4)牵引时间一般不超过8周,如需继续牵引治疗,则应更换牵引针(或钉)的部位,或改用皮肤牵引。若骨折复位良好,可改用石膏固定。

(三)常用的几种骨骼牵引

1.尺骨鹰嘴牵引

(1)适应证:适用于肱骨颈、干及肱骨髁上、髁间粉碎性骨折移位和局部肿胀严重,不能立即复位固定者,以及陈旧性肩关节脱位将进行手法复位者。

(2)操作步骤:在肱骨干内缘的延长线(即沿尺骨鹰嘴顶点下 3 cm)上画一条与尺骨背侧缘的垂直线;在尺骨背侧缘的两侧各 2 cm 处,画一条与尺骨背侧缘平行的直线,相交两点即为牵引针的进口与出口点。用手牵引将患者上肢提起、消毒、麻醉后,将固定在手摇钻上的克氏针从内侧标记点刺入尺骨,手摇钻将克氏针穿过尺骨鹰嘴向外标记点刺出。此时要注意切勿损伤尺神经,不能钻入关节腔,以免造成不良后果或影响牵引治疗。使牵引针两端外露部分等长,安装牵引弓。将牵引针两端超出部分弯向牵引弓,并用胶布固定,以免松动、滑脱或引起不应有的损伤,然后拧紧牵引弓的螺旋,将牵引针拉紧,系上牵引绳,沿上臂纵轴线方向进行牵引,同时将伤肢前臂用帆布吊带吊起,保持肘关节屈曲90°,一般牵引重量为2～4 kg。

2.桡尺骨远端牵引

(1)适应证:适用于开放性桡尺骨骨折及陈旧性肘关节后脱位,多用于鹰嘴牵引和尺桡骨远端牵引固定治疗开放性尺桡骨骨折。

(2)操作步骤:将伤肢前臂置于旋前旋后中间位,并由助手固定,消毒皮肤,局部麻醉,于桡骨茎突上1.5～2 cm 部位的桡侧无肌腱处,将克氏针经皮肤刺入至骨,安装手摇钻,使克氏针与桡骨纵轴垂直钻过桡尺骨的远端及尺侧皮肤,并使外露部分等长,装上牵引弓即可进行牵引。或与尺骨鹰嘴牵引针共装在骨外固定架上,进行开放性桡尺骨骨折固定治疗。

3.股骨髁上牵引

(1)适应证:适用于有移位的股骨骨折、有移位的骨盆环骨折、髋关节中心脱位和陈旧性髋关节后脱位等;也可用于胫骨结节牵引过久,牵引钉松动或钉孔感染,必须换钉继续牵引时。

(2)操作步骤:将损伤的下肢放在布朗牵引支架上,自髌骨上缘近侧 1 cm 内,画一条与股骨垂直的横线(老年人骨质疏松,打钉应距髌骨上缘高一些,青壮年骨质坚硬,打钉应距髌骨上缘近一些)。再沿腓骨小头前缘与股骨内髁隆起最高点,各做一条与髌骨上缘横线相交的垂直线,相交的两点作为标志,即斯氏针的进出点。消毒,局部麻醉后,从大腿内侧标记点刺入斯氏针直至股骨,一手持针保持水平位,并与股骨垂直,锤击针尾,使斯氏针穿出外侧皮肤标记点,使两侧牵引针外部分等长,用巾钳将进针处凹陷的皮肤拉平,安装牵引弓,在牵引架上进行牵引。小腿和足部用胶布辅助牵引,以防肢体旋转和足下垂。将床脚抬高 20~25 cm 以做反牵引。牵引所用的总重量应根据伤员体重和损伤情况决定,如骨盆骨折、股骨骨折和髋关节脱位的牵引总重量,成人一般按体重的 1/7 或 1/8 计算,年老体弱者、肌肉损伤过多或有病理性骨折者,可用体重的 1/9 重量。小腿辅助牵引的重量为 1.5~2.5 kg,足部皮肤牵引重量为 0.25~0.50 kg。

4.胫骨结节牵引

(1)适应证:适用于有移位股骨及骨盆环骨折、髋关节中心脱位及陈旧性髋关节脱位等,胫骨结节牵引较股骨髁上牵引常用,如此牵引过程中有其他问题时,才考虑换为股骨髁上牵引继续治疗。

(2)操作步骤:将伤肢放在布朗牵引支架上,助手用手牵引踝部固定伤肢,以减少伤员痛苦和防止继发性损伤。自胫骨结节向下 1 cm 内,画一条与胫骨结节纵轴垂直的横线,在纵轴两侧各 3 cm 左右处,画两条与纵轴平行的纵线与横线相交的两点,即为斯氏针进出点。老年人骨质疏松,标记点要向下移一点,以免打针时引起撕脱性骨折;青壮年人骨质坚硬,标记点要向上移一点,以免打针时引起劈裂骨折;儿童应改用克氏针牵引。此牵引技术的方法和牵引总重量,均与股骨髁上牵引技术相同。值得注意的是,进针应从外侧标记点向内侧,防止损伤腓总神经,术后两周内每天要测量伤肢的长度,以便随时根据检查结果及时调整牵引重量,并检查伤肢远端的运动、感觉及血供情况。

5.跟骨牵引

(1)适应证:适用于胫腓骨不稳定性骨折、某些跟骨骨折及髋关节和膝关节轻度挛缩畸形的早期治疗。

(2)操作步骤:将踝关节保持伸屈中间位。自内踝下端到足跟后下缘连线的中点,即为进针标记点。消毒皮肤,局部麻醉后,用斯氏针从内侧标记点刺入跟骨,一手持针保持水平位并与跟骨垂直,一手捶击针尾,将针穿过跟骨并从外侧皮肤穿出,使牵引针两端外露部分等长。用布巾钳拉平打针处凹陷的皮肤,安装牵引弓,在布朗架上进行牵引。如胫腓骨骨折有严重移位,需在复位后加小腿石膏固定,再进行牵引。一般成人的牵引重量为 4~6 kg。术后要经常观察脚趾活动、感觉及血供情况。

6.第 1~4 跖骨近端牵引

(1)适应证:多与跟骨牵引针共装骨外固定架,进行牵引或固定治疗楔状骨及舟状骨的压缩性骨折。

(2)操作步骤:将伤肢的小腿放置于布朗架上,助手将脚及小腿固定。消毒皮肤,局部麻醉,将克氏针的尖端从第 4 跖骨近端的外边与跖骨纵轴垂直刺入至骨,装手摇钻,穿过第 1~4 跖骨的近端部至皮肤外,并使外露部分等长,装牵引弓或与跟骨牵引针共装骨外固定架,以便调整楔状骨或舟状骨的移位,并行固定治疗。

7.颅骨牵引

(1)适应证:适用于颈椎骨折和脱位,特别是骨折脱位伴有脊髓损伤者。

(2)操作步骤:将伤员剃去头发,仰卧位,颈部两侧用沙袋固定。用记号笔在两侧乳突之间画一条冠状线,再沿鼻尖到枕外隆凸画一条矢状线。将颅骨牵引弓的交叉部支点对准两线的交点,两端钩尖放在横线上充分撑开牵引弓,钩尖所在横线上的落点做切口标记。用 1% 普鲁卡因在标记点处进行局部麻醉,在两标记点各做一个小横切口,直至骨膜,并略行剥离。用颅骨钻在标记点钻孔。钻孔时应使钻头的方向与牵引弓钩尖的方向一致,仅钻入颅骨外板(成人约为4 mm,小儿约为 3 mm)。钻孔后安装颅骨牵引弓,并拧紧牵引弓上的两个相对应的螺栓固定,防止松脱或向内拧紧刺入颅内。牵引弓系结牵引绳,通过床头滑轮进行牵引。床头抬高 20 cm 左右,作为反牵引。牵引重量要根据颈椎骨折和脱位情况决定,一般为 6～8 kg。如伴小关节交锁者,重量可加到 12.5～15.0 kg,同时将头稍呈屈曲位,以利复位。抬高床头,加强对抗牵引。如证明颈椎骨折、脱位已复位,应立即在颈部和两肩之下垫薄枕头,使头颈稍呈伸展位,同时立即减轻牵引重量,改为维持性牵引。

三、特殊牵引

(一)枕颌带牵引

1.适应证

枕颌牵引带是通过滑轮及牵引支架,施加重量进行牵引。其适用于轻度颈椎骨折或脱位、颈椎间盘突出症及根性颈椎病等。

2.操作方法

分两种牵引方式。

(1)卧床持续牵引:牵引重量一般为 2.5～3 kg。其目的是利用牵引维持固定头颈休息,使颈椎间隙松弛或骨质增生造成的水肿尽快吸收,使其症状缓解。

(2)坐位牵引:间断牵引,重量自 6 kg 开始,逐渐增加,根据每个患者的具体情况,可增加到 15 kg 左右,但须注意如颈椎有松动不稳者,不宜进行重量较大的牵引,以免加重症状。

(二)骨盆带牵引

1.适应证

骨盆带牵引适用于腰椎间盘突出症及腰神经根刺激症状者。

2.操作方法

分两种牵引方法。

(1)用骨盆牵引带包托于骨盆,两侧各 1 条牵引带,所系重量相等,两侧总重量 9～10 kg,床脚抬高20～25 cm,使人体重量作为反牵引,进行持续牵引,并加强腰背肌功能锻炼,使腰腿痛的症状逐渐减轻。

(2)利用机械大重量间断牵引,即用固定带将两侧腋部向上固定,做反牵引,另用骨盆牵引带包托进行牵引,每天牵引 1 次,每次牵引 20～30 分钟,牵引重量先从体重的 1/3 重量开始,逐渐加重牵引重量,可使腰腿痛症状逐渐消退。但腰椎如有明显松动不稳,不宜用较大重量牵引,以免加重症状。

(三)骨盆悬带牵引

1.适应证

骨盆悬带牵引适用于骨盆骨折有明显分离移位,或骨盆环骨折有向上移位和分离移位,经下肢牵引复位,而仍有分离移位者。

2.操作方法

使用骨盆悬带通过滑轮及牵引支架进行牵引,同时进行两下肢的皮肤或骨牵引,可使骨盆骨折分离移位整复,待 4～6 周后解除牵引,进行石膏裤固定。

(四)胸腰部悬带牵引

1.适应证

胸腰部悬带牵引适用于胸腰椎椎体压缩性骨折的整复。

2.操作方法

采用金属悬吊牵引弓、帆布带和两个铁环制成的胸腰部悬带,患者仰卧在能升降的手术床上,两小腿固定于手术床上,头下垫枕。悬起胸腰部悬带,降下手术床,患者呈超伸屈位,使胸腰椎椎体压缩骨折整复,并包缠石膏背心固定,即可解除胸腰部悬带牵引。

另一种胸腰部悬带持续牵引技术,适用于老年或脏器患有严重病变患者。取宽 20 cm、长50 cm 的帆布带,两端内长 25 cm、直径 3 cm 的木棒套穿固定,于悬带两端加滑轮及绳子,即可进行患者仰卧位胸腰部悬吊牵引,逐渐适当增加重量,使患者脊柱超伸展,达到胸腰部脊椎压缩性骨折逐渐复位。同时加强腰背肌功能练习,维持胸腰段脊椎压缩性骨折的复位。

(顾兴菊)

第二节　小夹板治疗

小夹板固定是利用有一定弹性的柳木、杉木、竹片或塑料制成长宽合适的板条,在接触肢体一面附加有各种形状的固定垫,通过固定垫维持骨折断端对位,不固定关节。因此,小夹板治疗既固定骨折局部,维持骨折整复的位置,又便于关节功能活动,防止肌肉萎缩和关节僵硬。

一、适应证

(1)四肢管状骨闭合骨折,不全骨折和稳定性骨折。

(2)作为股骨、胫骨不稳定骨折的辅助固定手段,需要结合持续骨牵引复位。

(3)骨折拆除石膏或内固定后,尚不坚固,需要短时间外固定保护。

二、操作方法

(一)准备工作

小夹板固定治疗常用的材料有小夹板、固定垫(棉垫或纸垫)、横带(扁布带)、绷带、棉花、胶布等。

1.小夹板

长度一般以不超过骨折上、下关节为准(关节附近的骨折例外),所用小夹板宽度的总和,应略窄于患肢的最大周径,使每两块小夹板之间有一定的间隙。

2.固定垫

固定垫根据形态分为平垫、大头垫、空心垫等,在小夹板内的作用是防止骨折复位后再发生移位,但不可依赖固定垫对骨折段的挤压作用来代替手法复位,否则将引起压迫性溃疡或肌肉缺血性坏死等不良后果。

（二）小夹板固定的包扎方法

1.续增包扎法

骨折复位后，先从患肢远端开始向近端包扎内衬绷带1～2层，用以保护皮肤不受小夹板摩擦，然后再安放小夹板。此时，应首先将对骨折起主要固定作用的两块小夹板以绷带包扎两圈后，再放置其他小夹板。在小夹板外再用绷带包扎覆盖，维持各块小夹板的位置。再从近侧到远侧捆扎横带3～4根，每根横带绕肢体两周后打结。横带的作用是调节小夹板的松紧度，以比较方便地将结头上下移动1cm的松紧度为宜，此法优点是小夹板固定较为牢靠。

2.一次包扎法

骨折复位后先包内衬绷带，然后将几块小夹板一次安置于伤肢四周，外用3～4根横带捆扎。此法使用的绷带较少，小夹板的位置容易移动，应经常检查，以免影响骨折的固定。

三、注意事项

（1）注意患肢的肢端血供状况，观察肢端皮温、颜色、感觉、肿胀程度、手指或足趾主动活动等有无异常。若发现有血供障碍，立即放松横带，如未好转，应拆开绷带，重新包扎，以免处理延误导致缺血性肌挛缩、神经麻痹或肢体坏死。肢体血供障碍最早的症状是剧烈疼痛，切勿与骨折疼痛混淆，造成疏忽延误。骨折疼痛局限于骨折断端周围，血供障碍引起的疼痛是夹板固定处远侧肢体的搏动性疼痛，必须认真分析，正确区分，采取及时、正确的处理。

（2）小夹板内固定垫接触部位、小夹板两端或骨骼隆突部位出现疼痛，注意观察，必要时拆开检查，以防发生压迫性溃疡。

（3）注意经常调整小夹板的松紧度。患肢肿胀消退后，小夹板也将松动，应每天检查横带的松紧度，及时调整。

（4）复位后2周、4周、8周、12周定期做X线透视或摄片检查，了解骨折对位与愈合情况，若有移位及时复位处理。

小夹板治疗具有简便易行、固定牢固、骨折愈合快、功能恢复好、费用低廉等优点，掌握好适应证，临床上并发症并不多见，但治疗过程中需要重视患者的随访观察，及时发现、处理患者缺血、神经受压等异常变化，避免前述并发症的发生。

（顾兴菊）

第三节　石膏绷带治疗

利用熟石膏遇水可以重新结晶变硬这一特性，将熟石膏粉制作成石膏绷带。使用时将石膏绷带浸泡于水中，取出后做成石膏托或者直接缠绕在患肢远近端，石膏硬化后起到固定骨折的作用。石膏绷带固定根据肢体的任何形状塑形，具有固定可靠、简单方便、便于运送的优点，其缺点是石膏较重、透气性差、固定范围较大，须超过骨折部位远、近端关节，易引起关节僵硬。

一、适应证

（1）小夹板难以固定的某些部位的骨折如脊柱骨折。

(2)开放性骨折经清创缝合术后创口尚未愈合者。

(3)某些骨关节行关节融合术者(如关节结核行融合术)。

(4)畸形矫正术后,维持矫正位置。

(5)治疗化脓性骨髓炎、关节炎者,固定患肢,减轻疼痛。

(6)肌腱、血管、神经以及韧带需要石膏保护固定。

二、操作方法

(1)材料准备:石膏绷带、脱脂绷带、纱布、棉纸、石膏操作台、石膏床、石膏刀、石膏剪等。

(2)石膏绷带用法:在固定部位缠绕脱脂绷带或纱布,在骨骼隆起部位垫以棉垫或棉纸,以免皮肤受压坏死,形成压疮。将石膏绷带卷按包扎石膏使用的顺序,轻轻横放浸泡于温水中,等气泡排空,石膏绷带卷泡透,两手握住石膏绷带卷的两端取出,用两手向石膏绷带卷中央轻轻对挤,除去多余水分即可使用。

常用石膏类型:①石膏托。根据测量固定患肢所需长度,在平板上将石膏绷带折叠成需要长度的石膏条,宽度为患肢周径的 2/3,下肢厚度为 12～15 层,上肢为 10～12 层,然后放入水桶浸湿,贴皮肤面用棉纸衬垫保护,放到患肢的后面或背侧,用普通绷带缠绕固定。②石膏夹板或前后石膏托是在单侧石膏托的对侧增加一个石膏托,固定骨折的伸屈侧或前后侧,固定的牢固度优于单侧石膏托;以上两种石膏托多用于早期肢体肿胀的临时固定,方便调整松紧,当肿胀消退后,通常改行石膏管型固定。③石膏管型。将石膏条置于肢体前后侧,然后用石膏绷带平整包裹患肢,包扎完毕,表面抹光。注明石膏日期和类型,未干硬以前可以考虑开槽和开窗。

(3)躯干石膏及特殊石膏固定,多采用石膏绷带与石膏条带包扎相结合的方法。一方面可加快包扎石膏的速度,有利于石膏塑形,能较好地达到固定的目的;另一方面可节省石膏绷带。应用此法包扎的石膏有厚有薄,即不负重的次要部位较薄,负重的重要部位较厚,使包制的石膏轻又有较好的固定作用。如石膏床、头颈胸石膏、髋人字石膏等。

(4)石膏固定操作过程中应快速、平整、无皱褶,根据包扎部位的需要可做适当的加强。石膏绷带缠绕时用力要均匀,勿过紧过松,边包缠边用手抹平,使石膏条带及石膏绷带之间的空气及多余的水分挤出,成为无空隙的石膏管型,达到牢固的固定作用。注意石膏的塑形,能够最大限度符合肢体的外部轮廓。

三、注意事项

(1)石膏固定后伤肢必须抬高 5～7 天以减轻肢体肿胀。肿胀消退后伤肢即可自由活动。

(2)石膏固定应该将手指、足趾露出,方便观察手指或足趾血液循环、感觉和运动情况,如发现手指或足趾肿胀明显,疼痛剧烈,颜色变紫、变青、变白,感觉麻木或有运动障碍时,应立即紧急处理,切勿延误,以免造成不可挽救的残疾。

(3)冷冻季节石膏绷带的肢体要注意保暖,但不能热敷、不能烤火,以免引起肢体远端肿胀造成血循环障碍。

(4)石膏如有松动或破坏失去固定作用时要及时更换石膏或改用其他固定。

(5)必须将石膏固定后的注意事项向伤、病员和其家属交代清楚,最好能印成文字说明交给患者和家属,避免并发症的发生。

目前新型高分子材料绷带已经应用于临床,如树脂、SK 聚氨酯等,具有轻度高、重量轻、透气性好、不怕水、不过敏的优点,但价格昂贵。

（聂秀青）

第四节　局部封闭治疗

局部封闭治疗是指利用利多卡因、丁哌卡因等麻醉药物,配合皮质类固醇等药物注射到疼痛部位,通过阻滞感觉、交感神经,直接阻断疼痛的神经传导通路,改善局部血液循环,激素发挥抗炎、抗过敏作用,从而获得消除炎症、解除疼痛、软化瘢痕和改善功能的疗效,在临床上被广泛应用。使用时必须掌握好局部封闭治疗的适应证、相关解剖知识和操作技术要点,才能获得良好疗效。

一、适应证

(1)软组织的急慢性损伤,如滑囊炎、腱鞘炎、腰肌劳损、肩周炎等。

(2)周围神经卡压,如腕管综合征、肘管综合征等。

(3)关节炎,如骨关节炎、痛风性关节炎等。

二、禁忌证

(1)穿刺部位或者附近皮肤有感染。

(2)不能使用激素或对激素、麻醉药过敏。

(3)有消化道反复出血史,特别是近期有消化道出血者。

(4)凝血功能障碍,如血友病。

(5)严重的高血压或者糖尿病。

(6)结核病。

(7)甲状腺功能亢进。

(8)注射部分附近 X 线片提示有骨或软组织病理性病变,如骨肿瘤。

三、常用药物

(一)麻醉药物

1.利多卡因

效能和作用时间均属中等程度的局麻药,组织弥散能力和黏膜穿透力好。局部浸润和神经阻滞采用 1%～2%,成人限量 400 mg。

2.丁哌卡因

长效酰胺类局麻药,起效时间较利多卡因长,作用时间可持续 5～6 小时。采用 0.50%～0.75%,成人1 次限量为 150 mg。

局部麻醉药物注射前都必须回抽,以免将药物注入血管,导致神经系统和心脏毒性反应。

(二)激素类药物

1.复方倍他米松(得宝松)

复方倍他米松是由二丙酸倍他米松和倍他米松混合而成的灭菌混悬液,有比较明显的消炎止痛作用。局部用药时每次用量 1 mL,同时加利多卡因等麻醉药物 1~2 mL。使用时须事先将药瓶中的混悬注射液抽入注射器内,然后抽入局麻药,多数患者 1 次局部封闭后症状即可缓解,如局部封闭后症状未能缓解者,2~3 周可再注射 1 次,2~3 次为 1 个疗程。

2.醋酸曲安奈得(确炎舒松)

醋酸曲安奈得是一种合成的肾上腺皮质激素,属于糖皮质激素,主要起抗炎和抗过敏作用。局部封闭时每处 20~30 mg,每次总量不超过 40 mg,两周 1 次。使用时可添加局麻药物。

四、操作过程

(一)局部封闭的准备

(1)与患者及家属充分沟通,告知相关操作风险。

(2)物品准备:醋酸曲安奈得(确炎舒松)或复方倍他米松(得宝松)、丁哌卡因或利多卡因、手套(非消毒)、标记笔、固定垫、安尔碘、乙醇棉球、不同规格注射器及穿刺针、胶布、绷带、无菌纱布敷料。

(二)操作

告知患者即将进行的操作,缓解患者紧张情绪。

(1)摆放正确体位,确定穿刺部位后用标记笔标记,注意解剖结构(标记后直到操作结束,不允许患者更改体位)。

(2)消毒穿刺部位,采用不触碰无菌操作技术(只有针头才可以接触消毒过的穿刺点,无须铺巾),从穿刺点进针,并准确进针至治疗区域。

(3)将药物注射至治疗区域,注射前一定回抽,以确定针头不在血管内后给药,避免加压给药。

(4)对于需要进行抽吸液体的关节,抽吸液体之后不要移开针头,更换注射器后立即注射药物。

(5)注射结束后拔出针头,在注射点上使用乙醇棉球压迫 10 分钟。

(6)用创口敷料加压覆盖,进行特殊的注射后指导。

五、局部封闭后处理

局部封闭后缓慢活动关节,使药物能在关节间隙和软组织中充分分散开来。确认患者无头晕等症状后方可从诊疗床上下来,休息 15 分钟,确认无不适后方可离开。告诉患者若注射部位出现肿胀、发红、皮肤温度升高或体温超过 38 ℃等情况,应及时来院就诊,以排除感染发生。

封闭治疗后疼痛缓解是由于麻醉药物的暂时镇痛作用,疼痛会在几小时后恢复,在皮质激素作用下疼痛会在 1~2 天的时间内再次减轻。可根据病情选择口服非甾体抗炎药加强疗效。

六、并发症

(一)全身并发症

麻醉药过敏和毒性反应、心律失常、癫痫发作、面部潮红、糖尿病患者血糖升高、免疫应答受损、月经不调、阴道异常出血及骨质疏松等，注意适应证掌握，注射时回抽，确保不注入血管，防止全身并发症。

（二）局部并发症

出血、感染、骨坏死、韧带断裂、肌腱断裂、皮下萎缩及皮肤色素减退等。掌握正确技术和剂量，不要打到皮下和肌腱内部，有助于防止局部并发症。

（段长龙）

第五节 支具治疗

支具又称矫形器，是指应用于人体四肢或躯干等部位的体外支撑器具的总称，起到预防矫正矫形、制动固定、支撑保护、减轻负重、功能锻炼与辅助行走等作用，促进肢体功能康复。支具通常结构简单、轻便、安全可靠、耐用、无其他不良反应。

支具根据其安装部位分为上肢支具、下肢支具和脊柱支具三类，又可细分为脊柱、肩、肘、腕、髋、膝、踝等八类，其中以膝、肩、肘、踝关节支具应用最为广泛。

一、上肢支具

按功能分为固定性（静止性）和功能性（动力性）两类。前者没有运动装置，用于固定、支持、制动患肢。后者有运动装置，可允许肢体在一定范围活动或能够控制、帮助肢体运动，促进康复。

（一）腕部支具

1.固定性腕部支具

（1）护腕：用皮带、金属或塑料板制成，可将腕关节固定于功能位（背伸 20°～30°，尺偏 10°），适用于腕下垂和腕关节炎症等。

（2）长对掌支具：系在基部对掌支具的基础上增加了前臂杆和近侧、远侧十字杆，其功能除使拇指保持在对掌位外，还增加了对腕部和前臂的固定作用。

2.功能性腕部支具

（1）伸腕支具：系在长对掌支具的基础上增设一个腕关节铰链和橡筋助伸带，适用于伸腕肌麻痹，但屈腕和手部功能完好的患者。

（2）腕关节内收外展支具：是一种用以纠正手部偏斜的支具，由前臂杆、手掌杆和橡筋组成，前臂杆与手掌杆之间形成一个能自由活动的交叠式铰链。通过橡皮筋的张力矫正手部的偏斜，如手向桡侧偏斜，橡筋侧位于尺侧，若向尺侧偏斜，橡筋则位于桡侧。

（二）肘部支具

用塑料板或皮革带、金属条制成，固定性肘关节支具、功能性肘关节支具，后者利用松紧布或铰链帮助肘关节的屈曲运动，适用于单纯性肘关节屈肌麻痹者，如肌皮神经损伤、神经变性病等。

（三）肩部支具

肩关节外展支具（又称飞机架）可使肩关节固定在外展90°的位置，同时允许肘关节屈曲约90°。此时，上肢的重量通过骨盆支座承受在髂嵴上方，并用两根皮带将支具固定在躯干。这种支具适合肩部手术后或臂丛神经修补术后短期固定使用。

二、下肢支具

下肢支具主要用于下肢神经肌肉系统疾病及关节功能障碍。下肢支具按其功能可分为限制性与矫正性两种,主要起支撑体重、辅助或替代肢体功能、预防矫正畸形的作用。下肢支具(不包括塑料支具)的基本结构包括金属支条、关节与关节锁、足底蹬板和固定装置。足底蹬板可与矫形鞋或足套相连接,使用足套时可更换不同的鞋。金属部件常采用预制作,这样可缩短制作时间并使成本降低。

(一)小腿支具

小腿支具简称 AFO,其固定范围为从小腿上部到足底。

1.常规小腿支具

常规小腿支具由两侧金属支条、踝关节铰链、足底蹬板、矫形鞋(或足套)和固定装置组成。踝关节可根据病情需要设计成:限制跖屈、帮助背屈式,适用于足下垂患者;限制背屈、帮助跖屈式,适用于小腿腓肠肌麻痹;自由运动式,适用于踝关节侧向不稳定如足内翻、足外翻等;固定式踝关节,适用于连枷关节。在装配过程中,要求踝关节铰链的轴心与解剖踝关节轴心一致,即相当于内踝下缘至外踝中点的连线。如病情需要,小腿支具还可以增设牵引簧或丁字带。

2.塑料小腿支具

塑料小腿支具系采用热塑性塑料板材,按照石膏模型用热成形或抽真空成形制作而成,用尼龙搭扣固定在小腿上部。塑料小腿支具较常规支具具有重量轻、穿着时无响声与肢体适合程度较好等优点,但对石膏模型的制取和修整技术要求较高,还有透气性较差以及制成后修改较困难的问题。

(二)大腿支具

大腿支具简称 KAFO,固定范围为自大腿上段到足底。其结构为在小腿支具的基础上增加膝关节铰链和铰链锁,并将金属支条延伸到大腿部分,通过大腿皮腰将支具固定。膝关节铰链锁有常用的伸展限制式和带锁式,伸展限制式允许屈曲,但伸展受限于一定角度。膝关节铰链锁的用途是站立时保持膝关节的稳定性,开锁时允许屈曲以便坐下。膝关节铰链轴心的位置,由于正常膝关节屈伸运动中其轴心是不断变化的,故应放置在与正常膝关节屈伸运动平均时轴心相对应的位置,即相当于股骨内、外髁的最突点的水平。大腿支具适用于膝关节伸肌不全性麻痹和步行支撑期无力维持膝关节伸直的患者。

(三)膝关节支具(KO)

对于需要限制膝关节运动而不需要限制踝、足运动者可使用膝关节支具。常用的有四护膝架,相当于大腿支具的中间部分,其固定范围一般为膝关节上、下各 20 cm,主要用于限制膝关节的反常运动,如膝反屈、膝侧韧带松弛等。

三、脊柱支具

按照其功能,脊柱支具可分成固定性脊柱支具和矫正性脊柱支具两类,通过对躯干的支持、运动限制和对脊柱对线的再调整达到矫治脊柱畸形、减轻疼痛、固定保护的目的。

(一)固定性脊柱支具

1.颈椎支具

颈椎支具治疗适用范围为颈椎病、颈椎骨折脱位、颈椎不稳定、术后固定等。①塑料颈围和充气式颈托,其作用机制为通过感觉反馈提示患者限制头颈部活动,围领又可分为可调式和不可调式,可调式围领能调节颈椎的屈伸度以适应不同患者的需要;②颈椎支架,包括塑料板或铝板制成的下颌托、枕托、胸托和背托以及前后金属支条和固定皮带。

2.腰骶椎支具

(1)硬质腰骶椎支具:其基本结构包括胸托、骨盆托、两根背后条和软腹托,通过束紧软腹托增加腹内压并提供对腰骶椎的支持,称为双杆式腰骶椎支具,主要用以限制腰椎和腰骶关节的屈伸运动。如需同时限制侧屈运动,则可增加两根金属侧条并与胸托和骨盆托连接,称为四杆式腰骶椎支具。

(2)软质腰骶椎支具:腰围用皮带或帆布制成,围绕骨盆和腹部并用皮带束紧,在前、后面均用短金属条加固。由于围腰与人体有良好的贴合面,使腹腔成为一个闭合容器,故能缓解脊柱负担,其治疗效果类似于胸腰骶椎支具,是脊柱支具当中最普遍使用的品种。其适用于腰椎间盘突出、腰椎不稳定、腰部肌肉韧带关节劳损等下腰部疾病。

(二)矫正性脊柱支具

脊柱侧凸支具:主要用于治疗发育、年龄各种原因引起的中度脊柱侧凸,以矫正脊柱畸形或预防畸形发展,常用的有两种。

1.三点力式侧凸支具

以金属条或塑料制成的脊柱支具为基础,增加了矫正托或矫正带,适用于原发性曲线位于胸腰段的患者。

2.Milwaukee支具

由塑料或皮革骨盆座、三根直立金属条、颈环、喉托、枕托和压力垫(包括胸垫、腰垫、腋下带或肩环)组成,适用于胸腰部脊柱侧弯,Cobb角测定为 $20°\sim50°$ 的患者。胸部压力垫为主要侧方矫正力,置于凸侧,其相对应的力上方由颈和对侧腰部压力垫提供。除侧方矫正力外,这种支具还具有纵向的牵引作用,试验证明穿戴支具仰卧时的牵引力为站立时的 2.5 倍,因此,要求患者夜间就寝时继续穿戴支具。支具制作过程中要经过仔细地试穿和调整,特别注意压力垫的位置和松紧度。在患者使用的初期仍需经常观察和做必要的调整,3 个月内应每月检查1 次。Milwaukee支具要求每天 24 小时持续穿戴,沐浴和体育锻炼时可临时取下。

支具是通过对骨或关节固定的一种方法,使用前首先应对支具的结构及其力学性能充分了解,熟悉它的操作技术,才能获得良好的治疗效果。支具有很多种类型,各种类型各具特点,可根据病情需要加以不同选择。但各种支具在应用上有其共同的原则和基本技术要求,并正确掌握支具适应证及其注意事项,发挥支具在骨科外固定中的作用。

(段长龙)

第六节　外固定支架治疗

外固定支架技术是治疗骨折和肢体矫形重建等的一种重要方法,在骨折或需矫形固定的近端和远端经皮穿入固定针,用连接杆及钢针固定夹将钢针连接起来,组成力学稳定结构装置,称为外固定支架。其优点在于既可以为骨折提供可靠的复位固定、轴向加压与延长、矫正畸形,同时又不破坏局部血液供应,兼具力学和生物学两方面的优点。

外固定支架始于 19 世纪中叶,在第二次世界大战中曾被广泛使用,但因其结构缺陷、缺乏稳定性以及高感染率等受到广泛质疑,从 20 世纪 70 年代开始,外固定支架的使用进入新的阶段。近年来,外固定支架在设计制作和应用技术日臻完善,现已成为治疗骨折的标准方法之一,在临床上得到了广泛应用。

一、骨外固定支架的分类

近年来,随着医学科学技术的发展,外固定支架也在不断地进步与改进,其形式很多,通常可按它的功能、构型与力学结构分类。

(一)按功能分类

(1)单纯固定的外固定器,从 Parkhill 与 Lambotte 的外固定器发展而来的类型,如标准的单平面单侧 Judet 外固定器。

(2)兼备整复和固定的外固定器,如 Hoffmann 与改进后的 Anderson 外固定器类型。

(二)按构型分类

(1)单平面单边式:其特点是螺钉仅穿出对侧骨皮质,在肢体侧用连接杆将裸露于皮外的顶端连接固定。

(2)单平面双边式:特点是钉贯穿骨与对侧软组织及皮肤,在肢体两侧各用 1 根连接杆将钉端连接固定。

(3)单平面四边式:其特点是肢体两侧各有 2 根伸缩滑动的连接杆,每侧的两杆之间也有连接结构,必要时再用横杆连接两侧的连接杆。

(4)半环式:半环式外固定器的特点是可供多向性穿针有牢固可靠的稳定性,半环槽式外固定器为其代表.。

(5)全环式:这类外固定器是用圆形套放于肢体,可实施多向性穿针固定,但不及半环式简便。

(6)三角式:可供 2~3 个方向穿针,多采用全针与半针相结合的形式实现多向性固定,国际内固定研究学会三角式管道系统为其代表。

(三)按力学结构分类

(1)单平面半针固定型:这类外固定器是依靠半针的钳夹式把持力保持对骨断端的固定,骨断端的受力为不对称性,抗旋转与前后方向弯曲力最差,钢针可发生变形或断裂,用于不稳定骨折时,骨折端易发生再错位。

(2)单平面全针固定型:这类骨外固定是将钢针贯穿骨与对侧软组织,肢体两侧有连接杆将钢针两端固定,骨断端的受力呈对称性,和单平面单侧固定相比较,固定的稳定性有所加强,但抗前后向弯曲力与扭力的能力仍差,用于肢体牵引延长时,可发生骨端旋转与成角畸形。

(3)多平面固定型:半环、全环与三角式构型的外固定器可提供多向性固定,有良好的稳定性。

二、骨外固定的适应证

外固定支架固定是介于内固定和外固定之间的一种方法,操作简单、创伤小、穿针远离骨折区,对骨折局部干扰小,不破坏局部血供,将牵引、复位、加压、矫正成角等融为一体。

适应证:①开放性骨折。②闭合性骨折伴有广泛软组织损伤。③在严重头胸腹部等多发伤时,可迅速实施对骨折进行固定,有助于稳定全身情况。④涉及关节面的不稳定或粉碎的桡骨下端骨折等,获得良好的稳定性。⑤骨折合并感染和骨折不愈合。⑥不稳定的骨盆骨折。

三、外固定支架的临床应用

(一)桡骨远端骨折

用外固定支架治疗桡骨远端粉碎性不稳定骨折患者,优良率高,疗效确切。其基本方法是骨折复位后,采用超关节外固定。远端固定针分别固定在第2或第3掌骨基底部、近端固定在骨折端近侧3~4 cm的桡骨干上。复位后腕关节固定在尺偏中立或尺偏轻度屈腕位,固定均较稳定;若仍欠稳定,加用经皮克氏针辅助固定。术后即可开始行主被动手指、肘关节的功能锻炼。该固定器适用于手法复位和石膏固定较为困难的桡骨远端不稳定骨折,具有操作简便、省时,固定可靠的优点。此外,固定器最大特点在于改变了常规外固定支架要求固定针必须平行一致或近于平行的缺点,因针夹可于防滑杆上做360°旋转,再配合中心关节达到了万向的功能,使手术中无须刻意要求固定针平行与否,降低了操作难度,缩短了手术时间。

(二)开放性骨折

外固定支架治疗开放性骨折起到了消除骨折端对皮肤的威胁,减少污染扩散的机会,不破坏骨膜和血供,可多次清创,便于软组织损伤处理和伤口闭合,为二期处理打好基础,还可以给骨折端应力刺激,利于骨折愈合。

(三)肢体功能重建

外固定支架治疗骨不连、肢体延长、矫正各类畸形及恢复肢体正常功能等方面都取得了令人满意的临床效果。外固定支架治疗可以对骨端始终保持均匀的压应力刺激,为骨折愈合创造必要的生物力学条件;对骨折局部的血供影响较小,不需要剥离骨膜,对骨折端血运干扰小,有利于骨折愈合;与此同时,对感染性骨不连、骨缺损伴患肢短缩,可采用骨转运技术,不需要植骨,即可治愈骨不连,同时,还可以通过肢体延长,解决肢体不等长的问题,恢复肢体功能。

(四)重度骨盆骨折和多发伤

重度骨盆骨折属高能量损伤,由于合并伤多,出血量大,伤后全身抵抗力急剧下降,而致休克不可逆转、感染等导致死亡。应用外固定支架治疗旋转不稳定的骨盆环骨折能够早期固定,控制出血,防治休克,降低患者死亡率。骨外固定支架对多发伤中大的管状骨折实施早期外固定,可作为一种急诊处理,方法简便,利于施行抢救性手术,明显降低病死率和减少并发症。

四、外固定支架并发症

(一)针道感染和渗液

最常见及最主要的并发症,主要原因:针与骨体结合不够紧密,造成松动;钻速过高,引起针道周围的骨质烧伤和肌肉坏死、液化;穿针没有垂直骨干造成应力不均衡;对针道的护理不仔细,未能及时处理等。因此,需要保持针道清洁,定期换药,减少患肢的活动,及时应用抗生素。若经针道护理、换药后,感染仍然得不到控制,可在骨折端基本稳定后尽早拆除外固定支架,改用石膏或小夹板等其他外固定方式,不会影响骨折治疗的固定效果。

(二)断针

断针是由于金属疲劳导致,最易产生金属疲劳的部位是针与连接杆的接合部。不应多次紧旋固定钢针的螺钉或在固定夹面上加放非金属垫圈,以及钢针只能单次使用,可防止断针的发生。

(三)神经、血管损伤

神经与血管损伤、关节功能障碍、骨筋膜室综合征或穿针部位骨折等,这些并发症可以通过严格执行操作规程与细心观察加以避免。

(四)骨折延迟愈合和不愈合

外固定支架治疗骨折的另一主要并发症,其主要原因有骨折部位骨缺损、局部软组织挫伤严重、骨折难愈合部位、外固定支架的应力遮挡、外固定器固定不够稳定等。防治方法有准确复位、局部有限切开复位,对骨折端间隙与骨缺损的骨折可采用早期自体松质骨移植术和带血管骨瓣、肌瓣移位修复骨质缺失和改善血运,促进骨折愈合。

外固定支架应用应重视如何为骨折愈合提供良好的环境和生物力学条件,以及对外固定支架生物力学性能、强度调整方法和技术应用的掌握,使得外固定支架在满足骨折复位、固定功能和生物力学性能要求的前提下,构造越简单,部件越少,性能越稳定,操作越简单,越有利于人体功能锻炼和康复。

(杨艳辉)

第三章　关节脱位

第一节　桡骨头半脱位

桡骨头半脱位也叫牵拉肘，是发生在小儿外伤中最为常见的损伤之一。常见发病年龄为1～4岁，其中2～3岁最为多见。也可偶见于学龄前儿童，甚至小学生。

一、病因病机

常由于大人牵着患儿走路，上台阶时在跌倒瞬间猛然拉住患儿手致伤；或从床上拉起患儿，拉胳膊伸袖穿衣；或抓住患儿双手转圈玩耍等原因，患儿肘关节处于伸直，前臂旋前位突然受到牵拉而致。

目前有关本病的发病机制仍未得到明确的统一认识，过去认为小儿桡骨头发育不完全，桡骨头的周径比桡骨颈部的周径小，环状韧带松弛，不能牢固保持桡骨头的位置，当受到牵拉时，桡骨头自环状韧带下滑脱，致使环状韧带嵌在肱桡关节间。但近年来有些学者通过尸检发现婴幼儿桡骨头的周径反而比桡骨颈的周径大，而且桡骨头也并非圆形而是椭圆形，矢状面直径比冠状面大，当伸肘、前臂旋前位牵拉肘关节时，环状韧带远侧缘附着在桡骨颈骨膜处发生横断撕裂，此时桡骨头直径短的部分转到前后位，所以桡骨头便自环状韧带的撕裂处脱出，致使环状韧带嵌在肱桡关节间（图 3-1）。因环状韧带滑脱不超过桡骨头的一半，故一般很容易复位。总之，有关本病的发病机制尚需进一步探讨和研究。

二、临床表现与诊断

患儿受牵拉伤后，疼痛哭闹，拒绝使用患肢，前臂常处于旋前，肘关节半屈曲位。上肢不敢上举，肘不敢屈曲。桡骨头部位可有压痛，但无明显红肿。肘关节屈伸稍受限，但前臂旋后明显受限。X线片表现正常。结合有牵拉外伤史而不是跌打摔伤即可考虑为本病。有时在临床检查及拍片过程中，不知不觉已经复位。

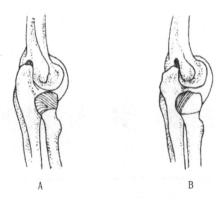

图 3-1 牵拉肘的创伤解剖

A.环状韧带正常解剖关系;B.肘受到牵拉后,环状韧带远端附
着处撕裂,桡骨头部分脱出,环状韧带剥离部滑进肱桡关系

三、治疗

(一)非手术治疗

1.复位

以右侧为例,术者右手握住患儿前臂及腕部,左手拇指放于桡骨头外侧,先轻轻牵引,然后将前臂旋后屈肘,当桡骨头复位时可感觉到弹响,此时疼确立即消除,患儿即刻停止哭闹,并能屈肘上举,开始使用患肢拿东西。若不能复位,术者左手握住患儿肘部,拇指放于桡骨头内侧,先轻轻牵引,然后右手将前臂旋前,同时左手拇指向外侧推压桡骨头即可复位。有时桡骨头脱位时间长、复位后需经过一段时间之后症状才能消除。

2.固定

复位后无须特殊外固定,简单用三角巾悬吊患肢于屈肘功能位 1 周即可。另外应嘱咐家长避免再牵拉伤肢。若反复多次发生脱位时,复位后患肢应适当用石膏托制动 2 周左右。

3.练功方法

固定期间无须特殊练功,去除固定后应避免再次牵拉伤患肢。

4.药物治疗

不需要药物治疗。

(二)手术治疗

无特殊情况,闭合手法复位均能获得成功而不需行手术治疗。但对年龄较大的患儿用手法复位失败,需行手术切开复位并修复环状韧带。

四、合并症

本病复位后,除未予制动而且多次受到牵拉易导致习惯性桡骨头半脱位外,一般无其他合并症发生。

（段长龙）

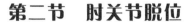

第二节　肘关节脱位

肘关节脱位是肘部最常见的损伤,在全身各大关节脱位中占 1/2 左右,居第 1 位,多发生于青少年,儿童和老年人少见,多为间接暴力所致。按脱位的方向,可分为前脱位、后脱位两种,后脱位最为常见,前脱位甚少见。

一、创伤机制

肘关节由肱桡关节、肱尺关节和上尺桡关节所组成。这 3 个关节共包在一个关节囊内,有一个共同的关节腔。肘关节从整体上来说,以肱尺部为主,与肱桡部、上尺桡部协调运动,使肘关节做屈伸动作。构成肘关节的肱骨下端呈内外宽厚,前后扁薄状,其两侧的纤维层则增厚而形成桡侧副韧带和尺侧副韧带,关节囊的前后壁薄弱而松弛。由于尺骨冠状突较鹰嘴突低,所以对抗尺骨向后移位的能力较对抗前移位的能力差,常易导致肘关节向后脱位。

肘关节脱位主要由间接暴力所造成,由于暴力的传导和杠杆的作用而产生不同的脱位形式。患者跌倒时,肘关节伸直前,臂旋后位手掌触地,外力沿尺骨纵轴上传,使肘关节过度后伸,以致鹰嘴尖端急骤撞击肱骨下端的鹰嘴窝,在肱尺关节处形成杠杆作用,使止于喙突上的肱前肌及肘关节囊的前壁被撕裂,肱骨下端前移位,尺骨喙突和桡骨头同时滑向肘后方形成肘关节后脱位。由于环状韧带和骨间膜将尺桡骨比较牢靠地夹缚在一起,所以脱位时尺桡骨多同时向背侧移位。由于暴力作用不同,尺骨鹰嘴和桡骨头除向后移位外,有时还可以向桡侧或尺侧移位,形成肘关节侧方移位。向桡侧移位又可称为肘外侧脱位,向尺侧移位称为肘关节内侧脱位。

若屈肘位跌倒,肘尖触地,暴力由后向前,可将尺骨鹰嘴推移至肱骨的前方,成为肘关节前脱位,多并发鹰嘴骨折,偶尔可出现肘关节分离脱位,因肱骨下端脱位后插入尺桡骨中间,使尺桡骨分离。脱位时肘窝部和肱三头肌腱被剥离,骨膜、韧带、关节囊被撕裂,以致在肘窝形成血肿,该血肿容易发生骨化,成为整复的最大障碍,或影响复位后肘关节的活动功能。另外,肘关节脱位可合并肱骨内上髁骨折,有的还夹入关节内而影响复位,若忽视将会造成不良的后果。移位严重的肘关节脱位,可能损伤血管与神经,应予以注意。

二、诊断

(一)肘关节后脱位

肘关节肿胀、疼痛、压痛。肘关节呈靴样畸形,尺骨鹰嘴向后突出,肘后关系失常,鹰嘴上方凹陷或有空虚感。肘窝可能触及扁圆形光滑的肱骨下端,肘关节后外侧可触及脱出的桡骨小头。肘关节呈屈曲位弹性固定,肘关节功能障碍。

X 线正位片见尺桡骨近端与肱骨远端相重叠,侧位片见尺桡骨近端脱出于肱骨远端后侧,有时可见喙突骨折。

(二)肘关节前脱位

肘关节肿胀,疼痛,肘后部空虚,肘后三点关系失常,前臂较健侧变长,肘前可触及尺骨鹰嘴,前臂有不同程度的旋前或旋后。

X 线侧位片可见尺骨鹰嘴突出于肘前方,或合并尺骨鹰嘴骨折,尺桡骨上段向肘前方移位。

(三)肘关节侧方脱位

肘关节内侧或外侧副韧带、关节囊和软组织损伤严重,肘部内外径增宽。内侧脱位时肱骨外髁明显突出,尺骨鹰嘴和桡骨小头向内侧移位;外侧脱位时,前臂呈旋前位,肱骨内髁明显突出,尺骨鹰嘴位于外髁外方,桡骨头突出。肘部呈严重的内翻或外翻畸形。X线片可见外侧脱位尺骨半月切迹与外髁相接触,桡骨头移向肱骨头外侧,桡骨纵轴移向前方,前臂处于旋前位。内侧脱位时,尺骨鹰嘴、桡骨小头位于肱骨内髁内侧。

三、治疗

新鲜肘关节脱位一般采用手法复位,固定3周后去除外固定做功能锻炼。合并血管、神经损伤者早期应密切观察,必要时行手术探查。对于陈旧性肘关节脱位,经手法整复失败者,可采用切开复位术。

(一)手法复位外固定

1.新鲜肘关节脱位

(1)肘关节后脱位:助手用双手握患肢上臂,术者用一手握住患肢腕部,另一手握持肘关节,在对抗牵引的同时,握持肘关节前方的拇指,扣住肱骨下端,向后上方用力推按,置于肘后鹰嘴部位的其余手指,向前下方用力端托,在持续加大牵引力量后,当听到或触诊到关节复位弹响感觉时,使肘关节逐渐屈曲90°～135°,复位即告成功。肘关节恢复无阻力的被动屈伸活动,其后用三角巾悬吊前臂或长臂石膏托在功能位制动2～3周。

(2)肘关节前脱位:应遵循从哪个方向脱出,还从哪个方向复回的原则。如鹰嘴是从内向前脱位,复位时出前向内复位。术者一手握住肘部,另一手握住腕部,稍加牵引,保持患肢前臂旋内同时在前臂上段向后加压,听到复位的响声,即为复位。再将肘关节被动活动2～3次,无障碍时,将肘关节屈曲135°用小夹板或石膏固定3周。合并有鹰嘴骨折的肘关节脱位,复位时前臂不需牵引,只需将尺桡骨上段向后加压,即可复位。复位后不做肘关节屈伸活动试验,以免导致骨折再移位,将肘关节保持伸直位或过伸位,此时尺骨鹰嘴近端向远端挤压,放上加压垫,用小夹板或石膏托固定4周。

(3)肘关节侧方脱位:术者双手握住肘关节,以双手拇指和其他手指使肱骨下端和尺桡骨近端向对方向移动即可使其复位。伸肘位固定3周后进行功能锻炼。

2.陈旧性肘关节脱位

复位前,应先拍X线片排除骨折、骨化性肌炎,明确脱位类型、程度、方向及骨质疏松等情况。行尺骨鹰嘴骨牵引,重量6～8 kg,时间约1周。肘部、上臂行推拿按摩,并中药熏洗,使粘连、挛缩得到松解。在臂丛神经阻滞麻醉下,解除骨牵引,进行上臂、肘部按摩活动,慢慢行肘关节屈伸摇摆、内外旋转活动,范围由小到大,力量由轻到重,然后在助手上、下分别牵引下,重复以上按摩舒筋手法,这样互相交替,直到肘关节周围的纤维粘连和瘢痕组织以及肱二、三头肌得到充分松解,伸展延长,方可进行整复。患者取坐位或卧位,上臂和腕部分别由两名助手握持,做缓慢强力对抗牵引,术者两手拇指顶压尺骨鹰嘴突,余手指环握肱骨下端,肘关节稍过伸,当尺骨鹰嘴和桡骨头牵引至肱骨滑车和外髁下时,缓缓屈曲肘关节,若能屈肘90°以上,即为复位成功。此时鹰嘴后突畸形消失,肘后三角关系正常,肘关节外形恢复。复位成功后,将肘关节在90°～135°范围内反复屈伸3～5次,以便解除软组织卡压于关节间隙中,再按摩上臂、前臂肌肉,旋转前臂及屈伸腕、掌、指关节,以理顺筋骨,行气活血。然后将肘关节屈曲90°位以上,用石膏托或绷带固定 2 周,去除固定后,改用三角巾悬吊 1 周。

(二)切开复位外固定

对于陈旧性肘关节脱位手法复位不成功者及骨化性肌炎明显者,可采用切开复位及关节切除术,术后肘关节功能改善比较满意。手术一般取肘正中切口,分离出尺神经加以保护,将肱三头肌肌腱做舌状切开并翻向远端,行骨膜下剥离松解肱骨下端,清除关节内瘢痕组织,进行复位。如不稳定可用克氏针将鹰嘴与肱骨髁固定,放置引流条,固定 3 周后进行肘关节功能锻炼。若脱位时间较长,关节软骨已变性剥脱,不能行切开复位术。取肘后方切口,将肱骨远端由内、外上髁水平切除或保留两上髁而将其间的滑车和外髁的内侧部切除,呈鱼尾状,适当修正尺骨鹰嘴使其形状与肱骨下端相对应并切除桡骨头。彻底止血,将肘关节屈曲 90°～100°位,于内、外髁上缘打入 2 枚克氏针,术后石膏托固定,2 周后拔除克氏针,4 周后进行功能锻炼。

(段长龙)

第三节 胸锁关节脱位

一、解剖与损伤机制

胸锁关节是由锁骨内侧端与胸骨柄切迹构成的关节,锁骨关节面较胸骨关节面大,锁骨内侧关节面仅有 50% 与向外倾的胸骨关节面相对,其间借一个软骨盘补偿。胸锁关节由关节囊、前后胸锁韧带、锁骨间韧带和肋锁韧带维持其稳定性(图 3-2)。正常状态下胸锁关节约有 40°的活动范围。上肢外展时肩前方受到暴力可导致锁骨内端向前移位,胸锁关节发生前脱位。暴力作用于肩部后外侧,可导致锁骨移位到胸骨后方,发生胸锁关节后脱位。胸锁关节脱位也可以是先天性的,还可在发育、退变及炎症过程中发生。

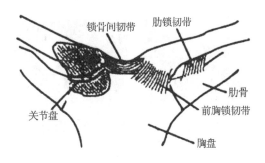

图 3-2 胸锁关节解剖图

二、临床表现

当创伤导致前脱位时,会产生剧烈疼痛,脱位关节处有明显的肿胀和前突畸形,锁骨内端相对于胸骨向前隆起,而在靠近第 1 肋骨处出现凹陷,程度取决于韧带损伤的程度。胸锁关节后脱位很少见,但锁骨内端向后移位,可导致气管、食管、胸导管或纵隔内大血管的损伤,故可能会出现严重的损伤。

三、诊断及鉴别诊断

(一)诊断

对症状和体征可疑有胸锁关节脱位者,可进一步行前后位 X 线检查和 CT 扫描。以胸骨为中心的胸腔上部的顶前凸位 X 线片具有诊断意义,阳性表现是锁骨内端位于对侧正常锁骨内端前方或后方。CT 扫描可显示胸锁关节的结构变化,明确诊断胸锁关节脱位。

(二)鉴别诊断

胸锁关节是半脱位还是脱位,取决于关节囊韧带、关节软骨盘和锁骨间韧带及肋锁韧带的损伤程度。20 岁以下患者的锁骨内端骨骺损伤与胸锁关节脱位表现相似,应加以鉴别。

四、治疗

(一)手法复位外固定

胸锁关节后脱位的闭合复位方法有两种:一种为患者取仰卧位,在肩胛骨间垫大沙袋,肩内收位牵引患侧上肢,由前向后用力下压肩和锁骨远端;另一种为外展位牵引伤肢,用手指夹住锁骨,用力向前牵引以帮助复位,如仍不能复位,消毒皮肤,用无菌巾钳夹住锁骨,向前牵引复位,大多数后脱位复位后是稳定的,复位后以“8”字绷带、商品化的锁骨固定带或“8”字石膏固定 4 周,限制活动 6 周。如果在全麻状态下仍无法使后脱位闭合复位,应行手术复位,因为使其处于脱位状态是危险的。手术复位时应找有胸外科经验的医师会诊。

(二)切开复位内固定

1.前脱位者

如不易复位或有小片骨折,整复不易维持关节的对合关系,且有疼痛者,可考虑行开放复位,用 2 枚克氏针经过关节固定,合并有骨折者也可用 2 枚空心拉力螺钉内固定(图 3-3),用克氏针时需将克氏针尾端弯成钩状,以防克氏针移位;缝合修复撕破或断裂的胸锁前韧带,术后用前“8”字石膏绷带固定 4 周,6 周左右拔除克氏针,活动关节。

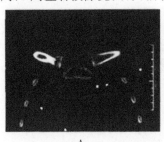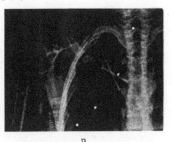

A   B

图 3-3 锁骨近端骨折并胸锁关节脱位切开复位内固定

A.术前 CT 表现;B.术后 X 线表现

2.后脱位者

不能用手法复位,或有气管或纵隔血管压迫症状者,沿锁骨内侧段切口,暴露胸锁关节及锁骨内侧段,在直视下向外牵引上臂,并用巾钳夹住锁骨内端向外前方牵拉,使脱位整复,并用 2 枚克氏针经过关节固定,尾端弯成钩状,术后用后“8”字石膏固定 5 周,6 周左右拔除克氏针。

3.陈旧性未复位的胸锁关节前脱位

一般认为造成的功能丧失即使有,也是程度较轻的。这种疾病手术治疗的指征是患者主诉在用力或者在体育运动时上臂乏力和疲劳。常用的手术方法有在锁骨和第1肋骨周围使用阔筋膜稳定,在锁骨和胸骨之间行阔筋膜稳定术,锁骨下肌腱移植重建术,锁骨内侧端切除术。

(段长龙)

第四节 骶尾关节脱位

骶尾关节由骶骨尖与尾骨底组成微动关节,其间有甚薄的椎间盘。骶尾关节前侧有前纵韧带,各附着于骶骨和尾骨盆面,骶骨后韧带为脊柱后纵韧带和棘上、棘间韧带及骶棘肌筋膜延续部分,位于两侧的骶尾韧带,相当于横突间韧带,骶尾角之间还有骨间韧带相连。

该关节通常有轻微的屈伸活动,其活动度取决于肛提肌的紧张与松弛,有部分正常人也可由于骶尾关节骨性融合而不活动。临床上骶尾关节脱位常见于女性。单纯脱位较少,常合并骶尾交界处的骨折脱位。

一、病因病理

骶尾关节脱位与直接暴力、产伤有密切关系。

(一)直接暴力

滑倒仰坐摔伤,尾骶部直接撞击坚硬的地面或硬物,引起骶尾关节脱位。如摔坐楼梯台阶边沿、椅凳角上,尾骨往往因受背侧暴力的作用和肛提肌、尾骨肌的收缩而向前脱位。如伴有侧向暴力时,可合并侧方脱位。有的暴力来自尾尖垂直方向,可发生后脱位或骨折脱位。

(二)产伤

胎儿大、育龄高、产程长,可引起骶尾关节脱位。胎儿过大、胎头径线大,颅骨较硬头不易变形,形成相对头盆不相称,兼有育龄高,韧带松弛退变,激素分泌异常,韧带松弛弹性变差,加之产程长,造成分娩时韧带撕裂,发生骶尾关节后脱位。

二、分类

按脱位的时间分为新鲜脱位和陈旧性脱位;按尾骨脱位的方向可分为前脱位、后脱位和侧方脱位,前脱位较多见。

三、诊断

患者有滑倒仰坐摔伤史和产伤史。患者骶尾部疼痛,不能坐位,常以半侧臀部坐在椅凳上,弯腰下蹲等活动受限,甚则疼痛。骶尾部局部软组织肿胀,皮下淤血及压痛明显。骶尾交界区有台阶样感,或凹陷感。按压尾骨尖时,骶尾区有过度的伴有疼痛的异常活动。肛诊时前脱位可触及骶尾前侧有凸起,压痛。后脱位可触及尾骨向后凹陷,压痛。X线侧位片可显示尾骨向前脱位,或向后脱位,或骨折脱位。正位片可能显示有侧向移位,但应除外变异。

四、治疗

（一）复位方法

1.肛内复位法

患者侧卧位屈膝屈髋，或胸膝位，在局部麻醉或不需麻醉下，术者戴手套，以示指或中指伸入肛门内，于骶尾前方触及高起的压痛区，施以向背后挤压力，与此同时，术者拇指抵于骶尾末端，做与中指或示指相对的推压力，使骶尾交界区变得光滑，且疼痛明显减轻或消失，即告复位。此法适用于骶尾关节前脱位。

2.肛外复位法

患者术前准备同肛内复位法，术者戴手套，用拇指在尾骨后凸的压痛区，向前挤压脱位的尾骨，此时可感到有向前的滑动感，复位即成功。此法适用于骶尾关节后脱位。

3.过伸复位法

患者俯卧于床，双膝关节并拢尽量屈曲，术者位于患者左侧，左手按于骶骨尖处向下压，右手臂托持膝部和小腿向上搬提，同时用力使髋关节向后过伸，连续3～5次。体质肥重者，可让一助手站在远端，双手握住患者双踝向上提拉双下肢，术者用拇指或手掌小鱼际向下按压骶骨尖处，使髋关节向后过伸，连续3～5次。术后让患者站立，做下蹲站起动作，如疼痛缓解，复位成功。1周后可用此方法再治疗1次。此法适用于骶尾关节前脱位，且不宜行肛内复位者。

（二）固定方法

复位后，可局部贴用膏药，并用宽胶布将两臀部靠拢贴牢，嘱卧床休息2～3周。

（三）药物治疗

固定期间除局部贴用活血止痛膏外，在解除固定后，应用活血祛瘀类药物熏洗或坐浴，如仍有疼痛，可配合局部封闭。

（四）其他疗法

对仍有移位但无症状者，可不予以处理；如有顽固性尾痛症状，经保守治疗无效时，可考虑尾骨切除术。

（段长龙）

第五节　膝关节脱位

膝关节为屈戌关节，由股骨下端及胫骨上端构成，二骨之间有半月软骨衬垫，向外有约 15° 的外翻角。膝关节的主要功能是负重和屈伸运动，在屈曲位时，有轻度的骨外旋及内收外展活动。膝关节的稳定主要依靠周围的韧带维持。内侧副韧带和股四头肌对稳定膝关节有相当作用。膝关节因其结构复杂坚固、关节接触面较宽，因此在一般外力下很难使其脱位，其发生率仅占全身关节脱位的 0.6%。如因强大的外力而造成脱位时，则必然会有韧带损伤，而且可发生骨折，乃至神经、血管损伤。合并腘动脉损伤时，如诊治不当，则有导致下肢截肢的危险。根据其脱位的方向，可分为膝关节前脱位、膝关节后脱位、膝关节内脱位、膝关节外脱位。

一、膝关节前脱位

(一)病因与发病机制

暴力来自前方,直接作用于股骨下段,使膝关节过伸,股骨髁的关节面沿胫骨平台向后急骤旋转移位,突破后侧关节囊,而使胫骨脱位于前方,形成膝关节前脱位。

(二)诊断

膝关节肿胀严重,疼痛,功能障碍,前后径增大,髌骨下陷,膝关节处微屈曲位,畸形,弹性固定,触摸髌骨处空虚,腘窝部丰满,并可触及股骨髁突起于后侧,髌腱两侧可触及向前移位的胫骨平台前缘。X线检查:侧位片见胫骨脱位于股骨前方(图 3-4)。

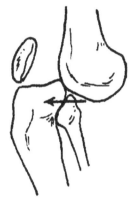

图 3-4　前脱位

依据外伤史、典型临床表现,结合 X 线检查,可以确诊。要了解是否合并有撕脱性骨折,检查远端动脉搏动情况,以判断腘窝血管是否受伤,同时需要检查足踝运动和感觉情况,判断是否合并神经损伤。

(三)治疗

1.手法复位外固定

一般采用手法整复外固定。方法是患者仰卧,一助手环抱大腿上段,一助手牵足踝上下牵引。术者站患侧,一手托股骨下段向上,即可复位(图 3-5)或术者两手 4 指托腘窝向前,两拇指按胫骨向后亦可复位。当脱位整复后,助手放松牵引,术者一手持膝,一手持足,将膝关节屈曲,再伸直至 15°左右,然后从膝关节前方两侧,仔细检查关节是否完全吻合,检查胫前、后动脉搏动情况,检查足踝运动和感觉情况等。

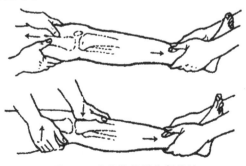

图 3-5　膝关节前脱位复位法

复位后,用长直角板或石膏托将患膝固定于 $10°\sim20°$ 伸展位中立,股骨远端后侧加垫,3 周后开始做膝关节主动屈曲,股四头肌自主收缩锻炼,4 周后解除外固定,可下床活动。

2.手术疗法

膝关节前脱位最易造成血管损伤,合并有腘动脉损伤者应立即进行手术探查。如果关节囊撕裂,韧带断裂嵌夹于关节间隙,或因股骨髁套锁于撕裂的关节囊裂孔而妨碍复位时,也应手术切开复位,修复损伤的韧带。合并髁部骨折者也应及时手术撬起塌陷的髁部,并以螺栓、拉力螺钉或特制的 T 形钢板固定,否则骨性结构紊乱带来的不稳定将在后期给患者造成很大困难。

二、膝关节后脱位

(一)病因与发病机制

多是直接暴力从前方而来,作用于胫骨上端,使膝关节过伸,胫骨平台向后脱出,形成膝关节后脱位。

(二)诊断

1.临床表现

膝关节肿胀严重,疼痛剧烈,功能障碍。膝关节前后径增大,似过伸位,胫骨上端下陷,皮肤有皱褶,畸形明显,呈弹性固定,触摸髌骨下空虚,腘窝处可触及胫骨平台向后突起,髌腱两侧能触到向前突起的股骨髁。X 线检查:侧位片可见胫骨脱于股骨后方(图 3-6)。

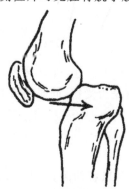

图 3-6　后脱位

2.诊断依据

依据外伤史,典型症状,畸形,一般即可确定诊断。但需拍 X 线片,诊查是否合并撕脱性骨折。另外要检查胫前、后动脉搏动情况,判断腘窝血管是否受伤。检查足踝的主动运动和感觉情况,判断神经是否损伤。

(三)治疗

常采用手法整复外固定,方法是患者仰卧,一助手牵大腿部,一助手牵患肢踝部,上下牵引。术者站于患侧,一手托胫骨上段向前,一手按股骨下段向后,即可复位(图 3-7)。

复位后,用长直角夹板或石膏托固定。在胫骨上面后侧加垫,将膝关节固定在 $15°$ 左右的伸展中立位。3 周后开始做屈伸主动锻炼活动和股四头肌自主收缩活动。4 周后解除固定,下床锻炼。本病固定应特别注意慢性继发性半脱位,因患者不自觉地抬腿,股骨必然向前,加上胫骨的重力下垂,常常形成胫骨平台向后继发性脱位。必要时可改用膝关节屈曲位固定。3 周后开始膝关节伸展锻炼。

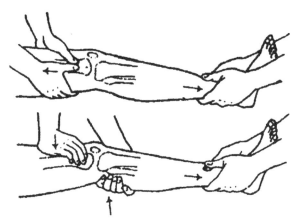

图 3-7 膝关节后脱位复位法

对合并有血管、神经损伤及骨折的患者,处理同膝关节前脱位。

三、膝关节侧方脱位

(一)病因与发病机制

直接暴力作用于膝关节侧方,或间接暴力传导至膝关节,致使膝关节过度外翻或内翻,造成膝关节侧方脱位。单纯侧方脱位少见,多合并对侧胫骨平台骨折,骨折近端和股骨的关系基本正常。

(二)诊断

膝关节侧方脱位因筋伤严重,肿胀甚剧,局部青紫瘀斑,功能丧失,压痛明显,有明显的侧方异常活动。在膝关节侧方能触到脱出的胫骨平台侧缘。若有神经损伤,常见足踝不能主动背伸,小腿下段外侧皮肤麻木。

依据明显的外伤史,典型的症状和畸形,即可确诊。结合 X 线检查,能明确脱位情况,以及是否合并骨折(图 3-8)。应注意神经损伤与否。

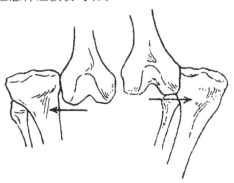

图 3-8 膝关节侧方移位

(三)治疗

1.手法整复外固定

常采用手法整复外固定。方法是患者仰卧位,一助手固定股骨,一助手牵引足踝。若膝关节外脱位,术者一手扳股骨下端向外,并使膝关节呈内翻位,即可复位(图 3-9)。

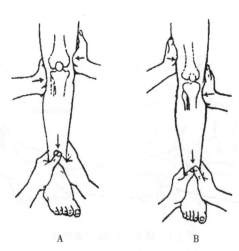

图 3-9　手法整复复位

A.外侧脱位复位法；B.内侧脱位复位法

复位后,用长直角夹板或石膏托将肢体固定在伸展中立位,膝关节稍屈曲,脱出的部位和上下端相应的位置加棉垫,形成三点加压,将膝关节置于与外力相反的内翻与外翻位,即内侧脱位固定在内翻位,外侧脱位固定在外翻位。一般固定 4～6 周,解除夹板,开始功能锻炼。

2.药物治疗

同膝关节前脱位。

3.功能锻炼

膝关节脱位复位后,应将膝关节固定于屈曲 15°～30°位,减少对神经、血管的牵拉。密切观察血管情况,触摸胫后动脉和足背动脉。足部虽温暖但无脉,则标志着血液供给不足。术后在40°～70°范围内的持续被动活动对伤后早期恢复活动是有帮助的,但应注意防止过度运动在后期遗留一定程度的关节不稳。股四头肌的训练对膝关节动力性稳定起着重大作用。固定后,即指导患者做股四头肌收缩锻炼。肿胀消减后,做带固定仰卧抬腿锻炼。4～8 周解除外固定后,先开始做膝关节的自主屈曲,然后下床活动锻炼,按膝关节功能疗法处理。

（段长龙）

第四章　上肢骨折

第一节　肱骨远端骨折

肱骨远端骨折是指肱骨髁上以远部位的骨折。肱骨远端骨折包括肱骨髁上骨折,肱骨髁间骨折,肱骨内、外髁骨折及肱骨小头骨折等,下面分别叙述。

一、肱骨髁上骨折

此类骨折为 AO 分类的 A 型骨折,最常见于 5～8 岁的儿童,占全部肘部骨折的 50％～60％。属关节外骨折,及时治疗后功能恢复较好。

(一)骨折类型

根据暴力来源及方向可分为伸直、屈曲和粉碎型 3 类。

1.伸直型

该型最多见,占 90％以上。跌倒时肘关节在半屈曲或伸直位,手心触地,暴力经前臂传达至肱骨下端,将肱骨髁推向后方。由于重力将肱骨干推向前方,造成肱骨髁上骨折。骨折线由前下斜向后上方。骨折近段常刺破肱前肌,损伤正中神经和肱动脉。骨折时,肱骨下端除接受前后暴力外,还可伴有侧方暴力,按移位情况又分尺偏型和桡偏型。

(1)尺偏型:骨折暴力来自肱骨髁前外方,骨折时肱骨髁被推向后内方。内侧骨皮质受挤压,产生一定塌陷。前外侧骨膜破裂,内侧骨膜完整,骨折远端向尺侧移位。因此,复位后远端容易向尺侧再移位。即使达到解剖复位,因内侧皮质挤压缺损而会向内偏斜,尺偏型骨折后肘内翻发生率最高。

(2)桡偏型:与尺偏型相反。骨折断端桡侧骨皮质因压挤而塌陷,外侧骨膜保持连续。尺侧骨膜断裂,骨折远端向桡侧移位。此型骨折即使不完全复位也不会产生严重肘外翻,但解剖复位或矫正过度时,亦可形成肘内翻畸形。

2.屈曲型

该型较少见。肘关节在屈曲位跌倒,暴力由后下方向前上方撞击尺骨鹰嘴,髁上骨折后远端向前移位,骨折线常为后下斜向前上方,与伸直型相反。很少发生血管、神经损伤。

3.粉碎型

该型多见于成年人。本型骨折多属肱骨髁间骨折,按骨折线形状可分 T 形和 Y 形或粉碎性骨折。

(二)临床表现与诊断

伤后肘部肿胀,偶有开放伤口。伤后马上就医者,肿胀轻,可触及骨性标志;多数病例肿胀严重,已不能触及骨性标志。远折端向后移位,可与肘后脱位相混淆,但肘后三角关系正常,据此可鉴别。伤后或复位后应注意是否有肱动脉急性损伤和前臂掌侧骨筋膜室综合征,是否出现"5P"征,即:①疼痛(pain);②无脉(pulselessness);③苍白(pallor);④麻痹(paralysis);⑤感觉异常(paresthesia)。正中神经、尺神经、桡神经都有可能被累及,但以正中神经和桡神经损伤多见。X 线检查可明确骨折的类型和移位程度。

(三)治疗

主要取决于合并同侧肢体骨与软组织损伤的情况,特别是神经、血管是否有损伤。所有骨折均可考虑首先试行闭合复位,但若血液循环受到影响,则应行急诊手术。

1.非手术治疗

无移位或轻度移位可用石膏后托制动1～2周,然后开始轻柔的功能活动。6周后骨折基本愈合,再彻底去除石膏固定。

闭合复位尺骨鹰嘴牵引:在某些病例,行尺骨鹰嘴牵引也是一种可选方法。Smith 提出的指征为以下几点:①用其他闭合方法不能获得骨折复位。②闭合复位有可能获得成功,但单纯依靠屈肘不能维持复位。③肿胀明显,血液循环受影响,或可能出现 Volkmanns 缺血挛缩。④有污染严重的开放损伤,不能进行外固定。侧方牵引和过头牵引都可采用。应用过头牵引容易消肿和方便敷料更换,在重力的帮助下还可以早期进行肘关节屈曲活动。

2.手术治疗

(1)闭合复位、经皮穿针内固定:臂丛神经阻滞麻醉无菌操作下行整复,待复位满意后,维持复位,一助手取 1 枚 2.0 mm 克氏针自肱骨外上髁最高点穿入皮肤,触及骨质后在冠状面上与肱骨纵轴成 45°角,在矢状面上与肱骨纵轴成 15°角进针,直至穿透肱骨近折端的对侧骨皮质。再取 1 枚 2.0 mm 克氏针在上进针点前 0.5 cm 处穿入皮肤,向近折端尺侧穿针至透过对侧骨皮质。C 形臂 X 线机透视复位、固定满意后,将针尾屈曲 90°剪断,残端留于皮外。无菌纱布包扎针尾,石膏托固定于屈肘 90°前臂旋前位(图 4-1)。

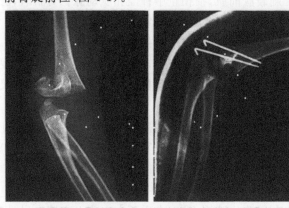

图 4-1　肱骨髁上骨折闭合复位经皮穿针内固定,石膏托外固定

术后常规服用抗生素 3 天以预防感染。当天麻醉恢复后即可行腕关节的屈伸及握拳活动，4 周后拔除克氏针，解除外固定，加强肩、肘关节的功能锻炼。此外，对于较严重的粉碎性骨折，可行外固定架固定(图 4-2)。

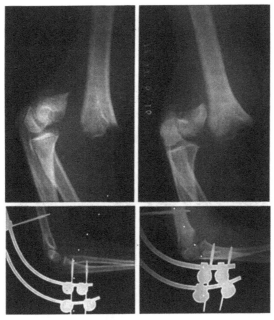

图 4-2　儿童肱骨髁上骨折外固定架固定

(2)切开复位内固定：成人常需采用此种方法。手术指征包括：①骨折不稳定，闭合复位后不能维持满意的复位；②骨折合并血管损伤；③合并同侧肱骨干或前臂骨折。

另外，对老年患者应尽量选择切开复位内固定，以利于早期功能锻炼。若合并血管损伤需进行修补，更应同时稳定骨折端，可通过前方的 Henry 入路来完成。若未合并血管损伤，则可以采取内、外侧联合切口或后正中切口。多数认为后正中切口显露清楚，能够直视下复位骨折，也方便进行内固定。可使用 AO 半管状钢板、重建钢板或特制的 Y 形钢板，尽可能用拉力螺钉增加骨折端稳定。Heffet 和 Hotchkiss 已证实两块钢板成 90°角分别固定内、外侧柱，其抗疲劳性能优于后方单用一块 Y 形钢板或双髁螺钉固定。Home 认为，如果因骨折粉碎不能获得良好的稳定，可采取非手术疗法，但此观点并不适用于所有移位的粉碎性骨折。粉碎性骨折内固定同时应一期植骨。如内固定不稳定，则需延长石膏制动时间以维持复位，将导致疗效欠佳，故应尽可能获得稳定固定，手术后不用外固定，以便进行早期功能锻炼。开放性骨折应及时行清创术，污染严重者可考虑延期闭合伤口，彻底清创后可用内固定或外固定稳定骨折端。

(四)并发症

肱骨髁上骨折的并发症较多，有以下几种。

1.Volkmanns 缺血挛缩

Volkmanns 缺血挛缩为髁上骨折最为严重的并发症，发病常与处理不当有关，出血和组织肿胀可使筋膜室压力升高，外固定包扎过紧和屈肘角度太大使间室容积减小或无法扩张是诱发本病的重要因素。

早期：伤肢突然剧痛，部位在前臂掌侧，进行性灼痛，当手主动或被动活动时疼痛加剧，手指常处于半屈曲状态,屈指无力。同时,感觉麻木、异样感,继之出现感觉减退或消失,肢端肿胀、苍白、发凉、发绀。受累前臂掌侧皮肤红肿,张力大且有严重压痛。桡动脉搏动减弱或消失,全身可有体温升高,脉快。

晚期:肢体出现典型的 Volkmanns 缺血挛缩畸形,呈爪形手,即前臂肌肉萎缩、旋前,腕及手指屈曲、拇内收、掌指关节伸直。这种畸形被动活动不能纠正,桡动脉搏动消失。

一旦诊断明确,应紧急处理。①早期:应争取时间改善患肢血运,尽早去除外固定物或敷料,适当伸直屈曲的关节,毫不顾惜骨折对位。如仍不能改善血运时,则应即刻行减压及探查术(应力争在本症发生6～8小时内施行)。术中敞开伤口不缝合,等肢体消肿后,再做伤口二期或延期缝合。全身应用抗生素预防感染,注意坏死物质吸收可引起的酸中毒、高血钾、中毒性休克和急性肾衰竭,给予相应的治疗。严禁抬高患肢和热敷。②晚期:以手术治疗为主,应根据损害时间、范围和程度而定。6 个月以前挛缩畸形尚未稳定,此时可做功能锻炼和功能支架固定。待畸形稳定后(至少半年至 1 年后),可行矫形及功能重建手术。③酌情选择:尺桡骨短缩、腕关节固定、腕骨切除、瘢痕切除及肌腱延长和肌腱转位等。还有神经松解,如正中神经和尺神经同时无功能存在,可用尺神经修复正中神经。

2.神经损伤

肱骨髁上骨折并发神经损伤比较多见,发生率为 5％～19％。大多数损伤为神经传导功能障碍或轴索中断,数天或数月内可自然恢复,神经断裂很少见,偶发生于桡神经。正中神经损伤引起运动障碍常局限于掌侧骨间神经支配的肌肉,主要表现为拇指与示指末节屈曲无力,其他分支支配肌肉不受影响。

神经损伤的早期处理主要为支持疗法,被动活动关节保持功能位置。伤后 2～3 个月后临床与肌电图检查皆无恢复迹象时,应考虑手术松解。

3.肘内翻

肘内翻为髁上骨折最常见的合并症,尺偏型骨折发生率高达 50％。由于内侧皮质压缩和未断骨膜的牵拉,闭合整复很难恢复正常对线;其次,悬吊式石膏外固定或牵引治疗均不能防止远骨折段内倾和旋转移位;再有是骨折愈合过程成骨能力不平衡,内侧骨痂多,连接早,外侧情况相反,内、外侧愈合速度悬殊使远段内倾进一步加大。

预防措施主要有以下几方面。

(1)闭合复位后肢体应固定于有利骨折稳定位置,伸展尺偏型骨折应固定在前臂充分旋前和锐角屈肘位。

(2)通过手法过度复位骨折使内侧骨膜断裂,消除不利复位因素。

(3)骨折复位 7～10 天换伸肘位石膏管型,最大限度伸肘,同时手法矫正远段内倾。

(4)不稳定骨折或肢肿严重不容许锐角屈肘固定者,骨折复位后应经皮穿针内固定,否则牵引治疗。

(5)切开复位务必恢复骨折正常对线,提携角宁可过矫,莫取不足。内固定要稳固可靠。

轻度肘内翻无须处理,肘内翻>15°畸形明显者可行髁上截骨矫形。通常采用闭合式楔形截骨方法,从外侧切除一楔形骨块。术前先摄患肘伸直位正位 X 线片,测量出肘内翻的角度,然后算出应予以矫正的角度。先画出肱骨轴线 AB,另沿尺桡骨之间画一轴线 CD,于其相交点 E,再画一直线 EF,使∠FEB＝10°(提携角),则∠DEF 即为需切骨矫正的内翻角。然后于肱骨鹰嘴窝上1.5～2 cm处画一与肱骨干垂直的横线 HO,并于 O 点向肱骨桡侧画一斜线 GO,使∠HOG 等于∠DEF,楔形 GHO 即为设计矫正肘内翻应切除的骨块,其底边在桡侧。

手术取外侧入路,在上臂下 1/3 外侧,沿肱骨外髁嵴做一长约 6 cm 的纵向切口。判明肱三头肌与肱桡肌的间隙,分开并向前拉开肱桡肌与桡神经,将肱三头肌向后拉,沿外上髁纵向切开骨膜,在骨膜下剥离肱骨下 1/3 至鹰嘴窝上缘为止,以显露肱骨的前、后、外侧骨面,无须剥离其内侧的骨膜,也不可损伤关节囊。按设计在鹰嘴窝上 1.5～2.0 cm 处,和肱骨干垂直的横切面(HO)上,先用手摇钻钻一排 3～4 个穿透前后骨皮质的小孔,再在与测量切骨相同角度的另一斜面(GO)上,钻一排小孔,用锐利骨刀由外向内切骨,至对侧骨皮质时不要完全凿断,以免切骨端不稳定而易发生移位,取下所切掉的楔形骨块。切骨后将前臂伸直,手掌朝上,固定切骨近段,将前臂逐渐外展,使切骨面对合,矫正达到要求后,即可用两根克氏针,分别自肱骨内、外上髁钻入,通过切骨断面,达到并恰好穿透对侧骨皮质为止,折弯尾端于骨外;亦可用 U 形钉内固定。彻底止血,需要时,可摄 X 线片复查,了解畸形矫正是否满意,否则重新复位与内固定。克氏针尾端埋在皮肤下,分层缝合切口。术毕,用前后长臂石膏托外固定肘关节于功能位。

二、肱骨髁间骨折

肱骨髁间骨折至今仍是比较常见的复杂骨折,多见于青壮年严重的肘部损伤,常为粉碎性。严重的肱骨髁间骨折常伴有移位、滑车关节面损伤,内髁和外髁常分离为独立的骨块,呈 T 形或 Y 形,与肱骨干之间失去联系,并且有旋转移位,为 AO 分类的 C 型,治疗较困难,且对肘关节的功能影响较大,采用非手术治疗往往不能取得满意的骨折复位。

(一)骨折类型

肱骨髁间骨折的分型较多,现就临床上应用广泛且对骨折治疗的指导意义较大的 Mehne 分型叙述如图 4-3 所示。

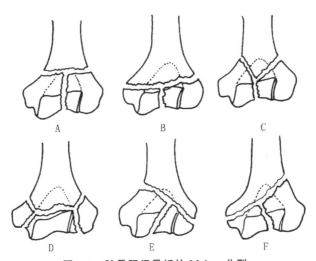

图 4-3　肱骨髁间骨折的 Mehne 分型
A.高 T 型;B.低 T 型;C.Y 型;D.H 型;E.内 λ 型;F.外 λ 型

(二)临床表现与诊断

局部肿胀,疼痛。因髁间移位、分离致肱骨髁变宽,尺骨向近端移位使前臂变短。可出现骨擦音,肘后三角关系改变。明显移位者,肘部在所有方向均呈现不稳定。摄肘关节正侧位 X 线片可明确骨折的类型和移位程度,需注意的是,骨折真实情况常比 X 线片的表现还要严重和粉碎。判断骨折粉碎程度还可行多方向拍片或 CT 重建检查。

(三)治疗

肱骨髁间骨折是一种关节内骨折,由于骨折块粉碎,不但整复困难,而且固定不稳,严重影响关节功能的恢复,故而对髁间骨折要求复位正确,固定稳妥,并早期进行功能锻炼,以争取获得满意的效果。治疗时必须根据骨折类型、移位程度、患者年龄、职业等情况来选择恰当的方法。

1.非手术治疗

对于内、外髁较为完整及轻度分离无明显旋转者,可于透视下手法复位长臂石膏前后托固定,2 周后再换一次石膏,肘部的屈曲程度不能单纯依靠是屈曲型还是伸直型来定,而要在透视下观察在何种位置最稳定。制动时间为 4～5 周,去除石膏后再逐渐练习肘关节的屈伸活动。无移位的骨折仅维持骨折不再移位即可,可用石膏托制动 4 周。

尺骨鹰嘴牵引:对于伤后未能及时就诊或经闭合复位失败者,因局部肿胀严重,不宜再次手法复位及应用外固定,许多学者主张采用此方法,它能够使骨折块达到比较理想的对线。在过头位,能迅速使肿胀消退,一旦患者能够耐受疼痛就开始活动。但单纯采用纵向牵引并不能解决骨折块的轴向旋转。可待局部肿胀消退,肱骨髁和骨折近端的重叠牵开后,做两髁的手法闭合复位。

2.手术治疗

大多数骨折均需手术切开复位内固定。过去多采用肘后正中纵向切口,将肱三头肌做 A 形切断并向远端翻转,以显露骨折。但该手术入路的缺点是术后外固定至少需 3 周,使患肘不能早期屈伸锻炼,关节僵直发生率高。目前多数学者认为采用鹰嘴旁肘后轻度弧形正中切口,尖端向下的 V 形尺骨鹰嘴截骨是显露骨折并行牢固内固定的最佳方式。因其保持肱三头肌的完整性,减少损伤和术后粘连,同时髁间显露充分,复位精确,固定稳妥,常不需用外固定,术后可早期功能锻炼。术中可将尺神经分离显露,并由内上髁区域移开。原则是首先复位和固定髁间骨折,然后再处理髁上骨折。但如果存在大块骨折块与肱骨干对合关系明显,则无论其涉及关节面的大小,都应先将其与肱骨干复位和固定。髁间部位骨折处理重点是维持髁间关节面的平整,肱骨滑车的大小、宽度,特别对于 C3 型骨折,可以考虑去除那些影响复位、影响固定的小的关节内骨折块,有骨缺损时一定要做植骨固定,争取骨折一期愈合和骨折固定早期的稳定性。通常,在复位满意后先临时用克氏针固定,然后再选用合适的永久性的内固定物。

肱骨髁间骨折手术时必须采用坚强的内固定,才能早期进行关节功能锻炼,避免肘关节僵硬。对 C2、C3 型骨折采用双钢板固定于肱骨髁外侧及内侧,内侧也可采用 1/3 管形钢板。合并肱骨髁上骨折常需加用重建钢板,一般需使用两块接骨板才可达到牢固的固定效果,接骨板相互垂直放置可增加固定的强度。日常功能锻炼可使无辅助保护的螺钉固定发生松动。要达到牢固的固定,外侧接骨板的位置应下至关节间隙水平。内侧接骨板应置于较窄的肱骨髁上嵴部位,此处可能需要轻度向前的弧线。3.5 mm 的重建接骨板是较好的选择。髁部手术后,对截下的尺骨鹰嘴复位后使用的固定为 1～2 枚直径为 6.5 mm、长度不短于 6.5 cm 的松质骨螺钉髓内固定＋张力带钢丝,或 2 枚平行克氏针髓内固定＋张力带钢丝(图 4-4,图 4-5)。需要特别指出的一点是在做尺骨鹰嘴截骨时应尽量避免使用电锯,因其可造成骨量的丢失,从而导致尺骨鹰嘴的短缩或复位不良,而影响手术效果。

内固定结束后,如果尺神经距内固定物很近,则将尺神经前置,放置引流条,术后 24～48 小时内拔除。早期有效的肘关节功能锻炼,对于肘关节功能的恢复至关重要,肘关节制动时间一旦过长,必将导致关节纤维化和僵硬。骨折坚强固定的病例,患肢不做石膏固定,术后 3 天内开始活动肘关节。内固定不稳定的,均石膏托屈肘固定 3 周左右,去除石膏后无痛性主动活动肘关节,辅以被动活动。

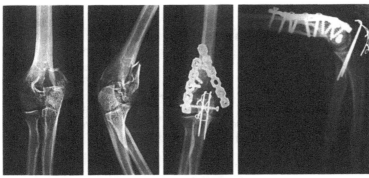

图 4-4 低 T 型肱骨髁间骨折

采用尺骨鹰嘴截骨入路,AO 双重建钛板螺钉内固定

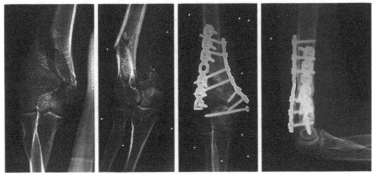

图 4-5 外 λ 型肱骨髁间骨折

采用 AO 双重建钛板螺钉内固定

早期利用持续被动运动进行功能锻炼,有利于肘关节周围骨与软组织血液供应恢复,肿胀消退,能加快关节内滑液的循环和消除血肿,减少关节粘连,可刺激多种间质细胞分化成关节软骨,促进关节软组织的再生和修复,可抑制关节周围炎性反应。

3.肱骨远端置换与全肘关节置换

近年来,随着人工关节材料的改进和医疗技术的进步,人工关节越来越广泛地应用于髋关节、膝关节等全身大关节严重疾病的治疗,但因人工肘关节研制和应用在国内起步较晚,临床应用尚不多见。对于关节面破坏严重,无法修复或经内固定术后,内固定物松动将严重影响肘关节功能者可行人工关节置换。手术采用肘关节后侧正中切口,游离并保护尺神经,显露肱骨远端、尺骨近端及桡骨小头。锯除肱骨中段滑车,扩大肱骨远段髓腔,参照试件,切除滑车及肱骨小头,直至假体试件的边缘恰能嵌至肱骨内、外上髁的切骨断面间隙中。钻开尺骨近端髓腔,扩大髓腔,凿除冠状突周围的软骨下骨。插入试件,检查肘关节屈、伸及旋转活动范围。如桡骨小头内侧关节面有骨折,可切除桡骨小头。冲洗髓腔后置入骨水泥,安装假体。尺神经前置于皮下软组织层,修复肱三头肌腱、韧带及关节囊,放置引流,加压包扎。

术后不做外固定,引流 1～2 天,1 周内做肌肉收缩锻炼,1 周后开始做肘关节屈伸及旋转活动,3 周后逐渐加大幅度行功能锻炼。

三、肱骨内髁骨折

肱骨内髁骨折是一种少见的肘关节损伤,仅占肘关节骨折的 1%～2%,在任何年龄组均少见,儿童相对多一些。骨折块通常包括肱骨滑车内侧 1/2 以上和/或肱骨内上髁,骨折块因受前臂屈肌群的牵拉多发生旋转移位,属关节内骨骺损伤。治疗上要求解剖复位,若复位不良不仅妨碍关节功能恢复,而且可能引起肢体发育障碍,继而发生肢体畸形及创伤性关节炎。

(一)骨折类型

肱骨内髁骨折分为 3 型。

Ⅰ型损伤:骨折无移位,骨折自滑车关节面斜形向内上方,至内上髁上方。

Ⅱ型损伤:骨折块轻度向尺侧或内上方移位,无旋转。

Ⅲ型损伤:骨折块明显旋转移位,常为冠状面旋转,也可同时伴有矢状面的旋转,结果骨折面向后,滑车关节面向前。

(二)临床表现与诊断

外伤后肘关节处于部分屈曲位,活动明显受限,肘关节肿胀、疼痛,尤以内侧明显。局部明显压痛,可触及内髁有异常活动。

儿童肱骨滑车内侧骨骺出现时间为 9～14 岁。对骨化中心出现后的肱骨内髁骨折,临床诊断一般比较容易。而在肱骨内上髁骨骺骨化中心出现之前发生的肱骨内髁骨折诊断则较困难,因为骨骺尚未骨化,其软骨在 X 线片上不显影,通过软骨部分的骨折线也不能直接显示,此类损伤于 X 线片上不显示任何阳性体征(既无骨折又无脱位影像)。因此,临床上必须详细检查,以防漏诊、误诊。细致的临床检查,熟悉不同部位骨骺出现的时间、形态及其与干骺端正常的位置关系是避免漏诊、误诊的关键。对于诊断确有困难的病例,可拍健侧相同位置的 X 线片加以鉴别,必要时可行 CT 或磁共振成像(magnetic resonance imaging,MRI)检查以明确诊断。

(三)治疗

肱骨内髁骨折既是关节内骨折,又是骨骺损伤,故治疗应遵循关节内骨折及骨骺损伤的治疗原则。无论采取何种治疗方法,应力求使骨折达到解剖复位或近似解剖复位(骨折移位<2 mm)。复位不满意不仅妨碍关节功能恢复,而且可能引起生长发育障碍,继而发生肢体畸形及创伤性关节炎。

Ⅰ型骨折和移位不大的Ⅱ型骨折可行长臂石膏后托固定伤肢于屈肘 90°,前臂旋前位。石膏托于肘部应加宽,固定范围应完全包括肘内侧,且应仔细塑形,以防骨折发生移位。1 周后应摄 X 线片,如石膏托松动,则更换石膏托;如骨折移位,则应采取其他措施,一般 4 周后去除石膏托行肘关节功能练习。

对于移位>2 mm 的Ⅱ型骨折及Ⅲ型骨折,因骨折移位大,关节囊等软组织损伤较重,而且肱骨下端髁间窝骨质较薄,骨折断端间的接触面较窄,加之前臂屈肌的牵拉,使骨折复位困难或复位后骨折不稳定,则应采取手术治疗。

手术方法:取肘关节内侧切口,显露并注意保护尺神经,显露骨折后,清除局部血肿或肉芽组织,将骨折复位后以 2 枚克氏针交叉固定或松质骨螺钉内固定。术中注意保护尺神经,必要时做尺神经前移;不可过多地剥离骨折块内侧附着的肌腱等软组织,以防影响骨折块的血液供应;术中尽量使滑车关节面及尺神经沟保持光滑。对于骨骺未闭合的儿童骨折,内固定物宜采用 2 枚克氏针交叉固定,因克氏针固定操作简单、牢固,对骨骺损伤小且便于日后取出;丝线缝合固定不易操作且固定不牢固;螺钉内固定固然牢固,但对骨骺损伤较大,且不便日后取出。外固定时间一般为 4～6 周,较肘部其他骨折固定时间稍长,因为肱骨内髁骨折软骨成分较多,愈合时间较长。固定期满后拆除石膏,拍 X 线片示骨折愈合后拔除克氏针,行肘关节早期、主动功能练习。对于骨骺已闭合的或成人的肱骨内髁骨折,可采用切开复位 AO 重建板内固定术(图 4-6)。

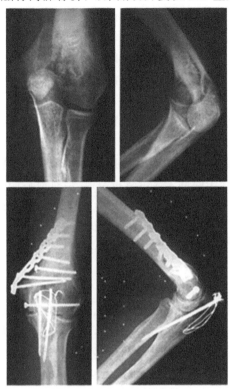

图 4-6　成人肱骨内髁骨折
采用尺骨鹰嘴截骨入路,AO 重建板内固定

四、肱骨外髁骨折

肱骨外髁骨折是儿童肘部常见损伤,发病多在 2～18 岁,以 6～10 岁最为常见,亦有成人发生此类损伤。骨折块通常包括肱骨小头骨骺、滑囊外侧部分及干骺端骨质,故亦称为骨骺骨折。此类骨折多为关节内骨折,且肱骨小头与桡骨小头关节面对应。骨骺部分与骨的生长发育密切相关,如治疗不当,将留有肘部畸形,导致功能障碍及远期其他类型并发症。

(一)骨折类型

小儿肱骨外髁骨折的 Wadsworth 分型如下。

Ⅰ型:无移位。

Ⅱ型:有移位,但不旋转。

Ⅲ型:外髁骨折块向外侧同时向后下方反转移位。

Ⅳ型:与通常骨折不同,多见于 13～14 岁儿童,肱骨小头与桡骨头碰撞发生,有骨软骨的改变。

(二)临床表现与诊断

肱骨外髁骨折的伤因多由间接复合外力造成,当儿童摔倒时手掌着地,前臂多处于旋前位,肘关节稍屈曲位,大部分暴力由桡骨传至桡骨头,再撞击肱骨外髁骨骺而发生骨折。骨折后,肘部外侧肿胀并逐渐扩散,以致达整个关节。局部肿胀程度与骨折类型有明显关系,骨折脱位型肿胀最严重。肘外侧出现皮下瘀斑,逐渐向周围扩散,可达腕部。肘部外侧明显压痛,若为Ⅳ型骨折,则内侧也可有明显压痛,甚至发生肱骨下端周围性压痛。肘关节活动功能丧失,患儿常将肘关节保持在稍屈曲位,被动活动肘关节时出现疼痛,但前臂旋转功能多无受限。

肱骨外髁骨折线常呈斜形,由小头-滑车间沟或滑车外侧缘斜向髁上嵴。根据骨折类型不同,可出现尺骨相对于肱骨干的外侧移位。伸肌附着点的牵拉可使骨块发生移位。应与肱骨小头骨折相鉴别:外髁骨折包括关节面和非关节面两个部位,并常带有滑车的桡侧部分,而肱骨小头骨折只累及关节面及其支撑骨。

拍摄X线片时因骨片移位及投照方向造成多种表现,在同一骨折类型不同X线片中表现常不一致;加之儿童时期肘部的骨化中心出现和闭合时间相差甚大,部分X线表现仅是外髁的骨化中心移位。另外因肱骨外髁骨化中心太小,放射科或临床医师常因缺乏经验而造成漏诊或误诊。有些病例X线片肱骨外髁干骺部未显示骨折裂痕,但有肘后脂肪垫征("8"字征),在诊断时应加以注意。肘外伤后,肱骨远端干骺部外侧薄骨片和三角形骨片是诊断肱骨外髁骨折的主要依据,肘后脂肪垫征("8"字征)是提示肘部潜隐性骨折的主要X线征象,要特别予以注意。诊断确有困难的病例可拍健侧相同位置的X线片加以鉴别,必要时可行CT或MRI检查以明确诊断。

(三)治疗

早期无损伤的闭合复位是治疗本病的首选方法。肱骨外髁骨折的固定方法是屈肘60°～90°前臂旋后位,颈腕带悬吊胸前,可使腕关节自然背伸,此时前臂伸肌群松弛,对骨折块的牵拉小;同时屈肘位肱三头肌紧张,有利于防止骨折块向后移位,又由于桡骨小头顶住肱骨小头防止其向前移位,因此,骨折较稳定。另外,从前臂伸肌群的止点在肱骨外上髁的角度来看,屈曲90°以上,前臂伸肌群的力臂减少,牵拉肱骨外髁的力变小,骨折将更稳定。但由于骨折后血肿的形成及手法复位时的损伤,可造成关节明显肿胀,屈肘角度太小会影响血液循环,所以不主张固定在小于屈肘60°的体位,以屈肘60°～90°固定为宜。

对于Ⅰ型和移位轻的Ⅱ型骨折(骨折移位<2 mm),因其无翻转,仅用手法复位后小夹板或石膏托固定即可;但Ⅲ、Ⅳ型骨折,因骨折处有明显的旋转和翻转移位,由于前臂伸肌腱的牵拉,手法往往难以使骨折达到满意的复位,即使在透视下复位很好,外固定也很难保持满意的位置。可用手捏翻转、屈伸收展手法闭合复位,插钢针固定,或切开复位内固定。

手术方法:取肘后外侧切口,显露骨折后清除局部血肿或肉芽组织。可使用克氏针或AO接骨板内固定(图4-7)。与肱骨内髁骨折一样,对于骨骺未闭合的儿童,内固定物宜选用两枚克氏针交叉固定,螺钉固定比较稳固,但由于儿童肱骨外髁的结构特点,螺钉如使用不当易损伤骨骺而影响生长发育。术后外用长臂石膏托外固定4～6周,摄X线片证实骨折愈合后,去除石膏托,行肘关节功能练习。

(四)预后

肱骨外髁骨折是儿童肘关节创伤中最多见、最重要的骨折类型,常引起畸形愈合,会发生不同程度的髁间骨缺损,即鱼尾状畸形,无论复位好坏都可能发生这种畸形。它的发生是因骨折线经过骺板全层,愈合时局部产生骨桥。骨折同时也损伤了骺软骨的营养血管,使骨折面的软骨细胞坏死、吸收,使骨折间隙增大。骨折愈合后,肱骨内、外髁骨骺继续发育,而骨桥处生长缓慢以致停滞,最终发生鱼尾状畸形。所以,损伤年龄越小、骨折复位越不满意者,畸形就越明显。肱骨外髁骨折延迟愈合或不愈合以及鱼尾状畸形是造成肘外翻的原因。延迟手术治疗(伤后 3 周),也可导致骨折块的坏死和肘外翻畸形。此外,还可以引起肱骨外髁增大、肱骨小头骨骺早闭、肱骨小头骨骺缺血性坏死、肱骨外上髁骨骺提前骨化等后遗症。

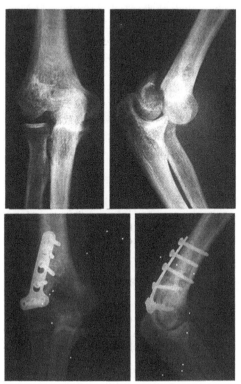

图 4-7　肱骨外髁骨折
AO 斜 T 型解剖板内固定

五、肱骨小头骨折

肱骨小头骨折由 Hahn 在 1853 年第一次提出,Kocher 自 1896 年起对此骨折倾注了许多精力进行研究,又称为 Kocher 骨折。肱骨小头骨折是一种不太常见的肘部损伤,各种年龄组均可发生。单纯肱骨小头骨折以成年人多见,合并部分外髁的肱骨小头骨折多发生在儿童。本骨折是关节内骨折,常因有些骨折较轻,骨折片较小且隐蔽而容易漏诊或误诊,从而导致延误治疗。

(一)骨折分类

Kocher 和 Lorenz 将肱骨小头骨折分为 2 型。

1. I 型

完全骨折又称 Hahn-Steinthal 型,骨折发生在肱骨小头基底部,骨折线位于冠状面,包含一个较大块骨质的小头,亦可累及相邻的滑车桡侧部。

2. II 型

部分骨折又称 Kocher-Lorenz 型,主要累及关节软骨,几乎不包含骨组织。

Wilson(1933)又提出了 III 型,即关节面向近侧移位,且嵌入骨组织,也有人将其称为肱骨小头关节软骨挫伤,是致伤外力不足以导致发生完全或部分骨折,早期行普通 X 线检查多不能明确诊断。

（二）临床表现与诊断

本病常由桡骨头传导的应力所致,故有时可合并桡骨头骨折。最为常见的致伤方式是跌倒后手掌撑地,外力沿桡骨传导至肘部;或跌倒时处于完全屈肘位,外力经鹰嘴冠状突传导撞击肱骨小头所致。急诊患者除了肘关节积血肿胀、活动受限以外,局部症状不突出,多数于拍摄 X 线片时发现,前臂旋转不受限制是其特点。临床上应注意将肱骨小头骨折与外髁骨折进行鉴别。外髁的一部分即关节内部分是肱骨小头骨折,不包括外上髁和干骺端;而外髁骨折除包括肱骨小头外,还包括非关节面部分,常累及外上髁。

其典型 X 线表现如下:侧位片常常可以看到肱骨下端前面,相当于滑车平面有一薄片骨块影,因骨折块包含有较大的关节软骨,故实际的骨折片要比 X 线片所显示的影像大得多。值得注意的是,侧位片上一般很难发现骨折块的来源,需要观察其正位 X 线片究其来源。由于肱骨小头骨折块大都移位于肱骨下端前方,与肱骨远端重叠,故在肘关节正位 X 线片上一般都看不到骨折块影而易致漏诊。但如仔细观察其正位 X 线片,可以发现其肱桡关节间隙增宽,肱骨侧关节面毛糙,失去正常关节面的光滑结构。如出现此典型改变,再加上侧位片肱骨前下端有骨折块影出现,一般不难做出肱骨小头骨折的诊断。

（三）治疗

争议颇多,包括非手术方法（进行或不进行闭合复位）、骨块切除及假体置换。不论是采取闭合或切开复位,都应争取获得解剖复位,因为即使轻度移位亦可影响关节活动。若不考虑骨折类型,要想获得良好疗效,术后康复至关重要。

1.非手术治疗

对无移位骨折可行石膏后托固定 3 周。对成人移位骨折,并不建议闭合复位;儿童和青少年移位骨折,可首选闭合复位,可望获得快速而完全的骨愈合。

如有可能,可对Ⅰ型骨折试行闭合复位,伸肘位对前臂进行牵引,直接对骨折处进行施压以获得复位。对肘部施加内翻应力,可使外侧开口加大,有利于骨折复位。一旦复位满意,应保持屈肘,由桡骨头的挤压作用来维持骨折块的复位。尽管有人强调应在最大屈肘位固定以维持复位,但应注意对严重肿胀者应减少屈肘,以防出现缺血性挛缩。前臂旋前有助于桡骨头对骨折块的稳定作用。完全复位后,应将肘部制动 3～4 周。

2.手术治疗

手术难度较大,因为即使获得了解剖复位,也做到了术后早期活动,仍可能发生部分或完全性的肘关节僵硬。

因骨折块位于关节囊内,并且常旋转 90°,充分的手术显露很有必要。可采取后外侧入路,在肘肌前方进入关节,注意保护桡神经深支。此切口稍偏前方,优点是术中可以避开后方的肱尺韧带,减少发生后外侧旋转不稳定的危险,且不易损伤桡神经深支。若术中或原始损伤累及了后外侧韧带复合体,应在术中行一期修补,并可将其与骨骼进行锚式固定,术后将前臂置于旋后位短期制动,以维护这种修补术的效果。

术中固定可采用松质骨螺钉、克氏针及可吸收螺钉固定骨折块,其中以松质骨螺钉的固定效果最好,螺钉可自后方向前旋入固定。手术目的是恢复关节面解剖,并给予稳定固定,以允许术后早期活动。若骨折块不甚粉碎,复位满意后用松质骨螺钉内固定稳定可靠,术后则不必进行制动,可立即进行屈伸功能锻炼,临床疗效较为满意。对粉碎严重的骨折,普通螺钉或克氏针固定常很难达到理想效果,则可采用外固定架固定。若骨折块太小或严重粉碎,则可考虑行碎骨块切除。对移位骨折,Smith 认为骨折块切除的疗效优于进行闭合或切开复位,并建议早期行切除术,而不是伤后 4~5 天血肿和渗出开始机化时手术。术后只用夹板或石膏制动 2~3 天即可开始进行关节活动。骨折块切除术后发生桡骨向近端移位和下尺桡关节的异常并不多见。如果确实因骨折块太小,无法进行复位及固定,遗留在关节内又将成为游离体时,进行早期切除有助于功能恢复;但对完全骨折,尤其是骨折累及滑车桡侧时,早期进行骨折块的切除显然不合适,将造成关节活动受限和外翻不稳定。

Jakobsson 建议用金属假肢来重建肱骨远端关节面,以避免发生肱骨小头骨折块的无菌性坏死和维持肘关节稳定性,但此种治疗没有得到普遍开展。

对陈旧性骨折伴明显移位而影响肘关节功能时,无论受伤时间长短,都应将骨折块切除。通过手术包括软组织松解、理疗和功能锻炼,肘关节功能将得到明显改善。反之,如行切开复位内固定,即使达到解剖复位,效果也不理想。

六、肱骨内、外上髁骨折

每一个上髁都有自己的骨化中心,这在儿童肘部损伤中有其特殊的意义,因为相对于富有张力的侧副韧带,骨骺生长板本身是一个薄弱点。由于撕脱应力的作用,在儿童发生的内上髁骨折常常是一个骨骺分离。在成人,原发的、单纯的上髁骨折比较少见,大多与其他损伤一起发生。

(一)肱骨内上髁骨折

内上髁的骨化中心直到 20 岁才发生融合,是一个闭合比较晚的骨骺,也有人终身不发生融合,应与内上髁骨折相鉴别。儿童或青少年发生肘脱位时,可合并内上髁撕脱性骨折,骨折块可向关节内移位,并停留在关节内,影响肘脱位的复位。20 岁后再作为一个单独的骨折出现或合并肘脱位则比较少见。若内上髁骨化中心与肱骨远端发生了融合,成人就不大可能因撕脱应力导致骨折。成人内上髁骨折并不局限于骨化中心的原始区域,可向内髁部位延伸。因内上髁在肘内侧突出,易受到直接暴力,故成人比较多见的是直接暴力作用于内上髁所致的单纯内上髁骨折,这也是成人内上髁骨折的特点之一。尺神经走行于内上髁后方的尺神经沟,发生骨折时可使其受到牵拉、捻挫,甚至连同骨折块一起嵌入关节间隙,导致尺神经损伤。

1.肱骨内上髁骨折的分类

Ⅰ型损伤:内上髁骨折,轻度移位。

Ⅱ型损伤:内上髁骨折块向下、向前旋转移位,可达肘关节间隙水平。

Ⅲ型损伤:内上髁骨折块嵌夹在肘内侧关节间隙,肘关节实际上处于半脱位状态。

Ⅳ型损伤:肘向后或后外侧脱位,撕脱的内上髁骨块嵌夹在关节间隙内。

2.临床表现与诊断

前臂屈肌的牵拉可使骨折块向前、向远端移位。内上髁区域肿胀甚至皮下淤血,并存在触痛和骨擦音等特点。腕、肘关节主动屈曲及前臂旋前时可诱发或加重疼痛。应仔细检查尺神经功能。

对青少年患者,应将正常的骨化中心与内上髁骨折进行鉴别,拍摄健侧肘部 X 线片有助于诊断。

3.治疗

对轻度移位骨折或骨折块嵌顿于关节间隙内的治疗已达成共识。若骨折无移位或轻度移位,将患肢制动于屈肘、屈腕、前臂旋前位 7～10 天即可。如果骨折块嵌顿于关节内,则应尽早争取手法复位,可在伸肘、伸腕、伸指、前臂旋后位,使肘关节强力外翻,重复创伤机制,利用屈肌群的紧张将骨折块从关节间隙拉出,变为Ⅱ型损伤,然后用手指向后上方推挤使内上髁完成复位,以 X 线片证实骨折复位满意后,用石膏或夹板制动 2～3 周。

中度或重度移位骨折的治疗至今仍存争议,有 3 种方法可供选择:①手法复位,短期石膏制动;②切开复位内固定;③骨折块切除。

Smith 认为,对患者来说获得纤维愈合与获得骨性愈合的最终结果是一样的。支持手术治疗者认为,移位的内上髁骨块可导致出现晚期尺神经症状和屈腕肌力弱及骨折不愈合,行外翻应力试验检查时会产生肘关节不稳定,并把上述并发症作为手术治疗的理由。但对于骨折块移位超过1 cm者,有学者认为应行手术切开复位内固定,可选用两枚克氏针交叉固定或螺钉内固定(图 4-8)。

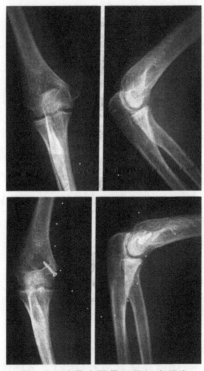

图 4-8　肱骨内髁骨折螺钉内固定

(二)肱骨外上髁骨折

临床上非常少见,实际上,有很多学者怀疑它在成人是否是一个单独存在的骨折。外髁的骨化中心较小,在 12 岁左右出现,一旦骨化中心与主要部分的骨骼融合,撕脱性骨折更为少见。外上髁与肱骨外髁平坦的外侧缘几乎在一个水平,遭受直接暴力的机会很少。治疗原则类似于无移位的肱骨外髁骨折的治疗,包括对肘部进行制动,直至疼痛消失,然后开始功能活动。

七、肱骨远端全骨骺分离

肱骨远端骨骺包括外上髁、肱骨小头、滑车和内上髁 4 个骨骺,借助软骨连成一体。肱骨远端全骨骺分离是指包括肱骨下端骨骺线水平、肱骨小头和滑车骨骺与肱骨干在水平轴上的分离,婴幼儿时期肱骨远端为一大片较为扁平薄弱的软骨,在解剖学上不能属于肱骨髁的范围,其实质是一种关节内的骨骺损伤,虽然其损伤机制与髁上骨折相同,但在部位上不同于髁上 2 cm 的骨折。儿童肱骨远端全骨骺分离骨折是儿童肘部损伤中较少见的一种类型,多发生于 1～6 岁学龄前儿童,因肱骨远端 4 块骨骺尚未完全骨化,或分离 4 块骨骺中仅见肱骨小头骨骺,X 线检查不能显示其全貌,常因此发生误诊。

(一)骨折分类

根据 Salter-Harris 将肱骨远端全骨骺分离分为 Ⅰ 型及 Ⅱ 型损伤。

Ⅰ 型损伤:多见于 2 岁以下的婴幼儿,骨折线自外侧缘经过生长板与干骺端相连接的部位达到内侧,造成了生长板以下骨骺的分离移位。

Ⅱ 型损伤:多见于 3 岁以上的儿童。根据肱骨干骨骺骨折块的位置和全骨骺分离移位方向,Ⅱ 型损伤又可分为两种亚型。①Ⅱa 亚型:为骨折线自外侧缘横形至鹰嘴窝内侧部分转向上方,造成干骺端内侧有骨块伴随内移位,其骨块多呈三角形,称为角征,此亚型常见,是肱骨远端全骨骺分离典型 X 线表现。②Ⅱb 亚型:骨折线自内侧缘横形至鹰嘴窝外侧转向上方,在干骺端外侧有薄饼样骨折片,称为板征。肱骨小头骨骺与尺桡骨近端一起向外侧移位,移位程度较Ⅱa型轻,侧位片显示肱骨小头骺和骨片有移位。

(二)临床表现及诊断

有明显肘外伤史,伤后肘部肿痛,肱骨远端压痛。典型 X 线表现为分离的肱骨远端骨骺与尺桡骨近端一起向同一方向移位,桡骨近段纵轴线总是通过肱骨小头骨骺中心,常伴有肱骨干骺端骨块游离。由于这一时期肱骨远端 4 块骨骺中,只有肱骨小头骨骺发生骨化,在 X 线片上不能见到其他 3 块骨骺核。因此,肱骨远端全骨骺分离,常以肱骨小头骨骺的位置作为 X 线诊断的主要依据。判定肱骨小头骨骺与桡骨近段纵轴线的关系,肱骨小头骨骺与肱骨干骺端的对应关系,尺桡骨近端与肱骨干骺端对应关系,从 X 线片上可见的影像去分析判定不显影部分的损伤,就可减少对肱骨远端全骨骺分离的误诊和漏诊。在 X 线片上,除正常肘关节外,如果见到桡骨近段纵轴线通过肱骨小头骨骺中心,则应考虑为肱骨髁上骨折或是肱骨远端全骨骺分离。但髁上骨折在肱骨干骺端可见骨折线。在肱骨干骺端有分离的骨折块伴随移位,就是 Ⅱ 型损伤,否则就是 Ⅰ 型损伤。

(三)治疗

肱骨远端全骨骺分离骨折属关节内骨折,复位不佳对关节功能多有影响及出现外观畸形,且涉及多个骨化中心,故应尽可能解剖复位。应该采用闭合复位还是手术切开复位,尚有争论。许多学者推崇闭合复位外固定,有学者认为应根据具体情况,若局部肿胀不明显,且闭合复位后骨折对位稳定,则可仅做外固定。但如局部肿胀明显,由于骨折断面处为软骨,断端多较光整,仅靠单纯外固定很难维持断端的稳定,复位后若再移位则难免出现畸形,故应尽早行手术切开复位内固定。术中宜采用克氏针内固定,尽量减少损伤次数,若用 1 枚克氏针固定较稳定,则不必用交叉双克氏针。因小儿的生理特点,其愈合相当快,常在受伤1周后就有骨痂生长,故有学者主张宜早期复位。一般在 3 周以内均可考虑手术,但在 3 周左右,骨折实际上已基本愈合,周围骨痂亦生长多时,切开复位意义不大,可待以后出现后遗畸形再矫形。

(范振国)

第二节 肱骨近端骨折

一、骨折分类

(一)骨折分类法的发展

肱骨近端骨折的分类不但能充分区别和体现肱骨近端骨折的特点,并能对临床治疗有指导意义。1986 年,Koher 根据骨折线的位置进行了骨折的解剖分类,分为解剖颈、结节部和外科颈,但没有考虑骨折的移位,对临床治疗的意义不大。Watson-Jones 根据受伤机制将肱骨近端骨折分为内收型和外展型损伤,有向前成角的肱骨近端骨折,肩内旋时表现为外展型,而肩外旋时表现为内收型损伤。所以临床诊断有时会引起混乱。1934 年,Codman 描述了肱骨近端的 4 个解剖部分,即以骺线为基础,将肱骨近端分为肱骨头、大结节、小结节和干骺端 4 个部分。1970 年 Neer 发展 Codman 理念,基于肱骨近端的 4 个解剖部分,将骨折分为一、二、三、四部分骨折。4 个解剖部分之间,如骨折块分离超过 1 cm 或两骨折块成角＞45°,均称为移位骨折。如果两部分之间发生移位,即称为两部分骨折;3 个部分之间或 4 个部分之间发生骨折移位,分别称为三部分或四部分骨折(图 4-9)。任何达不到此标准的骨折,即使粉碎性骨折也被称为一部分骨折。Neer 分型对临床骨折有指导意义,所以至今广为使用。肱骨近端骨折除 Neer 分型外,AO 分型在临床应用也较多。

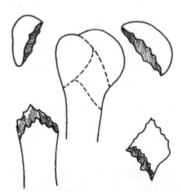

图 4-9 肱骨近端 4 个解剖结构

(二)Neer 分型

Neer(1970)在 Codman 的四部分骨块分型基础上提出的 Neer 分型(图 4-10),包括因不同创伤机制引起的骨折的解剖位置、移位程度、不同骨折类型的肱骨血运的影响及因为不同肌肉的牵拉而造成的骨折的移位方向,对临床治疗方法的选择提供了可靠的参考。

Neer 分型骨折移位的标准为相邻骨折块彼此移位＞1 cm 或成角＞45°。

1.一部分骨折(包括无移位和轻度移位骨折)

轻度移位骨折是指未达到骨折分类标准的骨折,无移位和轻度移位骨折占肱骨近端骨折的85％左右,又常见于 60 岁以上老年人。骨折块因有软组织相连,骨折稳定,常采用非手术治疗,前臂三角巾悬吊或石膏托悬吊治疗即可。

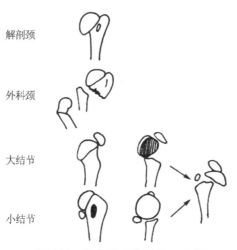

解剖颈

外科颈

大结节

小结节

图 4-10　肱骨近端骨折 Neer 分型

2.二部分骨折

二部分骨折指肱骨近端四部分中,某一部分移位,临床常见外科颈骨折和大结节撕脱性骨折。小结节撕脱或单纯解剖颈骨折少见。

(1)大结节骨折:多种暴力可引起大结节骨折,如肩猛烈外展、直接暴力和肩关节脱位等。骨折后,主要由于冈上肌的牵拉可出现大结节向上、向后移位,骨折后往往合并肩袖肌腱或肩袖间隙的纵向撕裂。大结节撕脱性骨折可以被认为是特殊类型的肩袖撕裂。

(2)外科颈骨折:发生于肱骨干骺端、大结节与小结节基底部。临床多见,占肩部骨折的11%,外科颈骨折由于远端胸大肌和近端肩袖牵拉而向前成角。临床根据移位情况而分为内收型和外展型骨折。

(3)解剖颈骨折:单纯解剖颈骨折临床少见,此种骨折由于肱骨头血运破坏,造成骨折愈合困难、肱骨头坏死率高的特点。

(4)小结节骨折:单纯小结节骨折少见,多数与外科颈骨折同时发生。

3.三部分骨折

三部分骨折为 3 个主要结构骨折和移位,常见为外科颈骨折合并大结节骨折并移位,肱骨头可因肩胛下肌的牵引而有内旋移位。CT 扫描及三维成像时可清楚显示。三部分骨折时,肱骨头仍保留较好的血运供给,故主张切开复位内固定。

4.四部分骨折

4 个解剖部位均有骨折和移位,是肱骨近端骨折中最严重的一种,约占肱骨近端骨折的 3%,软组织损伤严重,肱骨头的解剖颈骨折使肱骨头血液供给系统破坏,肱骨头坏死率高。若行内固定手术,应尽可能保留附着的软组织结构。四部分骨折因内固定手术后并发症多,功能恢复缓慢,对 60 岁以上老年人,人工肱骨头置换是手术适应证。

5.骨折脱位

在严重暴力时,肱骨近端骨折可合并肱骨头的脱位,脱位方向依暴力性质和方向而定,可出现前后上下甚至胸腔内的脱位,临床二部分骨折合并脱位常见,如大结节骨折并脱位。

6.肱骨头劈裂骨折

严重暴力时,除引起肱骨近端骨折、移位和肱骨头脱位外,还可造成肱骨头骨折或肩盂关节面的塌陷。肱骨头关节面塌陷骨折如达到或超过关节面的 40%，应考虑人工肱骨头置换；肱骨头劈裂伴肩盂关节面塌陷时，应考虑盂肱关节置换术。

（三）AO 分型

A 型骨折是关节外的一处骨折，肱骨头血液循环正常，因此不会发生缺血性坏死。B 型骨折是更为严重的关节外骨折，骨折发生在两处，波及肱骨上端的 3 个部分。一部分骨折线可延及关节内。肱骨头血液循环部分受到影响，有一定的肱骨头缺血性坏死发生率。B2 型骨折是干骺端骨折无嵌插，骨折不稳定，难以复位，常需手术复位内固定。C 型骨折是关节内骨折，波及肱骨解剖颈，肱骨头血液供应常受损伤，易造成肱骨头缺血性坏死。

AO 分类较复杂，临床使用显得烦琐，但分类法包括了骨折的位置和移位的方向，还注重了骨折块的形态结构，同时各亚型间有相互比较和参照，对临床治疗更有指导意义。而 Neer 分型容易操作，但同一类型骨折中缺少进一步的分类。对同一骨折不同的影像照片，不同医师的诊断会有不同的结果。

二、临床表现及诊断

肩部的直接暴力和肱骨的传导暴力均可造成肱骨近端骨折，患者肩部疼痛明显，主、被动活动均受限，肩部肿胀、压痛、活动上肢时有骨擦感。患肢紧贴胸壁，需用健手托住肘部，且怕别人接触伤部。诊断时还需注意有无病理性骨折的存在。肱骨近端骨折可能合并肩关节脱位，此时局部症状很明显，肩部损伤后，由于关节内积血和积液，压力升高，可能会造成盂肱关节半脱位，待消肿后半脱位能自行恢复。单纯肱骨近端骨折合并神经、血管损伤的机会较少，如合并肩关节脱位，在检查时应注意有无合并神经、血管损伤。

骨折的确诊和准确分型依赖于影像学检查，而影像学检查的质量直接影响对骨折的判断。虽然投照中骨折患者伤肢摆放位置上不方便，会增加痛苦，但应尽可能帮助患者将伤肢摆放在标准体位上。肱骨近端骨折检查通常采用创伤系列投照方法，包括肩胛骨标准前后位，肩胛骨标准侧位及腋位等体位。通过 3 种体位投照，可以从不同角度显示骨折移位情况。

肩胛骨平面与胸廓的冠状面之间有一夹角，通常肩胛骨向前倾斜 35°～40°，因此盂肱关节面既不在冠状面，也不在矢状面上。通常的肩关节正位片实际是盂肱关节的轻度斜位片，肱骨头与肩盂有一定的重叠，不利于对骨折线的观察，拍摄肩胛骨标准正位片时，需把患侧肩胛骨平面贴向胶片盒，对侧肩向前旋转 40°，X 线球管垂直于胶片。正位片上颈干角平均为 143°，是垂直于解剖颈的轴线与平行于肱骨干纵轴线的交角，此角随肱骨外旋而减少，随内旋而增大，可有 30°的变化范围。肩胛骨侧位片也称肩胛骨切线位或 Y 形位片。所拍得的照片影像类似英文大写字母 Y。其垂直一竖是肩胛体的切线位投影，上方两个分叉分别为喙突和肩峰的投影，三者相交处为肩盂所在，影像片上如果肱骨头没有与肩盂重叠，需考虑肩关节脱位的可能性。腋位 X 线片上能确定盂肱关节的前后脱位，为确定肱骨近端骨折的前后移位及成角畸形提供诊断依据。

对新鲜创伤患者，由于疼痛往往难以获得满意的各种照相，此时 CT 扫描及三维重建具有很大的帮助，通过 CT 扫描可以了解肱骨近端各骨性结构的形态，骨块移位、旋转的大小及游离移位骨块的直径。CT 扫描及三维重建更能提供肱骨近端骨折的立体形态，为诊断提供可靠的依据。MRI 对急性损伤后骨折及软组织损伤程度的判断帮助不大。

三、治疗

肱骨近端骨折的治疗效果直接影响肩关节的功能,治疗原则是争取骨折早期解剖复位,保留肱骨头血运,合理可靠的骨折固定,早期功能锻炼,减少关节僵硬和肱骨头坏死的发生。肩关节是全身活动最大的关节,关节一定程度的僵硬或畸形愈合,由于代偿的功能,一般不会造成明显的关节功能障碍。治疗骨折方法的选择需综合考虑骨折类型、骨质量条件、患者的年龄、功能要求和自身的医疗条件。肱骨近端骨折中有 80%～85% 为轻度移位骨折,Neer 分型中为一部分骨折,常采取保守治疗;二部分骨折中,部分外科颈骨折可以保守治疗,大结节骨折明显移位者尽可能行手术复位,以免骨折愈合后,引起肩峰下撞击和影响肩袖功能;三、四部分骨折中,只要情况允许,应尽可能行手术治疗。肩关节脱位的患者,无论有无骨折,有学者主张行关节镜内清理,撕脱盂唇缝合修复,以免引起肩关节的再脱位;肱骨头劈裂多需要手术探查,或固定或切除。

(一)一部分骨折

肱骨近端虽有骨折线,但骨折块的移位和成角均不明显。骨折的软组织合页均有保留,肱骨头的血运也保持良好。骨折相对比较稳定,一般不需再闭合复位或切开复位,尽可能采取非手术治疗。通过制动维持骨折稳定,减少局部疼痛和骨折再移位的可能,早期功能锻炼,一般可以取得较为满意的治疗效果。

常用颈腕吊带或三角巾悬吊,可把患肢固定于胸前,肘关节 90°屈曲位,腋窝垫一棉垫,保护皮肤,如上肢未与胸壁固定,患者仰卧休息时避免肘部支撑。固定 3 周左右即可开始做上臂摆动和小角度的上举锻炼,定期摄 X 线片观察是否有继发性的移位,4 周后可以练习爬墙,3 个月后可以部分持重。

(二)二部分骨折

1.外科颈骨折

原则上首选闭合复位,克氏针固定或用外固定治疗。闭合复位需在麻醉下进行,全麻效果好,肌间沟麻醉不完全。肌肉松弛有利于操作,复位操作手法应轻柔,复位前认真阅片和分析暴力机制,根据受伤机制及骨折移位方向,按一定的手法程度复位,切忌粗暴盲目地反复复位。这样不但难以成功,反而增加损伤,复位时尽可能以 X 线透视辅助。骨折断端间成角>45°时,不论有无嵌插均应矫正,外科颈骨折侧位片上多有向前成角畸形,正位有内收畸形。整复时,先行牵引以松开断端间的嵌插,然后前屈和轻度外展骨干,以矫正成角畸形,整复时牵引力不要过大,避免骨折端间的嵌插完全解脱,以免影响骨折间的稳定。复位后三角巾悬吊固定或石膏托固定。

骨折端间完全移位的骨折,近骨折块因大、小结节完整,旋转肌力平衡,因此肱骨头没有旋转移位。远骨折端因胸大肌的牵拉向前,故有内侧移位,整复时上臂向远侧牵引,当骨折近端达到同一水平时,轻度内收上臂以中和胸大肌牵拉的力量,同时逐渐屈曲上臂,以使骨折复位,正位片呈轻度外展关系。整复时助手需在腋部行反牵引,并以手指固定近骨折块,同时帮助推挤骨折远端配合术者进行复位,复位后适当活动肩关节,可以感觉到骨折的稳定性,如果稳定,可用三角巾悬吊或石膏固定。如果骨折复位后不稳定,可行经皮克氏针固定,一般需 3 枚克氏针。自三角肌点处向肱骨头打入 2 枚克氏针,再从大结节向内下干骺端打入第 3 枚克氏针。克氏针需在透视下打入,注意不要损伤内侧的旋肱血管。旋转上臂观察克氏针位置满意、固定牢固,再处理克氏针尾端,可以埋于皮下,也可留在皮外,三角巾悬吊,早期锻炼,6 周左右拔除克氏针。

如骨折端有软组织嵌入,影响骨折的复位,二头肌长头腱卡于骨折块之间是常见的原因。此时需采取切开复位内固定治疗。手术操作应减少软组织的剥离,可以依据具体情况选择松质骨螺钉、克氏针、细线缝合固定或以钢板螺钉固定。

总之,外科颈骨折时,不管移位及粉碎程度如何,断端间血运比较丰富,只要复位比较满意,内、外固定适当,骨折基本能按时愈合。

2.大结节骨折

移位>1 cm 的结节骨折,由于肩袖的牵拉,骨块常向上方移位,此时会产生肩峰下撞击和卡压,影响肩关节上举活动,且肩袖肌肉松弛、肌力减弱,往往需切开复位内固定。

肩关节前脱位合并大结节撕脱性骨折,一般先行复位肱骨头,然后观察大结节的复位情况,如无明显移位可用三角巾悬吊,如有移位>1 cm,则手术切开内固定为宜。现有学者主张肱骨头脱位时,应当修复损伤的盂唇和关节囊,以免关节脱位复发。

3.解剖颈骨折

单纯解剖颈骨折少见。由于骨折时肱骨头血运遭到破坏,因此肱骨头易发生缺血性坏死,对于年轻患者,如有肱骨头移位建议早期行切开复位内固定。术中操作应力求减少软组织的剥离,减少进一步损伤肱骨头的血运。尤其是肱骨头的边缘如有干骺端骨质相连或软组织连接时,肱骨头有可能由后内侧动脉得到部分供血而免于坏死,内固定方式可用简单的克氏针张力带固定,也可用螺钉或可吸收钉固定。

4.小结节骨折

单独小结节骨折极少见,常合并肩关节后脱位。骨折块较小不影响肩关节内旋时,可行悬吊保守治疗。如骨折块较大,且有明显移位时,会影响肩关节的内旋,则应行切开复位螺钉内固定术。

(三)三部分骨折

三部分骨折中常见类型是外科颈骨折合并大结节骨折,由于损伤严重,骨折块数量较多,手法复位常难以成功,原则上需手术切开复位;三部分同时骨折时由于肱骨头血运常受到破坏,肱骨头坏死有一定的发生率,有报告为 3%～25%不等。手术治疗的目的是将移位骨折复位,重新建立血液供给系统,尽量减少软组织剥离,可用钢丝克氏针张力带固定,临床也常用解剖型钢板螺钉内固定,这样可以早期功能锻炼。对有骨质疏松的老年患者,临床使用 AO 的锁定加压接骨板系统锁定型钢板取得了较好的效果,对骨缺损患者可以同时植骨,但对骨质疏松非常严重,估计内固定可能失败的患者,可一期行人工肱骨头置换术。

(四)四部分骨折

四部分骨折常发生于老年人、骨质疏松患者,比三部分骨折有更高的肱骨头坏死发生率,有的报告高达 13%～34%,目前一般均行人工肱骨头置换术(图 4-11)。对有些患者,由于各种原因,不能行人工肱骨头置换术,也可切开复位,克氏针张力带内固定,基本能保证骨折愈合,但关节功能较差,肩关节评分不高。但这些患者对无痛的肩关节也很满足。年轻患者四部分骨折,一般主张切开复位内固定。

人工肱骨头置换术首先由 Neer 在 1953 年报告,在此之前,肱骨近端的严重粉碎性骨折只能采用肱骨头切除术或肩关节融合术治疗。人工关节的应用为肱骨近端骨折的治疗提供了更多的选择,对某些特殊骨折患者有着内固定无法达到的效果。1973 年 Neer 重新设计出新型人工肱骨头(NeerⅡ型),经过几十年的应用和改进,目前人工肱骨头置换术治疗肱骨近端骨折已达到 83%以上的优良效果。

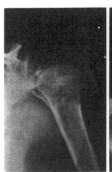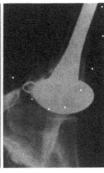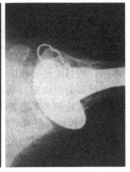

图 4-11　肱骨上端粉碎性骨折,人工关节置换

(五)骨折合并脱位

1.二部分骨折合并脱位

此类以大结节骨折最常见,此时应先急诊复位,复位后大结节骨折往往达到同时复位,如大结节仍有明显移位,则应切开复位内固定。

肱骨头脱位合并解剖颈骨折时,此时肱骨头血管破坏严重,宜考虑行人工肱骨头置换术。肱骨头脱位合并外科颈骨折时,可先试行闭合复位脱位的肱骨头,然后再行外科颈骨折复位。如闭合复位不能成功,则需手术切开复位,同时复位和固定骨折的外科颈。

2.三部分骨折脱位

一般均需切开复位肱骨头及移位的骨折,选择克氏针、钢板螺钉均可,尽可能减少软组织的剥离。

3.四部分骨折脱位

由于肱骨头解剖颈骨折失去血液循环,应首先考虑人工肱骨置换术。手术复位肱骨头时,应常规探查关节囊及盂唇,应缝合修补因脱位引起的盂唇撕裂,可用锚钉或直接用丝线缝合,防止肱骨头再次脱位。

(1)肱骨头压缩骨折:肱骨头压缩骨折一般是关节脱位的合并损伤。肱骨头压缩面积小于20％的新鲜损伤可进行保守治疗;后脱位常发生较大面积的骨折,如肱骨头压缩面积达 20％～40％时,可造成肩关节不稳定,引起复发性肩关节脱位,需将肩胛下肌及小结节移位于骨缺损处,以螺钉固定;压缩面积＞40％时,需行人工肱骨头置换术。

(2)肱骨头劈裂骨折或粉碎性骨折:临床不多见,此种骨折因肱骨头关节面破坏,血运破坏严重,加之关节面内固定困难,所以一般需行人工肱骨头置换术。年轻患者尽可能行切开复位内固定,尽可能保留肱骨头。

(韩江涛)

第三节　肱骨干骨折

一、骨折的分类

同其他骨折的分类一样,肱骨干骨折可依据不同的分类因素构成多种分类方式。根据骨折是否与外环境相通,可分为开放性和闭合性骨折;因骨折部位不同,可分为三角肌止点以上及三角肌止点以下骨折;因骨折程度不同,可分为完全骨折和不完全骨折;根据骨折线的方向和特性又可分为纵、横、斜、螺旋、多段和粉碎性骨折;根据骨的内在因素是否存在异常而分为正常和病理性骨折等。

二、肱骨干骨折的临床症状和体征

同其他骨折一样,肱骨干骨折后可出现疼痛、肿胀、局部压疼、畸形、反常活动及骨擦音等,骨科医师不应为证实骨折的存在而刻意检查骨擦音,以免增加伤者的痛苦和引起桡神经损伤。对于不完全或无移位的骨折,单凭临床体检很难判断,所以对可疑骨折的患者必须拍 X 线片。拍片范围包括肱骨的两端、肩关节和肘关节。对于高度怀疑有骨折的患者,即使在急诊拍片时未能发现骨折也不要轻易下无骨折的结论,可用石膏托暂时固定 2 周后再拍片复查,若有不全的裂纹骨折,此时因骨折线的吸收而显现出来。若骨折合并桡神经损伤,可出现垂腕、手部掌指关节不能伸直、拇指不能伸展和手背虎口区感觉减退或消失。肱骨干骨折的患者应当常规检查患肢远端血运的情况,包括对比两侧桡动脉搏动、甲床充盈、皮肤温度等,必要时可行血管造影,以确定有无肱动脉损伤。

三、治疗方法

近几十年来,骨折固定技术有了极大的提高,治疗手段远比过去丰富,在具体实施何种治疗方案时必须考虑如下因素:骨折的类型和水平、骨折的移位程度,患者的年龄、全身健康情况、与医师的配合能力、合并伤的情况,患者的职业及对治疗的要求等,此外经治医师还应考虑本身所具备的客观设备条件,掌握各种操作技术的水平、经验等。经过全面分析比较后再确定最佳治疗方案。根本原则是有利于骨折尽早愈合,有利于患肢的功能恢复,尽可能减少并发症。

(一)闭合治疗

近几十年来的骨科著作中,均强调绝大多数的肱骨干骨折可经非手术治疗而痊愈,国外的文献报道中其成功的比例甚至可高达 94% 以上。但在临床实际工作中能否达到如此高的比例仍值得商榷。此外,现代的就医人群已对骨科医师提出了更高的要求,即不仅要获得良好的最终治疗结果,而且希望治疗过程中尽量减少痛苦,在骨折愈合期间有相对高的生活质量,甚至仍能够从事一些工作。那种令患者在石膏加外展架上苦撑苦熬数个月,夜间无法平卧的传统治疗方式很难为多数患者所接受。依现代的治疗观点,闭合治疗的适应证应结合患者的具体情况认真审视后而定。

1.适应证

可供参考的适应证如下。

(1)移位不明显的简单骨折(AO 分类:A1、A2、A3)。

(2)有移位的中、下 1/3 骨折(AO 分类:A1、A2、A3 或 B1、B2)经手法整复可以达到功能复位标准的。

2.闭合治疗的复位标准

肱骨属非负重骨,轻度的畸形愈合可由肩胛骨代偿,其复位标准在四肢长骨中最低,其功能复位的标准为 2 cm 以内的短缩、1/3 以内的侧方移位、20°以内的向前、30°以内的外翻成角以及15°以内的旋转畸形。

3.常用的闭合治疗方法

(1)悬垂石膏:应用悬垂石膏法治疗肱骨干骨折已有半个多世纪的历史,目前在国内外仍有相当多的骨科医师在继续沿用。此法比较适合于有移位并伴有短缩的骨折或者斜形、螺旋形的骨折。悬垂石膏应具有适当的重量,避免过重或过轻,其上缘至少应超过骨折断端 2.5 cm,下缘可达腕部,屈肘 90°,前臂中立位,在腕部有 3 个固定调整环。在石膏固定期间,前臂需始终维持下垂,以便提供一向下的牵引力。患者夜间不宜平卧,而采取坐睡或半卧位(这是使用悬垂石膏的不便之处)。吊带需可靠地固定在腕部石膏固定环上,向内成角畸形可通过将吊带移至掌侧调整,反之向外成角则通过背侧的固定环调整。后成角和前成角,可利用吊带的长短来调整,后成角时加长吊带,而前成角则缩短吊带。使用悬垂石膏治疗应经常复查拍 X 线片,开始时为 1～2 周,以后可改为 2～3 周或更长的间隔时间。石膏固定期间应注意功能锻炼,如握拳、肩关节活动等,以减少石膏固定引起不良反应。对某些患者,如肥胖者或女性,可在内侧加一衬垫,以免由于过多的皮下组织或乳房造成成角畸形。当骨折的短缩已经克服、骨折已达到纤维性连接时,可更换为 U 形石膏。

悬垂石膏曾成功地治愈过许多患者,但也不乏骨折不愈合或延迟愈合的例子。故治疗期间应注意密切观察,若固定超过 3 个月仍无骨折愈合迹象,已出现失用性骨质疏松时,应考虑改用其他方法,如切开复位内固定加自体植骨,不要一味地坚持下去,以避免最后因严重的失用性骨质疏松导致连内固定的条件都不具备,丧失有利的治疗时机,对中老年患者更应注意这点。

(2)U 形或 O 形石膏:多用于稳定的中下 1/3 骨折复位后,或应用其他方法治疗肱骨干骨折后的继续固定手段。所谓 U 形即石膏绷带由腋窝处开始,向上绕过肘部,再向上至三头肌以上。若石膏绷带再延长一些,使两端在肩部重叠则成为 O 形石膏。U 形石膏有利于肩、腕和手部的关节功能锻炼(图 4-12),而 O 形石膏的固定稳定性更好一些。

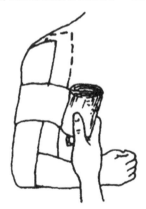

图 4-12 U 形石膏

(3)小夹板固定:对内、外成角不大者,可采用二点直接加压方法(利用纸垫);对侧方移位较多,成角显著者,常可用三点纸垫挤压原理,以使骨折达到复位。不同水平的骨折需用不同类型的小夹板,如上 1/3 骨折用超肩关节小夹板,中 1/3 骨折用单纯上臂小夹板,而下 1/3 骨折需用超肘关节小夹板固定。其中尤以中 1/3 骨折的固定效果最为理想(图 4-13)。

利用小夹板治疗肱骨干骨折时,经治医师需密切随诊,观察病情的变化,根据肢体肿胀的程度随时调整夹板的松紧度,避免因固定不当而引起并发症,同时鼓励患者在固定期间积极锻炼患肢功能。

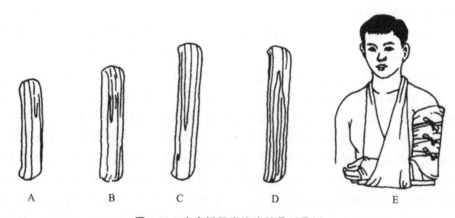

图 4-13　小夹板固定治疗肱骨干骨折
A.内侧小夹板;B.前侧小夹板;C.后侧小夹板;D.外侧小夹板;E.小夹板固定后的外形

(4)其他治疗方法:采用肩人字石膏、外展架加牵引或鹰嘴骨牵引等治疗肱骨干骨折,但多数情况下已经较少使用。

(二)手术治疗

如果能够正确掌握手术指征并配合以高质量手术操作,绝大多数的肱骨干骨折可以正常愈合。同时可以减少因长期使用石膏或小夹板等外固定带来的邻近关节僵硬、肌肉萎缩和失用性骨质疏松等不利影响,甚至可在固定期间从事某些非负重性工作,治疗期间的生活质量相对较高。不利的方面是所花费用较多,需二次手术取出内固定物,手术本身具有一定的风险等。

1.手术治疗的适应证

(1)绝对适应证:①保守治疗无法达到或维持功能复位的。②合并其他部位损伤,如同侧前臂骨折、肘关节骨折、肩关节骨折,伤肢需要早期活动的。③多段骨折或粉碎性骨折(AO 分型:B3、C1,C2,C3)。④骨折不愈合。⑤合并有肱动脉、桡神经损伤需行探查术的。⑥合并有其他系统特殊疾病而无法坚持保守治疗的,如严重的帕金森病。⑦经过 2~3 个月保守治疗已出现骨折延迟愈合现象,开始有失用性骨质疏松的(如继续坚持保守治疗,严重的失用性骨质疏松可导致失去切开复位内固定治疗的机会)。⑧病理性骨折。

(2)相对适应证:①从事某些职业对肢体外形有特殊要求,不接受功能复位而需要解剖复位的。②因工作或学习需要,不能坚持较长时间的石膏、小夹板或支具牵引固定的。

2.手术治疗的方法

(1)拉力螺钉固定:单纯的拉力螺钉固定只能够用于长螺旋形骨折,而且术后常需要外固定保护一段时间,优点是骨折段软组织剥离较少,骨折断端的血运影响小,正确使用可缩短骨折愈合时间。

(2)钢板螺钉内固定:尽管带锁髓内钉的使用趋于增多,但现阶段接骨钢板仍在较广的范围内继续应用,缘于其操作简单,易于掌握,无须 C 形臂、X 线透视机等较高档辅助设备。钢板应有足够长度,螺钉孔数目不得少于 6 孔,最好选用较宽的 4.5 mm 动力加压钢板(DCP)或有限接触动力加压钢板(LC-DCP),远近骨折段至少各由 3 枚螺钉固定,以获得足够的固定强度。对于短斜形骨折尽量使用 1 枚跨越骨折线的拉力螺钉,而粉碎性骨折最好同时植入自体松质骨(图 4-14)。AO 推荐的手术入路是后侧切口,将钢板置于肱骨干的后侧,而且在骨折愈合后不再取出。但国内多数骨科医师愿意采用上臂前外侧入路,将钢板放置在骨干的前外侧,在骨折愈合后取出内固定物也相对容易。

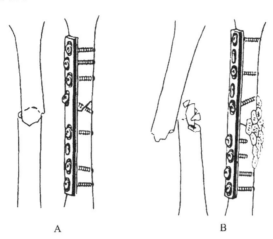

图 4-14　肱骨干骨折钢板螺钉内固定

A.横断骨折的固定方法;B.如为粉碎性骨折应Ⅰ期自体松质骨植骨

(3)带锁髓内针内固定:随着带锁髓内针的普及应用,以往的 Rush 针或 V 形针、矩形针已较少使用。使用带锁髓内针的优点是软组织剥离少,术后可以适当负重,用于粉碎性骨折时其优点更为突出。由于是带锁髓内针,其尾端部分基本与肱骨大结节在同一平面,对肩关节功能影响不大(近期可能有一定影响)。使用时采用顺行或逆行穿针方法,与股骨或胫骨不同的是,其近端锁钉一般不穿过对侧皮质(避免损伤腋神经),而远端锁钉最好采用前后方向(避免损伤桡神经)(图 4-15)。

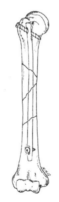

图 4-15　带锁髓内针治疗肱骨干骨折(顺行穿针)

(4)外固定架固定:从严格意义上讲,外固定架固定是一种介于内固定和传统外固定之间的一种固定方式,其有创,有固定针进入组织内穿过两侧皮质,必要时可切开直视下复位。优点是创伤小,固定相对可靠,愈合周期比较短,不需二次手术取出内固定物,对邻近关节干扰小。缺点是针道可能发生感染,尽管其固定物已经比其他外固定方式轻便了许多,但仍有不便,用于中、上 1/3 骨折时可能影响肩关节活动。肱骨干骨折多用单边固定方式,有多种比较成熟的外固定架可供选择,治疗成功的关键在于熟悉和正确使用,而不在于外固定架本身。

(5)Ender 针固定:采用多根可屈件的髓内针——Ender 针固定,现国内少数医院的医师仍在应用。利用不同方向插针和三点固定原理,可较好地控制骨折端的旋转、成角。操作比较简单,既可顺行也可逆行打入。术前需要准备比较齐全的规格、型号,包括不同长度和直径的Ender针。切忌强行打入,否则可造成骨质劈裂和髓内针穿出髓腔。

(韩江涛)

第四节 尺桡骨干双骨折

一、受伤机制

(一)直接暴力
直接致伤因素,作用于前臂,骨折通常基本在同一水平。

(二)间接暴力
多为跌倒致伤,由于暴力传导,骨折水平多为桡高尺低,常为短斜形。

(三)其他致伤因素
如暴力碾压、扭曲等,多为多段骨折,不规则,且伴不同程度软组织损伤。

二、分型

常用的 AO 分型如图 4-16 示。

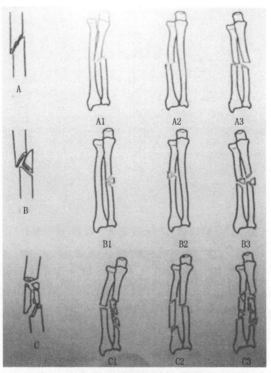

图 4-16 骨折的 AO 分型

A 型:简单骨折;B 型:楔形骨折;C 型:粉碎性骨折

三、治疗原则

闭合复位外固定:用于移位不明显的稳定性前臂双骨折。传统的复位标准:桡骨近端旋后畸形<30°,尺骨远端的旋转畸形<10°,尺、桡骨成角畸形<10°。桡骨的旋转弓应恢复。不稳定的前臂双骨折或稳定性的骨折,闭合复位失败,骨折再移位及伴有其他血管、神经并发症的,应行切开复位内固定。

(一)钢板螺钉内固定

主要是根据AO内固定原则发展的内固定系统,用于前臂双骨折的治疗,明确提高了骨折的治疗水平,提高了愈合率,达到早期功能锻炼及恢复的目的。

(二)髓内固定系统

用于前臂双骨折的治疗,最初应用是20世纪30年代的克氏针内固定,20世纪40年代以后,较广泛流行的有Sage设计的髓内系统,至目前发展到较成熟的带锁髓内钉固定系统。虽然目前带锁髓内钉固定系统用于前臂骨折,意见仍不统一,特别是对于桡骨的髓内固定,但对于尺骨的髓内固定效果目前是比较肯定的。

满意有效的内固定必须能牢固地固定骨折,尽可能地完全消除成角和旋转活动。我们认为用牢固的带锁髓内钉或AO加压钢板均可达到此目的。而较薄的钢板,如1/3环钢板及单纯圆形可预弯的髓内钉效果欠佳。手术时选用髓内钉或钢板,主要根据各种具体情况来确定。每种器械均有其优点和缺点,在某些骨折中使用其中一种可能比另一种更易成功。在许多尺、桡骨骨折中,用钢板或髓内钉均能得到满意的效果,究竟选用哪一种则主要根据外科医师的训练和经验。

AO加压钢板内固定系统已应用多年,业内比较熟悉,这里不再赘述。而髓内钉固定,特别是前臂髓内钉固定系统,近几年有重新流行的趋势。使用髓内钉固定时,其长度或直径的选择、手术方法和术后处理的不慎都可导致不良的后果,这里着重讨论一下。

根据文献,最早广泛使用的前臂髓内钉系统是由Sage于1959年研制成功的,他曾对120具尸体桡骨做解剖,并对555例使用髓内固定治疗的骨折做了详细回顾。根据他的设计,预弯的桡骨髓内钉可以保持桡骨的弧度,三角形的横断面可以防止旋转不稳定。桡骨和尺骨Sage髓内钉的直径足以充满髓腔,能够做到牢固的固定。虽然在某些医疗机构传统的Sage髓内钉仍在应用,但根据Sage的研究和临床经验,目前又有更新的髓内钉系统设计应用于临床。

(三)前臂骨折应用髓内钉固定的适应证

(1)多段骨折。

(2)皮肤软组织条件较差(如烧伤)。

(3)某些不愈合或加压钢板固定失败的病例。

(4)多发性损伤。

(5)骨质疏松患者的骨干骨折。

(6)某些Ⅰ型和Ⅱ型开放性骨干骨折病例(使用不扩髓髓内钉)。

(7)大范围的复合伤在治疗广泛的软组织缺损时,可使用不扩髓的尺骨髓内钉作为内部支架,用以保持前臂的长度。

几乎所有前臂的骨干骨折均可应用髓内钉治疗(图4-17)。这些骨折都可使用闭合髓内穿钉技术,同样的方法目前在其他长骨干骨折应用已很成熟。

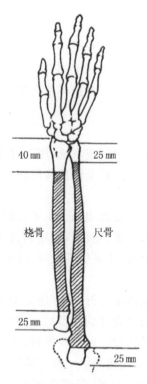

图 4-17　尺、桡骨骨折适用髓内钉的骨折部位

前臂骨折应用髓内钉固定的禁忌证：①活动性感染。②髓腔<3 mm。③骨骺未闭者。

包括 Sage 髓内钉在内，有多种不同的前臂髓内钉固定系统，这些器械均可用于闭合性骨折的内固定。髓内钉优于加压钢板之处为：①根据使用的开放或闭合穿钉技术，只需要少量剥离或不剥离骨膜。②即使采用开放穿钉技术，也只需要一个较小的手术创口。③使用闭合穿钉技术，一般不需要进行骨移植。④如果需要去除髓内钉，不会出现骨干应力集中所造成的再骨折。同加压钢板和螺钉固定不一样，髓内钉固定的可屈曲性足以形成骨旁骨痂。正如 Sage 所推荐的那样，所有需要切开复位的骨干骨折都应做骨移植，通常使用钻和扩髓器时即能获得足够的用于移植的骨材料，因此不需另外采取移植骨。无论使用哪一种髓内钉系统，尺骨钉的入口都是在尺骨近端鹰嘴处。桡骨的钉入口根据钉的不同设计有所不同，其原则是根据钉设计的弧度、预弯等情况加以调整。如 Sage(C)桡骨内钉在桡侧腕长伸肌腰和拇短伸肌腰之间的桡骨茎突插入。Fore-Sight(B)桡骨髓内钉则在 Lister 结节的桡侧腕伸肌腰下插入。Ture-Flex 和 SST(A)桡骨髓内钉的插入口是在 Lister 结节的尺侧拇长伸肌腱下（图 4-18）。所有桡骨髓内钉均应正确插入，并将钉尾埋于骨内，防止发生肌腱磨损和可能的断裂。

四、前臂开放性骨折

对前臂开放性骨折的治疗原则是不首先做内固定，我们认为以创口冲洗和清创为最初治疗时，并发症较少。这样做能使创口的感染显著降低，或者愈合。如果创口在 10～14 天愈合，即可做适当的内固定。

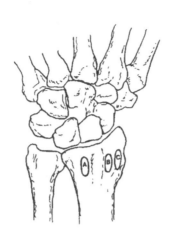

图 4-18　桡骨骨折采用髓内钉固定时,根据不同钉设计的进针点(A、B、C)调整

Anderson 曾报道过采用这种延迟切开复位和加压钢板做内固定的方法治疗开放性骨折的经验。在采用这个方法治疗的 38 例开放性骨折中,没有发生感染。在许多 Gustilo Ⅰ型、Ⅱ型创口中,能够在早期做内固定,而无创口愈合问题。但我们认为延迟固定会更安全。对于单骨骨折,由于延迟内固定骨折重叠所造成的挛缩畸形一般切开后即可复位(图 4-19)。对有广泛软组织损伤的前臂双骨折,为了避免短缩畸形,并方便软组织处理,需要进行植皮等治疗时,可采用外固定支架、牵引石膏,进行整复和骨折的固定,如果软组织损伤范围较大,必须进行皮肤移植和后续的重建治疗,而这些治疗措施又不能通过外固定支架、牵引石膏的窗口完成时,可采用髓内钉来固定前臂。只有通过外固定或内固定方法,使前臂稳定后,才能进行皮肤移植和其他软组织手术。

目前,对开放性前臂骨折的治疗趋势为立即清创、切开复位和内固定。有人曾报道,对 103 例 Gustilo Ⅰ型、Ⅱ或ⅢA 型前臂开放性骨干骨折,采用立即清创和加压钢板及螺钉固定治疗,其中 90% 效果满意。但ⅢB 型和ⅢC 型损伤采用此法治疗,疗效不佳,一般用外固定治疗。

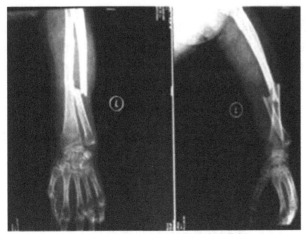

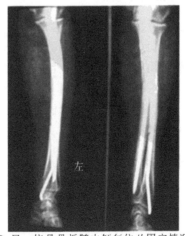

A. 外伤致尺、桡骨中远端双骨折　　　　　B. 尺、桡骨骨折髓内钉复位及固定情况

图 4-19　尺、桡骨干双骨折

(范振国)

第五节　尺骨鹰嘴骨折

一、损伤机制

直接暴力作用于肘关节后侧面,即尺骨鹰嘴后方,跌落伤致上肢受伤,间接作用于肘关节,均可发生鹰嘴骨折。不容置疑的是,肌肉肌腱的张力,包括静态和动态,所产生的应力决定了骨折出现的类型和移位程度。若肘关节遭受到了特别大的暴力或高能量损伤,强大的外力直接作用于前臂近端后侧,使尺桡骨同时向前移位,由于肱骨滑车对尺骨鹰嘴的阻挡,致使其在冠状突水平发生骨折,在骨折端和肱桡关节水平产生明显不稳定。表现为鹰嘴的近骨折端常常向后方明显移位,而尺骨的远骨折端则会和桡骨头一起向前方移位,称为"骨折脱位"或"经鹰嘴的肘关节前脱位"。由于常常是直接暴力创伤所致,故鹰嘴或尺骨近端的骨折大多呈粉碎状,而且多合并有冠状突骨折。这种损伤比单纯的鹰嘴骨折要严重得多。如果尺骨鹰嘴或尺骨近端骨折不能获得良好的解剖复位和稳定的内固定,则易出现持续性或复发性畸形。

二、临床表现

由于尺骨鹰嘴骨折属关节内骨折,所有的尺骨鹰嘴骨折都包含有某种程度的关节内部分,故常常发生关节内出血和渗出,这将导致鹰嘴附近的肿胀和疼痛。骨折端可以触及凹陷,并伴有疼痛及活动受限。肘关节不能抗重力伸肘是可以引出的一个最重要体征,它表明肱三头肌的伸肘功能丧失,伸肌装置的连续性中断,并且这个体征的出现与否常常决定如何确定治疗方案。因为尺骨鹰嘴骨折有时合并尺神经损伤,特别是在直接暴力导致严重、广泛、粉碎性骨折时,更易合并尺神经损伤,故应在确定治疗方案之前仔细判断或评定神经系统的功能,以便及时进行处理。

三、放射学检查

在评估尺骨鹰嘴骨折时,最容易出现的一个错误是不能坚持获得一个真正的肘关节侧位X线片。在急诊室常常获得的是一个有轻度倾斜的侧位X线片,它不能充分判断骨折线的准确长度、骨折粉碎的程度、半月切迹处关节面撕裂的范围以及桡骨头的任何移位。应尽可能获得一个真正的肘关节侧位X线片,以准确掌握骨折的特点。前后位X线片也很重要,它可以呈现骨折线在矢状面上的走向。若桡骨头也同时发生了骨折,在侧位X线片上可以沿骨折线出现明显挛缩,并且没有成角或移位。

四、骨折分类

有几种分类方法,每一种分类都有其优缺点,但没有一种分类能够全面有效地指导治疗以及合理地选择内固定物。有些学者将鹰嘴骨折仅分为横形、斜形和粉碎性3种类型。有的将其分为无移位或轻度移位骨折、横形或斜形移位骨折、粉碎性移位骨折以及其他4种类型。Home (1981)按骨折线位于关节面的位置将骨折分为近侧、中段和远侧3种类型。Holdsworth(1982)增加了开放性骨折型。Morrey (1995)认为骨折移位＞3 mm应属移位骨折。Graves(1993)把儿童骨折分为骨折移位＜5 mm、骨折移位＞5 mm和开放性骨折3型。Mayo Clinic提出的分型

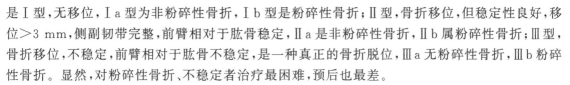

是Ⅰ型,无移位,Ⅰa型为非粉碎性骨折,Ⅰb型是粉碎性骨折;Ⅱ型,骨折移位,但稳定性良好,移位>3 mm,侧副韧带完整,前臂相对于肱骨稳定,Ⅱa是非粉碎性骨折,Ⅱb属粉碎性骨折;Ⅲ型,骨折移位,不稳定,前臂相对于肱骨不稳定,是一种真正的骨折脱位,Ⅲa无粉碎性骨折,Ⅲb粉碎性骨折。显然,对粉碎性骨折,不稳定者治疗最困难,预后也最差。

现在临床上应用比较流行的是Colton(1973)分类,它简单实用,易于反映骨折的移位程度和骨折形态。Ⅰ型,骨折无移位,稳定性好;Ⅱ型,骨折有移位,又分为撕脱性骨折、横断骨折、粉碎性骨折、骨折脱位。无移位骨折是指移位<2 mm,轻柔屈曲肘关节至90°时骨折块无移位,并且可抗重力伸肘,可以采取保守治疗。

(1)撕脱性骨折:在鹰嘴尖端有一小的横断骨折块(近骨折端),与鹰嘴的主要部分(远骨折端)分开,最常见于老年患者。

(2)斜形和横断骨折:骨折线走向呈斜形,自接近于半月切迹的最低处开始,斜向背侧和近端,可以是一个简单的斜形骨折,也可以是由于矢状面骨折或关节面压缩骨折所导致的粉碎性骨折折线的一部分。

(3)粉碎性骨折:包括鹰嘴的所有粉碎性骨折,常因直接暴力作用于肘关节后方所致,常有许多平面的骨折,包括较常见的严重的压缩骨折块,可以合并肱骨远端骨折、前臂骨折以及桡骨头骨折。

(4)骨折-脱位:在冠状突或接近冠状突的部位发生鹰嘴骨折,通过骨折端和肱桡关节的平面产生不稳定,使得尺骨远端和桡骨头一起向前脱位,常继发于严重创伤,如肘后方直接遭受高能量撞击等。更为重要的是,骨折的形态决定了这种骨折需要用钢板进行固定,而不是简单地用张力带固定。

五、治疗方法

(一)无移位的稳定骨折

屈肘90°固定1周,以减缓疼痛和肿胀;然后在理疗师的指导下进行轻柔的主动屈伸训练。伤后1周、2周、4周复查X线片,防止骨折再移位。

(二)撕脱性骨折

首选张力带固定(图4-20),亦可进行切除术,将肱三头肌腱重新附丽,主要是根据患者的年龄等具体情况来决定。

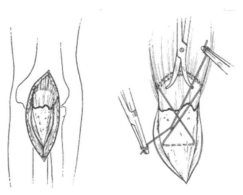

图4-20 张力带固定

(三)无粉碎的横断骨折

应行张力带固定。可采取半侧卧位,肘后方入路,注意保护肱三头肌腱在近骨折块上的止点,可用6.5拉力螺钉加钢丝固定;若骨折块较小,则可用2枚克氏针加钢丝盘绕固定(图4-21)。

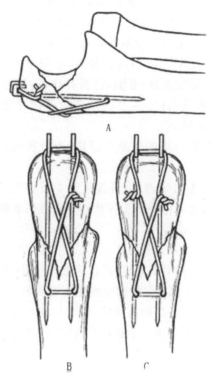

图 4-21 8 字钢丝固定

(四)粉碎的横断骨折

应行钢板固定。若用张力带固定,可导致鹰嘴变短,活动轨迹异常,关节面变窄,造成关节撞击,活动受限。最好用克氏针加钢丝,再加上钢板固定。有骨缺损明显者,应行一期植骨,以防止关节面塌陷和鹰嘴变形。

(五)伴有或不伴有粉碎的斜形骨折

用拉力螺钉加钢板固定最为理想,有时亦可用张力带加拉力螺钉固定,或用重建钢板固定,1/3管状钢板易失效。重建钢板不要直接放置在尺骨背侧,否则极易出现伤口的问题,可沿尺骨外侧缘固定。若骨折粉碎,则不宜用张力带固定,最好用钢板固定并行植骨术。重建钢板在强度上优于1/3管状钢板,且厚度小于DCP,钢板近端的固定非常重要,可使用松质骨螺钉,但注意不要进入关节内。

(六)斜形骨折

适宜于拉力螺钉固定,比较理想的是拉力螺钉加中和钢板,或拉力螺钉通过中和钢板的钉孔拧入。对骨折端的加压应小心。

(七)单纯的粉碎性骨折

无尺骨和桡骨头脱位以及无前方软组织撕裂者,可行切除术,肱三头肌腱用不吸收缝线重新附丽于远骨折端,术后允许肘关节早期活动。重要的是要保持侧副韧带,特别是内侧副韧带前束的完整,以保证肘关节的稳定。若骨折累及尺骨干,则不能进行切除术,可行张力带加钢板固定,有骨缺损者应一期植骨。

(八)骨折脱位型

骨与软组织损伤严重,应切开复位内固定,可用钢板加张力带固定。骨折块的一期切除应慎重,否则可致肘关节不稳定。

(九)开放性骨折

内固定并不是禁忌,但需彻底清创。若对鹰嘴的软组织覆盖有疑问,应行局部皮瓣或游离组织转移。有时可延期行内固定治疗。

(范振国)

第六节　尺骨冠突骨折

尺骨冠突是尺骨半月关节面的一部分,它可阻止尺骨向后脱位,阻止肱骨向前移位,防止肘关节过度屈曲,对维持肘关节的稳定性起重要作用。冠突边缘有肘关节囊附着,前面为肱肌附丽部,尺骨冠突骨折常合并肘关节脱位及肘部骨折,临床上并不少见,常见报道15%肘关节后脱位患者可合并尺骨冠突骨折。而单纯的尺骨冠突骨折较少,多为肱肌猛烈收缩牵拉造成的撕脱性骨折。冠突骨折常并发肘关节的后脱位,如处理不当,可产生创伤性关节炎、疼痛和功能障碍。

一、应用解剖和损伤机制

尺骨冠突在尺骨鹰嘴切迹前方,与鹰嘴共同构成切迹,冠突在切迹前方与肱骨滑车形成关节,并与外侧桡骨头一起构成肘关节(尺肱桡关节),借助环状韧带,尺桡骨紧密相合,并互成尺桡上关节。尺骨冠突不仅是肱尺关节的主要组成部分,而且也是肘关节内侧副韧带前束,前关节束和肱肌的附着点,起阻止肱二头肌、肱肌和肱三头肌牵拉尺骨向肘后移位的作用,是维持肘关节稳定的主要结构。

冠突有 3 个关节面,与滑车关节面相合,关节面互相移行。冠状高度是指尺骨冠突尖到滑车切迹的最低点的垂直距离,高的为 1.5 cm,低的为 0.9 cm,儿童的发育 4 岁时最快,至 14~16 岁大致长成。

当暴力撞击手掌,冠突受到传导应力,与肱骨滑车相撞。若暴力足以大到引起冠突骨折时,会造成冠突不同程度的骨折,进而发生肘关节后脱位。研究表明,冠突的损伤会对肘关节的稳定性产生影响;与此同时,附丽于冠突前下的肱肌强力收缩还会引起间接暴力的冠突撕脱性骨折。

二、临床分类

Regan 和 Marry 在 1984 年将冠突骨折分 3 种类型(图 4-22)。

Ⅰ型骨折:冠突尖小骨片骨折(又称撕脱性骨折),骨块常游离于关节腔内或附着于关节囊壁上。

Ⅱ型骨折:50%的冠突骨折,伴肘关节不稳定,临床上往往行手法石膏外固定,必要时行切开复位内固定。

Ⅲ型骨折:冠突基底部骨折,如有移位常伴肘关节后脱位。如冠突骨折无移位者,可单纯石膏固定。临床上偶见冠突纵向骨折合并尺骨鹰嘴骨折,治疗方法同尺骨鹰嘴。

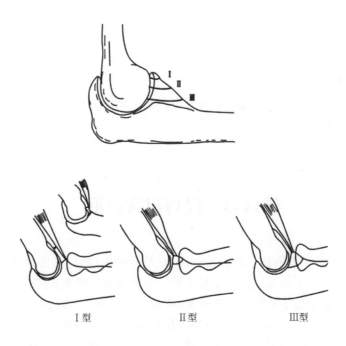

I 型　　　　　II 型　　　　　III 型

图 4-22　尺骨冠突骨折的分类分型

根据解剖及临床文献报道,尺骨冠突内侧缘高度 1/2 处为尺侧副韧带前束的附着部,冠突骨折常合并该韧带的损伤,而尺侧副韧带前束是肘关节内侧副韧带的主要结构,对肘关节内侧稳定具有重要作用。因此,尺骨冠突骨折的分型应考虑尺侧副韧带前束损伤情况。

此外,还按骨折形态分类,斜形抑或横断骨折,通过冠突骨折与否各有异同,其预后亦有不同。

三、诊断

临床上出现的关节肿胀、出血和肘关节的功能障碍情况,仅能提示可疑骨折,而借以确诊的唯一依据是做 X 线检查,可见冠突残缺和骨折线,骨片上移,偶可进入肱尺关节囊内,影响功能。从 X 线片上观察半月切迹是否圆滑,若不圆滑而出现阶梯样,则提示发生骨折,可作为诊断的一个重要指标。骨片进入关节内,以 CT 扫描最形象地描记出部位、骨片大小,必要时亦可行 CT 三维重建检查。

四、治疗

(一)非手术治疗

适用于冠突骨折骨块小或没有移位的患者。仅用石膏托固定,肘关节于屈曲 80°～90°位。2 周解除石膏托,开始活动肘关节,并继续做颈腕带悬吊,间歇行主动肘关节功能锻炼。对骨折块较大者,可行手法复位,石膏外固定方法。

(二)手术治疗

O'Driscoll 认为维持尺关节的稳定须具备 3 个条件:完整的关节面、完整的内侧副韧带前束和桡侧副韧带复合体。所以对尺骨冠突骨折的手术治疗,首先应恢复骨性解剖结构,其次应重视内侧副韧带的修复和重建,以期获得一个稳定的关节。对关节腔内游离骨块或骨块较大,手法复位失败的患者,均可考虑手术治疗。避免因非手术治疗对神经或肌肉损伤忽视而造成后期预后不良、活动度降低等现象。

(1)关节腔内的游离体摘除术(Ⅰ型)。对较小的冠突骨折,游离于关节腔内,影响肘关节的活动,应行骨块摘除。有条件者,可行肘关节镜下骨块摘除术。

(2)大块冠突骨折,影响尺骨半月关节面。为恢复滑车的屈戌关节的稳定性,应进行切开复位与内固定。AO提出开放整复,螺钉内固定方法,从尺侧入路,辨认并保护尺神经,用一薄凿将肱骨内上髁截骨,将内上髁连同附着肌肉和尺神经一起牵向前方,切开关节囊,即可充分显露骨折部,此时可在直视下将冠突复位,并从尺骨背侧穿入螺钉固定,然后再复位内上髁,用预先准备好的螺钉固定,同时检查前关节囊、肱肌和内侧副韧带前束止点,如有损伤一并缝合。最后将尺神经放回原位或行前置术。冠突骨折>1/2高度必须良好复位,近特制螺钉固定尤为推崇。

(3)冠突切除术。对于冠突骨折愈合和骨质增生,或畸形愈合,影响肘关节正常屈曲时,应手术切除冠突。一般以不超1/2冠突高度为限;如切除>1/2,可致肘前方不稳定。

对于尺骨冠突粉碎性骨折,由于碎片多少和大小不等,有的与关节囊相连,有的游离于关节腔内影响关节屈曲功能,所以应手术摘除。Ⅲ型骨折患者往往合并尺侧副韧带前束断裂。在冠突骨折的切开内固定时,一定要修复或重建前束。

目前根据骨折类型及肘部合并伤等情况,多数学者采用肘前入路,肘前入路可避开尺神经,直接行冠突骨折的复位内固定术。但采用肘前入路时,注意适当向远侧游离穿过旋前圆肌深浅头的正中神经,防止术中过度牵拉,产生神经症状或损伤正中神经支配前臂屈肌及旋前圆肌的分支。内固定物可选用螺钉,包括小的可吸收螺钉或克氏针加张力带及钢丝固定为主,不主张克氏针、钢丝或缝线单一固定。要求尽量牢固固定,争取进行早期肘关节的功能锻炼。

儿童冠突骨折少见,常合并肘关节后脱位。儿童尺骨冠突骨折在X线上显示骨块虽小,但周围有软骨,因此实际上骨块比X线片所显示的要大。对于儿童冠突骨折的治疗同成人相同。由于儿童冠突骨折大都较易愈合,预后良好。

手术时应注意以下几点:①因尺神经穿过内侧副韧带前束于尺骨的止点外,先游离尺神经并牵开加以保护,避免损伤之。术终根据手中情况,可将尺神经放置原位或行尺神经前置术。②内固定尽量留于背侧,以利肘关节功能练习。③注意尺侧副韧带及关节囊等软组织的修复,尤其是尺侧副韧带前束的修复,以防产生肘外翻不稳定。④术中注意微创操作,不要剥离附着于骨块的关节囊等软组织,以防发生骨化性肌炎。⑤冠突骨折多为复杂骨折的一部分,应重视合并症,尤其是肘部合并伤,也是影响预后的重要因素。⑥内固定要加强,争取早期行肘关节的主、被动功能练习,提高治疗效果。

当冠突骨折合并桡骨小头骨折和肘关节脱位为肘部"恐怖三联征"时,应引起重视,诊断时有时须借助X线和CT三维重建,采用特别螺钉,后期采用人工桡骨小头替代切除桡骨小头,有些则不得不采取人工肘关节置换。

五、并发症

(一)早期并发症

可因肘关节屈曲固定时间过长,影响肘关节的活动功能或在锻炼中引起疼痛。

(二)后期并发症

在冠突骨折合并肘关节脱位和臂部软组织有广泛撕裂时,偶可发生肘关节的纤维性僵直。当冠突骨折块落入关节腔内,较难退出,而形成关节内的游离体,游离骨块对关节面造成损伤或发生交锁。因此,关节内骨块一经确认,就需尽早切除。当晚期骨折处骨质增生,形成骨化性肌炎骨突时,将严重妨碍肘关节活动。

部分冠突骨折术后关节活动范围稍差,但肘关节稳定性良好。关节活动范围减少的常见的原因为关节粘连,另外可能与重建骨无软骨面而致术后发生创伤性关节炎有关。因此,在今后的临床中可考虑采用带软骨面且有血液供给的骨块或人工冠突假体重建,以期术后肘关节功能良好恢复,减少肘关节退变和发生骨性关节炎的可能,提高冠突骨折治疗的效果。

(段长龙)

第七节　尺桡骨茎突骨折

一、桡骨茎突骨折

单纯桡骨茎突骨折临床上较为少见,在 20 世纪初,也被称为 Hutchinson 骨折。

(一)损伤机制

直接暴力或间接暴力均可引起此类骨折,但以间接暴力引起为多见。直接暴力常由汽车摇柄直接打击而骨折。间接暴力常为跌倒时手掌着地,暴力沿腕舟骨冲击桡骨下端而致骨折。

(二)分类

按桡骨茎突骨折的受伤机制分为 2 种。①横断骨折:常为间接暴力手掌着地所致,骨折线为横形,从外侧斜向关节面(图 4-23)。②桡骨茎突撕脱性骨折:此类骨折块甚小,并向远侧移位,损伤机制为受伤时腕关节强力尺偏,桡侧副韧带牵拉桡骨茎突而造成。

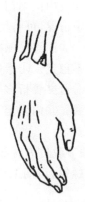

图 4-23　桡骨茎突骨折

(三)临床表现

伤后桡骨茎突处出现肿胀、疼痛。桡骨茎突处压痛明显,并有较明显的骨擦音。

(四)影像学检查

侧位 X 线片不易见到骨折。正位 X 线片,可见一横形骨折线,骨折线从外侧斜向关节面,骨折块常为三角形。很少有移位,如有移位,常向背侧桡侧移位。

(五)治疗

　　大部分桡骨茎突骨折均可通过手法复位石膏外固定而治愈。手法复位的方法为术者一手握着患者之手略尺偏,纵向牵引,另一手持腕部,其拇指于骨折片近侧向下并向尺侧推压即可得到满意的复位。复位后采用短臂石膏固定于腕中立位,轻度尺偏位5～6周(图4-24)。

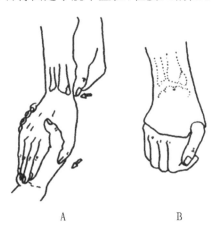

图4-24　**手法治疗**

A.手法复位;B.石膏外固定

　　通过手法复位如骨折块不稳定或再移位,可行经皮克氏针内固定或行切开复位克氏针或加压松质骨螺钉内固定。

二、尺骨茎突骨折

　　单纯尺骨茎突骨折极为少见,临床上常与Colles骨折并发损伤。单纯尺骨茎突骨折常为跌倒时手旋前尺偏着地而造成。尺骨茎突骨折处局部轻度肿胀、疼痛,常不易与扭伤区别,但通过腕部X线片即可得到准确的诊断。

　　治疗:单纯尺骨茎突骨折可行牵引下手法复位,短臂石膏托固定前臂于中立位,腕关节尺偏位4周即可。但大部分尺骨茎突骨折很难达到骨性愈合。近几年,有许多学者主张对不稳定性的尺骨茎突骨折应早期行切开复位,螺钉加张力带内固定。如尺骨茎突骨折发生骨不愈合,局部疼痛较重,压痛明显时可考虑行手术切除骨不愈合的尺骨茎突。

(赵　亮)

第八节　桡骨干骨折

　　桡骨干骨折比较少见,患者多为青少年。桡骨的主要功能是参与前臂的旋转活动和支持前臂。桡骨干上1/3骨质较坚固,具有丰厚的肌肉包裹,不易发生骨折,中、下1/3段肌肉逐渐变为肌腱,容易受直接暴力打击而骨折。在桡骨中、下1/3交界处,为桡骨生理弯曲最大之处,是应力上的弱点,故骨折多发生于此处。

一、病因病理

直接暴力和间接暴力均可造成桡骨干骨折,但多由间接暴力所致。直接暴力多为重物打击于前臂桡侧所造成,以横断或粉碎性骨折较常见。间接暴力多为跌倒时手掌撑地,因暴力向上冲击,作用于桡骨干所致,以横断或短斜形骨折较常见。桡骨干骨折,因有尺骨支持,骨折端重叠移位不多,而主要是肌肉造成的旋转移位。在幼儿多为不全或青枝骨折。成人桡骨干上 1/3 骨折时,附着于桡骨结节的肱二头肌及附着于桡骨上 1/3 的旋后肌,拉骨折近段向后旋移位;而附着于桡骨中部及下部的旋前圆肌和旋前方肌,拉骨折远段向前旋转移位。桡骨干中 1/3 或中下1/3 骨折时,骨折位于旋前圆肌终止点以下,因肱二头肌与旋后肌的旋后倾向,被旋前圆肌的旋前力量相抵消,骨折近段就处于中立位,而骨折远段被附着于桡骨下端的旋前方肌的影响而向前旋转移位。

二、临床表现与诊断

骨折后局部疼痛、肿胀、压痛和纵向叩击痛。完全性骨折时,可有骨擦音,较表浅的骨段骨折,可触及骨折端。不完全性骨折症状较轻,尚有部分旋转功能。前臂 X 线正侧位片可明确骨折部位和移位情况,摄 X 线片时,应包括上、下尺桡关节,注意检查是否有尺桡关节脱位。

三、治疗

无移位的骨折,先将肘关节屈曲至 90°,矫正成角畸形,再将前臂置于中立位,用前臂夹板或长臂管型石膏固定 4~6 周。对有移位的骨折应以手法整复夹板固定为主。

(一)手法复位夹板固定法

1.手法复位

患者平卧,麻醉下,患肩外展,屈肘 90°。一助手握住肘上部,另一助手握住腕部。两助手做对抗牵引,骨折在中或下 1/3 时,前臂置中立位,在上 1/3 置稍旋后位,牵引 3~5 分钟,待骨折重叠移位矫正后,进行夹挤分骨。在牵引分骨下,术者一手固定近侧断端,另一手的拇指及示、中、环 3 指,捏住向尺侧倾斜移位远侧断端,并向桡侧提拉,矫正向尺侧移位。若有掌背侧移位可用折顶提按法,加大骨折断端的成角。术者一手将向掌侧移位的骨折端向背侧提拉,另一手拇指将向背侧移位的骨折端向掌侧按捺,一般都可复位成功。

手法整复要领:桡骨骨折后可出现重叠、成角、旋转、侧方移位等 4 种畸形,其中断端的短缩、成角和侧方移位是在暴力作用时发生,而旋转移位则是在骨折以后发生的。由于前臂的主要功能是旋转活动,故如何纠正旋转移位就成为整个治疗的关键。由于有尺骨的支撑,桡骨骨折的短缩重叠移位甚少,但常有桡骨骨折端之间的旋转畸形存在。因此,在整复时,只有恰当地处理好这个主要移位,才能为纠正其他移位创造条件。如上 1/3 骨折,为旋前圆肌止点以上的骨折,则骨折端是介于两旋转肌群之间,近侧断端只有旋后肌附着,则近折端处于旋后位,远折端只有旋前肌附着,则远折端相对旋前,按照骨折远端对近端的原则,首先应将前臂牵引纠正至稍旋后位,以纠正远折端的旋前移位。如桡骨中、下 1/3 骨折,近折端有旋后肌与旋前肌附着,其拮抗作用的结果使近折段仍处于中立位,远折端则受旋前方肌的作用而相对旋前,故应首先纠正远折端的旋前移位至中立位。对于桡骨中、下 1/3 骨折整复侧方移位较容易,而桡骨上 1/3 骨折因局部肌肉丰满则较难整复,但如果能以前臂创伤解剖为基础,使用推挤旋转复位亦较易成功。即整复时将肘关节屈曲纵向牵引,前臂由中立位渐至旋后位,术者两手分别握远近骨折端,将旋后而向桡背侧移位的骨折近端向尺掌侧推挤,同时将旋前而向尺掌侧移位的骨折远端向桡背侧推,使骨折断端相互接触,握远端的助手在牵引下小幅度向后旋转并作轻微的摇晃,使骨折完全对位。

2.固定方法

骨折复位后,用前臂夹板固定,尺侧夹板和桡侧夹板等长,不超过腕关节。在维持牵引下,先放置掌、背侧分骨垫各一个,再放置其他压垫。桡骨上 1/3 骨折须在骨折近端的桡侧再放一个小压垫,以防向桡侧移位。然后放置掌、背侧夹板,用手捏住,再放桡、尺侧夹板。桡骨中 1/3 骨折及下 1/3 骨折,桡侧夹板下端超腕关节,将腕部固定于尺偏位,借紧张的腕桡侧副韧带限制骨折远端向尺侧偏移。两骨折端如有向掌、背侧移位,可用两点加压法放置压垫。夹板用 4 条布带缚扎固定,患肢屈肘 90°。桡骨上 1/3 骨折者,前臂固定于稍旋后位;中、下 1/3 骨折者,应将前臂固定于中立位。用三角带悬吊前臂于胸前,一般固定4~6周。

固定要领:无论是手法复位或夹板固定,均应注意恢复和保持桡骨旋转弓的形态及骨间隙的正常宽度。桡骨旋前弓、旋后弓的减少或消失,骨间隙的变窄,不仅影响前臂旋转力量,也将影响前臂的旋转范围。为了保持桡骨旋转弓的形态和骨间隙的正常宽度,在选择前臂夹板固定时,掌背侧夹板应有足够的宽度,使扎带的约束力主要作用于掌背侧夹板上,尺桡侧夹板宜窄,尺侧夹板下端不宜超过腕关节,强调腕关节应固定于尺偏位以抵消拇长肌及伸拇短肌对骨折端的挤压。

3.医疗练功

初期应鼓励患者做握拳锻炼,待肿胀基本消退后,开始做肩、肘关节活动,如小云手等,但应避免做前臂旋转活动。解除固定后,可做前臂旋转锻炼。

4.药物治疗

按骨折三期辨证用药。

(二)切开复位内固定

不稳定骨折和骨折断端间嵌有软组织手法整复困难者,应行切开复位,以钢板螺钉固定,必要时同时植以松质骨干于骨折周围。手术途径在桡骨中下段以采用前臂前外侧切口为宜,经桡侧腕伸肌、肱桡肌与指浅屈肌之间进入,此部位桡骨掌面较平坦,宜将钢板置入掌面。桡骨上1/3则宜选用背侧切口,经伸指总肌与桡侧腕短伸肌之间进入,钢板置于背侧。术后仍以长臂石膏固定较稳妥。

(李 栎)

第九节 桡骨小头骨折

一、创伤机制

桡骨小头骨折临床并不少见,急诊检查易误诊,延误治疗,结果导致肘关节创伤性关节炎,或者影响前臂旋转功能。创伤机制为传导暴力,患者跌倒时,肘关节呈半屈曲位手掌着地。由于肘部提携角的存在,肘部外翻,暴力经桡骨向上传导,使桡骨小头冲击肱骨小头而致骨折。前臂外翻角度越大,单纯桡骨小头骨折的机会越多。桡骨小头骨折时,根据创伤暴力的作用方向与大小，常同时发生肱骨内上髁骨折、尺骨鹰嘴骨折、尺骨近端骨折、肘关节后脱位。Masson 将桡骨小头骨折分为 4 种类型：Ⅰ型，无移位的桡骨小头骨折；Ⅱ型，骨折块有移位；Ⅲ型，粉碎性骨折，桡骨头常碎裂分离；Ⅳ型，桡骨小头粉碎性骨折并发肘关节脱位。

二、临床症状与诊断

患者有明确的外伤史，前臂近端外侧肿胀、压痛。伤肘常呈半屈曲位，不愿活动。前臂旋转受限，尤以旋后明显。肘部 X 线正、侧位片即可确诊。

三、治疗

无移位或者轻度嵌插骨折采用肘部功能位固定，3 周后开始功能活动，预后较好。

桡骨小头骨折移位明显、塌陷骨折应在臂丛神经阻滞麻醉下行手法整复。患者仰卧位，上肢外展，肘屈曲位对抗牵引。术者用拇指触及移位的桡骨小头，根据 X 线片提供的骨折移位方向，在助手旋转前臂的同时用拇指用力推压，复位。一般认为小儿桡骨小头骨折复位后，桡骨头倾斜成角在 30°以内，侧方移位＜1/3，随着骨折愈合再塑形，日后对肘关节功能影响不大。复位后屈肘 90°前臂旋中位固定 3 周。

对于桡骨头骨折，嵌插较紧，手法复位困难时，可以在透视下，穿入克氏针撬拨复位。穿针时注意不要损伤桡骨小头前外侧的桡神经。

骨折复位不满意时，应行切开复位，克氏针内固定。对于成年人粉碎性骨折，关节面破坏＞1/3，或者骨折后治疗较晚，主张行桡骨小头切除术。桡骨小头切除术可以延期施行，待局部软组织创伤恢复后手术，术后仍然可以获得较好的功能。

手术方法：臂丛神经阻滞麻醉下，以桡骨小头为中心做 S 形切口。于尺侧腕伸肌与肘后肌之间分离。显露肱桡关节，此时关节囊多已破裂，仔细确定骨折移位方向，检查桡骨头关节面的情况。直视下手法或借助于骨膜剥离器，将桡骨小头撬起复位，准确对位后，打入克氏针或者可吸收螺钉固定。如果桡骨小头呈粉碎状，关节面严重破坏，或者陈旧性骨折，则清除骨折片，继续向桡骨干方向切开骨膜，剥离至桡骨结节部，于桡骨结节近侧横形切断，取出桡骨头。桡骨头内固定术后，肘部固定 3～4 周后开始功能活动。桡骨头切除用肘部石膏托固定肘屈曲 90°位 1 周后去除，开始练习前臂旋转活动。

（王鹏珍）

第十节　桡骨头颈部骨折

桡骨头颈部骨折是临床常见的骨折类型之一，约占全身骨折的 0.8%，属于关节内骨折。由于其解剖结构复杂，比一般骨折难以处理，治疗结果关系到肘关节的稳定性和前臂的功能，因此正确的临床治疗尤显重要。

一、病因病机

桡骨头颈部骨折多见于青壮年。多由间接暴力所致，如跌倒时手掌着地，暴力沿桡骨向上传达,引起肘过度外翻,使桡骨头撞击肱骨小头,反作用力使桡骨头受到挤压而发生骨折。儿童由于桡骨近端薄弱,暴力作用可造成头骺分离或干骺端骨折,即桡骨颈骨折。如暴力继续作用,肘关节进一步外翻,则造成肘关节内侧副韧带支持结构的损伤——内侧副韧带损伤或肱骨内上髁撕脱性骨折;而伸肘位时尺骨鹰嘴紧嵌于鹰嘴窝内可造成尺骨鹰嘴骨折;桡骨结节对尺骨的顶压可导致尺骨上段骨折;由于外翻暴力的影响,桡神经与桡骨头关系又极为密切,故容易受到挤压或牵拉而致伤;本病伤后还常合并肱骨内上髁、尺骨鹰嘴骨折及桡神经正中神经、尺神经损伤。

二、临床表现

桡骨头处有明显疼痛感、压痛及前臂旋转痛。桡骨头处局限性肿胀,并可伴有皮下淤血。肘关节屈伸、前臂旋转活动明显障碍。还可伴有桡神经损伤。

依据影像学所见,一般分为以下 4 型。

(一)无移位型

无移位型指桡骨颈部的裂缝及青枝骨折,此型稳定,一般无须复位。多见于儿童。

(二)嵌顿型

嵌顿型多系桡骨颈骨折时远侧断端嵌入其中,此型亦较稳定。

(三)歪戴帽型

歪戴帽型即桡骨颈骨折后,桡骨头部骨折块偏斜向一侧,犹如头戴法兰西帽姿势。

(四)粉碎型

粉碎型指桡骨、颈和/或头部骨折呈 3 块以上碎裂者。

三、诊断与鉴别诊断

患者有明显的外伤史,局部疼痛、肿胀,前臂屈伸功能障碍,前臂旋转功能受限,以旋后运动受限明显。如合并伴有肘关节脱位,肘部明显畸形,肘窝部饱满,前臂外观变短,尺骨鹰嘴后突,肘后部空虚和凹陷,出现肘后三角关系破坏的表现。一般 X 线检查可以确诊。

四、治疗

对于无移位或轻度移位骨折采用非手术保守治疗为主,移位明显者用切开复位内固定术。

(一)无移位及嵌入型

仅在肘关节用上肢石膏托或石膏功能位固定 3～4 周。

(二)轻度移位者

施以手法复位,在局部麻醉下,在助手的持续牵引条件下,由术者一手拇指置于桡骨头处,另一手持住患者腕部在略施牵引情况下快速向内、外两个方向旋转运动数次,一般多可复位。

(三)移位明显者

先复位不佳者,可行桡骨头切开复位,必要时同时行内固定术。在桡骨头严重粉碎性骨折,无法重建修复桡骨头时,可行桡骨头切除术,也可在切除后内置人工桡骨头。14 岁以下儿童不

临床骨与关节疾病诊断与治疗

宜做桡骨头切除术。

五、预防与调护

复位成功后即可进行简单的手指及腕关节的屈伸活动,2～3周后,可以开始肘关节屈伸功能训练。合理的功能锻炼有助于功能最大限度恢复,采取循序渐进的原则,早期以被动活动为主,晚期则改为主动活动为主,并根据骨痂生长情况,给予适当的负荷锻炼,促进功能康复。

（张世强）

第五章　下　肢　骨　折

第一节　股骨头骨折

股骨头骨折是指股骨头或其软骨失去完整性或连续性,多见于成人髋关节后脱位。儿童股骨头骨折罕有发生,可能与儿童股骨头的坚韧性有关。

一、诊断

(一)病史

股骨头骨折多同时伴髋关节后脱位发生,Pipkin 认为髋关节屈曲约 60°时,大腿和髋关节处于非自然的内收或外展位,强大暴力沿股骨干轴心向上传导,迫使股骨头向坚硬的髋臼后上方移位,股骨头滑至髋臼后上缘时,股骨头被切割导致股骨头骨折并髋关节后脱位。髋关节前脱位时罕有发生股骨头骨折。

(二)症状和体征

伤后患髋疼痛,主动活动丧失,被动活动时引起剧痛。患髋疼痛,呈屈曲、内收、内旋及短缩畸形;大转子向后上方移位,或于臀部触及隆起的股骨头;股骨颈骨折时下肢短缩,且有浮动感。髋关节主动屈、伸功能丧失,被动活动时髋部疼痛加重。髋关节正侧位 X 线片可证实诊断。

(三)辅助检查

X 线检查:显示髋关节脱位及骨折,股骨头脱离髋臼,或部分移位,或完全脱位。部分移位指髋臼内嵌塞股骨头骨折片,头-臼间距加大或股骨头上移。有时合并髋臼后缘、后壁、后壁后柱骨折,X 线片均可显示,需行 CT 检查以明确诊断。

二、分型

Pipkin 将 Thampson 和 Epstein 的髋关节后脱位第 5 型伴有股骨头骨折者再分为 4 型,为 Pipkin 股骨头骨折分型。

(一)Ⅰ型

髋关节后脱位伴股骨头在圆韧带窝远侧的不全骨折。

（二）Ⅱ型

髋关节后脱位伴股骨头在圆韧带窝近侧的骨折。

（三）Ⅲ型

第Ⅰ或Ⅱ型骨折伴股骨颈骨折。

（四）Ⅳ型

第Ⅰ、Ⅱ或Ⅲ型骨折，伴髋臼骨折。

这种分型既考虑到股骨头骨折的特点，又照顾到髋脱位、髋臼骨折的伴发损伤，对诊断、治疗和预后是有重要意义的。

临床中最多的是 Pipkin Ⅰ型，其他各型依序减少，以Ⅳ型最少。

三、治疗

本类损伤应及时、准确地施行髋关节脱位复位术，对 Pipkin Ⅰ、Ⅱ型股骨头骨折先试行髋关节复位，如股骨头复位后，股骨头骨折片也达到解剖复位，则宜行非手术治疗。如股骨头虽然复位，而股骨头骨折片复位不满意，一块或多块骨片嵌塞于头-臼之间，则是手术切开复位的指征。无论采用何种治疗，切不可忽视患者其他部位的损伤，如颅脑、腹腔内脏和胸腔内脏损伤及其出血、感染。应待这些损伤稳定后，再考虑患髋的手术治疗。抢救休克同时进行复位是明智的选择。

（一）非手术治疗

闭合复位牵引法。

1.适应证

Pipkin Ⅰ型、Ⅱ型。并应考虑如下条件：股骨头脱位整复后其中心应在髋臼内；与股骨折头骨折片对合满意；股骨头骨折片的形状；头-臼和骨折片之间的复位稳定状况。

2.操作方法

同髋关节后脱位，如骨折片在髋臼内无旋转，股骨头复位后往往能和骨折片很好对合，再拍片后如已证实复位良好，则应采用胫骨结节部骨牵引，维持患肢外展30°位置牵引6周，待骨折愈合后再负重行走。

（二）手术治疗

1.切开复位内固定或骨折片切除法

（1）适应证：年轻的患者，股骨头虽然复位，而股骨头骨折片复位不满意，一块或多块骨折片嵌塞于头-臼之间。

（2）操作方法：手术多用前方或外侧切口，以利骨折片的固定及切除。采用可吸收钉、螺钉、钢丝等内固定材料将骨折片固定，钉尾要深入到软骨下，钢丝缝合后于大转子下固定或皮外固定，穿引容易，拆除简单。如骨折片甚小，不及股骨头周径1/4且不在负重区，可将骨折片切除。

2.关节成形、人工股骨头置换或人工全髋关节置换术

（1）适应证：Pipkin Ⅲ型、Ⅳ型，年老的患者，陈旧性病例，或髋关节本来就有病损，如骨性关节炎或其他软骨、软骨下骨疾病的患者，应依据骨折的类型和髋臼骨折范围及其移位等情况，选择关节成形术、人工股骨头置换术或人工全髋关节置换术。

（2）操作方法：同陈旧性髋关节脱位关节成形术及股骨颈骨折人工髋关节置换术。

（三）药物治疗

如手术治疗，术前半小时预防性应用抗生素，术后一般应用 3 天，如合并其他内科疾病给予对症药物治疗。

（四）康复治疗

功能锻炼（主动、被动）包括以下两方面。

（1）复位固定后即行股四头肌舒缩及膝、踝关节的功能活动。

（2）2 周后扶双拐下床不负重活动，注意保持外展位。Pipkin Ⅲ 型、Ⅳ 型骨折可适当延缓下床活动时间。8 周后可扶双拐轻负重活动，半年后视病情扶单拐轻负重行走，1 年后弃拐进行功能锻炼，并注意定期复查。

股骨头骨折治疗的主要问题是防止骨折不愈合、股骨头缺血性坏死及创伤性骨关节炎，所以中后期的药物治疗、功能锻炼及定期复查尤为重要。一旦出现股骨头缺血性坏死征象，即应延缓负重及活动时间。

（邵士元）

第二节　股骨颈骨折

股骨颈骨折是指由股骨头下至股骨颈基底部之间的骨折。多发生于老年人，此症临床治疗存在的主要问题是骨折不愈合及股骨头缺血性坏死。

一、诊断

（一）病史

股骨颈骨折多见于老年人，亦可见于儿童及青壮年，女性略多于男性。老年人因骨质疏松、股骨颈脆弱，即使轻微外伤如平地滑倒，大转子部着地，或患肢突然扭转，都可引起骨折。青壮年骨折少见，若发生骨折必因遭受强大暴力如车祸、高处跌下等，常合并他处骨折，甚至内脏损伤。

（二）症状和体征

伤后患髋疼痛，多不能站立或行走，移位型股骨颈骨折症状明显，髋部疼痛，活动受限，患髋内收，轻度屈曲，下肢外旋、短缩。大转子上移并有叩击痛，股三角区压痛，患肢功能障碍，拒触、拒动；叩跟试验（＋），骨传导音减弱。

嵌插型骨折和疲劳骨折，临床症状不明显，患肢无畸形，有时患者尚可步行或骑车，易被认为软组织损伤而漏诊，如仔细检查可发现髋关节活动范围减少。对老年人伤后主诉髋部疼痛或膝部疼痛时，应详细检查并拍摄髋关节正侧位片，以排除骨折。

（三）特殊检查

Nelaton 线、Bryant 三角、Schoemaker 线等均为阳性，Kaplan 交点偏向健侧脐下。

（四）辅助检查

X 线检查可明确骨折部位、类型和移位情况。应注意的是某些线状无移位的骨折在伤后立即拍摄的 X 线片可能不显示骨折，2～3 周再次进行 X 线检查，因骨折部发生骨质吸收，如确有骨折则骨折线可清楚显示。因而临床怀疑骨折者，可申请 CT 检查或卧床休息 2 周后再拍片复查,以明确诊断。

二、分型

按骨折错位程度分为以下几型(Garden 分型)。

(一)Ⅰ型

不完全骨折。

(二)Ⅱ型

完全骨折,但无错位。

(三)Ⅲ型

骨折部分错位,股骨头向内旋转移位,颈干角变小。

(四)Ⅳ型

骨折完全错位,骨折端分离,近折端可产生旋转,远折端多向后上移位。

三、治疗

应按骨折的时间、类型、患者的年龄和全身情况等决定治疗方案。

(一)非手术治疗

(1)手法复位。①适应证:Garden Ⅱ、Ⅳ型骨折。②操作方法:新鲜移位型股骨颈骨折,可由两助手分别相向顺势拔伸牵引,然后内旋外展伤肢复位;或屈髋屈膝拔伸牵引,然后内旋外展伸直伤肢进行复位;或过度屈髋、屈膝、拔伸牵引内旋外展伸直伤肢复位;也可先行骨牵引快速复位,复位满意后按前述方法进行固定。

(2)皮肤牵引术。对合并有全身性疾病,不宜施行侵入方式治疗固定的股骨颈骨折,若无移位则可行皮肤牵引并"丁"字形鞋保持下肢外展足部中立位牵引固定。

(3)较小儿童选用细克氏针固定骨折,较大儿童可用空心加压螺钉固定。

(二)手术治疗

1.经皮空心加压螺钉内固定

(1)适应证:Garden Ⅰ、Ⅱ型骨折。

(2)操作方法:新鲜无移位股骨颈骨折可在 G 形或 C 形臂 X 线机透视下直接行 2～3 枚空心加压螺钉内固定。先由助手牵引并扶持伤肢轻度外展内旋,常规皮肤消毒、铺巾、局部麻醉,于股骨大转子下 1 cm 及 3 cm 处经皮做 2～3 个长约 1 cm 的切口,沿股骨颈方向钻入 2～3 枚导针经折端至股骨头内,正轴位透视见骨折无明显移位,导针位置良好,选择长短合适的 2～3 枚空心加压螺钉套入导针钻入股骨头至软骨面下 5 mm 处,退出导针,再次正轴位透视见骨折复位及空心加压螺钉位置良好,固定稳定,小切口缝 1 针,无菌包扎,将患肢置于外展中立位。1 周后可下床不负重进行功能锻炼。

2.空心加压螺钉内固定

(1)适应证:闭合复位失败或复位不良的各种移位型骨折。

(2)操作方法:取髋外侧切口,显露骨折端使骨折达到解剖复位或轻微过度复位,空心加压螺钉内固定术同上述。

3.滑移式钉板内固定

(1)适应证:股骨颈基底部骨折闭合复位失败者或股骨上端外侧皮质粉碎者。

（2）操作方法：取髋外侧切口，加压髋螺钉应沿股骨颈中轴线或偏下置入，侧方钢板螺钉应在3枚以上，为防止股骨颈骨折旋转畸形，可附加1枚螺钉通过股骨颈固定至股骨头内。

4.内固定并植骨术

（1）适应证：陈旧性股骨颈骨折不愈合，或兼有股骨头缺血性坏死但无明显变形者，或青壮年股骨颈骨折移位明显者。

（2）操作方法：可先行股骨髁上牵引，待骨折端牵开后，行手法复位经皮空心加压螺钉内固定（亦可手术时再行复位内固定），再视病情行带旋髂深动脉蒂、缝匠肌蒂的髂骨瓣或带股方肌蒂骨瓣等转位移植术。

5.截骨术

（1）适应证：陈旧性股骨颈骨折不愈合或畸形愈合，可采用截骨术以改善功能。

（2）操作方法：股骨转子间内移截骨术（麦氏）、孟氏截骨术、股骨转子下外展截骨术、贝氏手术等。但必须严格掌握适应证，权衡考虑。

6.人工髋关节置换术

（1）适应证：主要适用于60岁以上的陈旧性股骨颈骨折不愈合，内固定失败或恶性肿瘤、骨折移位明显不能得到满意复位和稳定内固定者，有精神疾病或精神损伤者及股骨头缺血性坏死等均可行人工髋关节置换术。

（2）操作方法：全身麻醉或硬膜外阻滞麻醉。手术入路可采用髋部前外侧入路（S-P入路）、外侧入路、后外侧入路等，根据手术入路不同采用相应的体位。对老年患者应时刻把保护生命放在第一位，要细心观察，防治合并症及并发症。

（三）药物治疗

如手术治疗，术前半小时预防性应用抗生素，术后一般应用3天。合并其他内科疾病应给予对症药物治疗。

（四）康复治疗

功能锻炼（主动、被动）主要包括以下3个方面。

（1）复位固定后即行股四头肌舒缩及膝踝关节的功能活动。

（2）1周后扶双拐下床不负重活动，注意保持外展位。GardenⅡ、Ⅳ型骨折可适当延缓下床活动时间。8周后可扶双拐轻负重活动，半年后视病情扶单拐轻负重行走，1年后弃拐进行功能锻炼，并注意定期复查。

（3）股骨颈骨折治疗的主要问题是骨折不愈合及股骨头缺血性坏死，所以中、后期的药物治疗及定期复查尤为重要。要嘱咐患者不侧卧、不盘腿、不内收伤肢。一旦出现股骨头缺血性坏死的征象，即应延缓负重及活动时间。

（赵学春）

第三节　股骨转子间骨折

股骨转子间骨折又称股骨粗隆间骨折，系指由股骨颈基底至小转子水平以上部位所发生的骨折，是老年人常见的损伤，约占全身骨折的3.57％，患者年龄较股骨颈骨折患者高5～6岁，青少年极罕见。男多于女,约为1.5∶1。由于股骨转子部的结构主要是骨松质,周围有丰富的肌肉包绕,局部血运丰富,骨的营养较股骨头优越得多。解剖学上的有利因素为股骨转子间骨折的治疗创造了有利条件。因此,多可通过非手术治疗而获得骨性愈合,骨折不愈合及股骨头缺血性坏死很少发生,故其预后远较股骨颈骨折为佳。临床上大多数患者可通过手术治疗获得良好的预后。但整复不良或负重过早常会造成畸形愈合,较常见的后遗症为髋内翻,还可出现下肢外旋、短缩畸形。另外长期卧床易出现压疮、泌尿系统感染、坠积性肺炎等并发症。

一、病因病理与分类

(一)病因病理损伤原因及机制

与股骨颈骨折相似,多发生于老年人,属关节囊外骨折。因该处骨质疏松,老年人内分泌失调,骨质脆弱,遭受轻微的外力如下肢突然扭转、跌落或转子部遭受直接暴力冲击,均可造成骨折,骨折多为粉碎性。

(二)骨折分类

根据骨折部位、骨折线的形状及方向将股骨转子间骨折分为顺转子间骨折、逆转子间骨折。

1.顺转子间骨折

骨折线自大转子顶点的上方或稍下方开始,斜向内下方走行,到达小转子上方或稍下方。骨折线走向大致与转子间线或转子间嵴平行。依暴力方向及程度,小转子可保持完整或成为游离骨片。由于向前成角和内翻应力的复合挤压,可使小转子成为游离骨片而并非髂腰肌收缩牵拉造成。即使小转子成为游离骨片,股骨上端内侧的骨支柱仍保持完整,支撑作用仍较好,移位一般不多,髋内翻不严重。远端则可因下肢重量及股部外旋肌作用而外旋。若暴力较大,骨质过于脆弱,可致骨折片粉碎。此时,小转子变成游离骨片,大转子及内侧支柱亦破碎,成为粉碎性。远端明显上升,髋内翻明显,患肢外旋。其中顺转子间骨折中Ⅰ型和Ⅱ型属稳定骨折,其他为不稳定骨折,易发生髋内翻畸形。

此型约占转子间骨折的80%,按 Evan 标准分为4型。①Ⅰ型:顺转子间骨折,无骨折移位,为稳定骨折。②Ⅱ型:骨折线至小转子上缘,该处骨皮质可压陷或否,骨折移位呈内翻位。③ⅢA型:小转子骨折变为游离骨片,转子间骨折移位,内翻畸形。④ⅢB型:转子间骨折加大转子骨折,成为单独骨块。⑤Ⅳ型:除转子间骨折外,大小转子各成为单独骨块,亦可为粉碎性骨折。

2.逆转子间骨折

骨折线自大转子下方,斜向内上方走行,到达小转子上方。骨折线的走向大致与转子间嵴或转子间线垂直,与转子间移位截骨术的方向基本相同。小转子可能成为游离骨片。骨折移位时,近端因外展肌和外旋肌群收缩而外展、外旋;远端因内收肌、髂腰肌牵引而向内、向上移位。

根据骨折后的稳定程度 AO 的 Mtiller 分类法将转子间骨折分为3种类型。①A1型:是简单的两部分骨折,内侧骨皮质仍有良好的支撑。②A2型:是粉碎性骨折,内侧和后方骨皮质在数个平面上破裂,但外侧骨皮质保持完好。③A3型:外侧骨皮质也有破裂。

二、临床表现与诊断

患者多为老年人,青壮年少见,儿童更为罕见。有明确的外伤史,如突然扭转、跌倒臀部着地等。伤后髋部疼痛,拒绝活动患肢,患者不能站立和行走。局部可出现肿胀、皮下瘀斑。骨折移位明显者,下肢可出现短缩,髋关节短缩、内收、外旋畸形明显,检查可见患侧大转子上移。无移位骨折或嵌插骨折,虽然上述症状较轻,但大转子叩击和纵向叩击足跟部可引起髋部剧烈疼痛。一般说来,股骨转子间骨折和股骨颈骨折的受伤姿势、临床表现及全身并发症大致相同。因转子间骨折局部血运丰富,所以一般较股骨颈骨折肿胀明显,前者压痛点在大转子部位,愈合较容易而常遗留髋内翻畸形。后者压痛点在腹股沟韧带中点下方,囊内骨折愈合较难。髋关节正侧位 X 线片可以明确骨折类型和移位情况,并有助于与股骨颈骨折相鉴别及对骨折的治疗起着指导作用。

骨折后,常出现神色憔悴,面色苍白,倦怠懒言,胃纳呆减诸症。津液亏损,气血虚弱者还可见舌质淡白,脉细弱。中气不足,无水行舟,可出现大便秘结。长期卧床还可出现压疮、泌尿系统感染、结石、坠积性肺炎等并发症。老年患者感染发热,有时体温不一定很高,可仅出现低热,临床宜加警惕。

三、治疗

股骨转子间骨折的治疗方法很多,效果不一。骨折的治疗目的是防止髋内翻畸形,降低死亡率。国外报道,转子间骨折的死亡率在 $10\%\sim20\%$。常见的死亡原因有支气管肺炎、心力衰竭、脑血管意外及肺梗死等。具体选择何种治疗方法,应根据患者的年龄、骨折的时间、类型及全身情况,还要充分考虑患者及家属的意见,对日后功能的要求、经济承受能力、医疗条件和医师的手术技术和治疗经验等,进行综合分析后采取切实可行的治疗措施。在积极地进行骨折局部治疗的同时,还应注意防治患者伤前病变或治疗过程中可能发生的危及生命的并发症,如压疮、泌尿系统感染、坠积性肺炎等。争取做到既保证生命安全,又能使肢体的功能获得满意的恢复。

(一)非手术治疗

1.无移位股骨转子间骨折

此类骨折无须复位,可让患者卧床休息。在卧床期间,为了防止骨折移位,患肢要保持外展 $30°\sim40°$,稍内旋或中立位固定,并避免外旋。为了防止外旋,患足可穿"丁"字形鞋。也可用外展长木板固定(上至腋下 $7\sim8$ 肋间,下至足底水平),附在伤肢外侧绷带包扎固定或用前后石膏托固定,保持患肢外展 $30°$中立位。固定期间最好卧于带漏洞的木板床上,以便大小便时不必移动患者;臀部垫气圈或泡沫海绵垫,保持床上清洁、干燥,以防骶尾部受压,形成压疮;如需要翻身时,应保持患肢体位,防止下肢旋转致骨折移位。应加强全身锻炼,进行深呼吸、叩击后背咳嗽排痰,以防坠积性肺炎的发生;同时应积极进行患肢股四头肌舒缩锻炼、踝关节和足趾屈伸活动,以防止肌肉萎缩和关节僵直的发生。骨折固定时间为 $8\sim12$ 周。骨折固定 6 周后,可行 X 线检查,观察骨生长情况,骨痂生长良好,可扶双拐保护下不负重下地行走;若骨已愈合,可解除固定;若未完全愈合,可继续固定 $3\sim5$ 周,X 线检查至骨折坚固愈合。如果骨折无移位,并已连接,可扶拐下地活动,至于弃拐负重行走约需半年或更长时间。

2.牵引疗法

适用于所有类型的转子间骨折。由于死亡率和髋内翻发生率较高,国外已很少采用,但在国内仍为常用的治疗方法。具体治疗应根据患者的骨折类型及全身情况,是否耐受长时间的牵引和卧床。一般选用 Russell 牵引,可用股骨髁上穿针或胫骨结节穿针,肢体安置在托马斯支架或勃朗架上。对不稳定骨折牵引时注意牵引重量要足够,约占体重的 1/7,否则不足以克服髋内翻畸形;持续牵引过程中,髋内翻纠正后也不可减重太多,以防止髋内翻的再发;另外牵引应维持足够的时间,一般为8～12周,对不稳定者,可适当延长牵引时间。待骨痂良好生长,骨折处稳定后,练习膝关节功能,嘱患者离床,在外展夹板保护下扶双拐不负重行走,直到X线片显示骨折愈合,再开始患肢负重。骨折愈合坚实后去除牵引,才有可能防止髋内翻的再发。牵引期间应加强护理,防止发生肺炎及压疮等并发症。据报道,股骨转子间骨折牵引治疗,髋内翻发生率可达到40%～50%。

3.闭合穿针内固定

适用于无移位或轻度移位的骨折。采用局部麻醉,在C形臂X线透视下,对移位骨折,先进行复位,于转子下2.5 cm处经皮以斯氏针打入股骨颈,针的顶端在股骨头软骨下0.5 cm处,一般用3枚或多枚固定针,最下面固定针须经过股骨矩,至股骨颈压力骨小梁中。固定针应呈等边三角形或菱形在骨内分布,使固定更坚强。固定完成后,针尾预弯埋于皮下。在C形臂X线透视下行髋关节轻微屈曲活动,观察断端有无活动。术后患肢足部穿"丁"字形鞋,保持外展30°中立位。术后患者卧床3天后可坐起,固定8～12周后,行X线检查,若骨折愈合,可扶双拐不负重行走,练习膝关节功能。

近年来越来越多的人主张在条件许可的情况下,为了防止骨折再移位,避免长期卧床与牵引,早期使用经皮空心加压螺钉内固定。但也不能一概而论,应视具体情况而定,因内固定本身是一种创伤,且还需再次手术取出。

(二)切开复位内固定

手术治疗的目的是要达到骨折端坚固和稳定的固定。骨折的坚固内固定和患者的早期活动被认为是标准的治疗方法。所以治疗前首先应通过X线片来分析骨折的稳定情况,复位后能否恢复内侧和后侧皮质骨的完整性。同时应了解患者的骨骼情况,选择合适的内固定器械,达到骨折的坚固和稳定固定的目的。转子间骨折常用的内固定物有两大类:带侧板的髋滑动加压钉和髓内固定系统。如Jewett钉、滑动鹅头钉或Richard钉、Gamma钉、Ender钉、Kirintscher钉等。

1.滑动加压髋螺钉固定系统

滑动加压髋螺钉系统在20世纪70年代开始应用于一些转子间骨折的加压固定。此类装置由固定钉与一带柄的套筒两部分组成,固定钉可在套筒内滑动,以保持骨折端的紧密接触并得到良好稳定的固定。术后早期负重可使骨折端更紧密的嵌插,有利于骨折得以正常愈合。对稳定骨折,解剖复位者,130°钉板;对不稳定骨折,外翻复位者,用150°钉板。常用的有带侧板的髋滑动加压钉固定。在Richard钉操作时,应首先选择进针点于转子下2 cm处,一般在小转子尖水平进入,于股骨外侧皮质中线放置合适的角度固定导向器,打入3.2 mm螺纹导针至股骨头下0.5～1 cm内,C形臂X线正侧位透视检查,确认导针位于股骨颈中心且平行于股骨颈,并与软骨下骨的交叉点上。测量螺钉长度后,沿导针方向行股骨扩孔、攻丝,拧入拉力螺钉,将远端的套筒钢板插入滑动加压髋螺钉钉尾,然后以螺钉固定远端钢板。固定完毕后行髋关节屈伸、旋转活动,检查固定牢固,逐层缝合切口。术后患者卧床3天后可坐起,2周后可在床上或扶拐不负重行膝关节功能练习。固定8～12周后,行X线检查,若骨折愈合良好,可除拐负重行走,进行髋、膝关节功能锻炼。

2.髓内针固定系统

髓内针固定在理论上讲与切开复位比较有以下优点:手术操作范围小,骨折端无须暴露,手术时间短,出血量少。目前有两种髓内针固定系统用于转子间骨折的固定,即髁-头针和头-髓针。

(1)头-髓针固定:包括 Gamma 钉、髋髓内钉、Russell-Taylor 重建钉等。Gamma 钉即带锁髓内钉。在股骨颈处斜穿 1 枚粗螺纹钉,并带有滑动槽。该钉从生物力学角度出发,穿过髓腔与侧钢板不同,它的力臂较侧钢板短,因此在转子内侧能承受较大的应力,以达到早期复位的目的。术中应显露骨折部和大转子顶点的梨状肌窝,以开口器在梨状肌窝开孔并扩大髓腔,将髓内棒插入股骨髓腔,在股骨外侧骨皮质钻孔,以髓内棒颈螺钉固定至股骨头下,使骨折断端加压,然后固定远端螺钉,其远端横穿螺钉,能较好地防止旋转移位。适用于逆转子间骨折或转子下骨折。

(2)髁-头针固定:如 Kirintscher、Ender 和 Harris 钉。Ender 钉的髓内固定方法,20 世纪 70 年代在美国广泛应用。Ender 钉即多根细髓内钉。该钉具有一定的弹性和弧度,自内收肌结节上方进入,在 C 形臂 X 线透视检查下,将钉送在股骨头关节软骨下 0.5 cm 处,通过旋转改变钉的位置,使各钉在股骨头内分散,由于钉在股骨头颈部的走行方向与抗张力骨小梁一致,从而抵消了造成内翻的应力,3～5 枚钉在股骨头内分散,有利于控制旋转。原则上,除非髓腔特别窄,转子间骨折患者最少应打入 3～4 枚 Ender 钉;对于不稳定的转子间骨折且髓腔特别宽大时,可打入 4～5 枚使之尽可能充满髓腔。其优点有:①手术时间短,创伤小,出血量少;②患者术后几天内可恢复行走状态;③骨折部位和进针点感染机会少;④迟缓愈合和不愈合少。主要缺点为控制旋转不绝对可靠,膝部针尾外露过长或向外滑动,可引起疼痛和活动受限。

3.加压螺钉内固定

适用于顺转子间移位骨折。往往在临床应用中需采用长松质骨螺钉内固定,以控制断端的旋转。术后患肢必须行长腿石膏固定,保持外展 30° 中立位,以防骨折移位,造成髋关节内翻。待骨折完全愈合后,才可负重进行功能锻炼。固定期间应行股四头肌舒缩锻炼,防止肌肉萎缩,有利于关节功能恢复。现此种方法在临床上已应用很少。

4.人工关节置换术

股骨转子间骨折的人工关节置换术在临床上并未广泛应用。术前根据检查的结果对患者心、脑、肺、肝、肾等重要器官的功能进行评估,做好疾病的宣教,向患者和家属说明疾病治疗方法的选择、手术的目的、必要性、大致过程及预后情况,对高危人群应说明有多种并发症出现的可能及其后果,伤前病变术前治疗的必要性和重要性,使患者主动地配合治疗。在老年不定稳转子间骨折,同时存在骨质疏松时,可考虑行人工关节置换术。但对运动要求不高且预计寿命不长的老年患者,这一手术没有必要。而对转子间骨折不愈合或固定失败的患者是一种有效的方法。有学者在严格选择适应证的情况下,对部分股骨转子间骨折患者行骨水泥人工股骨头置换术,取得了良好的效果,使老年患者更早、更快地恢复行走功能,减少了并发症的发生。

(三)围术期的处理

股骨转子间骨折与股骨颈骨折都多见于老年人,且年龄更大。治疗方法多以手术为主,做好围术期的处理,积极治疗伤前病变,提高手术的安全性,注重术后处理以减少并发症,在本病的治疗中占有十分重要的位置。

四、合并症、并发症

(一)压疮

股骨转子间骨折的患者往往需要长时间卧床,若护理不周,可在骨骼突出部位发生压疮。这是由于局部受压,组织因血液供应障碍,导致坏死,溃疡形成,经久不愈,有时还能发生感染,引起败血症。对此,应加强护理,以预防为主。对压疮好发部位,如骶尾部、踝部、跟骨、腓骨头等骨突部位应保持清洁、干燥,定时翻身,进行局部按摩,并注意在骨突出部加放棉垫、气圈之类。对已发生的压疮,除了按时换药,清除脓液和坏死组织外,还应给予全身抗生素治疗及支持疗法或投以清热解毒、托毒生肌中药。

(二)坠积性肺炎

坠积性肺炎是老年患者长期卧床或牵引、石膏固定常见的并发症。由于长期卧床,肺功能减弱,痰涎积聚,咳痰困难,易引起呼吸道感染,有的因之危及生命。对此,对长期卧床的患者,应鼓励其多做深呼吸及鼓励咳嗽排痰,并在不影响患肢的固定下加强患肢的功能活动,以便及早离床活动。

(三)髋内翻

多因股骨转子间骨折复位不良,内侧皮质对位欠佳或未嵌插,内固定不牢所致。髋内翻发生后患者行走跛行步态,双侧者呈鸭行步态,类似双侧髋关节脱位。查体见患者肢体短缩,大转子突出,外展、内旋明显受限。单侧 Allis 征阳性,Trendelenburg 征阳性。X 线表现:骨盆正位片可见患侧股骨颈干角变小,股骨大转子升高,其多由于肌肉的牵引及重力压迫所致。

治疗上保守治疗效果不佳。对轻的髋内翻,不影响行动者可不处理,<120°的内翻,早期发现应做牵引矫正,年轻者应行手术矫正。根据股骨近端的正侧位 X 线片,计算各个矫正角度,来制订术前计划,外翻截骨应恢复生物力学平衡,但在另一方面,要根据髋关节现有功能,限定矫正的度数,以免发生外展挛缩。手术方法有许多,常用的有两种:关节囊外股骨转子间截骨术和转子间或转子下截骨术。①关节囊外股骨转子间截骨术:术前在侧位 X 线片上测量患侧股骨头骨骺线与股骨干轴线形成的头—干角,并与正常侧对照,在蛙式位上测量股骨头—干角,确定其后倾角度,也与正常侧比较。两者之差,可作为确定术中楔形截骨块的大小。术中用片状接骨板或螺钉接骨板内固定,术后可扶拐部分负重 6~8 周,然后允许完全负重。②转子间或转子下截骨术:在股骨干及关节囊以外进行。不仅间接矫正颈之畸形,而且不影响股骨头的血液供应。通过手术将股骨头同心性地位于髋臼内,恢复股骨头对骨干轴线的功能位置。中度及重度滑脱时,股骨头在臼内后倾及向内倾斜,引起内旋、内收、外旋及过伸畸形。为同时矫正这种 3 种成分的畸形,可用三维截骨术,即远段外展、内收及屈曲,通常需要切除楔形小骨块,构成三维截骨的两个角性成分,再矫正旋转的角度,矫正后用钉板固定。切除的骨块咬成碎块充填于截骨区周围有助于新骨形成。从生物力学观点,它可有足够强度内固定,可减少术后固定,但术后最好仍用石膏固定,直至愈合。不论用什么方法,畸形可能复发,故要经常随访复查。

(赵学春)

第四节　股骨远端骨折

股骨远端骨折不如股骨干和髋部骨折常见,在这类骨折中,严重的软组织损伤、骨折端粉碎、骨折线延伸到膝关节和伸膝装置的损伤常见,这些因素导致多数病例不论采用何种方法治疗其效果都是不十分满意。在过去 20 年,随着内固定技术和材料的发展,多数医师采用了各种内固定方法治疗股骨远端骨折。但股骨远端区域由于皮质薄、骨折粉碎、骨质疏松和髓腔宽等特点,使内固定的应用相对困难,有时即使有经验的医师也难以达到稳定的固定。虽然好的内固定方法能改善治疗的效果,但手术治疗这类骨折,远未达到一致的满意程度。

一、骨折分类

股骨远端骨折的分类还没有一个被广泛接受,所有分类都涉及关节外和关节内及单髁骨折,进一步根据骨折的移位方向和程度、粉碎的数量和对关节面的影响进行分类。解剖分类不能着重强调影响骨折治疗效果因素。

简单的股骨远端的分类是 Neer 分类,他把股骨髁间再分成以下类型:Ⅰ型移位小、Ⅱ型股骨髁移位包括内髁(A)外髁(B)、Ⅲ型同时合并股骨远端和股骨干的骨折,这种分类非常概括,对医师临床选择治疗和判断预后不能提供帮助。

Seinsheimer 把股骨远端 7 cm 以内的骨折分为 4 型。

Ⅰ型:无移位骨折(移位<2 mm 的骨折)。

Ⅱ型:涉及股骨髁,未进入髁间。

Ⅲ型:骨折涉及髁间窝,一髁或两髁分离。

Ⅳ型:骨折延伸到股骨髁关节面。

AO 组织将股骨远端分为 3 个主要类型:A(关节外);B(单髁);C(双髁)。每一型又分成 3 个亚型:A1,简单两部分骨折;A2,干楔形骨折;A3,粉碎性骨折;B1,外髁矢状面骨折;B2,内髁矢状面骨折;B3,冠状面骨折;C1,无粉碎股骨远端骨折(T 形或 Y 形);C2,远端骨折粉碎;C3,远端骨折和髁间骨折粉碎。从 A 型到 C 型骨折严重程度逐渐增加,在每一组也是自 1~3 严重程度逐渐增加(图 5-1)。

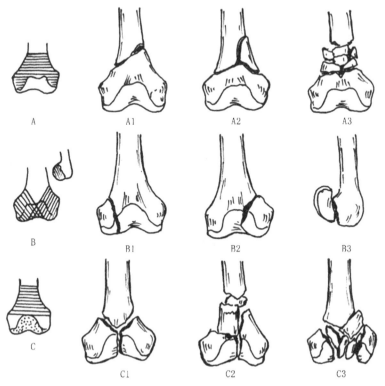

图 5-1　股骨远端骨折的 AO 分类

二、临床表现

(一)病史和体检

仔细询问患者的受伤原因,明确是车祸还是摔伤,对于车祸创伤的患者必须对患者进行全身检查和整个受伤的下肢检查,包括骨折以上的髋关节和骨折以下的膝关节和小腿,仔细检查血管及神经的情况,怀疑有血管损伤用多普勒超声检查,必要时进行血管造影。检查膝关节和股骨远端部位肿胀、畸形和压痛。活动时骨折端有异常活动和骨擦感,但这种检查没有必要,应迅速进行 X 线检查。

(二)X 线检查

常规摄膝关节正侧位片,如果骨折粉碎,牵引下摄正侧位骨折的形态更清楚,有利于骨折的分类,当骨折涉及膝关节骨折粉碎和合并胫骨平台骨折时,倾斜 45°片有利于明确损伤范围,股骨髁间骨折进行CT 检查可以明确软骨骨折和骨软骨骨折。车祸所致的股骨远端骨折应包括髋关节和骨盆正位片,除外这些部位的骨折。如果合并膝关节脱位,怀疑韧带和半月板损伤,可进行 MRI 检查。正常肢体的膝关节的正侧位片对制订术前计划非常有用,有明确的膝关节脱位,建议血管造影,因为这种病例有 40%合并血管损伤。

三、治疗方法

(一)非手术治疗

传统非手术治疗包括闭合复位骨折,骨牵引和管形石膏,这种方法患者需要卧床,治疗时间长、花费大,不适合多发创伤和老年患者。闭合治疗虽然避免了手术风险,但经常遇到骨折畸形愈合和膝关节活动受限。

股骨远端骨折非手术治疗的适应证:不合并关节内的骨折。相关指征为:①无移位或不全骨折。②老年骨质疏松嵌插骨折。③无合适的内固定材料。④医师对手术无经验或不熟悉。⑤严重的内科疾病(如心血管、肺和神经系统疾病)。⑥严重骨质疏松。⑦脊髓损伤。⑧严重开放性骨折(Gustilo Ⅲ B 型)。⑨部分枪伤患者。⑩骨折合并感染。

非手术治疗的目的不是要解剖复位而是恢复长度和力线,由于骨折靠近膝关节,轻微的畸形可导致膝关节创伤性关节炎的发生。股骨远端骨折可接受的位置一般认为在冠状面(内外)不超过 7°畸形,在矢状面(前后)不超过 10°畸形,短缩 1～1.5 cm 一般不影响患者的功能,关节面移位不应超过 2 mm。

(二)手术治疗

由于手术技术和内固定材料的发展,在过去 25 年移位的股骨远端骨折的内固定治疗已被广泛接受,内固定的设计和软组织处理以及应用抗生素和麻醉方法的改进结合使内固定更加安全可靠。从 1970 年后,所有比较手术和非手术治疗结果的文献均表明用内固定治疗效果要好。

1.手术适应证及禁忌证

股骨远端骨折的手术目的是达到解剖复位、稳定的内固定、早期活动和早期进行膝关节的康复锻炼。这类损伤内固定比较困难。毫无疑问进行内固定有获得良好结果的机会,但内固定的并发症同样可带来较差的结果,不正确应用内固定其结果比非手术治疗还要差。

(1)由于手术技术复杂,需要完整的内固定材料、器械和有经验的手术医师及护理、康复。①手术适应证:移位关节内骨折、多发损伤、多数的开放性骨折、合并血管损伤需修补、严重同侧肢体损伤(如髌骨骨折和胫骨平台骨折)、合并膝重要韧带损伤、不能复位的骨折和病理性骨折。②相对适应证:移位关节外股骨远端骨折、明显肥胖、年龄大、全膝置换后骨折。

(2)禁忌证:严重污染开放性骨折ⅢB、广泛粉碎或骨缺损、严重骨质疏松、多发伤患者一般情况不稳定、设备不全和医师缺少手术经验。

2.手术方法

现在股骨远端骨折的手术治疗方法来源于瑞士的内固定研究学会,其对于治疗骨折的重要一部分是制订详细的术前计划。医师通过一系列术前绘图,找到解决困难问题的最好方法。可应用塑料模板,画出骨折及骨折复位后、内固定的类型和大小和螺钉的正确位置的草图。手术治疗股骨远端骨折的顺序是:①复位关节面。②稳定的内固定。③骨干粉碎部位植骨。④老年骨质疏松的骨折嵌插。⑤修补韧带损伤和髌骨骨折。⑥早期膝关节活动。⑦延迟、保护性负重。

患者仰卧位,抬高同侧髋关节有利于肢体内旋,建议用C形臂和透X线的手术床。多数患者用一外侧长切口,如远端骨折合并关节内骨折,切口需向下延长到胫骨结节。切口应在外侧韧带的前方,从肌间隔分离股外侧肌向前、向内牵拉,显露股骨远端,避免剥离内侧软组织,当合并关节内骨折,首先复位固定髁间骨折,一旦关节面不能解剖复位,可以做胫骨结节截骨,有利于广泛显露。

下一步复位关节外远端骨折,简单类型的骨折用克氏针或复位巾钳作为临时固定已足够,但粉碎性骨折最好用股骨牵开器。牵开器近端安置于股骨干,远端安置于股骨远端或胫骨近端,恢复股骨长度和力线。开始过牵有利于粉碎的骨折块接近解剖复位。在粉碎性远端骨折,用钢板复位骨折比骨折复位后上钢板容易。调节牵开器达到满意的复位。安置钢板后,静力或动力加压骨折端,但恢复内侧皮质的连续性能够有效保护钢板。如骨折粉碎,钢板对骨折近端或远端进行固定并跨过粉碎区域,在这种情况下,钢板可作为内夹板,如果注意保护局部软组织,骨折端有血液供给存在,则骨折能够快速塑形。

3.内固定

有两种内固定材料广泛用于股骨远端骨折:钢板和髓内针,由于股骨远端骨折损伤类型变化范围广,没有一种内固定材料适用于所有的骨折。术前必须仔细研究患者状况和X线片,分析骨折的特点。

在手术前需考虑以下因素:①患者年龄。②患者行走能力。③骨质疏松程度。④粉碎程度。⑤软组织的情况。⑥是否存在开放性骨折。⑦关节面受累的情况。⑧骨折是单一损伤还是多发伤。

年轻患者内固定手术的目的是恢复长度和轴线以及进行早期功能锻炼。老年骨质疏松的患者,为加快骨折愈合进行骨折嵌插可以有轻微短缩和成角。Struhl建议对老年骨质疏松的远端骨折采用骨水泥的内固定。

(1)95°角钢板:对于多数远端骨折的患者需手术内固定治疗,95°角钢板由于内固定是一体,可对骨折提供最好的稳定,是一种有效的内固定物。在北美和欧洲用这种方法成功治疗了大量病例。当有经验的医师应用时,这种内固定能恢复轴线和达到稳定的内固定。但安放95°角钢板在技术上需要一个过程,因为医师需要同时考虑角钢板在三维平面的理想位置。

(2)动力加压髁螺钉:这种内固定的设计和髋部动力螺钉相似,多数医师容易熟悉和掌握这种技术,另外的特点是可以使股骨髁间骨折块加压,对骨质疏松的骨能够得到较好的把持。由于它能在矢状面自由活动,安置时只需要考虑两个平面,比95°角钢板容易插入。它的缺点是在动力加压螺钉和钢板结合部突出,需要去除部分外髁的骨质以保证外侧进入股骨髁,尽管进行了改进,它也比95°角钢板在外侧突出,髂胫束在突出部位的滑动可引起膝关节不适。另外,动力加压螺钉在侧板套内防止旋转是靠内在的锁定,所以在低位的远端骨折髁螺钉不能像95°角钢板一样提供远骨折端旋转的稳定性,至少需要1枚螺钉通过钢板固定在骨折远端,以保证骨折的稳定性。

(3)髁支持钢板:髁支持钢板是根据股骨远端外侧形状设计的一体钢板,它属宽动力加压钢板,远端设计为"三叶草"形,可供6枚6.5 mm的螺钉进行固定。力学上,它没有95°角钢板和动力加压髁螺钉坚强。髁支持钢板的问题是穿过远端孔的螺钉与钢板无固定关系,如应用间接复位技术,用牵开器进行牵开或加压时,螺钉向钢板移动,牵开产生的内翻畸形在加压后变为外翻畸形。应用这种器械严格限制在股骨外髁粉碎性骨折和髁间在冠状面或矢状面有多个骨折线的患者。一旦内侧严重粉碎,必须进行自体髂骨植骨,当正确应用髁支持钢板时,它也能够提供良好的力线和稳定性。

(4)微创内固定系统(1imited invasive stabilization system,LISS):LISS的外形类似于髁支持钢板,它由允许经皮在肌肉下滑动插入的钢板柄和多个固定角度能同钢板锁定的螺钉组成,这些螺钉是可自钻、单皮质固定骨干的螺钉。LISS同传统固定骨折的概念不同,传统的钢板的稳定性依靠骨和钢板的摩擦,导致螺钉产生应力,而LISS是通过多个锁定螺钉获得稳定。LISS在技术上要求直接切开复位固定关节内骨折,闭合复位干骺部骨折,然后经皮在肌肉下固定,通过连接装置钻入螺钉,属于生物固定钢板,不需要植骨。主要用于长阶段粉碎的关节内骨折以及骨质疏松的患者,还可以用于膝关节置换后的骨折。但需要C形臂和牵开器等设备。

(5)顺行髓内针:顺行髓内针治疗股骨远端骨折非常局限。在股骨远1/3的骨干骨折可以选择顺行髓内针治疗,但对真正的远端骨折,特别是关节内移位的骨折,顺行髓内针技术很困难,而且对多种类型的关节内骨折达不到可靠的固定。股骨髁存在冠状面的骨折是应用这种技术的相对禁忌证。

对于股骨远端骨折进行顺行髓内针治疗。远端骨折低位时可以把髓内针末端锯短1.0~1.5 cm,以便远端能锁定2枚螺钉。需要注意的是在髓内针进入骨折远端时,近解剖复位很重要,如合并髁间骨折,在插入髓内针前在股骨髁的前后侧用2~3枚空心钉固定,所有骨折均愈合,无髓内针和锁钉折断发生。

(6)远端髓内针:远端髓内针是针对远端骨折和髁间骨折特别设计的逆行髓内针,这种髓内针是空心髓内针,接近末端有8°的前屈适用于股骨髁后侧的形态。针的入口在髁间窝后交叉韧带的股骨止点前方,手术在C形臂和可透X线的手术床上操作,当有关节内骨折,解剖复位骨折,固定骨折块的螺钉固定在股骨髁的前侧或后侧,便于髓内针穿过,另外髓内针必须在关节软骨下几毫米才不影响髌股关节。

这种髓内针的优点是髓内针比钢板分担负荷好;对软组织剥离少,插入不需要牵引床,对于多发损伤可以节省时间。远端髓内针应用于股骨远端的A型、C1和C2型骨折,也可以应用于股骨远端合并股骨干骨折或胫骨平台骨折,当合并髋部骨折时可以分别固定。可用于膝关节置换后假体周围骨折和骨折内固定失效的治疗。远端髓内针固定的禁忌证是膝关节活动屈曲<40°、膝关节伤前存在关节炎和感染病史与局部皮肤污染。

远端髓内针的缺点是膝关节感染、膝关节僵直、髌股关节退变和滑膜金属反应或螺钉折断。有几个理论上的问题影响远端髓内针的临床广泛应用,远端髓内针虽然从交叉韧带止点的前方插入,短期对交叉韧带的力学性能影响小,但长期可能影响对交叉韧带的血液供给。另外髓内针的入孔部位关节软骨受到破坏,实验证明入孔部位是由纤维软骨覆盖而不是透明软骨覆盖,屈曲90°与髌骨关节相接触,长期也可能导致关节炎的发生。

临床上几个问题需要注意,一是膝关节活动受限,这容易与骨折本身和软组织损伤导致的膝关节活动受限相混淆。二是转子下骨折,由于髓内针末端位于转子下部位,这个部位是股骨应力最高的部位,可以造成髓内针末端的应力性骨折。另外术后感染的处理和髓内针的取出也是一个棘手的问题。

(7)可弯曲针和弹性针:Shelbourne 报告用 Rush 针闭合治疗 98 例股骨远端骨折,优良率为84%,只有 2 例不愈合和 1 例深部感染。

1970 年,Zickle 发明了为股骨远端设计的针,这种针干是可屈曲的,但末端是硬的弯曲,允许经髁穿入螺钉固定。Zickle 针设计切开插入,也可以闭合穿入。有股骨髁间骨折者需进行切开复位,使用螺钉固定,再插入 Zickle 针,这种针在粉碎性骨折不能防止短缩,经常需要钢丝捆绑,即使加用其他内固定仍常发生短缩。

(8)外固定架:外固定架并不常用于治疗股骨远端骨折,最常见的指征是严重开放性骨折,特别是ⅢB 损伤。对比较复杂的骨折类型,在应用外固定架之前,通常需要使用螺钉对关节内骨折进行固定,然后根据伤口的位置和骨折粉碎程度,决定是否需要外固定架的超关节固定。对于多数患者,外固定架可作为处理骨折和软组织的临时固定,一旦软组织条件允许,考虑更换为内固定,因此安放外固定架固定针时应尽量避免在切口和内固定物的位置。通常在骨折的远、近端各插入 2 枚 5 mm 的固定针,用单杆进行连接。如不稳定则需在前方另加一平面的固定。

外固定架的主要优点是快速、软组织剥离小、可维持长度、方便换药和患者能够早期下床活动;其缺点是针道渗出和感染,股四头肌粘连继发膝关节活动受限,骨折迟延愈合和不愈合增加以及去除外固定架后复位丢失等。

建议将外固定架用于治疗多发创伤的闭合性骨折,当患者一般情况不允许进行内固定时,可用外固定架作为临时固定,患者一般情况允许后再更换为内固定。

4.植骨

间接复位技术的发展减少了软组织剥离,过去内侧粉碎是植骨的绝对适应证,现在内固定方法减少了许多复杂股骨远端骨折植骨的必要性。植骨的绝对适应证是存在骨缺损,相对适应证是 AO 分型的 A3、C2 和 C3 型骨折以及严重开放性骨折延迟处理为防止发生不愈合而采取植骨。当植骨时,自体髂骨最适宜,老年骨质疏松的患者髂骨量少,可用异体松质骨。

5.开放性骨折

股骨远端开放性骨折占 5%～10%,伤口一般在大腿前侧,对伸膝装置有不同程度的损伤。与其他开放性骨折一样,需急诊处理,对骨折和伤口的彻底清创和冲洗是预防感染的重要步骤。对于Ⅲ度开放性骨折需要反复清创,除覆盖关节外,伤口敞开。当用内固定时需仔细考虑内固定对患者的利弊。内固定用于多发创伤、多肢体损伤、开放性骨折合并血管损伤和关节内骨折的患者。急诊内固定的优点是稳定骨折和软组织,便于伤口护理,减轻疼痛和肢体早期活动。缺点是由于对软组织进一步的剥离和破坏局部血液供给增加感染风险,如果发生感染,不仅影响骨折端的稳定,而且影响膝关节功能。

对于Ⅰ、Ⅱ和ⅢA 骨折,有经验的医师喜欢在清创后使用可靠的内固定,对于ⅢB、ⅢC 骨折最初使用超关节外固定架或骨牵引比较安全,再延期更换为内固定治疗。对经验少的医师,建议对所有的开放性骨折采取延期内固定,在进行清创和冲洗后,用夹板和骨牵引进行固定,在人员齐备的条件下做二期手术。

6.合并韧带损伤

合并韧带损伤不常见,术前诊断困难。在原始 X 线片可以发现侧副韧带和交叉韧带的撕脱性骨折。交叉韧带实质部和关节囊的撕裂则不能在普通 X 线片上获得诊断,最常见的韧带损伤是前交叉韧带断裂。股骨远端骨折常合并关节面粉碎、前交叉韧带一骨块发生撕脱,在固定股骨远端骨折时应尽可能固定这种骨-软骨块。

一期修补和加强或重建在有骨折和内固定物的情况下十分困难,禁忌在髁间窝开孔、建立骨隧道以重建韧带,否则有可能使骨折粉碎加重,使内固定不稳定,或由于存在内固定物而不可能进行,推荐非手术治疗交叉韧带实质部撕裂。在一定范围内活动和使用膝支具以及有效的康复锻炼可能使一些患者晚期不需要重建手术,在患者有持久的功能影响时,在骨折愈合后取出内固定再进行韧带重建手术。

7.血管损伤

发生率在 2%~3%。股骨远端骨折合并血管损伤的发生率较低,主要是由于血管近端在内收肌管和远端在比目鱼肌弓被固定,这种紧密的附着使骨折后对血管不发生扭曲,血管可以被直接损伤或被骨折端挫伤或间接牵拉导致损伤,临床检查足部感觉、活动和动脉搏动十分重要。

股骨远端骨折合并血管损伤的治疗应根据伤后的缺血时间和严重程度,如果动脉远端存在搏动(指示远端软组织有灌注),可首先固定骨折,如果动脉压迫严重或损伤超过 6 小时,则应优先建立血液循环,可以建立临时动脉侧支循环和修补血管,动脉修补通常需要静脉移植或人造血管。避免在骨折移位的位置修补血管,在随后的骨折固定中可能破坏吻合的血管,在修补血管时通过使用外固定架或牵开器可以临时固定骨折的长度和力线,缺血时间超过 6 小时在血管再通后骨筋膜室内张力增高或发生广泛软组织损伤,建议对小腿筋膜进行切开。

8.全膝置换后发生的股骨远端骨折

全膝置换后发生股骨远端骨折并不多见,发生率在 0.6%~2.5%,治疗上颇为困难。多数已发表的研究报道只包含有少量的病例。全膝置换后发生远端骨折的危险因素包括骨质疏松、类风湿关节炎、激素治疗、股骨髁假体偏前和膝关节再置换等。对全膝置换后发生的股骨远端骨折现在还没有非常理想的治疗方法,非手术治疗牵引时间长,骨折畸形和膝关节僵直的发生率高。手术治疗特别是进行膝关节再置换是一种主要手术方法,需要一个长柄的假体。骨质疏松限制了内固定的应用,骨折远端安置内固定物的区域小,有可能在骨折复位过程中造成股骨假体松动。

对老年无移位的稳定嵌插骨折,用支具制动 3 周就已足够。1 个月内每周摄 X 线片和进行复查,以保证获得满意的复位和轴线。

对移位粉碎性骨折则根据膝关节假体的情况,如假体松动,可以换一带柄的假体,如股骨部件不松动可行手术治疗。正确的内固定可以防止发生畸形,并允许早期行走和膝关节活动。

目前对于此类骨折流行使用逆行髓内钉或者 LISS 固定。

(赵学春)

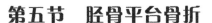

第五节　胫骨平台骨折

胫骨平台骨折在普通人群中较为常见,在体育运动中如高速极限运动及高处坠落亦有发生。胫骨平台骨折多数涉及负重关节面,常合并韧带及半月板损伤。在诊断和治疗中既要考虑关节面的精确对位,又要创造条件,争取关节的早期功能活动。

一、损伤机制及分类

(一)压缩并外展

运动员从高处坠落,膝关节伸直并外展位,由于外侧平台外侧缘较股骨外髁宽约 0.5 cm,股骨外髁如楔子插向外侧平台,形成平台塌陷或劈裂骨折。塌陷骨折块挤压腓骨头,造成腓骨头或颈部骨折。若外翻幅度大,可同时发生内侧副韧带和前交叉韧带断裂(图 5-2)。

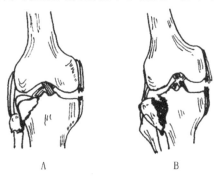

图 5-2　压缩并外展致胫骨外髁骨折

A.胫骨外髁塌陷骨折;B.胫骨外髁劈裂骨折

(二)压缩并内收

高处坠落,膝关节伸直并内收,由于股骨内髁与胫骨内侧平台的边缘基本对齐,股骨内髁冲压股骨平台,致使胫骨内侧平台骨折塌陷。骨折后因内侧副韧带的牵拉作用,骨折块向内、向下移位(图 5-3)。若内收严重,可合并发生腓骨头撕脱性骨折或腓总神经损伤。

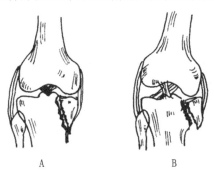

图 5-3　压缩并内收致胫骨内髁骨折

A.胫骨内髁塌陷骨折;B.胫骨内髁塌陷骨折合并旋转移位

(三)垂直压缩

高处坠落,足跟下地,股骨内外髁垂直撞击胫骨平台,地面的反作用力使胫骨平台由下向上加大撞击力,造成内、外两侧平台分离骨折或粉碎性骨折(图5-4)。坠跌落地若同时伴有外翻力,则外侧平台损伤较重或移位较多,若同时伴随内收力,则内侧平台损伤较重。

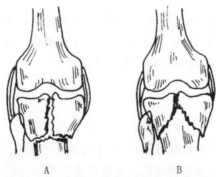

图 5-4　膝部垂直压缩致胫骨双髁骨折

A.胫骨髁 T 形骨折;B.胫骨髁 Y 形骨折

二、分类

(一)Hohl 将胫骨平台骨折分为 6 型

Ⅰ型:骨折无移位。

Ⅱ型:骨折处部分压缩。

Ⅲ型:胫骨髁劈裂又压缩骨折。

Ⅳ型:髁部压缩。

Ⅴ型:髁部劈裂。

Ⅵ型:胫骨平台严重粉碎性骨折(图5-5)。

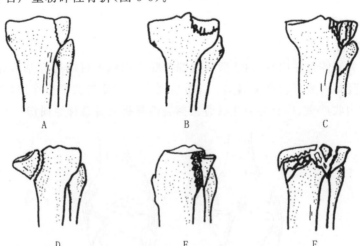

图 5-5　胫骨髁骨折 Hohl 分型

A.骨折无移位;B.部分压缩;C.劈裂压缩;D.全髁塌陷;E.劈裂骨折;F.粉碎性骨折

(二)Morre 分类法

将胫骨平台骨折分为两大类。

1.平台骨折

如下:①轻度移位。②局部压缩。③劈裂压缩。④全髁压缩。⑤双髁骨折。

2.骨折脱位

如下:①劈裂骨折。②全髁骨折。③边缘撕脱性骨折。④边缘压缩骨折。⑤四部骨折(图5-6)。

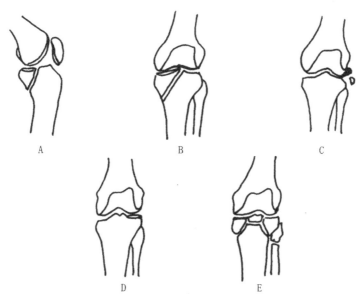

图 5-6　胫骨髁骨折 Morre 分类

A.劈裂骨折;B.全髁骨折;C.边缘撕脱性骨折;D.边缘压缩骨折;E.四部骨折

三、症状及诊断

(一)损伤史

强大暴力作用于膝部的损伤史,如高处坠落损伤等。

(二)胀肿疼痛

膝部肿胀,疼痛剧烈,严重者有膝外翻或内翻畸形。

(三)功能障碍

膝关节及小腿功能障碍或丧失,不能站立行走。膝关节有异常侧向活动。

(四)X线检查

可显示骨折形式或骨折块移位的方向。部分病例若仅有轻微塌陷骨折,X线片难以显示。分析膝关节 X 线片时应注意:①膝关节面切线。膝关节 X 线正位片,股骨关节面切线与胫骨关节面切线成平行关系。股骨纵轴与股骨关节面切线外侧夹角,正常值为 75°~85°。胫骨纵轴与胫骨关节面连线的外侧夹角为 85°~100°。膝关节内、外侧副韧带损伤、胫骨髁骨折移位或膝外翻时这种关系紊乱(图5-7)。②膝反屈角。膝关节 X 线侧位片,胫骨纵轴线与胫骨关节面连线后方之夹角称为膝反屈角,正常值少于 90°。可以此衡量胫骨平台骨折移位及复位情况(图5-8)。

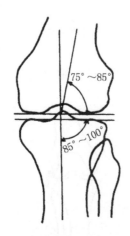

图 5-7　膝关节面切线与外侧夹角

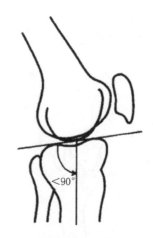

图 5-8　膝反屈角,正常值＜90°

胫骨平台关节面正常时后倾 10°～15°,故摄取正位片时球管也应后斜 10°～15°,这样能更好地显示平台情况。有时须加拍左右斜位片,以防漏诊。

(五)CT 及 MRI 检查

清晰地显示关节面破坏情况及骨折移位的细微变化,可以客观地评估关节面压缩程度及骨折块的立体形状,从而为选择治疗方案提供依据。

四、治疗

胫骨平台骨折的治疗目的是解剖复位和恢复关节面的平整,维持轴向对线,同时修复韧带和半月板的损伤,重建关节的稳定性。

胫骨平台骨折有各种治疗方法,观点各有不同。确定治疗方案应根据患者全身情况、运动项目、年龄、有无合并损伤、骨折类型和程度等全面考虑,综合分析。

(一)无移位或轻度移位骨折

无移位骨折均可保守治疗,如 Hohl Ⅰ 型。抽净关节积血,加压包扎,以石膏托制动 3～4 周。固定期间每周进行 1～2 次膝关节主动伸屈活动,负重行走应在 8 周后进行。

轻度移位塌陷及侧方移位不超过 1 cm,膝关节无侧向不稳定也可非手术治疗,如 Hohl Ⅱ 型。石膏托固定 4～6 周,固定期间进行股四头肌舒缩活动。每周进行 1～2 次膝关节主动伸屈活动。伤后 8 周膝部伸屈幅度应达到正常或接近正常。

(二)塌陷劈裂骨折

胫骨平台骨折塌陷明显或劈裂骨折,如塌陷超过 1 cm,关节不稳定或合并膝关节交叉韧带损伤、侧副韧带损伤,宜手术切开内固定。如有神经、血管损伤,应首先处理。侧副韧带及交叉韧带损伤应以可靠方式重建。对于一些塌陷明显的骨折,虽已将其撬起复位固定,由于下方空虚,复位后有可能又恢复到原来塌陷的位置。如平台塌陷严重,复位后空隙较大,须用骨松质或人工骨充填。若关节面已严重粉碎或不复存在,可将与胫骨髁关节面相似的髂骨软骨面放在关节面的位置上,下方空隙处填以骨松质,填实嵌紧,然后实施内固定(图 5-9)。胫骨髁骨折可采用骨松质螺钉加骨栓内固定(图 5-10),也可以支撑钢板内固定。胫骨双髁严重粉碎性骨折可采用支撑钢板或加骨栓内固定(图 5-11、图 5-12)。此类骨折内固定要坚固可靠,防止因骨折块松动而导致关节面错位和不平整。术后外固定 3～4 周拆除,行膝关节伸屈练习直至正常活动。术后第 2 周开始,每周安排 1～2 次股四头肌主动伸屈活动。

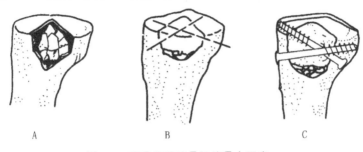

图 5-9　胫骨髁塌陷骨折植骨内固定

A.胫骨内髁塌陷骨折;B.先以克氏针将植骨块临时固定;C.螺钉交叉内固定

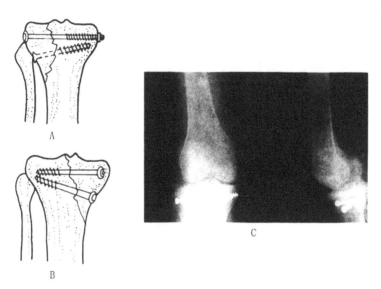

图 5-10　胫骨单髁骨折骨松质螺钉加骨栓内固定

A、B.胫骨单髁骨折骨松质螺钉加骨栓内固定;C.胫骨单髁骨折骨松质螺钉加骨栓内固定术后 X 线片

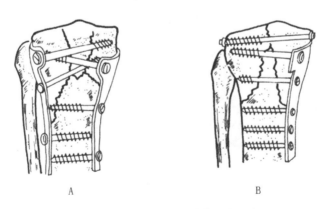

图 5-11　胫骨双髁粉碎性骨折内固定

A.胫骨双髁骨折双钢板内固定;B.胫骨双髁骨折钢板加骨栓内固定

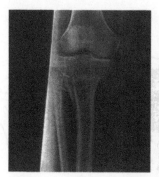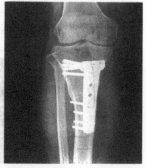

图 5-12　胫骨平台骨折及内固定

胫骨平台骨折如合并骨筋膜室综合征,应早期切开筋膜室减压,避免肢体因血液循环障碍而坏死。

(三)关节镜监测下复位固定

通过关节镜监测可了解平台塌陷状况及有无韧带、半月板损伤。关节外开窗撬拔复位,植骨加支撑钢板固定,在关节镜辅助监测下可了解复位情况、关节面是否平整等。韧带或半月板损伤可在关节镜下修复或切除。利用关节镜手术可减少创伤干扰,有利于膝关节功能的尽快恢复。

(邵士元)

第六节　膝关节半月板损伤

一、概要

膝关节半月板主要是纤维软骨组织,位于股骨、胫骨之间的关节隙两侧,内外各一。内侧半月板外形呈 C 形,外侧半月板近似于 O 形。半月板的横切面呈三角形(楔形),外缘厚、中央(游离缘)薄。半月板前、后角附着于胫骨平台前部和后部(图 5-13)。

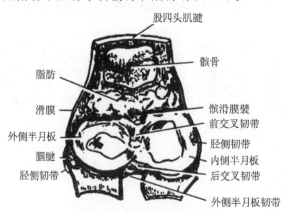

图 5-13　膝关节内外侧半月板

半月板的生理功能表现如下。①滚珠作用:有利关节的活动。②缓冲作用:吸收纵向冲击及震荡,保护关节软骨。③稳固关节作用:防止膝过度伸屈、膝内外翻及内外旋,也防止股骨过度前后滑移。④调节关节内的压力:分布关节液。半月板撕裂后功能丧失,反而引起关节继发病变。

半月板损伤在欧美地区以内侧半月板损伤较多,而在亚洲则以外侧半月板损伤较多,原因是亚洲地区外侧盘状半月板的人较多。

二、发病病因

主要由直接暴力和间接暴力引起,其中以间接暴力多见。最常见的是半月板矛盾运动的结果。

(1)当膝关节运动时,股骨髁和胫骨平台有两种不同方向的活动。屈伸时,股骨内外髁在半月板上面做前后活动;旋转时,半月板则固定于股骨髁下面,其转动发生于半月板和胫骨平台之间。故半月板破裂往往发生于膝的伸屈过程中又有膝的扭转、挤压或内外翻动作时。在体育运动中,产生这种半月板矛盾运动的动作很多,很容易引起半月板损伤。

(2)以蹲位或半蹲位为主的工作人员反复地蹲立提重物,使膝关节常处于屈曲、伸直位,有时还有外翻和旋转动作,反复磨损引起外侧半月板或后角的损伤,病史中可无明显外伤史。

半月板损伤的类型:损伤类型可根据半月板撕裂形态而分,常见类型如下。①边缘分离:大多发生在内侧半月板前、中部,有自愈可能。②半月板纵裂:也称"桶柄样撕裂"或"提篮损伤"(图5-14),大的纵裂易于产生关节交锁。③前角损伤:可为半月板实质撕裂,也可能为前角撕脱骨折。④后角损伤:多较难诊断,表现为膝后部疼痛(图5-15)。⑤横行损伤:多发生在体部,临床疼痛较明显,偶有关节交锁。⑥水平劈裂:大多在半月板体部中段呈层状部分裂开,尤以盘状半月板多见,无论是关节造影还是关节镜检查均易漏诊,应撬起半月板内缘查看。⑦内缘不规则破裂:半月板内缘有多处撕裂,可产生关节内游离体、关节交锁与疼痛。⑧半月板松弛:常有膝不稳定感,关节间隙触诊可有凸出、压痛及滑进滑出感,膝关节摇摆试验常阳性。

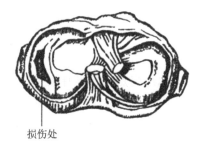

图 5-14 半月板桶柄样撕裂

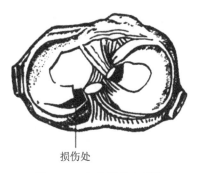

图 5-15 半月板后角损伤

总之,半月板损伤后失去正常张力,产生异位活动,经常引起膝关节疼痛、关节积液、交锁,导致膝关节不稳,甚至引起膝关节骨性关节炎。半月板损伤后撕裂缘变圆钝,显微镜下可见软骨退行性变、细胞坏死、基质破坏等。陈旧性半月板损伤经常肿胀积液者,可引起滑膜肥厚,出现慢性滑膜炎反应。

三、临床表现

(一)症状与体征

1.疼痛

疼痛是因半月板损伤后牵扯周围滑膜引起的。半月板撕裂后,其张力失常,膝关节运动时半月板的异常活动牵拉滑膜以致疼痛。疼痛特点:固定在损伤的一侧,随活动量增加疼痛加重,部分患者疼痛不明显。

2.关节交锁

活动时突然关节"卡住"不能伸屈。一般急性期交锁不多见,多在慢性期出现。交锁后关节酸痛,不能伸屈。可自行或在医师帮助下"解锁"。"解锁"后往往会有滑膜反应肿胀,交锁特点为固定于损伤侧。

3.弹响声

膝关节活动时可听到或感到半月板损伤侧有弹响声。

4.关节肿胀积液

急性损伤期,多有滑膜牵扯损伤或伴有其他结构损伤,往往关节积血、积液。慢性期关节活动后肿胀,与活动量大小有关。关节积液是黄色半透明的滑液,是慢性创伤性滑膜炎的结果。关节肿胀积液可用浮髌试验及膝关节积液诱发试验检查。

5.股四头肌萎缩

半月板损伤有明显症状,长期未治疗,可致股四头肌萎缩,股内侧肌更明显。但股四头肌萎缩不是特异体征。

6.关节隙压痛及突出

半月板损伤侧的关节隙压痛阳性,压痛点多与半月板损伤的部位相吻合(如体部损伤,压痛点在体部)。还可触到损伤的半月板在关节隙处呈鞭条状隆凸,往往也是压痛点所在。半月板隆凸对诊断有意义,但应与囊肿相鉴别。

7.半月板摇摆试验

方法是患者仰卧,膝伸直或半屈,医师一手托患膝,拇指缘放在内或外侧关节隙,压住半月板,另一手握足部并内外摇摆小腿,使关节隙开大、缩小数次,如拇指感到有鞭条状物进出滑动于关节隙或感到响声或疼痛,即表示该半月板损伤。

8.麦氏征(McMurray征)

做法等于在重复损伤机制,对急性期患者由于疼痛多不能奏效,但对慢性期患者最常用,且有一定诊断价值。本法的准确率与检查者的经验有直接关系。传统认为麦氏征阳性必须由疼痛和膝关节内响声两者构成,但这种典型的阳性体征较难诱出,所以现在也有人认为,在麦氏征试验中,疼痛或响声两者其中之一出现,该试验即可为阳性。注意半月板损伤的响声与滑膜炎、膝关节骨关节病等细碎响声不同,为一种弹响声。具体方法是医师一手握患者足部,另一手扶膝上,使小腿外展外旋,然后将膝由极度屈曲缓缓伸直,如内侧关节间隙处有响声(听到或手感到)和/或疼痛,即表明内侧半月板损伤。也可反方向进行,外侧出现疼痛和弹响,即示外侧半月板损伤。

9.研磨试验

患者取俯卧位,膝关节屈曲90°,助手将大腿固定,检查者双手握患侧足向下压并旋转小腿,使股骨与胫骨关节面之间发生摩擦,半月板撕裂者可引起疼痛。若外旋位产生疼痛,表示内侧半月板损伤;若内旋位产生疼痛,表示外侧半月板损伤。

10.鸭步试验

患者全蹲位小腿分开,足外旋向前走,出现疼痛者为阳性。多说明半月板后角损伤。

11.半月板前角挤压试验

膝全屈,一手拇指按压膝关节隙前缘(半月板前角处),一手握小腿由屈至伸,出现疼痛为阳性。

半月板损伤常合并其他结构的断裂损伤,如内侧副韧带、交叉韧带断裂,关节软骨损伤,骨软骨骨折等。症状、体征往往复杂多样,变化很大,尤其在损伤急性期,关节肿胀疼痛明显,需仔细检查明确诊断。

(二)辅助检查

半月板损伤依靠病史及临床检查多可做出较正确的诊断,但仍存在5%左右的误诊率,因此仍需要一些特殊检查来完善诊断,常见的辅助检查如下。

1.常规X线检查

可排除骨关节本身的病变、关节内其他损伤和游离体。有人认为膝外侧间隙增宽、腓骨小头位置偏高对盘状软骨的诊断有一定价值。

2.关节造影

根据一些学者的经验,用空气和碘水双重对比造影,结合临床表现对半月板撕裂的诊断符合率可达96%以上。

3.MRI

该技术作为一种非侵入性、无放射线、无并发症的技术,用于半月板损伤的诊断价值较大,能发现一些关节镜难以发现的后角撕裂及半月板变性。其诊断正确率文献报道相差甚大,为70%~97%。但费用高,有一定的假阳性和假阴性,这方面的研究需进一步发展。

4.膝关节镜

膝关节镜既是诊断手段又是治疗手段,能直接看到关节内的病变及部位,损伤少,恢复快。诊断正确率可达95%以上。对半月板后角损伤和半月板水平撕裂诊断有一定难度。熟练掌握本法,需要专门的训练和知识,这方面直接关系到诊断正确率的高低。

5.超声波检查

这是一种无损伤的检查方法,与操作人员的经验有直接关系。

四、家庭保健护理

为了预防半月板损伤,运动前要充分做好准备活动,将膝关节周围的肌肉韧带充分活动开。要加强股四头肌的力量练习。股四头肌力量加强了,落在膝关节的负担量相应就会减少。另外,不要在疲劳状态下进行剧烈的运动,以免因反应迟钝、活动协调性差而引起半月板损伤。

五、治疗

(一)保守治疗

1.急性期单纯半月板损伤

应抽去积液、积血,局部冷敷,加压包扎,用石膏托固定,制动 2~3 周。若有关节交锁,可用手法解锁后用石膏托固定。解锁手法:患者侧卧,医师一手握住患足,一手固定患膝,先屈曲膝关节同时稍加牵引,扳开交锁膝关节间隙,然后来回旋转腿至正常范围,突然伸直膝关节,解除交锁,疼痛可立即解除,恢复原有伸屈活动。急性期中有时诊断不明,不必急于明确诊断,以免加重损伤。可按上法处理后,用石膏托固定,待肿胀、疼痛消退后再检查。

2.未合并其他损伤的半月板损伤

先予保守治疗,优点在于小裂伤有时急性期过后可无症状,边缘裂伤有时会自愈。具体手法:患者仰卧,放松患肢,术者左手拇指按摩压痛点,右手握踝部,徐徐屈曲膝关节并内外旋转小腿,然后伸直患膝,初期可在膝关节周围和大腿前部施以滚、揉等法以促进血液循环,加速血肿消散。

(二)手术治疗

1.急性期半月板损伤

伴关节积液者,若关节积液严重,怀疑有交叉韧带断裂或关节内骨软骨切线骨折时,应行急诊手术探查,切除损伤的半月板,修复关节内其他损伤。

2.慢性期半月板损伤

诊断明确,且有症状并影响运动者,应手术治疗,能做半月板部分切除的尽量不做全切。有人认为半月板全切后,半月板有自然再生能力,但其再生的质量及时间均不足以防止骨关节炎的发生。对纵裂、大提篮撕裂、内缘小撕裂者宜做部分切除。边缘撕裂或前角撕裂者可做缝合。即使是全切除者,亦应在靠近关节囊的半月板实质中进行,避免出血。

3.手术后处理及功能锻炼

要求术后膝加压包扎加石膏后托固定。术后第 2 天在床上练股四头肌静力收缩。内侧半月板手术者第 3 天开始直腿抬高,外侧半月板手术者第 5 天直腿抬高,并带石膏托下地拄拐行走。第 10 天拆线,第 2 周去石膏,逐渐增加股四头肌力量,第 3 个月开始部分训练。康复要有计划地按规律进行,以不加重关节肿痛为标准。关节镜手术后用大棉垫加压包扎膝关节,术后 6 小时麻醉消退后,就可以开始膝关节伸屈活动和股四头肌锻炼。对于术前股四头肌已有明显萎缩者,应积极鼓励其锻炼,并且需待股四头肌肌力恢复达一定程度后,方能负重和行走。

(韩江涛)

第七节　髌骨骨折

髌骨骨折占全部骨折损伤的 10%,多见成年人。

髌骨略呈三角形,尖端向下,被包埋在股四头肌腱部,其后方是软骨面,与股骨两髁之间软骨面相关节,即髌股关节。髌骨后方之软骨面有条纵嵴,与股骨髁滑车的凹陷相适应,并将髌骨后软骨面分为内、外两部分,内侧者较厚,外侧者扁宽。髌骨下端通过髌韧带连于胫骨结节。

髌骨是膝关节的一个组成部分,切除髌骨后,在伸膝活动中可使股四头肌肌力减少 30% 左右,因此,髌骨有保护膝关节、增强股四头肌肌力、伸直膝关节最后 $10°\sim15°$ 的作用,除不能复位的粉碎性骨折外,应尽量保留髌骨。髌骨后面是完整的关节面,其内外两侧分别与股骨内外髁前面形成髌股关节,在治疗中应尽量使关节面恢复平整,减少髌股关节炎的发生。横断骨折有移位者,均有股四头肌腱扩张部断裂,致使股四头肌失去正常伸膝功能,治疗髌骨骨折时,应修复肌腱扩张部的连续性。

一、病因

　　骨折病因为直接暴力和肌肉强力收缩所致。直接暴力多因外力直接打击在髌骨上,如撞伤、踢伤等,骨折多为粉碎性,其髌前腱膜及髌骨两侧腱膜和关节囊多保持完好,骨折移位较小,亦可为横断骨折、边缘骨折或纵向劈裂骨折。肌肉强力收缩者,多由于股四头肌猛力收缩,所形成的牵拉性损伤,如突然滑倒时,膝关节半屈曲位,股四头肌骤然收缩,牵拉髌骨向上,髌韧带则固定髌骨下部,而股骨髁部向前顶压髌骨形成支点,3 种力量同时作用造成髌骨骨折。肌肉强力收缩多造成髌骨横断骨折,上下骨块有不同程度的分离移位,髌前筋膜及两侧扩张部撕裂严重。

二、诊断要点

　　有明显外伤史,伤后膝前方疼痛、肿胀,膝关节活动障碍。检查时在髌骨处有明显压痛,粉碎性骨折可触及骨擦感,横断骨折有移位时可触及一凹沟。膝关节正侧位 X 线片可明确诊断。

　　X 线检查时需注意:侧位片虽然对判明横断骨折以及骨折块分离最为有用,但不能了解有无纵向骨折以及粉碎性骨折的情况。而斜位片可以避免髌骨与股骨髁重叠,既可显示其全貌,更有利于诊断纵向骨折、粉碎性骨折及边缘骨折。摄斜位片时,若为髌骨外侧损伤可采用外旋45°位,如怀疑内侧有损伤时,则可取内旋 45°。如临床高度怀疑有髌骨骨折而斜位及侧位 X 线片均未显示时,可再摄髌骨切线位 X 线片(图 5-16)。

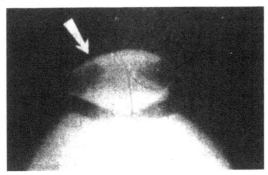

图 5-16　髌骨切线位 X 线片

三、治疗方法

　　髌骨骨折属关节内骨折,在治疗时必须达到解剖复位并修复周围软组织损伤,才能恢复伸膝装置的完整,防止创伤性关节炎的发生。

(一)整复固定方法

1.手法整复外固定

(1)整复方法:复位时先将膝关节内积血抽吸干净,注入 1% 普鲁卡因 5～10 mL,起局部麻醉作用,而后患膝伸直,术者立于患侧,用两手拇、示指分别捏住上下方骨折块,向中心对挤即可合拢复位。

(2)固定方法。①石膏固定法:用长腿石膏固定患膝于伸直位。若以管型石膏固定,在石膏塑形前摸出髌骨轮廓,并适当向髌骨中央挤压使骨折块断面充分接触,这样固定作用可靠,可早期进行股四头肌收缩锻炼,预防肌肉萎缩和粘连。外固定时间不宜过长,一般不要超过 6 周。髌骨纵向骨折一般移位较小,用长腿石膏夹固定 4 周即可。②抱膝圈固定法:可根据髌骨大小,用胶皮电线、纱布、棉花做成套圈,置于髌骨处,并将 4 条布带绕于托板后方收紧打结,托板的两端用绷带固定于大小腿上。固定 2 周后,开始进行股四头肌收缩锻炼,3 周后下床练习步行,4~6 周后去除外固定,做膝关节不负重活动。此方法简单易行,操作方便,但固定效果不够稳定,有再移位的可能,注意固定期间应定时检查纠正。同时注意布带有无压迫腓总神经,以免造成腓总神经损伤。③闭合穿针加压内固定:适用于髌骨横断骨折者。方法是皮肤常规消毒、铺巾后,在无菌操作下,用骨钻在上下方骨折块分别穿入一根钢针,注意进针方向须与髌骨骨折线平行,两根针亦应平行,穿针后整复。骨折对位后,将两针端靠拢拉紧,使两骨折块接触,稳定后再拧紧固定器螺钉,如无固定器亦可代之以不锈钢丝。然后用乙醇纱布保护针孔,防止感染,术后用长木板或石膏托将膝关节固定于伸直位(图 5-17)。④抓髌器固定法:方法是患者取仰卧位,股神经麻醉,在无菌操作下抽净关节内积血,用双手拇、示指挤压髌骨使其对位。待复位准确后,先用抓髌器较窄的一侧钩刺入皮肤,钩住髌骨下极前缘和部分髌腱。如为粉碎性骨折,钩住其主要的骨块和最大的骨块,然后再用抓髌器较宽的一侧,钩住近端髌骨上极前缘亦即张力带处。如为上极粉碎性骨折,先钩住上极粉碎性骨块,再钩住远端骨块。注意抓髌器的双钩必须抓牢髌骨上下极的前侧缘。最后将加压螺旋稍加拧紧使髌骨相互紧密接触。固定后要反复伸屈膝关节以磨造关节面,达到最佳复位。骨折复位后应注意对抓髌器螺旋盖压力的调整,因为其为加压固定的关键部位,松则不能有效地维持对位,紧则不能产生骨折自身磨造的效应(图 5-18)。⑤髌骨抱聚器固定法:电视 X 线透视下无菌操作,先抽尽膝关节腔内积血,利用胫骨结节髌骨外缘的关系,在胫骨结节偏内上部位,将抱聚器的下钩刺穿皮肤,进入髌骨下极非关节面的下方,并向上提拉,确定是否抓持牢固。并用拇指后推骨折块,让助手两手拇指在膝关节两旁推挤皮肤及皮下组织向后以矫正翻转移位。将上针板刺入皮肤,扎在近折块的前侧缘上,术者一手稳住上下针板,令助手拧动上下手柄,直至针板与内环靠近,术者另一手的拇指按压即将接触的折端,并扣压内、外侧缘,以防侧方错位,并加压固定。再利用髌骨沿股间窝下滑和膝关节伸屈角度不同及髌股关节接触面的变化,伸屈膝关节,纠正残留成角和侧方移位。应用髌骨抱聚器治疗髌骨骨折具有骨折复位稳定、加速愈合、关节功能恢复理想的优点(图 5-19)。

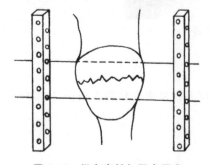

图 5-17　闭合穿针加压内固定

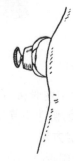

图 5-18　抓髌器固定法

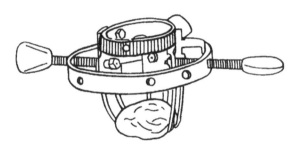

图 5-19 髌骨抱聚器固定法

2.切开复位内固定

适用于髌骨上下骨折块分离在 1.5 cm 以上、不易手法复位或其他固定方法失败者。方法是在硬膜外麻醉或股神经加坐骨神经阻滞麻醉下,取膝前横弧形切口,切开皮肤皮下组织后,即进入髌前及腱膜前区,此时可见到髌骨的折面及撕裂的支持带,同时有紫红色血液由裂隙涌出,吸净积血,止血,进行内固定。目前以双 10 号丝线、不锈钢丝、张力带钢丝内固定为常用(图 5-20)。

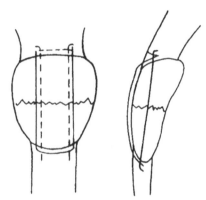

图 5-20 张力带钢丝内固定

(二)药物治疗

髌骨骨折多瘀肿严重,初期可用利水逐瘀法以祛瘀消肿。若采用穿针或外固定器治疗者,可用解毒饮加泽泻、车前子;肿胀消减后,可服接骨丹;后期关节疼痛活动受限者,可服养血止痛丸。外用药初期肿胀严重者,可外敷消肿散。无移位骨折,可外贴接骨止痛膏。去固定后,关节强硬疼痛者,可按摩展筋丹或展筋酊,并可用活血通经舒筋利节之苏木煎外洗。

(三)功能康复

复位固定肿胀消退后,即可下床活动,让膝关节有小量的伸屈活动,使髌骨关节面得以在股骨滑车的磨造中愈合,有利于关节面的平复。2～3 周,有托板固定者应解除,有限度地增大膝关节的活动范围,6 周后骨折愈合去固定后,可用指推活髌法解除髌骨粘连,以后逐步加强膝关节屈伸活动锻炼,使膝关节功能早日恢复。

（韩江涛）

第八节　胫腓骨骨折

胫腓骨由于部位的关系,遭受直接暴力打击的机会较多,因此胫腓骨骨折在全身长管状骨骨折中最为多见,约占全身骨折的 13.7%。其中以胫腓骨双骨折最为常见,胫骨骨折次之,单纯腓骨骨折最少。因胫骨前内侧紧贴皮肤,所以开放性骨折比较多见,有时伴有广泛的软组织、神经、血管损伤,甚至污染严重,组织失活。这给治疗带来了很大的困难,选择一种最好的治疗方法,一直是骨折治疗的研究方向。

一、发病机制

(一)直接暴力

胫腓骨骨折多见于交通事故和工伤,可能是撞击伤、车轮碾压伤、重物打击伤。暴力常来自小腿的前外侧,所造成的胫腓骨骨折往往在同一水平面上,骨折线多呈横断形或短斜形,可在暴力作用侧有一三角形的碎骨片。骨折后,骨折端多有重叠、成角、旋转等移位。较大暴力或交通事故伤多为粉碎性骨折,有时呈多段,因胫骨前内侧位于皮下,骨折端极易穿破皮肤,肌肉也会有较严重的挫伤。即使未穿破皮肤,如果挫伤严重,血运不好,亦可发生皮肤坏死、骨外露,容易继发感染。巨大暴力的碾挫、绞轧伤可能会有大面积皮肤剥脱,肌肉撕裂,神经、血管损伤和骨折端裸露。

(二)间接暴力

多为高处坠落、旋转暴力扭伤、滑跌等所致的骨折,骨折线多呈长斜形或螺旋形,胫腓骨骨折常不在同一平面上,即胫骨在中下端而腓骨可能在上端,一般腓骨骨折线较胫骨骨折线高。软组织损伤一般较轻,有时骨折移位后骨折端可戳破皮肤形成开放性骨折,这种开放性骨折比直接暴力所造成的污染好得多,软组织损伤轻,出血少。

骨折的移位取决于外力的大小、方向,肌肉收缩和伤肢远端重量等因素。暴力较多来于小腿的外侧,因此可使骨折端向内侧成角,小腿的重力可使骨折端向后侧倾斜成角,足的重量可使骨折远端向外旋转,肌肉收缩又可使两骨折端重叠移位。儿童胫腓骨骨折遭受的外力一般较小,而且儿童的骨皮质韧性较大,多为青枝骨折。

二、分类

对骨折及伴随软组织损伤的范围和类型进行分类可以让医师确定最佳的治疗方案,也可使医师能追够踪治疗的结果。

胫骨骨折的 OTA 分型:胫骨骨折分为 42-A、42-B、42-C 三大型,每型又分为 3 种亚型(图 5-21)。

(一)42-A 型

A1:简单骨折,螺旋形。

A2:简单骨折,斜形(成角≥30°)。

A3:简单骨折,横形(成角<30°)。

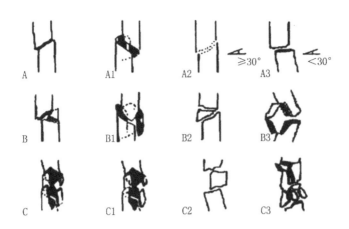

图 5-21　胫骨骨折 OTA 分型

（二）42-B 型

B1：蝶形骨折，蝶形块旋转。

B2：蝶形骨折，蝶形块弯曲。

B3：蝶形骨折，蝶形块游离。

（三）42-C 型

C1：粉碎性骨折，骨折块旋转。

C2：粉碎性骨折，骨折块分段。

C3：粉碎性骨折，骨折块不规则。

三、临床表现及诊断

临床检查局部疼痛明显，肿胀及压痛，可有典型的骨折体征，骨折有移位时畸形明显，可表现为小腿外旋、成角、短缩。应注意是否有神经、血管损伤，检查足趾伸屈活动是否受影响，足背动脉和足跟内侧动脉搏动强度及小腿张力是否增高。

骨折引起的并发症往往比骨折本身产生的后果更加严重，应避免漏诊，需尽早处理。小腿远端温暖以及足背动脉搏动未消失绝非供血无障碍的证据，有任何可疑时，都有必要进行多普勒超声检查，甚至动脉造影。对小腿的肿胀应有充分的警惕，尤其是触诊张力高、足趾伸屈活动引起相关肌肉疼痛时，有必要进行筋膜室压力的检查和动态监测。

软组织损伤的程度需要仔细地检查和评估，有无开放性伤口，有无潜在的皮肤剥脱、坏死区。捻挫伤对皮肤及软组织都会造成严重的影响，有时皮肤和软组织损伤的实际范围需要经过数天的观察才能确定。这些对于骨折的预后有重要的意义。

儿童青枝骨折或裂缝骨折临床无明显畸形，受伤小腿可抬举，仅表现为拒绝站立及行走，临床检查时使伤侧膝关节伸直，在足跟部轻轻用力扣击，力量可传导至骨折端，使局部产生明显疼痛。

X 线检查可进一步了解骨折的类型及移位，分析创伤机制、骨膜损伤程度以及移位趋势等。X 线检查时应注意包括整个小腿，有些胫腓骨双骨折的骨折线不在同一水平面上，可因拍摄范围不够而容易漏诊，也不能正确地判断下肢有无内、外翻畸形。

四、治疗

胫腓骨骨折的治疗目的是恢复小腿的负重功能。完全纠正骨折端的成角和旋转畸形，维持膝、踝两关节的平行，使胫骨有良好的对线，小腿才能负重。在治疗过程中重点在于胫骨，因为胫骨是下肢的主要负重骨，只要胫骨骨折能达到解剖复位，腓骨骨折一般也会有良好的对位、对线，不一定强求解剖复位，但有时腓骨骨折的解剖复位固定有助于稳定其他结构。

每例骨折都各具有其特殊性，应根据每个患者的具体情况，如骨折类型、软组织损伤程度及有无复合伤等，进行客观的评价和判断，决定选择外固定还是开放复位内固定。

（一）闭合复位外固定

适用于稳定骨折、经复位后骨折面接触稳定无明显移位趋势的不稳定骨折。稳定骨折无移位、青枝骨折、经复位后骨折面接触稳定无明显移位趋势的横断骨折、短斜形骨折等，在麻醉下进行手法骨折闭合复位，长腿石膏外固定。复位尽量达到解剖复位，但坚决反对反复多次的、甚至是暴力式的整复，如果复位不满意，宁可改行开放复位内固定。膝关节应保持在20°左右的轻度屈曲位，以利控制旋转。如果屈曲过多，伸膝装置紧张，牵拉胫骨近端使得近骨折端上抬，骨折向前成角。踝关节应固定在功能位，避免造成踝关节背伸障碍，行走以及下蹲困难。石膏干燥坚固后可扶拐练习患足踏地及行走，2～3周后可开始去拐循序练习负重行走。

（二）跟骨牵引外固定

适用于斜形、螺旋形、轻度粉碎性的不稳定骨折以及严重软组织损伤的胫腓骨骨折。对于不稳定骨折，单纯的外固定可能不能维持良好的对位、对线。可在麻醉下行跟骨穿针，牵引架上牵引复位，短腿石膏外固定，用4～6 kg重量持续牵引，应注意避免过度牵引。3周左右后，达到纤维连接，可除去跟骨牵引，改用长腿石膏继续固定直至骨愈合。

骨折手法复位后，对于稳定骨折，对位、对线良好者，可考虑应用小夹板外固定。小夹板外固定的优点是不超关节固定，膝、踝两关节的活动不受影响，如果能够保持良好的固定，注意功能锻炼，骨折愈合往往比较快，因此小夹板外固定的愈合期比石膏外固定者为短。但小夹板外固定的部位比较局限，压力不均匀，衬垫处皮肤可发生压疮，甚至坏死，需严密观察；小夹板外固定包扎过紧可能造成小腿骨筋膜室综合征，应注意防止。

石膏固定的优点是可以按照肢体的轮廓进行塑型，固定牢靠，尤其是管型石膏。Sarmiento认为膝下管型石膏能减少胫骨的旋转活动，其外形略似髌腱承重假体，使承重力线通过胫骨髁沿骨干达到足跟，可以减少骨延迟愈合及骨不愈合的发生率，并能使膝关节功能及时恢复，骨折端可能略有短缩，但不会发生成角畸形。但如果包扎过紧，可造成肢体缺血，甚至发生坏死；包扎过松、肿胀减轻后、肌肉萎缩都可使石膏松动，骨折发生移位。因此石膏固定期间应随时观察，包扎过紧应及时松开，发生松动应及时小心更换。长腿石膏固定的缺点是超关节范围固定，可能影响膝、踝两关节的活动功能，延长胫腓骨骨折的愈合时间。因此，可在长腿石膏固定6～8周后，骨痂已有形成时，改用小夹板外固定，开始循序功能锻炼。

闭合复位外固定虽经常发生一些较小的并发症，但却有较高的骨折愈合率，很少发生严重的并发症，而且经济。它适用于多种类型的胫腓骨骨折的治疗，但需要花费较长的时间，需要医师的耐心、责任心以及患者的信心和配合。

跟骨牵引复位外固定有其独特的优点，但随着骨折固定方法的日新月异，现在已很少作为胫腓骨骨折的终极治疗，而往往是早期治疗的权宜之计。长时间的牵引会严重影响患者的活动，可能会引起一系列并发症,尤其是老年人,更需警惕。

（三）开放复位内固定

胫腓骨骨折的骨性愈合时间一般较长,长时间的石膏外固定,对膝、踝两关节的功能必然造成影响。而且,由于肿胀消退、肌肉萎缩及负重等原因,石膏外固定期间很可能发生骨折再移位,造成骨折畸形愈合,功能障碍。因此,对于不稳定胫腓骨骨折采用开放复位内固定者日益增多。根据不同类型的骨折可采用螺钉固定、钢板螺钉固定、髓内钉固定等内固定方法。

1.螺钉固定

适用于长斜形骨折及螺旋形骨折。长斜形骨折或螺旋形骨折开放复位后,采用1～2枚螺钉在骨折部位固定,可按拉力螺钉固定技术固定。通常这些拉力螺钉与骨折线呈垂直拧入。1～2枚螺钉固定仅能维持骨折的对位,固定不够坚强,需要持续石膏外固定10～12周。尽管手术操作简单,但整个治疗过程中仍需要石膏外固定,因此临床应用受到限制。

2.钢板螺钉固定

不适合于闭合治疗的,尤其是不稳定的胫腓骨骨折均可应用。应用钢板螺钉,尤其是加压钢板治疗胫腓骨骨折时,应该采用改进的钢板固定技术和间接复位技术,小心仔细处理软组织,否则会引起骨的延迟愈合及很高的并发症发生率。加压钢板的类型有多种,应针对不同类型骨折做出不同的选择,就目前医疗情况而言,LC-DCP为首选。应用近年来发展起来的LISS,通过闭合复位,经皮钢板固定的方法治疗胫腓骨骨折,具有操作简便、手术损伤小、固定可靠、术后恢复和骨折愈合快的优点,值得在有条件的单位推广使用。

胫骨前内侧面仅有皮肤覆盖,缺乏肌肉保护,所以习惯把钢板置于胫骨前外侧肌肉下面。但这样不能获得最大的稳定性以及最大限度地保护局部血运。

AO学派非常强调,骨干骨折的钢板应置于该骨的张力侧。从步态的力学分析,人体的重力线交替落于负重肢胫骨的内或外侧,并不固定,所以AO学派没有提出胫骨的张力侧何在,也没有强调钢板应置于胫骨的内侧。

从骨折的创伤机制和肌肉收缩作用而言,胫腓骨骨折的移位趋势多为向前内侧成角,前内侧的骨膜多已断裂,而后外侧则是完整的,是软组织的铰链之所在。因此胫骨的张力侧在内侧,外侧是完整的软组织铰链。钢板置于胫骨内侧,既可使内侧的张应力转为压应力,又可利用其外侧的软组织铰链增强骨折复位后的紧密接触以及稳定。

另外,胫骨前内侧的骨膜严重破坏,局部血运破坏,保护对侧完整的骨膜以保护尚存的血液供给极为重要。如果按照旧习惯,把钢板置于外侧,则不仅将仅存的来自骨膜的血液供给完全破坏,也将滋养动脉破坏,危及髓内血液供给。可见,就大多数胫腓骨骨折而言,钢板放在胫骨内侧可达到骨折稳定的要求,也符合保护局部血运的原则。这也正是BO所要求的。

所以当胫骨前内侧软组织条件许可的情况下,钢板应放在内侧,但由于胫骨前内侧的皮肤及皮下组织较薄,严重损伤后容易坏死,可把钢板放在胫前肌的深面、胫骨的外侧。

3.髓内钉固定

大部分需要手术治疗的胫腓骨骨折,可采用髓内钉治疗(图5-22),尤其是不稳定性、节段性、双侧胫腓骨骨折。用于胫骨的髓内钉有多种,如Ender钉、Lottes钉、矩形钉、自锁钉、交锁钉等。Ender钉、Lottes钉适合治疗轴向稳定的各型胫腓骨骨折,它可以防止胫骨发生成角畸形,但可能发生骨折端旋转、横移位等,有将近50%的患者仍需石膏辅助固定。Wiss等建议对发生在膝下7.5 cm至踝上7.5 cm范围并至少有25%的骨皮质接触的骨折方可用Ender钉治疗。

胫骨交锁髓内钉基本上解决了对旋转稳定性的控制,可用于膝下 7 cm 至踝上 4 cm 的轴向不稳定骨折。

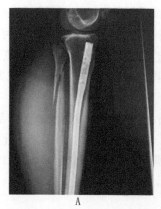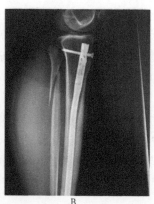

A　　　　　　　　　　B

图 5-22　胫骨骨折交锁髓内钉固定术

胫骨交锁髓内钉的直径一般为 11～15 mm。距钉的顶部 4.5 cm 处有 15°的前弯,以允许髓内钉进入胫骨近端的前侧部位;在钉的远端 6.5 cm 处有 3°的前弯,在插髓内钉时起到一个斜坡的作用,以减少胫骨后侧皮质粉碎的机会;髓内钉的近端和远端各有两个孔道,以供锁钉穿过;锁钉为 5 mm 的自攻丝骨螺钉。

对于骨干峡部的稳定性胫腓骨骨折,如横断、短斜形、非粉碎性骨折等,可以采用动力型胫骨交锁髓内钉,有利于骨折端间的紧密接触乃至加压。对于所有不稳定性胫腓骨骨折,髓内钉的近、远两端各需锁 2 枚锁钉,以维持肢体的长度及控制旋转。Ekeland 等报告应用胫骨交锁髓内钉获得较好的结果,但他们认为应慎用动力型或简单的无锁胫骨交锁髓内钉,因为大部分的并发症都发生于动力型胫骨交锁髓内钉,他们也不赞成对胫骨交锁髓内钉常规地做动力性加压处理。

由于不扩髓和扩髓相比具有以下潜在优点:手术时间短,出血少,合并严重闭合性软组织损伤者能较少地干扰骨内膜血液供给等。所以大多数学者推荐采用不扩髓髓内钉。Keating 等报告了一项随机前瞻性研究,他们对不扩髓和扩髓胫骨交锁髓内钉所治疗的开放胫腓骨骨折进行了比较,除不扩髓组的锁钉断裂较高外,不扩髓和扩髓胫骨交锁髓内钉治疗的开放胫腓骨骨折的其他结果在统计学上没有显著性差异。Duwelius 等建议将不扩髓交锁髓内钉用于治疗合并较严重软组织损伤的胫腓骨骨折,而将扩髓交锁髓内钉用于治疗没有明显软组织损伤者。

值得一提的是,由于胫骨交锁髓内钉治疗胫腓骨骨折日渐盛行,使得一些骨科医师将其应用范围扩大至更靠近近端和远端。因此,在胫骨近 1/3 骨折采用交锁髓内钉治疗,出现胫骨对线不良成为常见问题,应引起重视。

4.外支架固定

无论是闭合或开放性胫腓骨骨折均可应用,尤其是后者,更有实用价值。用于合并有严重皮肤软组织损伤的胫腓骨骨折,不仅可使骨折得到稳定固定,而且方便皮肤软组织损伤的观察和处理。用于粉碎性骨折或伴有骨缺损时,可以维持肢体的长度,有利于晚期植骨。而且不影响膝、踝关节的活动,甚至可以带着外支架起床行走,所以近年来应用较广。

五、预后

(一)骨筋膜室综合征

骨筋膜室综合征主要发生在小腿、前臂以及足,以小腿更为多见,也更加严重。它并不是只发生于高能量损伤,也并不是只发生于闭合性损伤中,低能量的损伤和开放性损伤也可出现。小腿的肌肉等软组织损伤或骨折后出血形成血肿,加上反应性水肿,或包扎过紧,使得筋膜间室内压力增高,可以造成血液循环障碍,形成骨筋膜室综合征。

小腿的骨筋膜室综合征发生于胫前间隙最多,胫后间隙次之,外侧间隙最少,多数有多间隙同时发生。胫前间隙位于小腿前外侧,内有胫前肌、伸趾肌、第三腓骨肌、胫前动静脉和腓深神经。当间隙内压力升高时,小腿前外侧肿胀变硬,明显压痛,被动伸屈足趾时疼痛明显加剧,随后发生伸趾肌、胫前肌麻痹,背伸踝关节和伸趾无力,但由于腓动脉有交通支与胫前动脉相同,因此,早期足背动脉可以触及。

骨筋膜室综合征是一种进行性疾病,刚开始时症状可能不明显,一旦遇到可疑情况,应密切观察,多做检查,做到早期确诊、及时处理,避免严重后果。由于骨筋膜室综合征筋膜室内压力增高所致,早期的切开减压是有效的治疗手段。要达到减压的目的,就要把筋膜室的筋膜彻底打开。早期的彻底切开减压是防止肌肉、神经发生坏死以及永久性功能损害的有效方法。

(二)感染

开放性胫腓骨骨折行钢板内固定后,发生感染的概率最高。Johner 和 Wruhs 报告当开放性胫腓骨骨折应用钢板内固定时,感染率增加到 5 倍。但随着医疗技术和医药的不断发展,感染的发生率明显下降。尽管如此,仍不可小视。对于开放性胫腓骨骨折,有条件地选择胫骨交锁髓内钉和外支架固定是明智的。一旦感染发生,应积极治疗。先选择有效的药物以及充分引流,感染控制后,应充分清创,清除坏死组织、骨端间的无血运组织以及死骨,然后在骨缺损处植入松质骨条块,闭合创口,放置引流管做持续冲洗引流,引流液中加入有效抗生素,直至冲洗液多次培养阴性。如果原有的内固定已经失效,或妨碍引流,则必须取出原有的全部内固定物,改用外支架固定。如果创口无法直接闭合,应选择肌皮瓣覆盖,或者二期闭合。

(三)骨延迟愈合、不愈合和畸形愈合

胫腓骨骨折的愈合时间较长,不愈合的发生率较高。导致胫腓骨骨折延迟愈合、不愈合的原因很多,大致可以分为骨折本身因素和处理不当两大类,多以骨折本身因素为主,多种原因同时存在。

1.骨延迟愈合

Russel 在 1996 年对胫骨骨折的愈合期提出了一般标准。①闭合-低能量损伤:10~14 周。②闭合-高能量损伤:12~16 周。③开放性骨折平均 16~26 周。④Castilo Ⅲb Ⅲc:30~50 周。一般胫骨骨折超过时限尚未愈合,但比较不同时期的系列 X 线片,它仍处于愈合过程中,可以诊断骨延迟愈合。根据不同资料统计有 1‰~17‰。在骨折治疗过程中,必须定期复查,确保固定可靠,指导循序功能锻炼,促进康复。

对于胫骨骨折骨延迟愈合,如果骨折固定稳定、可靠,则可以在石膏固定保护下及时加强练习负重行走,给以良性的轴向应力刺激,以促进骨折愈合。当然也可以在骨折周围进行植骨术,方法简单,创伤小。另外,还可以采用电刺激疗法。

2.骨不愈合

一般胫骨骨折超过时限尚未愈合,X线上有骨端硬化,髓腔封闭;骨端萎缩疏松,中间有较大的间隙;骨端硬化,相互间成为杵臼状假关节等。以上3种形式的任何1种,可以诊断骨不愈合。骨不愈合的患者在临床上常有疼痛、负重疼痛、不能负重,局部在应力下疼痛、压痛、小腿成角畸形、异常活动等。

胫骨的骨延迟愈合和不愈合的界限不是很明确的、骨延迟愈合的患者,患肢可以负重,以促进骨折愈合,但如果是骨不愈合患者,过多的活动反而会使骨折端形成假关节,所以应该采取积极的手术治疗。可靠的固定和改善骨折端周围的软组织血运是主要的手段。

对于胫骨骨不愈合,如果骨折端已有纤维连接,骨折对位、对线可以接受时,简单有效的治疗方法是在胫骨骨折部位行松质骨植骨,术中注意保护局部血液循环良好的软组织,骨折部不广泛剥离,不打开骨折端。胫骨前方软组织菲薄,可能不适合植骨,可以行后方植骨。

对于骨折位置不能接受,骨端硬化,纤维组织愈合差者,需要暴露骨折端,打通髓腔,采用LC-DCP、胫骨交锁髓内钉、外固定支架重新进行可靠的固定,再在骨折端周围、髓腔内植入松质骨条块。

如果是骨折处局部有瘢痕或皮肤缺损引起的骨不愈合,改善局部血运则有利于骨折的愈合。可以选用腓肠肌内侧头肌皮瓣转位覆盖胫前中以及上 1/3 皮肤缺损,比目鱼肌肌皮瓣转位覆盖胫骨中下段皮肤缺损,也可以用带旋髂血管的皮肤髂骨瓣游离移植修复胫骨缺损和局部皮肤缺损。

对于骨缺损引起的骨不愈合,可以根据骨缺损的情况采取不同的方法。如果骨缺损不是很大,在7 cm 以内,可以取同侧髂骨块嵌入胫骨骨缺损处植骨。骨缺损在 7 cm 以上,可以采用带血管的游离骨移植术。

3.畸形愈合

胫骨骨折的畸形容易发现,一般都得到及时的纠正,畸形愈合的发生率较低。但粉碎性骨折、有软组织或骨缺损以及移位严重者,容易发生畸形愈合,注意及时发现,早期处理。前文亦已提及,在胫骨近 1/3 骨折采用交锁髓内钉治疗,极易发生成角畸形。

从理论上讲,凡是非解剖愈合,都是畸形愈合。但许多非解剖愈合,其功能和外观都是可以接受的。所以判断骨折畸形愈合要看是否是造成了肢体功能障碍或有明显的外观畸形。这也可以作为骨折畸形愈合是否需要截骨矫形的标准。

4.创伤性关节炎、关节功能障碍

由于骨折涉及关节,骨折固定时间长、固定不当,骨折畸形愈合,骨筋膜室综合征后遗症等原因,都会造成创伤性关节炎、关节功能障碍。无论是创伤性关节炎还是关节功能障碍,一旦发生,都缺少有效的治疗方法,关键在于预防。

5.爪状趾畸形

小腿的后骨筋膜室综合征会遗留爪状趾畸形;胫骨下段骨折骨痂形成后,趾长伸肌在骨折处粘连也可引起爪状趾畸形。爪状趾畸形可以影响穿鞋、袜,也可能影响行走,应注意预防。患者早期要练习伸屈足趾运动。如果爪状趾畸形严重,被动牵引不能纠正,可以行趾关节融合术或屈趾长肌切断固定术等。

(韩江涛)

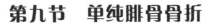

第九节 单纯腓骨骨折

腓骨体呈三棱柱形,有3缘及3面。前缘及内侧嵴分别为腓骨前、后肌间隔的附着部。骨间缘起于腓骨头的内侧,向下移行于外踝的前缘。骨间缘向上、下分别与前缘及内侧嵴相合,有小腿骨间膜附着。腓骨体后面发生扭转,上部向后,下部向内。外侧面也出现扭转,上部向外,下部向后。

腓骨体有许多肌肉附着,在上1/3,有强大的比目鱼肌附着,下2/3有长屈肌和腓骨短肌附着;另外在腓骨上2/3的前、外、后侧有趾长伸肌、腓骨长肌和胫骨后肌包绕,而下1/3则甚少肌肉附着。这样,腓骨上、中1/3交点及中、下1/3交点均是两组肌肉附着区的临界点,也是相对活动与相对不活动的临界点,承受的张应力较大,在肌肉强大收缩下,可能容易使腓骨遭受损伤。

腓骨滋养孔多为1个,可为多孔(2~7个),滋养动脉起自腓动脉,多为1支,次为2支,多为3支,其行走斜向下或水平向外,进入腓骨滋养孔。

腓骨四周均有肌肉保护,虽不负重,但有支持胫骨的作用和增强踝关节的稳定度。骨折后移位常不大,易愈合。腓骨头后有腓总神经绕过,如发生骨折要注意此神经损伤的可能性。

一、病因及发病机制

单纯腓骨骨折较少见,常发生于与胫骨骨折的混合性骨折中。

(一)直接暴力

腓骨干骨折以重物打击、踢伤、撞击伤或车轮碾扎伤等多见,暴力多来自小腿的前外侧,骨折线多呈横形或短斜形。巨大暴力或交通事故多为粉碎性骨折,骨折端多有重叠、成角、旋转移位等。因腓骨位于皮下,所以骨折端穿破皮肤的可能性极大,肌肉被挫伤的机会也较多。如果暴力轻微,皮肤虽未穿破,如挫伤严重,血运不良,亦可发生皮肤坏死,骨外露发生感染。较大暴力的碾挫、绞扎伤可有大面积剥脱皮肤,肌肉撕裂和骨折端裸露。

骨折部位以中、下1/3较多见,由于营养血管损伤、软组织覆盖少、血运较差等特点,延迟愈合及不愈合的发生率较高。

(二)间接暴力

为由高处坠下、旋转扭伤或滑倒等所致的骨折,骨折线多呈斜形或螺旋形;腓骨骨折线较胫骨骨折线高,软组织损伤小,但骨折移位,骨折尖端穿破皮肤形成穿刺性开放伤的机会较多。

骨折移位取决于外力作用的大小、方向。小腿外侧受暴力的机会较多,肌肉收缩和伤肢远端重量等因素,因此可使骨折端向内成角,小腿重力可使骨折端向后侧倾斜成角,足的重量可使骨折远端向外旋转,肌肉收缩又可使骨折端重叠移位。

儿童腓骨骨折遭受外力一般较小,加上儿童骨皮质韧性较大,多为青枝骨折。

二、类型

(一)单纯腓骨骨折

单纯腓骨干骨折较少见,多由直接暴力打击小腿外侧所致。在骨折外力作用的部位,骨折线呈横形或粉碎。因有完整的胫骨作为支柱,骨折很少移位。但腓骨头下骨折时,应注意有无腓总神经损伤。一般腓骨骨折如不影响踝关节的稳定性,均不需复位,用石膏托或夹板固定 4~6 周即可;如骨折轻微,只用弹力绷带缠紧,手杖保护行走,骨折即可愈合。

(二)腓骨应力性骨折

1.病因

腓骨应力性骨折多见于运动员、战士或长途行走者,多位于踝关节上部。

2.发病机制

为多次重复的较小暴力作用于骨折部位,使骨小梁不断发生断裂,但局部修复作用速度较慢,最终导致骨折。

3.临床症状与诊断

运动或长途行走之后,局部出现酸痛感,休息后好转,运动、长途行走或工作后则加剧。局部可有肿胀、压痛,有时可出现硬性隆起。X 线片上的改变出现较晚,一般在 2 周后可出现不太清晰的骨折线,呈一骨质疏松带或骨质致密带,继而陆续出现骨膜性新骨形成和骨痂生长。

三、治疗

根据骨折类型和软组织损伤程度选择外固定或开放复位内固定。

(一)手法复位外固定

适用于单纯的腓骨中、上段骨折或无移位的腓骨下段骨折。应力性骨折多无移位,确诊后停止运动、患肢休息即可。症状明显时,可用石膏托固定。

(二)开放复位内固定

腓骨骨折是踝关节骨折的一部分,通常在固定内、后、前踝之前,先将外踝或腓骨整复和内固定。做踝关节、前外侧纵向切口,显露外踝和腓骨远端,保护隐神经,如骨折线呈斜形,可用 1~2 枚拉力螺钉由前向后打入骨折部位,使骨片间产生压缩力,螺钉的长度必须能钉穿后侧皮质,但不要向外伸出太多以致影响腓骨肌腱鞘。如果为横断骨折或远侧骨片较小,可纵向分开跟腓韧带纤维,显露外踝尖端,打入长螺钉,也可用其他形式的髓内钉经过骨折线打入近侧骨片髓腔中。手术必须要达到解剖整复,保持腓骨的长度。如果骨折位于胫腓下关节之上,整复后可用一块小型半管状压缩接骨板做内固定。如果用髓内钉则应小心,不要使外踝引向距骨,髓内钉的插入部位应相当于踝部尖端的外侧面。如果髓内钉是直线插入,外踝就能被引向距骨,这样就会造成踝穴狭窄,踝关节的活动度减小,因此应事先将髓内钉弯成一定的弧度以避免发生这种错误。

(三)开放性腓骨骨折的处理

小腿开放性骨折的软组织伤轻重不等,可发生大面积皮肤剥脱伤、组织缺损、肌肉绞轧挫灭伤、粉碎性骨折和严重污染等。早期处理时,创口开放或是闭合,采用什么固定方法均必须根据不同伤因和损伤程度做出正确的判断。小腿的特点是前侧皮肤紧贴胫骨,清创后勉强缝合,常因牵拉过紧造成缺血、坏死或感染。因此,对 Gustilo Ⅰ型或较清洁的Ⅱ型伤口,预计清创后一期愈合无大张力者可行一期愈合;对污染严重,皮肤缺损或缝合后张力较大者,均应清创后开放创面。如果骨折需要内固定,也可在内固定后用健康肌肉覆盖骨折部,开放皮肤创口,等炎症局限后,延迟一期闭合创口或二期处理。大量临床资料证实,延迟一期闭合创口较一期缝合的成功率高。

四、并发症

骨筋膜室综合征、感染、延迟愈合、不愈合或畸形愈合。

（韩江涛）

第十节　踝关节骨折

一、概述

踝部骨折是最常见的关节内骨折,它包括单踝骨折、双踝骨折、三踝骨折等。多为闭合性骨折,开放性骨折亦不少见。

踝关节由胫骨和腓骨的下端与距骨构成。胫骨下端略呈四方形,其端面有向上凹的关节面,与距骨体的上关节面相接触。其内侧有向下呈锥体状的内踝,与距骨体内侧关节面相接触。内踝后面有一浅沟,胫骨后肌和趾长屈肌的肌腱由此通过。内踝远端有两个骨性突起,即前丘和后丘。胫骨下端的前后缘呈唇状突出,分别称为前踝和后踝。胫骨远端外侧有一凹陷,称为腓骨切迹,与腓骨远端相接触。在胫骨的腓骨切迹下缘处有一小关节面,与腓骨外踝形成关节,其关节腔是踝关节腔向上延伸的一部分。腓骨下端的突出部分称为外踝。外踝与腓骨干有 $10°\sim15°$ 的外翻角。外踝后有腓骨长短肌肌腱通过。外踝比内踝窄但较长,其尖端比内踝尖端低,且位于内踝后方。胫腓两骨干间由骨间膜连接为一体,下端的骨间膜特别增厚形成胫腓骨间韧带。在外踝与胫骨之间,前方有外踝前韧带,后方有外踝后韧带和胫腓横韧带。这些韧带使胫腓骨远端牢固地连接在一起,并将胫骨下端的关节面与内、外、前、后踝的关节面构成踝穴。踝穴的前部稍宽于后部,下部稍宽于上部。踝穴与距骨体上面的关节面构成关节。距骨体前端较后端稍宽,下部较顶部宽,与踝穴形态一致,故距骨在踝穴内较稳定。由于结构上的这些特点,踝关节在跖屈时,距骨较窄的后部进入踝穴,距骨在踝穴内可有轻微运动;踝关节背伸时,距骨较宽的前部进入踝穴,使踝关节无侧向运动,较为稳定。踝关节背伸,距骨较宽的前部进入踝穴时,外踝又稍向外分开,踝穴较跖屈时约增宽,这种伸缩主要依靠胫腓骨下端韧带的紧张与松弛。这种弹性同时又使距骨两侧关节面与内、外踝的关节面紧密相贴,因此,踝背伸位受伤时,多造成骨折。正是这些特点,当下坡或下阶梯时,踝关节在跖屈位中,故易发生踝部韧带损伤。胫距关节承受身体重量,其中腓骨承受较少,但若腓骨变短或旋转移位,使腓骨对距骨的支撑力减弱,可导致关节退行性病变。

踝关节的关节囊前后较松弛,韧带较薄弱,便于踝关节的背伸和跖屈活动。关节囊的内外两侧紧张,且有韧带和肌肉加强。踝关节在正常活动时,踝关节两侧的关节囊和韧带能有力地控制踝关节的稳定。

踝关节周围缺乏肌肉和其他软组织遮盖,仅有若干肌腱包围。这些肌腱和跗骨间关节的活动,可以缓冲暴力对踝关节的冲击,从而减少踝关节损伤的机会。

二、病因病机

由于外力的大小、作用方向和肢体受伤时所处的位置不同,踝关节可发生各式各样复杂的联合损伤。根据骨折发生的原因和病理变化,把踝部骨折分为外旋、外翻、内翻、纵向挤压、侧方挤压、踝关节强力跖屈、背屈骨折几型,前3型又按其损伤程度分为3度。

(一)踝部外旋骨折

小腿不动,足强力外旋;或脚着地不动,小腿强力内旋,距骨体的前外侧外踝的前内侧,迫使外踝向外旋转,向后移位,造成踝部外旋骨折。

1.踝部外旋Ⅰ度骨折

外踝发生斜形或螺旋形骨折。骨折线由胫腓下关节远端的前侧开始,向后、向上斜形延伸,侧位X线片显示由前下斜向后上的斜形骨折线,骨折面呈冠状,骨折移位不多或无移位,骨折面里前后重叠。有移位时,外踝远端骨折块向后、向外移位并旋转。若暴力较大,迫使距骨推挤外踝时,胫腓下骨间韧带先断裂,骨折则发生在胫腓骨间韧带的上方之腓骨最脆弱处。此为踝部外旋Ⅰ度骨折或外旋单踝骨折。

2.踝部外旋Ⅱ度骨折

Ⅰ度骨折发生后,如还有残余暴力继续作用,则将内踝撕脱(或内侧副韧带断裂)。此为踝部外旋Ⅱ度骨折或外旋双踝骨折。

3.踝部外旋Ⅲ度骨折

Ⅱ度骨折发生后,仍有残余暴力继续作用,此时内侧副韧带牵制作用消失,距骨向后外及向外旋转移位,撞击胫骨后缘造成后踝骨折。此为踝部外旋Ⅲ度骨折或外旋三踝骨折。

(二)踝部外翻骨折

患者自高处跌下,足内缘触地,或步行在不平的道路上,足底外侧踩上凸处,或小腿远段外侧直接受撞击时,使足突然外翻,造成踝部外翻骨折。

1.踝部外翻Ⅰ度骨折

踝部外翻时,暴力先作用于内侧副韧带,因此韧带较坚强,不易断裂,遂将内踝撕脱。内踝骨折线往往为横形或斜形,与胫骨下关节面对平,骨折移位不多。此为踝部外翻Ⅰ度骨折或外翻单踝骨折。

2.踝部外翻Ⅱ度骨折

Ⅰ度骨折发生后,还有残余暴力继续作用,距骨体推挤外踝的内侧面,迫使外踝发生横形或斜形骨折。骨折面呈矢状位,内外踝连同距骨发生不同程度地向外侧移位。若外踝骨折前,胫腓骨间韧带发生断裂,则外踝骨折多发生在胫腓骨间韧带以上的腓骨下段薄弱部位,有时也可发生在腓骨干的中上段。此为踝部外翻Ⅱ度骨折或外翻双踝骨折。

3.踝部外翻Ⅲ度骨折

Ⅱ度骨折发生后,仍有残余暴力继续作用,偶可发生胫骨的后踝骨折。此为踝部外翻Ⅲ度骨折或外翻三踝骨折。

(三)踝部内翻骨折

患者自高处跌下时,足外缘触地,或小腿下段内侧受暴力直接撞击,或步行在不平的道路上,脚底内侧踩上凸处,使脚突然内翻,均可造成踝部内翻骨折。

1.踝部内翻Ⅰ度骨折

踝部内翻时,暴力首先作用于外侧副韧带,由于此韧带较薄弱,故暴力较多造成韧带损伤,偶亦有外踝部小块或整个外踝的横形撕脱性骨折。此为踝部内翻Ⅰ度骨折或内翻双踝骨折。

2.踝部内翻Ⅱ度骨折

Ⅰ度骨折发生后,还有残余暴力继续作用,迫使距骨强力向内侧移位,撞击内踝,造成内踝骨折。骨折线位于内踝的上部与胫骨下端关节面接触处,并向上、向外。此为踝部内翻Ⅱ度骨折或内翻单踝骨折。

3.踝部内翻Ⅲ度骨折

Ⅱ度骨折发生后,仍有残余暴力继续作用,偶可发生胫骨后踝骨折,称为踝部内翻Ⅲ度骨折或内翻三踝骨折。

(四)纵向挤压骨折

患者由高处落下,足底触地,可引起胫骨下端粉碎性骨折,腓骨下端横断或粉碎性骨折。此时,若有踝关节急骤地过度背伸或跖屈,胫骨下关节面的前缘或后缘因受距骨体的冲击而发生挤压骨折。前缘骨折,距骨随同骨折块向前移位。后缘骨折,距骨随骨折块向后移位。

(五)侧方挤压骨折

内外踝被夹挤于两重物之间,造成内外踝骨折。骨折多为粉碎型,移位不多。常合并皮肤损伤。

(六)胫骨下关节面前缘骨折

胫骨下关节面前缘骨折可由两个完全相反的机制造成。一是当足部强力跖屈(如踢足球时),迫使踝关节囊的前壁强力牵拉胫骨下关节面的前缘,造成胫骨下关节面前缘的撕脱性骨折。骨折块往往很小,但移位明显。二是由高处落下,足部强力背伸位,距骨关节面向上、向前冲击胫骨下关节面前部,造成胫骨下关节面前缘大块骨折。距骨随同骨折块向前、向上移位。

三、诊断

患者多有在走路时不慎扭伤踝部,自高处落下跌伤踝部,或重物打击踝部的病史。伤后觉踝部剧烈疼痛,不能行走,严重者有患部的翻转畸形。踝部迅速肿胀,踝部正侧位X线片常能显示骨折的有无。在踝部骨折的诊断中,在确定骨折存在的同时,还应判断造成损伤的原因。因为不同的损伤,在X线片上有时可有相同的骨折征象,但其复位和固定方法则完全不同。因此,在诊断踝部骨折时,必须仔细研究踝关节正侧位X线片,详细询问患者受伤历史,仔细检查,以确定损伤的原因和骨折发生机制,从而正确地拟定整复和固定的方法。

四、治疗

踝关节既支持全身重量,又有较为灵活的运动。因此,踝部骨折的治疗既要保证踝关节的稳定性,又要保证踝关节活动的灵活性。这就要求踝部骨折后应尽量达到解剖复位,并较早地进行功能锻炼,使骨折愈合后能符合关节活动的力学要求。在治疗方法上,当闭合复位失败时,应及时考虑切开复位与内固定,从而恢复踝关节的稳定,并使踝穴结构能适应距骨活动的要求,避免术后发生关节疼痛。

(一)手法整复超关节夹板局部外固定

1.整复手法

普鲁卡因腰麻或坐骨神经阻滞麻醉,患者平卧,髋关节、膝关节各屈曲90°。一助手站于患肢外侧,用双手抱住大腿下段。另一助手站于患肢远端,一手握足前部,一手托足跟。在踝关节跖屈位,顺着原来骨折移位方向轻轻用力向下牵引。内翻骨折先内翻位牵引,外翻骨折先外翻位牵引。无内、外翻畸形而仅是两踝各向内、外侧方移位的骨折,则垂直牵引。牵引力量不能太大,更不能太猛,以免加重内、外侧韧带损伤。

在一般情况下,外翻骨折都伴有一定程度的外旋,内翻骨折都伴有一定程度的内旋。所以在矫正内、外翻畸形前,首先应矫正旋转畸形。牵引足部的助手将足内旋或外旋,矫正外旋或内旋畸形。然后改变牵引方向,外翻骨折的牵引方向由外翻逐渐变为内翻,内翻骨折的牵引方向由内翻逐渐变为外翻。同时术者两手在踝关节上、下对抗挤压,内、外翻畸形即可纠正,骨折即可复位。

对有下胫腓联合分离的病例,术者用两手掌贴于内、外踝两侧,嘱助手将足稍稍旋转,术者两手对抗扣挤两踝,下胫腓联合分离即可消失,距骨内、外侧移位即可整复。在外翻或外旋型骨折,合并下胫腓联合分离,外踝骨折发生在踝关节以上时,对腓骨下端骨折要很好地整复。只有将腓骨断端正确复位,下胫腓联合分离消除,外踝才能稳定。

距骨有后脱位的病例,术者一手把住小腿下端向后推,一手握住足前部向前拉,后脱位的距骨即回到正常位置。

骨折块不超过胫骨下关节面 1/3 的后踝骨折病例,应先整复固定内、外两踝,然后再整复后踝。整复后踝时,术者一手握胫骨下端向后推,一手握足向前拉,慢慢背屈,利用紧张的后侧关节囊把后踝拉下,使后踝骨折块复位。

骨折块超过胫骨下关节面 1/3 以上的后踝骨折,因距骨失去支点,踝关节不能背屈,越背屈距骨越向后移位,后踝骨折块随脱位的距骨越向上变位。手法复位比较困难。可采用经皮钢针撬拨复位。

手法整复完毕,应行 X 线检查,骨折对位满意后,行局部夹板固定。

2.固定方法

(1)固定材料:木板 5 块,内、外、后 3 块等长,长度上自腘窝下缘,下齐足跟,宽度内、外侧板与患者小腿前后径等宽,后侧板与患者小腿横径等宽;前侧板两块,置于胫骨嵴两侧,宽度 1～2 cm,长度上自胫骨结节下缘,下到内外踝上缘,以不妨碍踝关节背屈 90°为准。梯形纸垫 2 个,塔形纸垫 3 个。

(2)固定方法:骨折整复后,踝部敷上消肿止痛中药,用绷带缠绕。在内、外两踝上方凹陷处各放一塔形垫,两踝下方凹陷处各放一梯形垫,纸垫厚度与踝平,以夹板不压迫踝顶为准。在跟骨上方凹陷处放一塔形垫,以夹板不压迫跟部为准。用胶布将纸垫固定。最后放上 5 块夹板,并用 3 根布条捆扎。术后即可开始脚趾和踝关节背伸活动。2 周后可扶拐下地逐渐负重步行。3 周后可解开固定行按摩。4 周后去固定,练习步行和下蹲活动,并用中药熏洗。

(二)手术切开整复内固定

手术切开整复内固定适用于下列情况。

1.严重开放性骨折

清创时,即可将骨折整复内固定。

2.内翻型骨折

内踝骨块较大,波及胫骨下关节面 1/2 以上者。

3.外旋型骨折

内踝撕脱性骨折,骨折整复不良,或有软组织夹在骨折线之间,引起骨折纤维愈合或不愈合的病例。

4.大块骨折

足强度背屈所造成胫骨下关节面前缘大块骨折。

（三）踝关节融合术

踝部严重粉碎性骨折，日后难免发生创伤性关节炎；或踝部骨折整复不良，发生创伤性关节炎，严重影响行走的病例，可行踝关节融合术治疗。

（四）练功活动

整复固定后，鼓励患者活动足趾和踝部背伸活动。双踝骨折从第 2 周起，可在保持夹板固定的情况下加大踝关节的主动活动范围，并辅以被动活动。被动活动时，术者一手握紧内、外侧夹板，另手握前足，只做背伸和跖屈，但不做旋转或翻转活动。3 周后可将外固定打开，对踝关节周围的软组织（尤其是肌腱经过处）进行按摩。在袜套悬吊牵引期间亦应多做踝关节的伸屈活动。

（五）其他疗法

内外踝骨折，闭合复位不满意，后踝骨折块超过 1/3 关节面，开放型骨折等，行切开复位内固定术。陈旧性骨折复位效果不佳并有创伤性关节炎者，可行踝关节融合术。

（韩江涛）

第六章　脊柱及脊髓损伤

第一节　上颈椎损伤

上颈椎损伤包括颈枕部、寰枢椎部位的损伤。尽管大多数致死性的脊柱损伤都发生在颈枕部,但由于该区域椎管容积大,脊髓所占容积相对较小,所以有幸能送到医院的患者如果有神经损伤也是轻度的。正由于神经损伤较轻,所以容易被漏诊。因此,对有头面部损伤及颈部软组织损伤的患者要注意排除上颈椎损伤。另外,上颈椎损伤常伴有相应脊柱的骨折。

一、枕骨髁损伤

枕骨髁骨折临床较少见,而且常常被遗漏。这种骨折可以是单独的,也可合并寰枕、寰齿关节或其他颈椎损伤。

(一)损伤机制

常由于高速减速伤所致,儿童极少见,多见于 18～80 岁。可以合并或不合并旋转、前后或侧方撕脱力。

(二)临床诊断

症状较轻者可以没有神经损伤,常常诉上颈部有明显的不适并有活动受限,可以直接损伤到第Ⅵ(展神经)、Ⅸ(舌咽神经)、Ⅻ(舌下神经)对脑神经或累及脑干腹侧。还可表现为椎基底动脉供血不足的症状,如眩晕、恶心、呕吐和耳鸣等。症状严重者可以表现为完全性四肢瘫并有呼吸障碍。

(三)影像学诊断

由于面部解剖结构的遮挡,X 线片常常难以发现。如果患者伤后出现上述症状则应该怀疑枕骨髁损伤。穿过颌窦的寰枕关节前后位 X 线片可观察到该病变区域,寰枕部高分辨 CT 扫描,特别是 CT 三维重建,可清晰显示枕骨髁骨折形态及移位的程度,翼状韧带损伤可作为枕骨髁骨折可靠的影像学依据。MRI 不仅能反映韧带的损伤,还有助于脑干、脊髓及椎动脉损伤的诊断。

(四)损伤分类

根据 Anderson 分类法可将枕骨髁损伤分为 3 型(图 6-1)。Ⅰ型:枕骨髁粉碎性骨折,但没有或仅有轻微移位,常由轴向暴力所致;Ⅱ型:枕骨髁骨折波及枕骨大孔,很少发生韧带撕裂,系颅颈部直接暴力所致;Ⅲ型:通过翼状韧带的枕骨髁撕脱性骨折,系撕拉、侧屈、旋转暴力所致,该损害高度不稳定。Tuli等又在此基础上将其分为两种类型。Ⅰ型为无移位骨折,属稳定骨折。ⅡA型为移位骨折,当X线片无不稳征象时为稳定骨折,如X线片显示有不稳征象时为不稳定骨折,属ⅡB型。另外,贾连顺等又根据骨折特点将其分为两种类型。Ⅰ型为附着于枕髁部的翼状韧带牵拉导致的撕脱性骨折;Ⅱ型为承受纵轴暴力所致的压缩骨折(图6-2)。

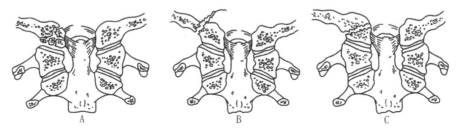

图 6-1　枕骨髁损伤的 Anderson 分类

A.枕骨粉碎性骨折;B.枕骨线形骨折延伸到髁部;C.枕骨翼状韧带撕脱性骨折

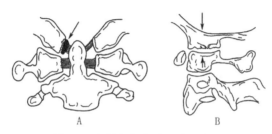

图 6-2　枕骨髁损伤的贾连顺分类

A.枕骨撕脱性骨折;B.枕骨压缩骨折

(五)治疗原则

Anderson Ⅰ型及Ⅱ型枕骨髁骨折属稳定骨折,用颈围领外固定2～3个月,3个月时拍摄颈椎过伸、过屈侧位X线片,以排除韧带损伤所致的慢性不稳定。Ⅲ型为高度不稳定性损伤,须尽早应用外固定,Halo-Vest架或硬质颈围领,并密切随访,以防止损伤后寰枕脱位。枕骨髁骨折很少需要手术治疗者,除非存在脑干压迫症状或显著失稳。泊子博加等1992年报道了该类损伤患者34例,均有脑干和椎动脉受压症状,因而做了枕骨大孔减压和寰椎后弓切除以减轻脑干受压症状。

二、寰枕部损伤

近年来,寰枕关节脱位或半脱位的临床文献报道增多,大多为儿童。多数患者在随访时,仍遗留明显的神经症状。据报道,幸存患者的1/3经历过漏诊。这一部位的骨性及韧带稳定结构包括寰枕关节囊和枕骨髁下关节面及寰椎侧块上关节面形成的关节。对称的翼状韧带附着在齿突和颅底枕骨大孔前缘,将枕部稳定在上颈椎,这一韧带为侧屈和轴向旋转时的稳定成分。

(一)损伤机制

寰枕部损伤机制为过伸损伤和轴向损伤,另有学者报道旋转暴力或伴有侧屈为损伤的主要原因。

(二)临床诊断

寰枕部损伤患者的神经症状与枕骨髁损伤类似,少数伴有高位瘫及呼吸衰竭。这一损伤幸存者,有第Ⅹ对脑神经(迷走神经)、脑干、上颈髓及 $C_{1\sim3}$ 神经的损伤。颈椎过伸轴向牵张和过度旋转可导致单侧椎基底动脉系统损伤,可产生 Wallenberg 综合征,表现为第Ⅴ、Ⅸ、Ⅹ、Ⅺ对同侧脑神经运动障碍,对侧痛、温觉障碍及同侧 Horner 综合征。可有枕骨下区疼痛、瘀斑、昏迷或有脑干受压症状。

(三)影像学检查

颈椎 X 线检查可见 C_2 椎体水平椎前软组织肿胀(>7 mm)。正常侧位 X 线片上,齿突尖应和枕骨大孔前缘一致。两者距离用 Wholey 法测量,成人为 9~10 mm,儿童为 4~6 mm(图 6-3),如果成人>15 mm 或儿童>12 mm 认为不正常。同时在屈伸位时相差应为<1 mm。

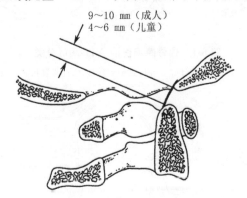

图 6-3　枕骨与上颈椎矢状面测量关系示意图

Powers 比率包括 4 个点,即 B、C、O、A。BC 为颅底枕骨大孔前缘与寰椎后弓前缘中点之距,OA 为枕骨大孔后缘与寰椎前弓后缘中点之距(图 6-4)。BC/OA 为 0.77,上限为 1,如比率>1 提示有寰枕向前半脱位或脱位。这种比率不能用于儿童,在儿童向后半脱位或轴向牵张时可造成错误的阴性结果。X 线片对寰枕的敏感率为 50%~75%。高分辨率 CT 断层或 CT 三维重建,尤其在矢状面上骨性标志更清楚,测量更精确。

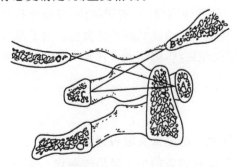

图 6-4　枕骨与寰椎的 Powers 比率示意图

(四)上颈椎失稳的诊断标准

(1)寰枕失稳:①单侧寰枕关节轴向旋转 78°;②在寰枕屈曲、过伸时寰枕移位(枕骨基底与齿突顶点的距离)>1 mm。

(2)寰枢椎失稳:①C_1、C_2 寰齿侧间距(无论在左侧或右侧)>7 mm;②单侧 C_1、C_2 轴向旋转

>45°；③C_1、C_2 移位（寰齿前间隙）>4 mm（图 6-5）；④C_2 椎体后缘和 C_1 后弓间距<13 mm。

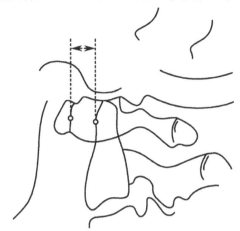

图 6-5 寰齿前间隙（AO），增大表示横韧带损伤

（五）损伤分类

Traynelis 等将寰枕关节损伤分为 3 型：Ⅰ型，影像学检查证实有轴向牵张；Ⅱ型，有向前半脱位或脱位；Ⅲ型，有向后半脱位或脱位。

（六）治疗

寰枕部损伤很不稳定，应当立即外固定较可靠。如果有必要复位以恢复正常排列或中枢神经减压，应用 1.0～1.5 kg 重量牵引，不应超过 2 kg。在牵引期间进行仔细 X 线检查，进行一系列神经系统检查，尤其是颈部周围肌肉痉挛消退以后，寰枕部将进一步不稳定。寰枕部损伤不能依靠外固定达到永久稳定，应该行颈枕融合术来达到长期稳定的目的。

三、寰椎骨折

寰椎骨折由 Jefferson 等于 1920 年首次报道，亦称为 Jefferson 骨折。在颈椎损伤中，寰椎骨折占3％～13％，而在寰椎损伤中有 5％合并齿突损伤，C_1 和 C_2 在屈曲时主要稳定结构是横韧带。横韧带在寰椎骨折时可能断裂，这一韧带附着在寰椎侧块内结节及齿突之后，系十字韧带的一部分。横韧带向上延伸至枕骨大孔前缘，向下延伸到齿突后下方，分别称之为上十字韧带和下十字韧带。韧带的作用除了将齿突稳定在 C_1 前部外，还使齿突作为 C_1、C_2 旋转的一个稳定的枢轴点。横韧带附近还有局部韧带，这些韧带起始于 C_1 侧块，向前连接到横韧带，其协助寰椎屈、伸和侧偏时能稳定在齿突之上。

（一）损伤机制

寰椎骨折多发生于车祸，其次为坠落伤和其他损伤。主要应力为轴向压缩力通过枕骨髁到寰椎两侧块，继之，也有过伸、侧向或旋转力参与。轴向压力使寰椎失去张力而在其狭窄的部位骨折。可使关节突爆裂开来。如果过伸作为源应力，那么，后弓挤压在枕骨和 C_2 后柱导致后弓骨折，常发生在较狭窄的椎动脉沟处。

（二）临床诊断

很少有神经损伤。当合并齿突骨折后移时，神经损伤发生率高。寰椎侧块的侧方移位可压迫舌咽神经（Ⅸ）、迷走神经（Ⅹ）和舌下神经（Ⅻ），也可损伤展神经（Ⅵ）和副神经（Ⅺ）。有可能损伤的外周神经有枕下神经、枕大神经。C_1 侧块移位压迫而产生症状。大多数患者诉有枕下区不

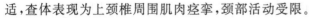

适,查体表现为上颈椎周围肌肉痉挛,颈部活动受限。

(三)影像学检查

正常情况下,上颈椎前、后位,开口位 X 线片表现为两侧块与齿突间的距离相等,两侧外缘与枢椎关节突外缘在一条直线上;侧位 X 线片表现为寰椎前结节后缘与齿突前缘即寰齿间距成人为 3 mm,这是恒定的 X 线标志。若上述参数发生变化,尤其是寰椎侧块向外滑动,则为骨折的诊断依据。同时需要注意,因颈椎过伸时枕骨撞击寰椎后弓导致椎动脉沟处单纯骨折,该骨折仅能从侧位 X 线片显示。在侧位 X 线片上测得寰齿间距>3 mm,常提示合并横韧带撕脱伤。

寰椎骨折 X 线片特点:①寰椎两侧块移位,可同时向外侧分离移位,亦可不对称的移位。移位范围为2～4 mm。②判断侧块移位应参照枢椎的棘突是否在正中,如果棘突在中央而侧块移位,表示不是因旋转而导致的侧块与齿突距离的差异。③断层摄片可了解更加详细的结构改变,如果寰椎侧块内侧有一小游离骨块,系横韧带撕脱所致。④咽后壁软组织肿胀阴影可在清晰的 X 线片上看到,表示该部有骨折出血的征象。

最敏感的方法是寰椎的 CT 断层扫描及 CT 三维重建,它能显示骨折块的分离状况,对确定稳定程度很有帮助。寰椎侧块内缘撕脱性骨折是横韧带撕裂的征象,表明骨折不稳定。MRI 对脊髓损伤的判断有意义,并能清楚地显示横韧带。

(四)损伤分类

1.Levene 分类

Levene 将寰椎损伤分为 3 型:Ⅰ型为双侧后弓骨折;Ⅱ型为相邻前后弓骨折,侧块浮动;Ⅲ型为寰椎骨折成 3～4 块的爆裂骨折(图 6-6)。

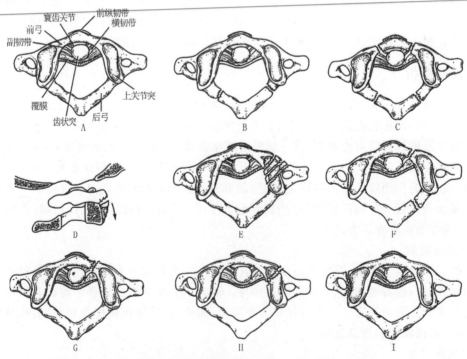

图 6-6　寰椎椎体和韧带的解剖及各种损伤类型示意图

A.寰椎椎体和韧带的解剖示意图;B.双侧后弓骨折;C.前、后弓四部骨折;D.C₁ 前下弓的过伸撕裂性骨折;E.侧块粉碎性骨折;F.单侧前后弓骨折;G.单侧前弓骨折;H.单侧侧块骨折;I.横突骨折

2.Segal 等改良分类

Segal 等改良 Gehweiler 的寰椎分类法。Ⅰ型:前弓骨折;Ⅱ型:后弓骨折;Ⅲ型:侧块骨折;Ⅳ型:4 个部分爆裂骨折;Ⅴ型:横突骨折。

3.Landell 分类

Landell 将寰椎骨折分为 3 种类型。Ⅰ型:孤立的前弓或后弓骨折;Ⅱ型:前后弓双骨折,包括典型的 Jefferson 爆裂骨折;Ⅲ型:侧块骨折,骨折线可累及前弓或后弓,但不同时累及。

(五)治疗

非手术治疗主要有过伸位颅骨牵引、Halo-Vest 架固定等方法。牵引时间为 3 周,牵引重量为 3~5 kg,复位后继续固定 12~20 周。对伴有横韧带松弛或断裂的骨折颈围领固定 6~12 周,直至骨折愈合。如有必要复位,用轴向颅骨牵引,重量为 4.5~13 kg,以改善骨序列。牵引维持 5~8 周,直至骨折块有一定的强度,然后可换用外固定架或维持牵引到临床愈合。然后摄 X 线侧位、过伸、过屈位片,以确定是否遗留慢性不稳定及是否需要手术稳定。

不伴有骨膜撕脱性骨折的横韧带损伤是一种具有潜在危险的损伤。多数医师认为,需要立即手术稳定,因为其具有潜在的寰枢椎失稳导致瘫痪的危险。许多学者认为,伴有横韧带、副韧带和关节环的骨膜撕脱性骨折的病例,给予适当外固定至骨折愈合即可。

在伴有横韧带中段损伤(不伴撕脱性骨折)或影像学证实有不稳定存在时,应予外科手术稳定。手术分为寰枢椎融合和颈枕融合两大类。

四、寰枢椎旋转脱位

稳定寰枢关节的主要韧带是横韧带,它预防了 C_1 在 C_2 上病理性前移位,并使 C_1 在齿突周围枢轴。其次,稳定 C_1、C_2 旋转的副韧带,还包括翼状韧带和关节囊。C_2 的上、下关节突处在不同的垂直面上,上关节面向前倾斜没有下关节面垂直。C_1、C_2 关节面的水平倾向有利于这个单面的旋转运动,C_1、C_2 关节脱位始发时常处在 63°~65°旋转位,在这种情况下,上颈椎管比正常狭窄 7 mm。假如由于横韧带损伤 C_1 向前半脱位 5 mm,那么单关节突脱位可能在 40°的旋转位上,导致椎管比正常狭窄 12 mm,进一步可因椎管容积下降而出现脊髓受压损伤。椎动脉在正常旋转中很少损伤,因为其位于侧块中,但病理性或极度旋转可损伤或受到压迫而导致脑干或大脑基底部缺血。

(一)损伤机制

寰枢椎脱位的发生机制有多种学说,其中感染和创伤学说为多数学者们所接受。

炎症过程例如上呼吸道感染、扁桃体炎、乳突炎、类风湿关节炎以及累及咽后间隙的强直性脊柱炎等,均可导致 C_1、C_2 关节滑膜囊渗出和周围韧带结构无能。结果导致寰枢关节旋转及寰齿半脱位。作用于 C_1、C_2 的异常旋转力,可来自侵犯胸锁乳突肌的肿瘤或眼或前庭功能异常所致的异常体位。不伴齿突骨折的寰枢椎后脱位可由于创伤过程中的过伸造成,尤其致寰椎横韧带、翼状韧带撕裂,形成寰枢椎半脱位。

在长期半脱位后可发生寰枢关节旋转固定,其病因可能系长期牵拉、关节囊韧带组织无力、组织瘢痕挛缩等阻止了关节的复位。也可见于长期胸锁乳突肌挛缩、关节创伤性脱位、周围韧带组织的脱位。

(二)临床诊断

病理性寰枢椎半脱位患者,常可提供有发病病史的过程。例如,有创伤的病史,近期上呼吸道感染史,主要呈"鹅颈畸形",四肢肌力轻度减退,步态不稳,巴宾斯基征阳性。若单侧向前方移位时,头部向健侧倾斜,伴有颈痛、僵直、活动受限及枕大神经痛。重者可有根性疼痛,若椎动脉受压可表现为眩晕、呕吐和视物模糊。急性发病者无颈肌或胸锁乳突肌痉挛,借此可与儿童斜颈畸形鉴别。神经症状可出现在寰枢椎失稳时,寰齿间距为 7.5 mm 或更大。在出现疼痛症状之前可表现为虚弱,尤其在不伴病理性旋转的情况下,在体检时可触及寰椎结节在咽后壁的不对称性突起。

长期旋转畸形后,可发展为扁平颅底或斜颈畸形。经长期随访发现,这种畸形经过适当治疗也可自发纠正。

(三)影像学检查

急性创伤期,在 X 线片很难看清寰枢关节旋转畸形,因为患者的合作问题、体位问题以及软组织在骨性标志上的重叠均可使精细的骨性异常变得不清楚。这些问题均可导致延误诊断。尽管枕骨和寰椎之间在生理状态下不发生旋转运动,但在病理状态下常一起旋转。寰枢椎旋转>50°时,C_2 棘突偏离中线,伴随着下颌、C_2 棘突和头的偏斜均在中线的同一侧。

病理代偿的寰枢椎旋转,在前后片上,枢椎棘突相对寰椎弓而旋转。在冠状面上看,如头向右偏斜,寰椎左侧块因向上并靠近齿突而使左寰枢间隙增大(图 6-7)。相反,右侧寰枢关节重叠,寰齿侧间距增大。

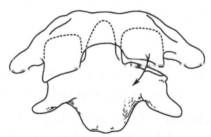

图 6-7 冠状位 C_1、C_2 脱位示意图

前后位和侧位 CT 断层片及轴位 CT 断层能更清楚诊断,不但可见到旋转,也可见到半脱位。寰枢椎的重要生理运动之一就是旋转,因而动力片包括张口位 X 线片,寰枢平面的 CT 断层检查时,在头向一个方向旋转 15°～20°拍一次,向相反方向旋转再拍一次,以确定是否存在固定畸形。动态力学 X 线检查也有助于诊断,但不常规应用。

(四)损伤分类

旋转半脱位常以其病因学命名,为创伤性寰枢椎旋转脱位。Fielding 将长期存在固定畸形的患者根据其程度分为 4 种类型(图 6-8)。

Ⅰ型:最常见,横韧带完整。大多发生于儿童在生理旋转范围内发生固定畸形,没有软组织损伤的证据,一侧寰椎侧块向前旋转,另一侧向后旋转,寰齿前间距(AO)<3 mm。

Ⅱ型:横韧带破坏。以一侧寰枢关节为旋转轴心,另一侧寰枢侧块向前旋转移位,寰齿前间距为3～5 mm,寰枢椎运动超出正常范围。

Ⅲ型:为Ⅱ型的加重状态,寰椎双侧关节面均向前移位,两侧块移位程度不同,寰齿前间距>5 mm。

Ⅳ型:常见于严重类风湿或创伤较重的患者。一侧寰椎侧块向后旋转移位,通常伴有齿突骨折,两侧脱位不对称。

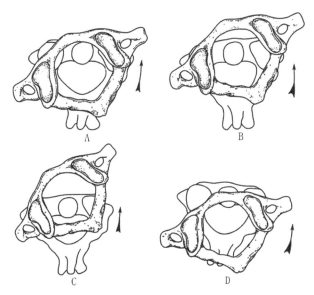

图 6-8 寰枢椎旋转性半脱位的 Fielling 分类示意图

A.一侧寰椎侧块向前旋转,另一侧向后旋转;B.寰齿前间距为 3～5 mm,寰枢椎运动超出正常范围;

C.寰椎双侧关节面均向前移位,两侧块移位程度不同,寰齿前间距＞5 mm;D.两侧脱位不对称

(五)治疗

寰枢椎旋转半脱位的治疗有赖于其病因,是否有神经损伤、患者的年龄及症状持续时间。幸运的是大多数患者通过卧床、颈围领等治疗而治愈。如在出现症状后 1 周内明确诊断,即给枕颌带牵引,重量1.5～2.5 kg,并用适当的止痛剂、镇静剂。症状超过 1 周,未超过 1 个月,或经上述治疗无效,则应给予颅骨牵引,重量由年龄和体重决定。轴向牵引有助于纠正屈曲、过伸畸形;但是,对旋转畸形作用甚微。应该注意,寰枕代偿性旋转畸形,不适当的牵引可使畸形加重。儿童通常需牵引到 3 kg,成人牵引到 7～8 kg。最大重量儿童可牵引到 7 kg,成人可牵引到 10～15 kg。一旦颈枕排列近中线,即已复位,再维持 1～2 周直至旋转畸形纠正。如症状持续时间短,通常在牵引 24 小时内即可复位,复位时患者常可听到"砰"的一声,症状立即缓解。之后,可用颈部外固定至关节囊愈合。外固定时间因复位前症状持续长短而定,一般来说,外固定应达 6 周,经动力学拍片证实关节的稳定性。

一些医师在全麻下复位或在咽后壁局部麻醉下,通过张口直接顶触寰椎前弓而复位。这些复位方法虽然迅速有效,但有神经损伤的危险。

假如半脱位合并病理性固定,寰齿间距成人＞3 mm,儿童＞5 mm,说明横韧带断裂,失去稳定性,需要外科手术稳定。

对于寰椎后脱位而齿突尚完整的患者,推荐三步复位法,较为安全有效。第1步,轴向轻重量牵引,微屈曲使得齿突进入寰椎管内;第2步,轻度牵引,并轻度后伸使齿突前面与寰椎前弓后缘接触;第3步,维持轻量牵引 2 kg,然后予后路寰枢椎融合术治疗。

假如与畸形有关的症状持续超过 1 个月,闭合复位和外固定成功的可能性不大,因而,许多医师予复位和后路寰枢椎融合术。一般来说,如果病史超过 3 个月,有失稳证据,或闭合复位失败,或复位后又复发,应行后路融合术。如融合部位不做内固定,则应继续牵引 1～2 个月,预防早期畸形复发。Clark 等推荐骨牵引后如有病理性寰枕旋转,则应行枕骨至 C₂ 融合术;Fielding 等认为应该行寰枢椎融合术。

五、齿突骨折

齿突骨折占颈椎骨折的 5%～15%。男性为女性的 3 倍,平均年龄 45 岁。由于骨折骨不连发生率高,因而,许多学者研究其不愈合的危险因素。最初认为,齿突血液供给为血管网的末梢,因而,骨折后其近端缺血。尸体解剖和血管内注药研究均驳斥了这一假设,显示齿突由骨内外血管网供血。Schiff 等通过注药研究证明,在齿突两侧及前后均有血管上行支存在,其为 C_3 椎体水平椎动脉的分支,这些血管穿入齿突内并且在尖部弓形吻合。另外,供齿突及其附着韧带的动脉分支也来自颈内动脉咽后壁上升血管及数支枕动脉。

(一)损伤机制

齿突骨折时前移位比后移位多 1 倍。但老年患者则相反,后移位更常见。中年人齿突骨折暴力为切应力所致,多见于车祸;老年人齿突骨折暴力小,往往从站立位摔倒而发生骨折,因为骨质疏松而易于骨折。横韧带是使齿突前移的屈曲应力点,寰椎前弓则是齿突后移位的应力点。骨折部位与受伤时上颈椎作用力及当时寰椎所处的位置有关。

(二)临床诊断

齿突骨折的症状无特异性,表现为广泛的枕下区不适、颈部紧张、颈椎周围肌肉痉挛,运动范围显著受限。由于上颈椎椎管宽大,因而,神经损伤概率很小,为 15%～25%。神经损伤可轻至枕大神经刺激,重到四肢瘫及脑干功能不全。老年患者一旦有神经症状则更为严重。在多发骨折死亡患者中,因齿突骨折脱位死亡者占 1.8%～3.3%。

(二)影像学检查

常规 X 线片包括侧位(图 6-9)及开口位 X 线片,临床上常因患者有神经症状或其他并发症,导致X 线检查无法施行。当齿突骨折开口位 X 线片不能很好显示时,颈椎断层位片对诊断有价值。齿突横断骨折如行 CT 横扫可能造成漏诊,然而,CT 三维重建可提高该类疾病的诊断率(图6-10)。MRI 是检查软组织的最佳手段,用以检查韧带和脊髓是否损伤,而对横韧带的完整性评估影响着治疗的选择,还可以用于诊断和随访陈旧性齿突骨折。

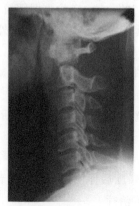

图 6-9　颈椎 X 线侧位片示齿突骨折

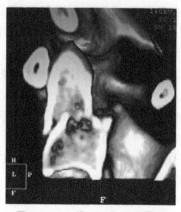

图 6-10　三维 CT 示齿突骨折

(四)损伤分类

历史上曾经对齿突骨折有过不同的分型。

1.Schatzker 分型

Schatzker 等依据骨折线位于副韧带的上方或下方,将齿突骨折分为高位齿突骨折和低位齿突骨折。

2.Anderson-D'Alonzo 分型

共分为 3 型:Ⅰ型是一种齿突尖部的斜形撕裂性骨折,由翼状韧带或齿突顶部韧带牵拉所致,较少见,多伴有寰枕及寰枢连接部位的损伤;Ⅱ型最常见,骨折发生于齿突基底部或腰部,Ⅱ型如果骨折处前后骨皮质粉碎,称为ⅡA型;Ⅲ型为延伸到 L_2 椎体内的骨折,骨折线可通过 C_2 上关节面(图 6-11)。另外,Eysel-p 等根据临床治疗需要,按骨折线为水平、前上向后下、后上向前下的走向,将Ⅱ型骨折分为 A、B、C 3 个亚型,其中 C 型不宜行前路螺钉固定术(图 6-12)。

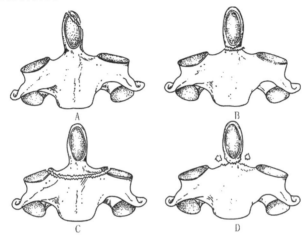

图 6-11 齿突骨折的 Anderson-D'Alonzo 分类
A.齿突尖部骨折;B.齿突腰部或基底部骨折;C.骨折线延伸到椎体内;D.前后皮质骨粉碎的骨折

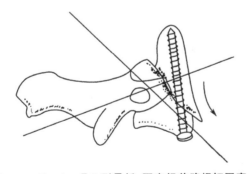

图 6-12 Eysel-p ⅡC 型骨折,不宜行前路螺钉固定术

(五)治疗

齿突骨折一旦确诊,应即给予处理,以防进一步脱位及损伤神经。应行颅骨牵引,重量应轻,2~5 kg。应予神经学和放射学观察,尤其是Ⅱ型骨折是显著寰椎分离或不稳定的标志。在急性骨折期,非手术和手术选择时要考虑患者的年龄、骨折类型、神经损伤情况、脱位方向及成角范围、是否延误治疗及复位后的稳定性。

Ⅰ型骨折:损伤在齿突后部时,应仔细分析有无寰枕失稳。如无寰枕失稳,则用颈部外固定3 个月,直至动力学拍片证实骨折稳定。

Ⅱ型骨折:对齿突基底部骨折治疗方法的选择观点不一致。许多学者主张立即外科稳定;相反,另一些学者主张先闭合复位外固定直至骨折愈合,或表现出延期愈合或不愈合,这型骨折不愈合发生率可高达88%,平均33%。Ekong 等报道这类骨折年龄>55 岁、脱位>6 mm 的患者41%不愈合。Dunn 报道 128 例均用 Halo-Vest 架复位患者,他认为有高度危险的患者组,应早期后路融合,包括骨折后脱位>3 mm;患者年龄>65 岁;延误诊治>7 天或不稳定骨折闭合复位后排列差者。

Ⅲ型骨折:一般愈合率高。因为有更多的松质骨重叠,而且分离牵张的可能性很小。首先牵引 4~6 周。然后,外固定 4~5 个月至愈合,愈合率为 78%~86%。然而脱位>5 mm 者不愈合率达 40%。

年龄<7 岁的齿突骨折称骺分离,即齿突基底部与枢椎体尚未骨化的软骨板的损伤,对此类骨折应给予颈围领等保护治疗,即使骨折未完全复位,在以后的发育中也能获得重塑。

齿突骨折合并寰椎骨折很常见。这类骨折的治疗方法取决于齿突骨折的类型。许多学者推荐早期前路齿突螺钉固定,以防止寰枢椎旋转受限及长期外固定,尤其在外固定 3 个月后骨折仍然未愈合者。Meyer 等主张,如果寰椎后弓完整,则行后路寰枢椎融合术及椎板下钢丝固定。

学者们认为骨折愈合才是最终目的。稳定型的骨不连也有在轻微损伤后发生脱位的危险性,由假关节运动产生胼胝和骨痂肥厚压迫前方硬膜囊和产生颈椎病症状。因而,主张对所有骨不连者均应外科手术稳定。

六、创伤性枢椎骨折

创伤性枢椎骨折由 C₂ 椎体的关节突间的崩裂所致。枢椎关节突的形态与下颈椎不同,其上关节突向前倾斜而与下关节突不在一个矢状面上。通常枢椎骨折部位发生在上、下关节突之间的部位,不经过椎弓根,这种骨折通常称为 Hangman 骨折,即绞刑骨折。所幸的是,这个部位的骨折使骨折块分离,同一平面椎管扩大,因而很少损伤脊髓。

创伤性枢椎骨折占急性颈椎骨折的 12%~18%。14%~33%的骨折常合并颈椎其他部位的损伤,如寰椎后弓、齿突及 C₂ 以下的颈椎骨折,除相关的脊柱损伤外,常合并机体其他部位的损伤,包括胸腔、头颅、气管、面部的损伤及头皮撕裂。创伤性枢椎骨折的幸存者很少有神经损害,25%~40%的该损伤患者在事故现场立即死亡,死因多为所并发的脊髓和相关肌肉、骨骼及内脏损伤。

(一)损伤机制

创伤性枢椎骨折通常由坠落、车祸或跳水事故产生的加速或减速损伤所致。Wood-Jones 于 1912—1913 年描述了因悬吊产生的致命性枢椎骨折的病因学及生物力学机制,分析了悬吊期间过伸牵引产生的特定位置。所幸的是,正如上面所提到的,这种损伤系加速或减速力所致,没有牵张力,因而没有明显脊髓牵拉也不发生横切。

尸体和临床研究已明确,过伸是产生骨折的主要作用力。颈部过伸伴有颅颈部轴向压力使后部椎间关节压缩,伴有集中于枢椎关节突间的撕脱力。因而关节突间部位常发生侧方骨折,但不对称,可能与颈椎旋转力有关。

(二)临床诊断

枢椎骨折的症状和体征与其他上颈椎损伤类似,没有特异性。沿枕大神经分布区不适,常提示头枕区可能也有损伤。

（三）影像学检查

普通 X 线片包括颈椎侧位 X 线片和过伸、过屈侧位 X 线片,但应注意,如果怀疑不稳定,后者检查应慎重。如果有 C_3 椎体前上缘的压缩骨折,在动力位片上呈现不稳,毫无疑问是 II 型骨折。大部分 I 型骨折,动力位片上可出现骨折线旁少许移位。CT 特别是 CT 三维重建可更清楚地观察到骨折线的走向以及骨折线累及椎板的情况。MRI 检查可了解 C_2、C_3 椎间盘的损伤以及前后纵韧带的完整性,另外,还可以观察到椎动脉的情况。

（四）损伤分类

1.Levine-Edwards 分类

目前,大多数学者采用 Levine-Edwards 改良的 Effendi 分类系统（图 6-13）。这一分类系统描述损伤到枢椎的部位和周围软组织的结果,不但包含了损伤机制,而且描述了中间结构的解剖,并指出治疗方法。该类骨折通常分为 3 型。

I 型:骨折线通过上、下关节突之间,脱位 <3 mm。在过伸、过屈侧位 X 线片上,没有成角畸形移位的加重。这种骨折系过伸及轴向暴力作用于骨性成分所致,不伴相邻软组织的损伤。

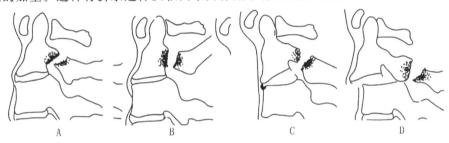

图 6-13　创伤性枢椎骨折的分类

A.I 型骨折;B.II 型骨折;C.II A 型骨折;D.III 型骨折

II 型:脱位 >3 mm。而且,在侧位 X 线片上有成角畸形（图 6-14）。可伴有 C_3 椎体前上缘或 C_2 椎体后下缘的撕脱性骨折（因后纵韧带牵拉所致）,这种损伤机制与 III 型类似。由于屈曲牵张力,致使后纵韧带和 C_2、C_3 间盘由后向前的暴力使 C_3 椎体前纵韧带骨膜下分离。结果,骨折处成角并有 C_3 椎体前上缘的压缩性损伤。

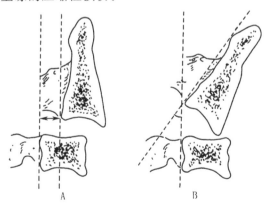

图 6-14　创伤性枢椎骨折的测量

A.移位的测量;B.成角的测量

II A 型:骨折移位轻或无移位,但成角畸形很显著,可能导致屈曲牵张力使 C_2、C_3 后纵韧带断裂所致。Ⅱ型和ⅡA型骨折的病理解剖不清楚,但在侧位X线片上有两种不同的形态。

Ⅲ型:单纯屈曲暴力所致,使单侧或双侧 C_2、C_3 关节突骨折或骨折脱位。继之,在 C_2 上下关节突之间骨折或后柱骨折,后柱骨折常见为椎板骨折。

2.变异类型

文献中描述 Hangman 骨折有许多变异,重要的是认识每一类型骨折的特征以推断正确的病理解剖和安全有效的治疗。

枢椎侧块骨折:枢椎侧块骨折由轴向压缩和侧屈暴力所致。这种骨折属于稳定性损伤,很少导致神经症状,但长期随访有很多遗留伴有症状的关节变化。

枢椎椎体骨折:压缩力或牵张力均可导致枢椎椎体骨折,典型的骨折在X线侧位片上属于椎体前下部的骨折。这种骨折也可由过伸暴力所致,常称为滴泪骨折,系前纵韧带撕脱 C_2 椎体前下缘所致。有时,在侧位X线片上可见到椎前软组织肿胀影。

C_2 椎板骨折:C_2 椎板骨折可由过伸或压缩暴力所致,常合并有其他部位的骨折或枕颈部损伤。

(五)治疗

大多数枢椎损伤可经非手术治愈。而且大多数不伴有脊髓受压及损伤。Levine-Edward 骨折分类的用处在于明确病理解剖及协助处理方案的制订。Ⅰ型属于稳定性损伤,坚强颈胸支具固定 2~3 个月,但应拍动力X线侧位片以确定有无韧带损伤所致的不稳定存在。在随访中,约 30% 的患者遗留进展的伴有症状的椎间盘退变。这种损伤 C_2、C_3 椎间盘者几乎不能自行愈合。

Ⅱ型骨折可有显著移位及成角。颌枕带牵引或外固定架固定 4~6 周。背伸牵引重 4~5 kg,如移位>4.5 mm,或成角>15°,则可增加到 9 kg。可以在相当于 C_4、C_5 的后部垫一小枕,以协助恢复颈部前凸和骨折的复位,即使牵 4~6 周仍有最初脱位的 60% 和成角的 40% 患者不能完全复位。在临床上,如随访有慢性不稳定存在,或合并骨不连时,应行前路 C_2、C_3 融合术。如骨折已愈合,只是椎间失稳,则可行后路 $C_{1\sim3}$ 或前路 C_2、C_3 融合术。

ⅡA型骨折由于其独特的病理解剖改变不能用牵引,以防过牵可能。用背伸转手法复位,坚强颈胸支具或 Hallo-Vest 固定 3 个月。

Ⅲ型骨折伴有单侧或双侧关节跳跃脱位,很难闭合复位,通常经开放复位内固定。如骨折线位于上下关节突之间,C_2、C_3 棘突钢丝固定即可,术后加外固定,也可在复位后用 C_2 椎弓根钉固定,再加前路 C_2、C_3 融合。

目前随着内固定技术的提高和人们对治疗时间的要求,手术治疗该类疾病的指征有所改变,这样可缩短疗程。

(李鹏斌)

第二节　下颈椎损伤

随着近年来在研究患者处理、早期复苏及康复方面的进展,脊柱脊髓损伤患者的预后得到大大改善。

一、下颈椎损伤的分类诊断

准确的诊断对确定骨折类型、判定预后、确定恰当的治疗方法是很有意义的。

(一)下颈椎损伤后失稳

Nicoll 于 1949 年首先提出脊柱骨折后失稳这一基本概念。他分析了 152 例胸腰椎骨折的矿工,稳定骨折包括椎体前侧缘的骨折和 L_4 以上的骨折,这些骨折的共同特点是具有完整的棘间韧带。稳定骨折的患者不发生进行性加重的骨性畸形和神经损伤,并可以回归矿区工作;而不稳定骨折损伤累及后部骨-韧带结构,畸形进行性加重或残疾加重,这类骨折包括伴有后部结构挫伤的骨折、半脱位、所有骨折脱位和 L_4 或 L_5 的后部结构损伤。

Holdsworth 于 1970 年进一步证实了 Nicoll 的观点,并提出了两柱理论,即以后纵韧带为界把脊柱分为前柱和后柱两部分。稳定骨折为单纯的脊柱骨折,不稳定骨折为两柱均损伤,他强调了对后柱骨-韧带结构进行仔细体格检查和摄 X 线检查的重要性。目前,MRI 检查技术则可精确地确定下位颈椎后部韧带结构的损伤。

White 和 Punjabi 通过对尸体试验,提出用测量计分法来确定临床不稳定。他们对不稳定的定义是"在生理负荷下脊柱功能的丧失,正常的脊柱功能指既没有脊髓和神经根的损伤与刺激,又没有畸形或疼痛的加重。"在尸体标本上,由前向后及由后向前逐渐切除韧带,每切一韧带即给一次负荷同时测量畸形,他们发现当所有后部韧带和一个前部韧带或所有前部韧带和一个后部韧带切除后,均可引起显著的移位。畸形定义为前后移位 3.5 mm 或以上,成角 11°以上。为了帮助临床不稳定的诊断,White 建议用评分法来确定下颈椎的稳定性,如总分超过 5 分,说明有临床失稳,这一评定法最初用于急性创伤。对不稳定者不一定都采取外科手术治疗,但至少应给外固定。尽管这一方法没有被统一采纳,但其可为临床不稳定的诊断提供客观的依据。

(二)Allen-Furguson 颈椎损伤的力学分型法

Allen-Furguson 等根据不同的 X 线片进行了分型。每一型又根据其损伤严重程度分为数个亚型。这一分型对临床对比性研究非常好,但很麻烦,加之在临床上很多患者骨折发生机制很难确定,因而临床应用很有限。Denis 等发展了 Holdsworth 的两柱理论,将脊柱分为前、中、后三柱。其中中柱包括椎体后壁、后纵韧带和椎间盘的后 1/3。从理论上讲,中柱很重要,因为它是神经损伤的最常见部位,Mcafee 等强调了中柱的重要性并根据中柱受力方向将胸腰椎骨折分为 6 个类型。但三柱理论只适用于胸腰椎骨折的分类,对颈椎损伤应用价值很小。

(三)AO 分类系统

AO 组织根据受力向量将颈椎损伤分为 A、B、C 3 型。A 型为压缩性损伤,B 型为牵张损伤,C 型为由旋转和撕脱所致的多平面失稳。根据不同严重程度,每型又分为逐渐加重的数个亚型。这一分类系统与稳定性密切相关,而且,神经损伤发生率由 A 型到 C 型渐进展。然而,目前尚未普遍用于颈椎损伤。

(四)Bohlman 颈椎损伤分型法

鉴于目前尚缺乏统一的颈椎损伤分类系统,我们主张采用 Bohlman 分型法,按骨折机制分类的基础上再根据骨折形态学分为不同类型,该法通常被用于诊断命名。为了颈椎损伤准确分类,必须仔细检查棘突间的触痛、肿胀及裂隙,并进行仔细的神经系统检查。X 线片可评定前后柱损伤、骨折和半脱位。后部韧带的损伤常常是微小的,应细致观察 X 线片上棘突间隙的增宽,大多数患者应做 CT 或 MRI 检查,在分辨椎间盘突出和韧带损伤方面 MRI 更有用。

1.屈曲损伤

(1)韧带损伤：头部迅速加速或减速在颈椎后部骨-韧带结构所产生的过屈和牵张力可导致这些韧带结构的损伤，韧带损伤的延伸可由后部到前部贯通。在临床上，软组织损伤程度不同，最初很难区分是不重要的损伤还是严重损伤，轻微扭伤可产生疼痛但几乎没有远期影响。主要韧带的断裂可产生严重失稳，需要积极治疗以减少晚期疼痛和神经损伤的危险性。

韧带损伤主要表现为疼痛，常不在损伤当时出现，几天后炎症出现后才注意到。由于损伤初期 X 线片常常是阴性的，因而常发生延误诊断。在急性期没有放射学改变时要反复局部触诊。颈椎与胸腰椎不同，很难在棘突间触及裂隙感。

X 线片可以只表现为轻微异常。局部后凸畸形表现为在单一椎间盘水平相邻终板成角或表现为棘突间距加大，由于患者伤后采取仰卧位，颈部过伸减少了畸形，使得偶尔不出现 X 线片异常。棘突间距的加大在 X 线前后位片上常常更为明显。屈曲-过伸侧位 X 线片可用于评定损伤和稳定性程度，但可引起脱位和脊髓损伤，因而在急性损伤时应避免这一检查。在后部损伤看不清时，尤其在颈胸交界处，CT 矢状面断层重建是有用的。椎间关节轴向分离，棘突间距加宽，或椎间关节脱位提示有后部结构的损伤。MRI 检查对鉴别后部韧带损伤很有用处，异常表现包括棘突间或椎间关节高密度影与后纵韧带高密度垂线影不连续。White 分类标准用于鉴别损伤程度，其分数<5，为轻度扭伤，>5 应按主要韧带断裂处理。

(2)单侧关节突脱位：是由过屈加旋转暴力所致（图 6-15）。虽然许多学者认为这是一种稳定性损伤，但是生物力学发现在单侧关节突脱位的同时有明显的韧带损伤。尸体解剖发现单侧关节突脱位与棘上和棘间韧带损伤有关，因此这些损伤有潜在的不稳定性。单侧关节突脱位可分为 3 型：单纯单侧关节突脱位、单侧关节突骨折脱位、单侧侧块骨折分离。

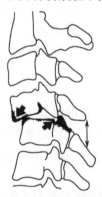

图 6-15　小关节脱位交锁示意图

X 线片特征是椎体前部 25% 半脱位。在侧位 X 线片上有时可见后成角或棘突间距加大，单侧关节突的骨折则往往需要 CT 扫描才能看到。侧块分离骨折由于同侧的椎弓根和椎板骨折所致，结果产生了游离侧块。在侧位 X 线片上与对侧及相邻节段相比，侧块异常旋转。MRI 检查证明单侧关节突脱位合并椎间盘突出的发生率为 10%～20%。

临床上，单侧关节突脱位合并脊髓损伤的情况很少见，尽管合并发育性椎管狭窄者合并脊髓损伤更多些，通常同侧同节段的脊神经根病变发生率占该类患者的 50%。单纯单侧关节突脱位是稳定的，很难复位，复位后应向上倾斜关节突以防再脱位。

(3)双侧关节突脱位：因过屈暴力，通常也有轻微旋转暴力参与，更为严重的病例所有韧带结构牵张,导致除了神经、血管以外的整个节段完全分离。双侧关节突脱位极不稳定,相应的后部结构损伤包括后纵韧带和椎间盘,常常只有前纵韧带是完整的,这有利于牵引复位恢复序列。如果软组织损伤很广泛,相应节段椎间盘突出发生率为30%～50%。大多数病例脊髓由于过度牵张和在尾侧椎体与近侧椎板之间的挤压而致损伤,也有少数病例由于同时椎板骨折分离或椎管发育宽大而使脊髓免受损伤。

从放射检查看,至少50%存在椎体脱位,也常伴有局部后成角或棘突间距增宽(图6-16),脱位的椎间隙异常狭窄说明相应椎间盘可能有突出。多数患者伴有后部结构包括双侧椎板、棘突和关节突的骨折。血管造影发现双侧关节突脱位病例的50%～60%伴有双侧椎动脉闭塞,但其临床意义尚未知晓,至少患者很少出现椎基底动脉缺血症状。当椎体脱位>50%或有牵张力存在时,神经损伤平面常比骨性损伤平面高或有神经损伤平面上升的危险。

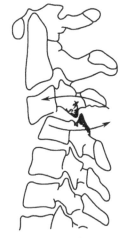

图6-16 双侧关节突脱位示意图

2.轴向压缩损伤

轴向压缩导致椎体骨折,合并屈曲暴力较小时,则产生边缘压缩骨折,轴向暴力较大时,产生爆裂骨折。在放射学上,发生爆裂骨折时骨折椎体粉碎,与胸腰椎骨折的形态改变类似。这类损伤的稳定性取决于相应后部成分损伤情况。

3.轴向压缩屈曲损伤

轴向压缩屈曲损伤即滴泪骨折,系曲轴向负载暴力加屈曲暴力引起的椎体骨折。剪力通过椎间盘、椎体、后移位向椎管,后部骨-韧带结构的牵张损伤使大多数患者合并棘突间分离和棘突与椎板骨折,这类损伤很不稳定而且常合并相应脊髓损伤。后纵韧带没有断裂者有利于牵引使骨折复位。

滴泪骨折应与过伸所致的椎体前下角撕脱性骨折相鉴别,后者通常为良性骨折。粗略看容易把这种撕脱滴泪骨折与压缩滴泪骨折相混淆,结果导致按后者进行不适当的治疗,因为多数撕脱滴泪骨折是稳定性的。

4.过伸损伤

过伸损伤常由于头部碰到障碍物或者老年患者坠落伤而产生。这种损伤在X线片常被漏诊而导致晚期疼痛和失稳。从稳定角度看轻度骨折包括前纵韧带断裂、不伴关节突或椎体半脱位的分离骨折是稳定的,例如棘突椎板和侧块骨折。

在具有发育性颈椎管狭窄或颈脊柱炎的患者,过伸损伤导致颈椎的短缩可使椎间盘后部和黄韧带折叠(图 6-17),因而脊髓被挤压导致脊髓中央损伤,即中央损伤综合征。脊髓内主要传导束的排列为板层状,颈部的传导束靠中央,而腰骶部的传导束靠侧边,因而过伸损伤产生的脊髓中央损伤使临床上出现了下肢功能残留而上肢损伤更为严重的特征。从预后看,中央损伤综合征患者通常可恢复行走功能,但双手功能恢复很困难。

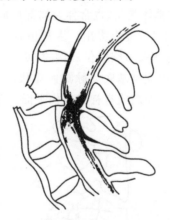

图 6-17 椎管狭窄并过伸损伤致突出椎间盘和折叠的黄韧带损伤

在放射学上,颈椎管的大小可以采用 Pavlo 方法来测量,这一测量方法是通过测得椎管中矢状径和椎体前后径的比值来确定,如果该比值<0.8 可能有椎管狭窄,常称为狭小椎管,<0.6 则属于椎管狭窄,CT 或 MRI 检查更为准确。在脊髓损伤平面,椎间盘或椎体常常轻度后移,通常认为这种后移突出在伤前就存在。然而,有许多患者是因过伸损伤产生的移位,移位虽然很小,但使椎管更加狭窄,致使脊髓持续受压。这种现象在急性过伸损伤患者是因过伸损伤产生的移位,行 MRI 检查可得到证实。颅骨牵引对这些半脱位的复位及移位的椎体复位都是有效的。

二、下颈椎损伤的治疗原则

(一)历史

古代文明认识到脊髓损伤的预后很差,建议不予治疗,因为患者难免要死。Hipocratee 等首先描述了胸腰椎骨折闭合复位方法,他的方法是让患者俯卧位,用臂及腿扣带扣紧进行牵引;一旦脊柱长度恢复,立即由外科医师给予手法或杠杆复位。他痛斥了那些他称之为庸医的人们在城市中心公共场所采用把患者绑在梯子上,然后倒吊起来的复位方法。

公元 2 世纪有人建议切除椎弓进行脊髓减压。Paul 等在公元 7 世纪首次真正做了 1 例椎板切除减压手术;Ambrose 等给一脊柱损伤患者做了椎板切除减压,但未成功;Hadra 等首次应用内固定,他采用开放手术将银丝襻固定在棘突上;Harvey 等首先推荐通过切除椎板而进行脊髓减压,这一方法一直沿用至今。Davies 和 Bohler 明确认识到骨折复位比切除椎板能获得更好的脊髓减压。Rogers 等于 1942 年报道了一简单安全的棘突间钢丝固定及融合方法,使得融合率显著提高。之后,这一技术进行了不断改进,尽管棘突间钢丝固定技术后被其他固定方法所替代,但其后路植骨融合技术至今仍是一标准的手术方法。

Smith 和 Robinson 发明了前路脊髓减压技术;Bailey 等采用前入路处理骨折患者,前路及后路钛钢板新技术的应用使创伤获得了更坚强的内固定。

(二)发展趋势

对外科治疗作用的争议一直持续到近年。Guttmann 等认为外科治疗对神经功能恢复作用很小,有时甚至使损伤平面上升。他们分析的病例均行椎板减压手术,但目前椎板减压已基本被放弃,适应证很少,除非椎板骨折压迫脊髓。近年来,对伴脊髓受压的脊髓损伤,采用手术直接切除压迫和减压并行节段内固定。因而,另一种观点认为外科治疗对神经功能的恢复有促进作用。至今,在颈椎损伤处理与方法的选择上外科观点有很大差异。John 报道了 31 位脊柱外科专家对 5 位提供了临床摘要和影像表现的脊髓损伤患者提出的处理方法。结果显示,专家们的处理观点存在很大差异。颈椎损伤的治疗方法选择应该参考如下几个方面。

1.骨折类型和稳定性

这是最重要的参考因素,一旦进行适当分类就可根据骨折类型及其稳定性进行治疗。

2.脊髓和神经根是否受压

如有压迫持续存在,至少在 12 个月内手术减压都会增加神经功能的恢复。

3.骨性损伤还是韧带损伤

一般来讲,如果原始损伤是骨性的,经过非手术治疗常可愈合,而韧带损伤则愈合的可能性很小,需要外科治疗。

4.其他参考因素

患者的年龄、损伤相应的骨密度及手术后外固定治疗的有限性。

切记,对于颈椎损伤而无神经损伤的患者,最终保持神经功能的完整是最好的治疗结果。下颈椎损伤的治疗方法包括采用非手术治疗复位如颈围领或 Halo-Vest 架固定等,或前路或后路减压融合加内固定。

颈椎骨折脱位的治疗目的是保护神经结构、复位固定骨折脱位以及提供远期稳定而无疼痛的脊柱。大多数患者应早期稳定脊柱,如果有必要则先行牵引复位,进行了体检和放射学检查之后,即可计划治疗方案。应该注意,有些病例损伤早期不好确定其稳定性,一定时期后才能确定并进行治疗,这样,可预防过度治疗。

(三)外固定矫形支具治疗

1.颈围领

颈围领不能严格限制颈部的运动,但舒适,对节段受力的稳定作用较小,适用于稳定性损伤尤其是老年患者。只要硬围领选择和应用适当,可治疗许多类型的损伤。颈围领包括 Philadelphia 围领和 Miami 围领,适用于稳定型骨折术后固定。后者还有内垫,透气吸汗,易于调节。

2.颈胸固定支架

例如 Minerva 支架、Yale 支架或 Guildford 支架等。其通过适当的金属杆,上部通过颈枕垫支撑头面部,下方通过前后两个垫,贴于胸背部,并用经胸和肩两对皮带固定,有的支架可更换内垫,因而患者带着支架也可以洗澡。这些支架舒适并有足够的固定作用,因而可用于治疗多种类型骨折患者。

3.Halo-Vest 架

Halo-Vest 架是可提供最大程度颈部稳定的外固定装置。对上颈椎损伤除Ⅱ型齿突骨折外均可获得理想的固定效果。但该固定不适用于下颈椎不稳定性损伤。Whitehill 等报道了5例双关节突脱位的患者在 Halo-Vest 架固定过程中复发脱位。Glaser 等也有类似报道,所有患者的

10％和有关节突半脱位的37％的患者脱位复发,其并发症发生率高达75％,尽管有些并发症不严重,这些并发症多与颅骨有关,包括颅骨钉松动、感染而失去固定作用,穿透颅骨及大脑脓肿。Anderson等通过让颈椎不稳定损伤患者在Halo-Vest架外固定后卧位和直立位的体位下分别拍侧位X线片,发现在体位变化后骨折节段平均移位17 mm,成角7°。加之由于Halo-Vest架限制了日常活动,有时很难被患者接受。

生物力学和机械力学研究,比较了各种外固定矫正器的稳定效果。Philadelphia等发现对于整个颈椎范围内的活动来讲,软颈围领几乎没有复位作用,Philadelphia颈围领可限制颈椎屈-伸运动的71％,旋转运动的54％;颈胸支架限制屈-伸运动的88％,旋转运动的82％;Halo-Vest架限制屈-伸运动的96％,旋转运动的99％。但对节段间的局部运动,所有支具都没有那么好的限制作用,因为颈椎有"蛇样运动作用",即一个节段的屈曲运动可被另一节段的伸直而代偿。

三、不同类型骨折的治疗

(一)轻度骨折

轻度骨折包括不伴有半脱位及椎体压缩骨折的棘突骨折、椎板骨折、侧块骨折及单纯前纵韧带的撕脱性骨折。对可疑病例可通过White标准评定,这些轻度损伤的治疗包括使用硬质颈围领或颈胸支架固定6～8周,在佩戴支具后,出院前一定要戴支具直立行侧位X线片以确定损伤已稳定。然后每2周摄片一次。如果出现疼痛加重或神经症状,表明可能有骨折部位的移位,应随时准备修正最初稳定性损伤的诊断,并及时改变治疗。固定一定时期后,复查颈椎过伸、过屈侧位X线片,以观察是否愈合。

(二)过屈损伤

1.韧带损伤

韧带损伤可分为轻度损伤和严重损伤。轻度损伤指White评分标准在5以下,没有椎体半脱位或椎间盘破裂,这类损伤可经前面所述外固定而治愈。严重损伤为不稳定性损伤,愈合的可能性很小,而且闭合复位后脱位常复发,因此,治疗应选择后路Bohlman三联钢丝固定融合术,若为棘突或椎板骨折则用侧块钢板或前路钢板固定。如果对严重损伤的诊断不能肯定,我们主张先用保守治疗,定时随访。

2.单侧椎间关节脱位

目前单侧椎间关节脱位的治疗上有争议,治疗原则如下。

如果患者为单纯脱位和复位过程困难,用Halo-Vest架固定8～12周或卧床4～6周,再佩戴颈胸支具6～8周。随访期间,注意监测颈椎序列,如果出现再脱位,则行颈椎后路融合手术。

如果合并关节突骨折或复位过程很容易,说明颈椎失去了对旋转的控制,很不稳定,应早期行后路单节段融合及侧块钢板固定术。

如果术前CT或MRI检查存在椎间盘突出或关节突骨折移位,使神经根管狭窄,则应该行前路椎间盘切除、椎间植骨融合术,也可根据患者的情况行神经根管扩大术。

如果闭合复位失败,则行开放复位,融合固定术,术后用硬质颈围领固定6～8周。

3.双侧椎间关节脱位

双侧椎间关节脱位又称颈椎跳跃性脱位。这种损伤很不稳定,最好的治疗方案为闭合复位和外科手术固定。如果试图用Halo-Vest架治疗则脱位复发率超过50％。

双侧椎间关节脱位,处理上的分歧在于所伴随椎间盘突出的复位时机和方法。Eismont等

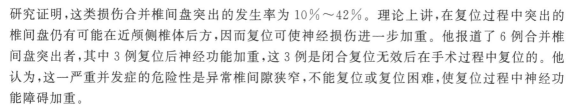

研究证明,这类损伤合并椎间盘突出的发生率为10%~42%。理论上讲,在复位过程中突出的椎间盘仍有可能在近颅侧椎体后方,因而复位可使神经损伤进一步加重。他报道了6例合并椎间盘突出者,其中3例复位后神经功能加重,这3例是闭合复位无效后在手术过程中复位的。他认为,这一严重并发症的危险性是异常椎间隙狭窄,不能复位或复位困难,使复位过程中神经功能障碍加重。

Masry主张复位应该限于损伤后48小时之内,超过48小时,神经损伤已稳定,而且有加重神经症状的风险。根据这一原则,他的高位截瘫患者中,Frankel B级者,70%恢复了行走功能;Frankel C级者,95%恢复了行走功能。

有学者曾对颈椎脱位复位后继发或加重了脊髓损伤的30例患者进行了报道,分析其损伤后神经功能恶化的主要因素:①手法复位不当,其中2例在手术复位后立即瘫痪,另2例分别在复位后1小时和7小时发生瘫痪。因而,认为掌握适当的复位重量、方向及旋转角度很重要。②牵引过重、时间过长及方向不正确,均可因脊髓过度牵拉或脊髓水肿而损伤。③复位中,椎间盘突出、已突出的椎间盘及硬膜前血肿进一步压迫脊髓造成机械性损伤。因而,如果患者无神经损伤或不全损伤,在复位前应行MRI检查,如果存在椎间盘突出,在复位前应先行椎间盘切除术,切除椎间盘后,再配合颅骨牵引下复位,并行椎间融合。如果复位困难则不可勉强,可行椎体次全切除及融合固定。如果患者为完全瘫痪或严重的不完全瘫痪,则最好在48小时之内尽快闭合性复位,以迅速直接或间接地使神经组织减压。复位后再进一步检查,复查MRI,如果有继发椎间盘突出压迫存在,则应行前路椎间盘切除、植骨融合内固定术;如没有椎间盘压迫,则亦可行后路融合内固定术。

(三)轴向压缩损伤

轴向压缩损伤的特点为椎体粉碎及骨块向椎管内移位,包括压缩骨折和爆裂骨折。

1.压缩骨折

压缩骨折如果不合并其他骨性损伤或脊髓损伤时,枕颌带牵引4~6周,佩戴颈围领6~8周。如合并其他病理变化,则应根据具体情况,制订治疗方案。

2.爆裂骨折

爆裂骨折又称粉碎性骨折。稳定型常不伴后柱的损伤,通常发生于C_6或C_7水平,骨折很容易通过牵引而复位,可用颈椎固定支具外固定。如伴有脊髓损伤则应行颈椎前路椎体切除减压、自体髂骨块植骨及钢板固定术。

(四)轴向压缩屈曲损伤

如果轴向负载暴力再加上屈曲暴力,则使后柱韧带结构损伤。滴泪骨折不稳定,可通过牵引复位,最好而且确切的治疗是前路椎体部分切除减压、自体髂骨块植骨及钢板固定术。如果合并椎间关节脱位,则需要前后路固定术相结合。

(五)过伸性损伤

从传统观点看,伴有脊髓中央损伤综合征的过伸性损伤,常被认为与退变或发育性椎管狭窄有关,且不造成不稳定。然而,仔细观察X线片,可见这类患者颈椎中段常有2~3 mm的后移位,对于一个已狭窄的椎管,很小的后移位也可产生明显的脊髓受压。近年来,MRI资料证明,急性纤维环破裂和椎间盘信号的存在提示半脱位是急性发生的,而不是因脊柱炎所致。伴有脊髓损伤的过伸性损伤急性期应给予牵引治疗,牵引的目的是稳定脊柱,间接使半脱位复位;拉长脊柱,将突出的椎间盘和折叠入椎管的黄韧带拉出椎管而使脊髓减压。

对所伴有脊髓损伤综合征的治疗是有争议的。许多患者经 3~5 周牵引和相继颈围领固定而成功治愈。如果神经功能无恢复,则复查 MRI,如有脊髓压迫存在,应行减压手术。采用前路手术还是后路手术取决于损伤累及的节段数、压迫部位和整体颈椎排列情况,大多数病例有 1~3 个椎间盘病变,可采用前路减压融合术。如果患者伴有 3 个节段以上病变,如伴有颈椎椎管狭窄或颈椎病,则行后路椎管扩大成形或椎板减压手术。如果有条件,应该选用颈椎管扩大成形术,而不是椎板减压术。近年来,对创伤患者常辅以后路融合加侧块钢板固定术。偶尔对脊髓前后部均有受压的病例分两步分别前、后入路减压。创伤性后脱位是一种罕见的过伸性损伤,椎体后移 50% 或以上,很难复位,最好行前路椎体切除减压融合术。

四、下颈椎脱位的复位技术

下颈椎脱位有两种情况:一种是单侧关节突脱位;另一种是双侧关节突脱位。单侧关节突脱位患者因其椎管管径减少轻微,因而并发脊髓损伤者较少见;而且脱位加重的危险性较小,以至于有些学者认为没有必要进行复位和外科稳定性的处理。然而,双侧关节突脱位则应该尽早复位,这种脱位危及颈椎的序列,常伴有严重脊髓损伤。

颅骨牵引是治疗颈椎脱位的常规措施。一般可将复位方法分为 3 类:①在非麻醉下轴向牵引逐渐增加牵引重量;②在牵引的基础上根据不同脱位类型进行特定的手法复位;③手术开放复位,多采用后入路,也有少数采用前入路。

一旦复位成功,应早期行椎间融合,尤其是双侧关节脱位者,因为椎间盘和韧带损伤所致的慢性不稳定有继发再脱位的危险,Bohlman 等报道继发脱位发生率为 30%。

复位方法的选择尚存在争议。郝定均等通过对 400 例颈椎损伤患者复位的体会认为,对颈椎脱位的病例采用分步骤复位技术较为妥当,一种失败后再用下一种。

首先,患者在镇静药物下,局部麻醉,颅骨牵引复位。

颅骨牵引钳主要有两种:一种是 Crutchfield 牵引弓及其改进装置,目前在我国仍广泛应用,该牵引弓的缺点是钳孔可发生骨质吸收,继而可松动脱落;另一种是 Gardner-Wells 钳,在欧美广泛使用,优点是不需要手术切开钻孔,可立即应用,而且不易脱落。

牵引重量差异很大,Breig 等证明用 5 kg 的重量,对一个三柱断裂的脊髓来讲,就可能被拉长 10 mm,可引起神经损伤的加重。Cotler 等证明,过度屈伸均可给脊髓带来危险,在此状态下,脊髓受到椎体后部的压迫。

患者用地西泮药物后肌肉相对松弛下来,牵引重量不宜过大。可用下列公式确定最大牵引重量:$P=4$ kg(头颅重量)$+2$ kg(每远离颅骨一个椎体)。例如,$C_7 \sim T_1$ 脱位的复位牵引重量应为 $P=4+2 \times 7=4+14=18$ kg。

从 4 kg 开始,每次增加 2~3 kg,每 10~20 分钟增加 1 次牵引重量,每 30 分钟拍颈椎侧位 X 线片一次,头下加垫使颈椎微呈屈曲位 $10° \sim 20°$,一旦上下关节突呈尖对状态,就可以将颈部放直。在此期间应监护神经功能,以及心率、血压等体征。这样复位一般不超过两小时。

如果牵引复位不成功,则第二步在局部麻醉下行手法牵引复位。复位在 X 线机监视下进行,对双侧关节突脱位用侧位透视,单侧关节突脱位用斜位透视(图 6-18)。手法复位争取一次成功,最好不超过两次,以免刺激或压迫脊髓使神经症状加重。

单侧关节突脱位复位比较复杂,开始时将头偏离脱位侧,当透视下见脱位的上下关节突尖对尖时,将头倾斜向脱位侧,然后将颈部放置呈中立位(图 6-19),在这一过程中,影像监视很重要。

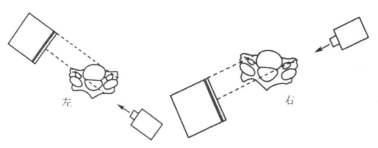

图 6-18 应用斜行投照关节突角的影像学表现示意图

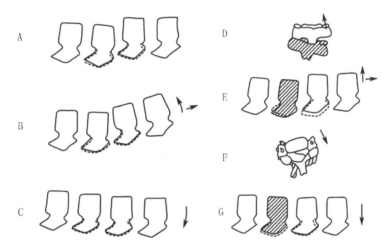

图 6-19 双侧(A～C)或右侧(D～G)关节突脱位的手法复位示意图

A.双侧关节突脱位;B.屈曲牵张;C.背伸;D.右侧关节突脱位;E.屈曲牵张;F.左侧旋转;G.背伸

双侧关节突脱位在透视下颈椎微屈,手法牵引至上下关节突尖对尖时,将颈部变直呈中立位即可复位。

一旦颅骨牵引取出,操作就得特别小心,避免颈部活动,尤其在气管插管时要避免颈部过伸,最好用纤维管经鼻插入。

第三步,就是当手法复位失败时,继续维持颅骨牵引的同时,准备手术复位。近年来一些学者采用前路手术复位,其理由是:①前路一次复位融合固定,没有必要让患者更多地经受痛苦;②前路椎间盘切除后,使手术复位更简单有效;③复位后,随即融合固定,立即获得了可靠的机械稳定性。

手术时患者呈仰卧位维持牵引,手术床调为头高足低位以对抗牵引,并用 C 形臂 X 线机侧位监测,前入路,先行相应节段椎间盘切除,然后手术复位。对双侧关节突脱位,台下配合者在牵引状态下将颈部呈微屈状态,术者将撑开钳置入椎间隙尽量深的部位,其尖端达椎体矢状径的后 1/3 部撑开,在透视下见上下关节突尖对尖状态时,令台下配合者将头放为全水平位,同时,术者压迫近头侧椎体并松开撑开钳,使其复位。对单侧关节突脱位者,则撑开脱位侧并向对侧倾斜头部使关节突尖对尖时,令头部变为中立位即可复位(图 6-20)。然后用自体髂骨椎间植骨并用钢板固定。

对于伤后 2 周以上的患者,由于损伤处瘢痕、前脱位椎体后血肿机化等原因,使闭合复位面临两个问题:一是复位非常困难;二是复位后可因前移位椎体后的机化血肿被推入椎管压迫脊髓而使其功能恶化。因此,最好做 MRI 检查,以确定椎管内情况及是否手术复位,如无 MRI 检查条件,或 MRI 提示硬膜前方血肿或脱出的椎间盘,则行前路手术减压植骨融合及钢板内固定手术治疗。

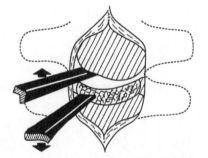

图 6-20　单侧关节突脱位手术复位示意图

（赵学春）

第三节　胸腰椎损伤

一、概述

胸腰椎骨折与脱位占脊柱损伤的首位,伤情严重,治疗比较复杂,严重者常造成残疾。胸椎遭受损伤的机会相对较少,胸廓的支撑、固定作用,将胸椎联合成一个整体,较小的暴力,由于胸廓的吸收作用而衰减,不至于引起明显损伤,因此临床所见的胸椎骨折,多由严重的直接暴力所致。巨大的暴力,往往同时造成胸廓损伤,治疗比较复杂,应首先处理直接威胁患者生命的合并伤,病情稳定后,再着手胸椎骨折的治疗。胸椎椎管较小,其内容纳脊髓,骨折块突入椎管或发生骨折脱位,脊髓缓冲空间有限,容易损伤,加之胸段脊髓血液供给不丰富,伤后神经功能的恢复可能性极小。腰椎椎管较胸椎椎管大得多,加之其容纳的主要为马尾神经,因而腰以下的腰椎骨折,发生完全性截瘫者少见,多保留下肢部分神经功能,早期减压复位,有望取得明显的手术效果。胸腰椎损伤最常发生在胸椎和腰椎交界处,因此临床上把 $T_{11} \sim L_2$ 称为脊椎的胸腰段。胸腰段具有较大的活动度,又是胸椎后凸和腰椎前凸的转折点,在脊柱屈曲时以胸腰段为弯曲的顶点,因此最易由传导暴力造成脊椎骨折。胸段骨折合并截瘫通常是脊髓圆锥与马尾神经混合伤,伤后主要神经症状表现以双下肢瘫痪、括约肌功能障碍为主。

二、胸椎骨折

(一)发生机制

造成胸椎骨折的主要暴力包括间接暴力和直接暴力,常见于坠落伤、车祸和重物打击伤后。根据暴力的类型、方式和体位,损伤各不相同,常见的暴力类型有以下数种。

1.屈曲暴力

屈曲暴力致伤,脊柱的前部承受压应力,脊柱后部承受张应力。主要造成椎体的前缘压缩骨折,当暴力很大时椎体前缘压缩超过其高度的 1/2,常伴有椎体后上缘骨折块突入椎管。椎体后缘高度往往无明显改变。

2.压缩暴力

在轴向压缩载荷的作用下椎体产生爆裂骨折,横断面上整个椎体的各径线均增大。骨折块向椎体左右和前后碎裂,椎体后部碎骨块突出进入椎管,造成脊髓神经不同程度的损伤。

3.屈曲分离暴力

常见于车祸中,又名安全带损伤。高速行驶的汽车发生车祸时,由于安全带的作用,下肢和躯干下部保持不动,上半身高速前移,造成以安全带附近脊椎为支点,脊柱后部结构承受过大的张力而撕裂,受累的结构以后柱和中柱为主。

4.屈曲扭转暴力

屈曲和扭转两种暴力同时作用于脊柱,损伤严重,椎体旋转、前中柱骨折,单侧或双侧小关节突交锁。

5.水平暴力

水平剪力往往较大,造成上、下位椎体前后脱位,对脊髓和马尾神经的损伤严重,预后差。

6.伸展分离暴力

在胸腰椎比较少见,此种主要造成脊柱前部张力性破坏,黄韧带皱褶突入椎管,压迫脊髓。

(二)分类

根据 Denis 的脊柱三柱理论,脊柱的稳定性依赖于中柱的形态,而不是后方的韧带复合结构。三柱理论的基本概念是前纵韧带,椎体及椎间盘的前半为前柱;后纵韧带,椎体和椎间盘的后半构成中柱;而后柱则包括椎弓,黄韧带,关节突,关节囊和棘间、棘上韧带。椎体单纯性楔形压缩骨折,不破坏中柱,仅前柱受累为稳定骨折。爆裂性骨折,前、中柱受累,则为不稳定骨折,屈曲牵张性的损伤引起的安全带骨折,中柱和后柱均破坏,亦为不稳定损伤,而骨折脱位,由于前、中、后三柱均破坏,自然属于不稳定损伤。

1.根据暴力类型分类

(1)爆裂骨折。以纵向垂直压缩暴力为主,根据暴力垂直程度分下列几个类型:非完全纵向垂直暴力;椎体上下方终板破裂;椎体上方终板破裂;椎体下方终板破裂;合并旋转移位;椎体一侧严重压缩粉碎性骨折。

非完全纵向垂直暴力:A 型,一般上、下终板均破裂;B 型,略前屈终板损伤,多见;C 型,略前屈终板损伤,少见;D 型,伴旋转损伤;E 型,略带侧弯伴一侧压缩。

爆裂骨折特点:两椎弓根间距增宽;椎板纵裂;CT 示突入椎管的骨块往往比较大,多数病例之椎体后上骨块突入椎管,椎管受压较重。严重爆裂骨折,脊柱三柱损伤,椎管狭窄严重,截瘫发生率高。

(2)压缩骨折:根据压缩暴力的作用方向,可分屈曲压缩骨折和侧向压缩骨折,前者椎体前柱压缩,中柱无变化或轻度压缩,椎弓根间距正常,棘突无分离,属稳定骨折,可用非手术方法治疗;后者造成椎体一侧压缩骨折,多伴有明显脊柱侧弯,临床比较少见。

(3)分离骨折:常见的主要有 Chance 骨折,椎体楔形变,椎后韧带复合结构破坏,棘突间距离增宽,关节突骨折或半脱位,而椎弓根间距正常。不论损伤是经骨-骨、骨-软组织,还是软组织,此种损伤均为三柱破坏,属不稳定骨折,需手术内固定。受压往往较轻,不伴脱位的病例,截瘫发生率较低;过伸分离骨折比较少见,由过伸暴力作用引起,严重者因后方黄韧带皱褶突入椎管压迫脊髓造成不全性截瘫。

（4）水平移位骨折：引起本类骨折的暴力有水平暴力与旋转暴力。暴力主要集中于椎间盘，故多数为经椎间盘损伤，椎体之间的联结破坏，极易发生脱位，截瘫发生率高。根据暴力的特点，本类骨折又可分为两种类型。

剪力型：由水平暴力引起。水平移位骨折脱位发生率高，多经椎间隙发生，椎体无压缩骨折，有时可伴有椎体前上缘小分离骨折，棘突间距不增宽，后凸畸形较轻，如伴有旋转脱位，往往有旋转移位，横突、肋骨和关节突骨折，脱位纠正后，损伤椎间隙变窄，截瘫恢复差。

旋转型：椎间隙变窄，可合并肋骨、横突骨折，并伴有脊椎骨折和关节突骨折，有时在脱位部位下一椎体的上缘发生薄片骨折，此骨折片随上一椎体移位；多数骨折伴有一侧关节突交锁。

2.根据脊柱骨折稳定程度分类

（1）稳定脊柱骨折：骨折比较单纯，多不伴有中柱和后部韧带复合结构的损伤，骨折发生后，无论是现场急救搬运或是患者自身活动，脊柱均无移位倾向，见于单纯屈曲压缩骨折。椎体的前部压缩，而中柱高度不变，后柱完整，此种骨折多不伴有脊髓或马尾神经的损伤。

（2）不稳定骨折：脊柱遭受严重暴力后，发生骨折或骨折脱位，并伴有韧带复合结构的严重损伤。由于参与脊柱稳定的结构大多破坏，因而在患者的搬运或脊柱活动时，骨折损伤部位不稳定，若同时伴有后纵韧带和纤维环后半损伤，则更加不稳。根据 Denis 三柱理论，单纯前柱损伤为稳定骨折，如单纯椎体压缩骨折；中柱在脊柱稳定方面发挥重要作用，前柱合并中柱损伤，如椎体爆裂骨折，为不稳定骨折；前、中、后三柱同时受累的 Chance 骨折、伴后柱损伤的爆裂骨折、骨折脱位，均为极度不稳定骨折。

（三）病理变化

1.成角畸形

胸腰椎骨折大部分病例为屈曲损伤，椎体的前部压缩骨折，脊柱的中、后柱高度不变，前柱缩短，形成脊柱后凸畸形，前柱压缩的程度越严重，后凸畸形越明显。当椎体前部压缩超过 1/2，后柱的韧带复合结构受到牵张力。较轻者深筋膜、棘上、棘间韧带纤维牵拉变长，韧带变薄，肉眼观察，韧带的连续性尚存在前柱继续压缩，后柱复合结构承受的牵张力超过生理负荷，纤维发生部分断裂，严重者韧带撕裂，裂隙内充满积血，黄韧带和小关节囊撕裂，小关节可发生骨折或关节突交锁；骨折和软组织损伤的出血，渗透到肌组织内形成血肿，血肿机化后产生瘢痕、萎缩和粘连，影响肌纤维的功能，妨碍脊柱的正常活动功能并引起腰背疼痛。在椎体的前部，前纵韧带皱褶，在前纵韧带和椎体之间形成血肿，血肿压迫和刺激自主神经，使胃肠蠕动减弱，致患者伤后腹胀和便秘。

2.椎体后缘骨折块对脊髓神经的压迫

垂直压缩暴力造成椎体爆裂骨折，骨折的椎体厚度变小而周径增加，骨折的碎块向四周裂开并发生移位。X 线片显示椎体左右径与前后径显著增宽，向前移位的骨块，由于前纵韧带的拉拢，除产生血肿刺激神经引起患者胃肠功能紊乱外，无大的危害性；而在椎体的后缘，暴力瞬间，后纵韧带处于牵张状态，破裂的椎体后上部骨块向椎管内移位仅受后纵韧带的张力阻拦，易突破后纵韧带移入椎管内，碎骨块所携带的功能足以将脊髓摧毁，造成脊髓圆锥和马尾神经的损害。

3.椎间盘对脊髓的压迫

屈曲压缩和爆裂骨折占椎骨折的绝大部分，而此种损伤都伴有椎体的屈曲压缩性改变，前柱的高度丧失均大于中柱，椎间隙呈前窄后宽形态，间隙内压力增高，髓核向张力较低的后方突出，当屈曲压缩的力量大于后纵韧带和纤维环的抗张强度，后纵韧带和纤维环相继破裂，椎间盘进入椎管内,使属于脊髓的有限空间被椎间盘所占据,加重脊髓的损伤。

4.来自脊髓后方压迫

Chance骨折或爆裂骨折,脊柱的破坏相当严重,黄韧带断端随同骨折的椎板,由后向前压迫脊髓的后部,未发生断裂的黄韧带,张于两椎板之间,有如绷紧的弓弦,挤压硬膜囊。在过伸性损伤中,黄韧带形成皱缩,凸向椎管,同样构成脊髓后部压迫。

5.骨折脱位椎管容积丧失

水平移位损伤产生的骨折脱位,对脊髓的损伤最为严重。在此种损伤中,暴力一般都比较大,脊柱的三柱均遭到严重破坏,脊柱稳定功能完全丧失。上位椎体向一个方向移位1 mm,相应下位椎体向相反的方向移动 1 mm。脊髓的上、下部分别受到来自相反方向的压迫,脊髓内部的压力急剧增加,血液供给迅速破坏,伤后脊髓功能恢复的可能性极小。

6.脊柱成角、脱位导致脊柱损伤

慢性不稳定脊柱骨折脱位或成角,破坏了脊柱正常的负重力线,长期非生理情况下的负荷,导致成角畸形缓慢加重,引起慢性不稳定,对于那些骨折早期无神经压迫症状的患者,后期由于脊柱不稳定产生的异常活动造成迟发性脊髓损伤,此外脊柱成角本身可造成椎管狭窄,脊髓的血液供给发生障碍。

(四)临床表现

有明确的外伤史,重者常合并脑外伤或其他内脏损伤,神志清醒者主诉伤区疼痛,肢体麻木,活动无力或损伤平面以下感觉消失。检查见伤区皮下淤血、脊柱后凸畸形。严重骨折脱位者,脱位局部有明显的空虚感,局部触痛,常可触及棘突有漂浮感觉。由于损伤的部位及损伤程度不一,故神经功能可以是双下肢活动正常,亦可表现双下肢完全性瘫痪。神经功能检查,临床常用Frankel脊髓损伤分级法。括约肌功能障碍,如表现为排便无力、尿潴留、便秘或大小便完全失禁。男性患者阴茎不能有意识勃起,被动刺激会阴或阴茎表现为不自主勃起,如脊髓颈胸段损伤而圆锥功能仍存在者;如为脊髓圆锥部的骨折脱位,脊髓低级性中枢遭到摧毁,勃起功能完全丧失。

(五)诊断要点

根据外伤史及外伤后的症状、体征可初步确定为胸腰椎骨折或脱位,并可依感觉、运动功能丧失而初步确定损伤节段,便于进一步选择影像学检查部位。X线片是胸腰椎骨折的最基本的影像学检查手段,应常规应用。通常拍正、侧位片,根据病情需要可加拍斜位或其他位置。单纯压缩骨折正位片可见椎体高度变扁,左右横径增宽;侧位片可见椎体楔形变,脊柱后凸畸形,椎体后上缘骨折块向后上移位,处于椎间水平。爆裂骨折侧位片显示椎体后上缘有大块骨块后移,致伤椎椎体后上部弧形突向椎管内小关节正常解剖关系破坏。骨折脱位者侧位片显示两椎体相对位置发生明显变化,以上位脊椎向前方或前方偏一侧移位摄常见。CT扫描比普通X线检查能提供更多的有关病变组织的信息,因而优越性极大,有条件者应该常规应用。CT片可以显示骨折的类型和损伤范围,用于单纯椎体压缩骨折,可以显示椎体后缘有无撕脱骨块,骨块是否对硬膜囊形成压迫,有助于决定治疗方法。爆裂骨折CT扫描可以观察爆裂的椎体占据椎管的程度,有助于决定采用何种手术方法减压,并为术中准确解除压迫提供依据。MRI能够较清楚地显示椎管内部软组织的病损情况,在观察脊髓损伤的程度(水肿、压迫、血肿、萎缩)和范围方面较CT优越,对脊柱后柱结构的损伤亦有良好显示,有助于判断脊柱稳定性。

(六)治疗原则

根据脊柱的稳定程度可以采用非手术治疗或手术治疗。非手术治疗主要用于稳定脊柱骨折,目的在于通过缓慢的逐步复位恢复伤椎的解剖关系,通过脊柱肌肉的功能训练,为脊柱提供外源性稳定,从而避免患者晚期常见的损伤后背痛。手术治疗脊柱损伤的目的在于解除脊髓神经压迫,纠正畸形并恢复脊柱的稳定性。手术早期稳定性由内固定材料提供,坚强的内固定可以保证患者早下地活动,防止长期卧床导致的各种并发症,加速创伤愈合,恢复机体的生理功能。脊柱稳定性的远期重建,依赖正规的植骨融合。

(七)治疗选择

1.非手术治疗

(1)适应证:用于稳定脊柱骨折,如椎体前部压缩<50%,且不伴神经症状的屈曲压缩骨折,脊柱附件单纯骨折。

(2)方法:伤后仰卧硬板床,腰背后伸,在伤椎的后侧背部垫软垫。根据椎体压缩和脊柱后凸成角的程度及患者耐受程度,逐步增加枕头的厚度,于12周内恢复椎体前部高度。X线片证实后凸畸形已纠正,继续卧床3周,然后床上行腰背肌锻炼。床上腰背肌锻炼为目前临床上较常用的功能疗法,腰背肌锻炼的目的是恢复肌力,为后期脊柱稳定性重建提供动力基础,预防后期腰背痛与骨质疏松症的出现。过早下地负重的做法不宜提倡,因为有畸形复发可能,尤其是老年骨质疏松的患者,临床上出现慢性不稳定者,大多源于此。

(3)优点:治疗方法简单,无须长时间住院,治疗费用较低。

(4)缺点:卧床时间长,老年患者易出现肺部并发症和压疮,部分病例遗留晚期腰背痛和骨质疏松症,适应证较局限等。

2.手术治疗的目标和适应证

(1)手术治疗的目标:为损伤脊髓恢复功能创造条件(减压和避免再损伤);尽快恢复脊柱的稳定性,使患者能尽早起床活动,减少卧床并发症;植骨融合后提供长期稳定性,预防顽固性腰背痛的发生。

(2)适应证:适用于多数不稳定骨折与伴脊髓有明显压迫的骨折、陈旧性骨折椎管狭窄、后凸或侧凸畸形者,近年来,随着微创脊柱外科技术的发展,适应证已进一步扩大,包括单纯压缩骨折、骨质疏松症所致压缩骨折等。

3.手术方法

(1)对有神经症状者应行脊髓神经减压术:脊柱骨折脊髓压迫的因素主要来自硬膜的前方,包括脊柱脱位,伤椎椎体后上缘压迫脊髓前方;压缩骨折,椎体后上角突入椎管压迫脊髓;爆裂骨折,骨折块向后移位压迫脊髓;单纯椎间盘突出压迫脊髓;脊柱呈锐弧后凸或侧凸畸形>20°,椎管受到压迫性和张力性两种损伤,故应采用硬膜前方减压,经一侧椎弓根的侧前方减压或经两侧椎弓根的环形减压或侧前入路下直接减压。

(2)内固定:以短节段为主。减压完成后,应使患者维持于脊柱过伸位,在此基础上行内固定,可望使椎体达到良好的复位要求。目前应用的内固定器械包括后路与前路两大类,后路多采用短节段椎弓根螺钉系列,前路多采用短节段椎体螺钉钢板系列或椎体螺钉棒系列。

(3)植骨融合:内固定只能提供早期稳定,后期的永久性稳定需依赖于植骨融合,因而植骨是处理胸腰椎骨折的一个常规手段,必须保证正规、确实的植骨操作。植骨数量要足够,由于植骨是在非生理情况下的骨性融合,因而骨量少,骨痂生成少,有限的骨痂难以承受生理活动所施加的载荷。植骨的质量要保证,异体骨应避免单独应用于脊柱融合,有不少失败的报道,有的后果相当严重,但在前路大量植骨时,自体骨量不够,可混合少量异体骨或骨传导活性载体。大块髂骨植骨质量可靠,并可起到支撑和承载作用,而火柴棒样植骨增加了生骨面积,能较早发生骨性融合,两者可联合应用。究竟是采用前路椎体间植骨融合还是采用后路椎板、横突间植骨融合应根据具体情况决定,决定因素取决于骨折类型、脊髓损伤程度、骨折时间、脊髓受压的主要来源以及患者的一般状况等。通常后路张力侧能同时做到固定与减压,但在脊柱稳定性方面远不如前路椎体间植骨融合。

三、单纯椎体压缩骨折

单纯椎体压缩骨折为稳定骨折,临床比较常见,一般不伴有神经损伤,个别患者有一过性肢体麻木乏力,多能在短时间内自行恢复,非手术方法治疗能取得良好的效果。

(一)发生机制

多为遭受较轻微的屈曲暴力作用,老年者骨质疏松多由摔倒臀部着地引起,临床病理改变主要体现为脊柱前柱压缩呈楔形改变,不伴有中柱的损伤,后柱棘间韧带部分损伤,少有韧带断裂及关节突骨折与交锁者;因中柱结构完整,椎管形态无改变,脊髓除少数因冲击作用直接损伤外,一般无明显骨性压迫损伤。如椎体压缩不超过50%,脊柱稳定性无破坏。

(二)临床表现

伤后腰背部疼痛,脊柱活动受限。伤区触痛和叩痛(+),少数患者可见轻度脊柱后凸畸形,早期双下肢主动抬腿肌力减弱,这是由于髂腰肌、腰大肌痉挛,伤区疼痛等间接原因所致,不应与神经损伤相混淆。

(三)诊断要点

(1)明确外伤史及伤后腰背部疼痛、伤区触痛及叩击痛。

(2)X线检查:正位片显示伤椎椎体变扁,侧位片示椎体方形外观消失,代之以伤椎前低后高呈楔形改变。测量伤椎前缘的高度,一般不低于后缘高度的50%,个别患者在伤椎后上缘可见小的撕脱骨块,骨块稍向上后移位,脊柱中柱、后柱完整性多无破坏。

(3)CT扫描:可见椎体前上部骨折,椎体后部多数正常,椎管各径线无变化。

(4)MRI示骨折区附近硬膜前方有局限性高密度改变,为伤区水肿、充血所致,脊髓本身无异常;后凸严重时可显示椎后软组织区水肿甚至韧带断裂。

(5)青少年患者应与休门氏症相鉴别,后者又称青年性驼背、脊椎骨骺炎或脊椎骨软骨炎,其特点为胸椎长节段、均匀的后凸,相邻多个椎体楔形变。老年患者,尤其是老年妇女,应与骨质疏松胸腰椎楔形改变相鉴别,后者无外伤史,骨质疏松明显,亦为多个椎体改变;MRI检查椎体或椎后软组织的信号改变可鉴别。

(四)治疗选择

1.非手术治疗

(1)适应证:单纯椎体压缩骨折。

(2)方法:伤后立即卧硬板床,腰下垫枕,使伤区脊柱前凸以达复位之目的。腰背部垫枕厚度应逐步增加,应以患者能够耐受为度,不可操之过急,尤其是高龄患者,复位过于急促,可导致严重的消化道症状。垫枕开始时,厚度5~8 cm,适应数天后,再增加高度,1周后达15~20 cm。

(3)优点:方法简单,有一定效果。

(4)缺点:不可能达到解剖复位,卧床时间相对较长。

2.手术治疗

少数骨折后腰背部疼痛严重,长时间不能缓解,或老年患者不能耐受伤后疼痛和长期卧床者,可采用手术治疗行椎体成形或后凸成形术。

(1)优点:缓解疼痛快,卧床时间短。

(2)缺点:手术有风险,费用开支大。

(五)康复指导

患者伤后1~2周疼痛症状基本消失,此时即应积极行腰背肌功能锻炼。具体做法是开始时采用俯卧位抬高上半躯体和双下肢(燕子背飞)的方法;腰部力量有所恢复后采用双肩(力量较强者头顶)顶住垫在床头头板上的枕头上,双手扶床,膝关节屈曲,双足着床,挺腹,将躯干中部上举,以获脊柱过伸,使压缩的椎体前部在前纵韧带、椎间盘组织的牵拉下复位,每天3次,每次5~10下,开始次数和高度要求不过于勉强,循序渐进,并定期摄片,观察骨折复位情况。一般1周后,多能获得满意的复位结果。练习间歇期间应坚持腰背部垫枕,维持脊柱过伸位。3个月后,可下地练习行走。过早下地活动的做法极易造成患者畸形加重并导致远期顽固性腰背疼痛。

(六)预后

单纯胸腰椎椎体压缩骨折无脊髓、神经损伤,且属稳定骨折,预后较好;但少数患者,特别是老年性骨质疏松症患者,可能遗留后凸畸形及晚期顽固性腰背痛。

(七)研究进展

多年来,对于胸腰椎椎体单纯压缩骨折的治疗一直主张以非手术治疗、卧床为主,但随着人们生活水平的提高,生活质量的要求亦随之提高。近年来,压缩骨折后顽固性腰背痛的报道较多,过去较容易忽略的问题摆上了脊柱外科医师的工作日程,传统手术治疗因其较大创伤难以取得理想的疗效/代价比,微创脊柱外科技术的发展使单纯压缩骨折后期腰背痛的解决成为可能,经皮椎体成形强化、经皮椎体后凸成形等技术较好地解决了晚期后凸畸形和顽固性腰背痛的问题,使早期能够下床活动、防止肺部并发症的出现成为现实。

四、椎体爆裂骨折

椎体爆裂骨折是一类较严重的胸腰椎骨折,因骨折块占据椎管容积,腰以上节段损伤时,通常易出现完全性或不完全性截瘫,腰以下则多数无神经症状,部分出现不同程度的马尾神经和神经根损伤。

(一)发生机制

多为垂直压缩暴力致伤,病理改变表现为除前柱骨折外,中柱亦遭受破坏,椎体碎裂,向前后、左右移位,向后方椎管内移位的骨块造成脊髓或神经的损害。

(二)临床表现

损伤部位疼痛剧烈,就诊超过24小时者伤区明显肿胀。查体见棘突周围皮下大面积淤血、肿胀,棘突后凸畸形,伤区触痛剧烈。损伤平面以下感觉、运动和括约肌功能不同程度发生障碍。

(三)诊断要点

有严重外伤史及伤后腰背部疼痛、肿胀伴有损伤平面以下感觉、运动和括约肌功能障碍者应考虑胸腰椎爆裂骨折的可能。

1.正位 X 线片

显示伤椎椎体高度降低,椎体横径增宽,椎板骨折,弓根间距增宽,椎体正常的解剖征象破坏。侧位片见椎体高度降低,以前方压缩尤为明显,伤椎上方之椎体向前下滑脱,椎间隙变窄,伤椎椎体后方向椎管突入,尤以后上方最剧,并常见有骨折块进入椎管内。可能有棘突骨折或关节突骨折,少数患者关节突骨折累及椎弓根。

2.CT 片

可清晰显示椎体爆裂,骨折块向四周散开,椎体的后缘骨折块向后移位,进入椎管。骨折块向后移位严重的一侧,患者神经损伤症状亦重于对侧,如骨折块完全占据椎管空间,脊髓神经多为完全性损伤;CT 扫描时应考虑手术治疗的需要,扫描范围应包括上位和下位椎体、椎弓根,以确定是否适合后路短节段内固定物的置入。

3.MRI 图像

显示脊髓正常结构破坏,损伤区上下明显水肿,对判断预后有指导性意义。

(四)治疗选择

根据胸腰椎爆裂骨折的病理机制:脊柱的前、中柱均受累,稳定性破坏;中柱的骨折块对脊髓造成直接损伤而导致完全性或不完全性截瘫。治疗目的应是重建脊柱稳定性,去除脊髓压迫,防止进一步及迟发性损伤,为脊髓损伤的康复和患者早期功能锻炼创造条件。治疗方法首选手术治疗,不能因完全性截瘫无恢复可能而放弃手术。

手术方法可以根据患者的情况、医院的条件和术者的经验,分别采用后路经椎弓根减压、椎弓根螺钉系统短节段固定和前路减压内固定。不论取何种方法均应同时植骨行脊柱融合,以获远期稳定。

1.后路经椎弓根减压、椎弓根螺钉系统内固定

常规后正中显露,显露伤椎横突,于上关节突、椎板、横突连接处行横突截骨。咬除椎弓后侧骨皮质,以椎弓根探子探清椎弓根走向,辨清外侧皮质后咬除,仅保留椎弓根内侧及下方骨皮质,术中尽量保留上关节突,经扩大椎弓根入口进入椎体,以各种角度刮匙行环形刮除椎体碎骨块及上、下间隙椎间盘,自椎体后侧采用特殊的冲击器将椎管内碎骨块挤入椎体,减压完成,行椎弓根螺钉固定,并取松质骨泥行椎间隙植骨,融合的范围应包括上、下正常椎的椎板、小关节和横突。

(1)缺点:受减压通道的限制,减压操作较复杂,尤其是上、下两个椎间盘的减压更难完成;植骨面的准备也不如前路充分,因此椎体间植骨的效果不如前路直接减压。

(2)优点:手术创伤小,时间短,尤适用于多处严重创伤的病例,能同样达到前方直接减压的目的。

2.前路减压植骨内固定术

(1)适应证:胸腰椎骨折或骨折脱位不全瘫痪,影像学检查(CT、MRI、造影)证实硬膜前方有压迫存在,就骨折类型来说,最适用于爆裂骨折。陈旧性胸腰椎骨折,后路减压术后,仍残留明显的神经功能障碍且有压迫存在者。胸腰段骨折全瘫者可酌情采用。

(2)禁忌证:①连续 2 个椎体骨折。②心肺情况差或伴有严重合并不能耐受手术打击者。③陈旧性骨折脱位成角畸形严重者。④胸椎骨折完全性截瘫且证实脊髓横贯伤损伤者。⑤手术区大血管有严重损伤者。

(3)手术要点。①全麻:患者侧卧位,手术区对准手术台腰桥,两侧垫枕,通常从左侧进入。②手术步骤:经胸腹膜后途径切除第 10 或 11 肋,自膈肌止点 1 cm 处,弧形切开膈肌和内侧的弓

状韧带,到达伤椎椎体,结扎上下椎体之节段血管,推开腰大肌,可见白色隆起的椎间盘,压之有柔韧感,与之相对应的椎体则稍向下凹陷,触之坚硬。仔细辨认病椎、椎弓根和椎间隙,勿损伤走行于椎间隙的神经根和根动、静脉。在椎体后缘椎弓根和椎间隙前部,纵行切开骨膜,骨膜下电刀切剥,将椎体骨膜以及其前部的椎前组织一并向前方推开。在椎体切骨之前宜先切除病椎上、下位的椎间盘,用锐刀顺纤维环的上、下缘切开手术侧显露的椎间盘,以尖头咬骨钳切除手术侧纤维环及髓核组织,显露病椎的上、下壁。以小骨刀切除大部分病椎,超薄枪钳将椎弓根及病椎后侧皮质、碎骨块一一咬除,减压完成后,用锐利骨刀切除病椎上、下及其相对应椎间盘的终板软骨,以利植骨融合。放下腰桥,必要时人工牵引以保证无侧凸畸形,用撑开器撑开椎体的前部以纠正后凸畸形,撑开器着力点位于椎体前半,不可使撑开器发生弹跳,避免误伤周围重要解剖结构。后凸畸形纠正满意后,在撑开情况下确定植骨块的长度及钢板(棒)长度,以不影响上、下位椎间关节的活动为准,取自体三面皮质骨髂骨块植骨,松开撑开器,拧入椎体钉,安放动力加压钢板或棒,如 Kanaeda 器械。冲洗伤口后常规鼓肺检查有无胸膜破裂,再次检查植骨块位置,并在植骨块前方和侧方补充植入松质骨碎块、壁胸膜,牵回腰大肌。放置负压引流,伤口缝合如切开膈肌,应将膈肌原位缝合。术毕严格观察患者呼吸和口唇颜色,并连续监测血氧饱和度。必要时,患者未出手术室前即行胸腔闭式引流术,以防不测。术后卧床时间根据脊柱损伤程度而定,一般为2~3个月,并定期拍 X 线片,观察植骨融合情况。

(4)优点:直视下前路椎管减压,操作相对容易;前路内固定更符合植骨的生物力学要求,融合率较高。

(5)缺点:手术创伤较大,伴多处严重创伤者,特别是严重胸腔脏器损伤患者难以耐受手术。

(五)康复指导

胸腰椎椎体爆裂骨折多伴有完全性或不完全性截瘫,康复治疗不应局限于手术恢复后,早期的主动功能锻炼及水疗、高压氧治疗、药物治疗及针灸均占据重要地位。鼓励咳嗽排痰,勤翻身防压疮。

(六)预后

无论前路手术还是后路手术,减压、植骨融合的效果都是可以肯定的,脊柱的稳定性不难重建;预后与原发脊髓损伤的程度及继发病理改变的程度密切相关。通常不完全性脊髓损伤的恢复较好,完全性脊髓损伤较难恢复,圆锥部位的损伤引起的大小便失禁较难恢复。

(七)研究进展

胸腰椎爆裂骨折的诊断不难,治疗方法较统一,大多数学者一致认为首选手术治疗,但在术式的选择上争议较多。后路椎弓根螺钉系统的出现解决了脊柱三柱稳定性重建的问题,术后短期稳定性由坚强内固定提供,虽然通过后路椎弓根途径行椎体减压已不再是问题,但后路内固定的植骨融合效果不确切。吕国华等认为前路内固定更能满足椎间融合的生物力学要求,传统的侧前方减压、植骨、内固定创伤较大,采用胸腔镜或腹腔镜下辅助或不辅助小切口技术行侧前方减压、植骨、内固定取得良好疗效,且创伤较小。谭军等认为使用后路椎弓根螺钉系统仅仅能撑开爆裂骨折椎体的周围皮质骨,椎体中央塌陷的松质骨不可能复位,残留的骨缺损将由纤维组织替代,在生物力学性能上无法满足要求,他们主张在后路椎弓根螺钉撑开复位的基础上,后路病椎经椎弓根减压,运用自固化磷酸三钙骨水泥行伤椎加强。迟永龙等则采用后路微创技术行经皮椎弓根螺钉系统内固定,利用后路撑开技术使椎体高度在韧带张力作用下恢复,病椎以磷酸钙骨水泥加强;或采用经椎弓根椎体环形减压、椎体加强以重建脊柱稳定性。

总之,胸腰椎爆裂骨折的治疗进展相当快,从脊柱三柱理论的创立、椎弓根螺钉系统的发明到微创技术的具体应用,国内外学者做出了不懈的努力,使得手术过程逐渐向微创、快速化发展,术后疗效更理想。

五、胸腰椎骨折脱位

(一)发生机制

胸腰椎骨折脱位见于严重平移暴力致伤,多合并脊髓完全性损伤,脊柱严重不稳,术后脊髓功能恢复较差。

(二)临床表现

损伤部位疼痛剧烈,就诊超过 24 小时者伤区明显肿胀。查体见棘突周围皮下大面积淤血、肿胀,棘突排列有阶梯感,伤区触痛剧烈。损伤平面以下感觉、运动和括约肌功能不同程度发生障碍,部分患者合并椎前或腹膜后血肿,刺激胸膜或腹膜,引起呼吸困难或腹胀、腹痛等症状。

(三)诊断要点

根据患者的临床症状、体征及影像学检查可确诊。X 线检查正侧位片可发现脱位椎体向左右或前后移位,正常脊柱序列严重破坏,伴有小关节、椎板或棘突骨折,有时可见椎体向前严重脱位而后部附件留在原位,伤椎的椎弓部可见很宽的裂隙。脱位超过Ⅱ度者,损伤平面的韧带复合结构均遭完全性破坏。MRI 可见脊髓连续性中断,部分脊髓或马尾神经嵌于椎板间隙间加权显示的高信号狭窄区为脊髓损伤水肿、出血所致。

(四)治疗选择

1.非手术治疗

脊柱稳定性完全破坏,非手术治疗很难重建稳定,不利于康复及损伤并发症的预防。伤后卧硬板床,腰下垫软枕复位或在伤后 4～8 小时行手法复位以利术中在正常的解剖序列下操作,前后移位虽可通过手术器械复位,左右移位术中复位较难,应在术前解决。

2.手术治疗

手术应尽早施行,如拖延时间过长,损伤区血肿机化、粘连形成,复位有一定困难,如反复应用暴力,有误伤血管的可能性。通常采用椎弓根螺钉系统复位内固定术:手术采用全麻,先取大块髂骨条,留作植骨。常规显露并行椎板减压,显露椎板过程中需防损伤暴露于椎板后方的散乱马尾神经,如发现硬膜有破裂应当缝合,不能缝合者,用蒂的骶棘肌瓣覆盖,术中清除椎管内的血肿和骨折块及卷入的韧带组织,切开硬膜,探查脊髓。准确置入椎弓根螺钉,不可完全依靠 RF 或 AF 器械固定,必须依靠体位、重力和手术组医师手法协助才能完全复位。复位时,将手术床头端升高 30°～40°,助手根据脱位的方向,用狮牙钳夹持脱位平面上、下椎节棘突,施加外力,协助术者纠正脱位、恢复脊柱的正常排列。将切取的大块髂骨条修整,分别植于两侧椎板关节和横突间。

(1)优点:能及时加强脊柱的稳定性,解除对脊髓的压迫,有利于神经的恢复。

(2)缺点:手术有风险,技术要求较高,费用开支较大。

(五)康复指导

术后早期活动,2 小时翻身 1 次,防止并发症,1 周后半坐位,鼓励咳嗽排痰,同时加强四肢功能锻炼,尽早使用轮椅。

（六）预后

胸腰椎骨折脱位多伴有严重脊髓损伤，MRI 显示脊髓完全横断的病例，即使经过早期手术减压、固定，神经症状基本无恢复，手术内固定后，患者生活质量得到保证，早期可借助轮椅或功能康复器参加一般活动。长期卧床患者，因多种并发症的影响预后不佳。脊髓圆锥部位的损伤，最难恢复的是括约肌功能，马尾神经损伤多引起下肢的不完全性感觉、运动障碍。

（七）研究进展

胸腰椎骨折脱位是一种较严重的损伤，治疗的难度高，单纯后路短节段椎弓根螺钉系统复位内固定术往往难以达到重建脊柱稳定性的目的，传统的方法是借助手法或体位复位使用椎弓根螺钉短节段固定，早期重建脊柱稳定性不成问题，但后期矫正度丢失、迟发性脊髓损伤的不良后果屡有报道。丘勇等使用后路钉钩系统联合复位内固定，取得较好的早期和远期疗效，解决了短节段固定脊柱骨折脱位力学强度不足的问题。与胸腰椎单纯骨折不同的是本类型损伤脊柱三柱均严重损伤，无论内固定的强度多高，远期疲劳无法避免，因此，植骨融合显得尤为重要，远期骨性融合是骨折节段稳定的根本保障。融合的方法包括后外侧横突、关节突、椎板间融合，融合的材料以自体颗粒状或火柴棒式松质骨最好，也可采用大块 H 形单面皮质骨材料。

（赵学春）

第四节　骶尾椎损伤

一、骶尾椎损伤机制及特征

骶骨骨折常与骨盆骨折伴发，单纯骶骨骨折很少见。骨盆骨折患者中骶骨骨折的发病率约为 35%（4%～74%）。正常情况下骶骨抗压缩应力很强，而抗剪力和张力较弱；而在骨盆环完整时，除了直接暴力外骶骨只能受到压缩应力作用，所以骶骨骨折常伴发于骨盆骨折。骶骨骨折常常是单侧下肢或者单侧躯体的暴力沿髂骨间接作用于骶骨所致，最常见的应力是张力和剪力。

旋转力：伴发耻骨联合分离或者耻坐骨支骨折的严重暴力。作用于下肢的强大的过伸张力导致髂骨沿骶髂关节的水平轴旋转，如果骶髂关节不旋转（骶髂关节抗这种应力的能力很强），就会发生经 $S_{1\sim2}$ 的骶孔骨折。骨折后髂后上棘上移而髂骨不上移。反方向的髂骨旋转可见耻骨联合端上移，这种损伤相对少见。

杠杆作用：一旦骨盆环的前方被破坏，骨盆的两个半环产生明显分离，常见于碾压伤或者下肢极度外展。骶髂关节张开到极限，就会产生经骶骨翼的骨折；骨折常常介于第 1、2 骶孔水平之间。其机制类似于完全张开的合页将固定螺钉拔出。反方向的损伤导致耻骨联合端相互重叠，相对少见。

剪切力：坐位时暴力作用于膝部，使半侧骨盆直接向后移位。这种暴力更容易导致髋关节脱位；但是如果受伤时髋关节轻度外展，就可能导致半侧骨盆向后、向上移位，导致骶椎侧块承受剪切力而骨折。

具体到某一例患者各种应力结合到一起并占不同的比例，因此不可能精确地分析某种应力的作用。例如在坠落伤时，身体的重力和下肢、骨盆传导地面的抵抗力共同作用于骶骨水平，使骨盆沿水平轴旋转,同时骶骨则受到来自身体重力的作用而产生垂直向尾侧移位的倾向,从而导致骶骨的横断骨折。

二、骶尾椎损伤诊断

(一)骶尾损伤的分类

目前尚无统一的骶骨骨折分类方法。骶骨骨折分类总体而言可以分为 3 种。

第 1 种分类方法是将骶骨骨折作为骨盆环损伤的一部分。Letournel、Tile 等将骨盆骨折按照损伤机制和骨盆的稳定程度分为 3 种类型,在此基础上发展成为国际内固定研究学会分类。①A 型骨折:单纯髂骨骨折或骶尾骨骨折,由于骨盆后弓仍保持完整,骨盆稳定性不受影响。②B 型骨折:由旋转暴力而致伤,骨盆环的完整性受到不完全破坏,骨折表现为旋转不稳。B1 型为单侧"翻书样"外旋损伤;B2 型为侧方挤压性内旋损伤,骶骨前方受到撞击而发生压缩骨折,同时合并对侧或双侧的耻骨支骨折;B3 型则损伤更为严重,表现为双侧的翻书损伤或内旋损伤。③C 型骨折:为一侧或双侧骨盆环的完全性断裂,不仅表现为旋转不稳,而且存在后方及垂直不稳。此时骶骨骨折已不应被作为孤立性损伤来对待,而是应将其作为不稳定骨盆骨折的一部分来处理。

第 2 种骶骨骨折分类方法针对累及腰骶交界的骨折,这类骨折非常不容易诊断。腰骶韧带非常坚强,除非有骨质疏松,这个节段的损伤通常只发生于高能量外伤。Isler 根据主要骨折线相对于 $L_5 \sim S_1$ 椎小关节的位置,以及腰骶交界稳定性将这种损伤分为 3 型(图 6-21)。Ⅰ型,$L_5 \sim S_1$ 椎小关节外侧的经骶骨翼的骨折,这种骨折不影响腰骶的稳定性,但是可能影响骨盆环稳定性;Ⅱ型,经 $L_5 \sim S_1$ 椎小关节的骨折,这种骨折可能会影响腰骶稳定性及骨盆的稳定性,可伴有不同程度移位和神经损伤;Ⅲ型:累及椎管的骨折,这类骨折都不稳定,如果是双侧骨折则可以导致腰骨盆分离,需要予以固定。

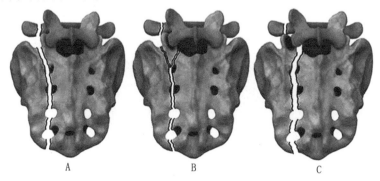

图 6-21　骶骨骨折的 Isler 分型

最后一种骶骨骨折分型强调骶骨的内在特征。根据 Denis 分区对骶骨骨折进行分类,即 1 区(骶孔外侧)骨折、2 区(累及骶孔但未累及骶管)骨折和 3 区(累及骶管)骨折。

Roy-Camille、Strange-Vognsen 和 Lebch 将 Denis Ⅲ 区的横断骨折进一步进行分类(图 6-22)。Ⅰ型损伤最轻,表现为后凸畸形而没有移位或者轻度移位;Ⅱ型骨折表现为后凸畸形,骶骨不完全向前脱位;Ⅲ型表现为骶骨完全脱位;Ⅳ型骨折包含的范围比较大,包括伴有 S_1 椎体粉碎性骨折的全部上述 3 个类型的骨折,这种类型的骶骨骨折非常少见。Roy-Camille 的骨折分型仅考虑到发生于 $S_{1 \sim 2}$ 的横断骨折;但是在少数情况下,横断骨折也可以发生于 S_3 以下。

根据横断骨折发生的位置,又将发生于 $S_{1\sim2}$ 的骨折称为高位骶骨骨折,发生于 S_3 以下的骨折称为低位骶骨骨折。

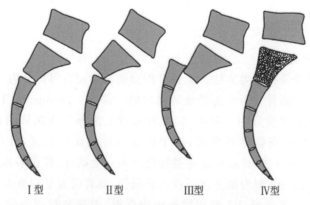

I 型   II 型   III 型   IV 型

图 6-22   骶骨骨折的 Ryo-Camille 分型

而 Gibbons 等则将 Denis III 型骨折又分为两型:纵行和横行骨折。纵行常伴有严重的骨盆损伤;横行常见于高处坠落伤和交通伤,常伴有严重的神经损伤,又称为跳跃者骨折,或自杀者骨折。当横行骨折同时伴有纵行骨折时,根据骨折线的形状,可以将骶骨骨折分成 H、U、L 及 T 型骨折(图 6-23)。

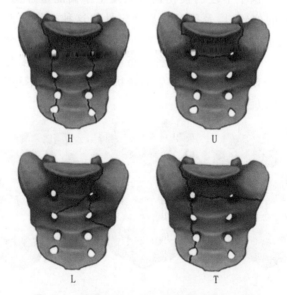

H   U

L   T

图 6-23   按骨折线形状对骶骨骨折进行分型

此外,根据骶骨骨折的原因不同还可分为暴力性骨折和骶骨不全骨折。骶骨不全骨折是指非肿瘤因素引起的骶骨强度下降而发生的应力性骨折,好发于 60 岁以上的女性。

(二)物理检查

据报道,有 24%～70% 的骶骨骨折患者在首诊时被漏诊。骶骨骨折的延误诊断可能会对患者的预后产生不良影响。骶骨骨折的患者常常有多发损伤。对于高能量钝性损伤的患者必须进行全面的物理检查;尤其是对于有骨盆周围疼痛的患者更应该高度警惕骶骨损伤,应全面检查骨盆环的稳定性。

除了检查患者的运动和感觉功能以及下肢的反射,神经系统检查还应当包括肛门指诊,并记录肛门括约肌的自发收缩和最大主动收缩的力量,肛周 $S_{2\sim5}$ 支配区轻触觉和针刺觉的情况,以及肛周刺激收缩反射、球海绵体反射和提睾反射的情况。女性患者怀疑有骶骨骨折时应当考虑进行阴道检查。除了支配膀胱和直肠的神经受损外,外伤和骨折移位也可能会损伤支配生殖系统功能的神经。必要时需要请泌尿外科及妇科医师会诊。

骶骨骨折,尤其是伴有神经系统损伤时需要对双侧下肢的血液供给进行检查。除了评估远端的动脉搏动情况外,还应当测量踝臂指数。发现异常时应当考虑行下肢血管造影。

骨盆周围有软组织损伤时应当考虑到有骶骨骨折的可能性。如果有皮下积液,提示腰骶筋膜脱套伤,应当特别重视;因为经该区域的手术感染风险很高、切口不易愈合。

骶骨骨折的患者常常伴发胸腰椎骨折,在进行神经损伤评估时,应当全面地检查分析。

(三)影像学检查

常规的骨盆 X 线正侧位片表现为骶孔线、椎间盘线的异常,如模糊、中断、消失、结构紊乱、硬化、左右不对称等征象。

1.脊髓造影检查

脊髓造影解决了脊神经根不能显影的困难,同时理想的脊髓造影片也可对 S_1、S_2 以上脊神经根袖内的部分神经显影,而对于 S_2 以下骶神经根、硬脊膜外神经根、骶丛神经、坐骨神经均不能显影。

2.CT 检查

CT 检查能很好地显示骨结构,确定骨折部位,显示椎管形态及椎管内有无骨折块。

3.MRI 检查

MRI 较其他影像技术对神经、软组织有良好的显像,采用先进的 MRI 技术,使用适当的表面线圈和脉冲序列能够获得较清楚的周围神经影像。

4.放射性核素扫描(^{99m}Tc)

诊断骶骨不全骨折的敏感性很高,表现为单侧或双侧骶骨翼上位于骶髂关节与骶孔之间核素异常浓聚。不过此种检查特异性差,炎症、肿瘤也可有浓聚征。

三、骶尾椎损伤的治疗

处理骶骨骨折患者时,必须首先遵循创伤患者诊治的总体原则。骶骨骨折时常伴有骨盆环的破坏、神经根损伤、马尾神经损伤以及脊柱的损伤,它们之间相互影响。总体而言,应当根据骨盆环和腰骶的稳定性、神经损伤情况以及患者的全身状况来制订治疗方案。

骶骨骨折应当初步分为以下 4 类:①伴有稳定或不稳定骨盆环损伤。②伴有腰骶椎小关节损伤。③伴有腰骶分离。④伴有神经损伤及马尾神经或脊髓压迫。

(一)伴有骨盆环损伤的骶骨骨折

必须对骨盆环的稳定性进行评估。当存在明显的骨盆环不稳定时,需要对骨盆环进行初步的复位和固定;方法包括骨牵引、外固定架、骨盆固定带、骨盆钳等。这些方法都可以达到复位骨折、减少出血的目的。如果患者的血流动力学不稳定,可以考虑进一步行经导管血管栓塞术。

对于骨盆环稳定的患者,并且无神经损伤、软组织损伤也较轻,保守治疗效果比较好。具体方法:对于无移位的稳定骨折采用卧床休息,早期不负重下床活动;对于移位的骶骨骨折可手法复位后行骨牵引,牵引复位时需要准确地设计好牵引的方向和力量。牵引重量一般为患者自身体重的 $1/5\sim1/4$,牵引时间应在伤后 24 小时内完成且不少于 8 周。

(二)伴有腰骶椎小关节损伤的骶骨骨折

Isler 第一个提出了腰骶交界损伤与不稳定骶骨骨折的关系。他提出骨折线经过 S_1 上关节突或者位于 S_1 上关节突内侧的垂直骶骨骨折会影响腰骶交界的稳定性。他还发现腰骶交界损伤与半骨盆脱位有关。这种类型的损伤见于 38% 的垂直不稳定骶骨骨折和 3.5% 的旋转不稳定骶骨骨折。

但是 Isler 可能低估了伴有腰骶椎小关节损伤的骶骨骨折的发病率,因为限于那个时代的影像学检查条件,很多病例可能漏诊了。对于经骶孔的尤其是伴有移位的骶骨骨折,应当考虑腰骶交界损伤的可能,应当行进一步检查。一旦确诊,应进行手术固定。

(三)腰骶脱位的骶骨骨折

腰骶脱位,也称为创伤性腰骶前脱位,非常少见。临床表现为腰椎滑脱至骶骨前方,可能伴有双侧 $L_5 \sim S_1$ 椎小关节脱位、同侧的椎小关节骨折,或者经骶骨椎体的骨折。可能有多种受伤机制,都属于高能量损伤。

腰骶脱位非常少见、表现通常不典型,而且患者的病情通常都非常重,所以腰骶脱位在首诊时常漏诊。脊柱骨盆分离(也称为 U 型骶骨骨折)的损伤与此类似,治疗相当困难。它们的共同特征是骶骨与腰椎及骨盆分离,都是高能量损伤所致,患者存活的概率很小。这种损伤高度不稳定。

固定方法包括骶髂螺钉、接骨板螺钉及腰椎-骨盆桥接固定等。因为发病率很低,虽然各种方法都有一定的临床应用效果的报道,但是各种固定方法的优缺点及临床适应证目前还无法准确评价。

(四)伴有神经损伤和压迫的骶骨骨折

神经损伤的情况对治疗方法的选择也有指导作用。马尾神经完全横断的患者减压固定手术的重要性比马尾神经不完全断裂患者就差一些。

骶骨骨折手术治疗指征是有神经损伤的表现同时存在神经压迫的客观证据,伴有软组织裂伤以及广泛的腰骶结构损伤。对于多发伤患者固定骶骨骨折后早期活动,可作为相对手术指征,有利于患者康复。手术的目的是稳定骨折、恢复腰骶对线、改善神经状态、充分的软组织覆盖以及改善全身状况。

(五)减压

骶骨骨折时神经损伤的程度不同:轻者可为单一神经根病变,重者可能马尾神经完全横断。横行骶骨骨折时马尾神经完全断裂的发生率是 35%。根据骶骨骨折的移位和成角情况,骶神经根可能会受压、挫伤或者受牵拉。因此可以通过骨折复位间接减压,也可以通过椎板切除或骶孔扩大来直接减压。对于马尾神经横断或者骶神经根撕脱的患者,单纯减压是没有意义的。

减压手术没有绝对的适应证,术后的结果也无法预测。然而在伴有神经损伤的骶骨骨折患者,骨折愈合后神经周围纤维化、骶管及骶孔内瘢痕的形成会令骶神经根减压更加困难。因此,神经减压最好在受伤后的 24~72 小时内完成。对于伴有足下垂的患者行保守治疗或者延期手术,75% 的患者预后差。尽管 L_5 神经根在骶骨水平位于椎管外,但是骶骨翼的骨折块向上、向后移位可能会导致 L_5 神经根受牵拉、压迫甚至卡压于骨折块与 L_5 横突之间,需要手术减压。

(六)固定

骨折的手术固定通常是与减压同时进行的,因为减压本身就可能会加重不稳定。手术固定指征包括伴有骨盆环或腰骶不稳定以及软组织裂伤的骶骨骨折。固定方法包括前方骨盆固定、骶髂螺钉、骶骨直接固定以及腰骨盆固定等。建议对大多数骶骨骨折患者采用骶髂螺钉固定。

对于需要手术固定的骶骨骨折,应当首先考虑到恢复骨盆前环的稳定性。利用接骨板、外固定架等固定骨盆前环,可以增加骨盆后方结构(包括骶骨)的稳定性。在俯卧位行后路手术时,前方固定还可以起到保护骨盆的作用。但是对伴有垂直不稳定骨盆骨折的骶骨骨折,单独固定骨盆前环并不能为骶骨骨折提供足够的稳定性,还应当手术固定骶骨骨折。

骶骨固定方法的选择不单纯取决于骨折的移位程度和生物力学需要,还应当考虑到局部软组织条件。理想的固定系统应当能够提供足够的生物力学稳定性,同时对软组织刺激小、软组织并发症(如伤口裂开、感染等)少。大多数的骶骨骨折都可以用骶髂螺钉固定。

1.骶髂螺钉

最初设计用于骶髂关节损伤的骶髂螺钉在治疗垂直骨盆后方损伤及骶骨骨折时非常有用,在 U 型骶骨骨折的治疗中也取得了很好的疗效,但是很少用于横行骶骨骨折。患者仰卧位或俯卧位,可以在透视条件下经皮植入螺钉。螺钉的植入高度依赖于透视成像。这种技术的安全性已经得到广泛验证。相对常见的并发症包括骨折复位的丢失和骨折复位不良,神经损伤或肠道结构损伤非常少见。考虑到骶孔可能会受损,应当避免加压。骶骨翼及骶骨斜坡的解剖存在变异,这种解剖变异可能会导致植入螺钉过程中的神经损伤。此外,经皮骶髂螺钉固定不适用于腰骶严重解剖异常以及无法闭合复位的患者。

2.骶骨棒

后路骶骨棒固定手术简单、安全、创伤小。缺点是:①过度加压可能致骶骨压缩骨折加重,损伤骶神经。②双侧骶髂关节脱位或骨折不适用。③髂后上棘损伤也不适用。骶骨棒适用于 Denis Ⅰ 型骨折,如用于 Denis Ⅱ 型、Denis Ⅲ 型骨折,骶骨棒的横向加压作用可能引起或加重骶神经损伤。骶骨棒加外支架治疗也可用于治疗 Tile C 型骨折,能够达到很好的复位固定,也可将骶骨棒穿过髂骨、骶骨,然后穿过对侧髂骨固定,用于双侧骶髂关节脱位或骨折、中度分离骨折,甚至产后骨盆带不稳定者。由骶骨棒和 CD 棒组合而成的 π 棒也可用于治疗骶骨骨折,由于有 CD 棒的纵向支撑对抗骶骨的垂直移位,骶骨棒无须加压过紧,对于 Ⅱ、Ⅲ 型骨折可使用在髂后棘内侧的螺帽防止过度加压,从而避免损伤骶神经。由于骶骨的复杂化和个体变化大,骶骨棒固定方法操作复杂、难度大、技术要求高,术前应仔细设计骶骨棒的通道。

3.三角接骨术

三角接骨术即联合应用椎弓根螺钉系统和骶骨横行固定系统(骶髂螺钉或骶骨接骨板),适用于治疗垂直剪力引起的骶骨骨折,提供了多平面的稳定,术后即可下床,疗效良好。对于垂直不稳定骶骨骨折治疗,三角固定接骨较单独应用骶髂螺钉固定更稳定。三角固定为静力固定,虽然固定牢靠,但可能产生应力遮挡效应而影响骨愈合,且手术创伤大。

4.接骨板

后路或前路接骨板固定骨盆前环骨折合并骶髂关节骨折,可采用后侧小块接骨板局部固定骶髂关节骨折,单纯后侧接骨板固定的抗分离及抗旋转能力与单枚骶髂螺钉固定相近,但比 2 枚骶髂螺钉固定差。也可采用 2 块 3~4 孔重建接骨板前路固定,前路接骨板固定可解剖复位,提高关节的稳定性,其缺点为:①对骨折仅起连接作用,抗旋转作用差,不能早期下地。②手术创伤大,前路显露困难,操作复杂,出血多。

5.锁定加压接骨板

随着内固定器材的发展,锁定加压接骨板的出现,微创技术的要求及骨质疏松症患者的增多,近来出现了引入内支架治疗骶骨骨折的理念,将锁定加压接骨板用于骶骨骨折治疗。锁定加压接骨板可用于骨质疏松症患者或骨质薄的患者（Denis Ⅱ型、Denis Ⅲ型骨折及粉碎性骨折）。锁定加压接骨板固定创伤小，不足之处在于费用较高。

6.腰椎-骨盆桥接固定

在改良 Galveston 技术基础上发展而来的腰椎-骨盆固定技术包括 $L_3 \sim S_2$ 椎弓根螺钉、髂骨钉、骶髂钉、Jackson 棒、纵向的连接棒以及横联构成，适用于伴腰骶不稳定的骶骨骨折。通过腰椎-骨盆桥接提供腰骶及骶骨骨盆间的稳定性。患者可以不借助支具早期活动。手术过程中可以进行广泛的神经根减压，还可以与骶髂螺钉联合应用。对于腰骶交界部骨折以及 $L_5 \sim S_1$ 椎间盘突出的患者还可以行 $L_5 \sim S_1$ 的椎间融合。近年来，该方法得到不断改进，应用也越来越多，但是该技术对软组织条件要求高，内固定断裂、深部感染、切口愈合困难等并发症不容忽视。

（七）骶骨不全骨折的治疗

几乎所有学者都认为卧床休息是最好的治疗方法，可有效控制疼痛，一般 1 个月内疼痛缓解，6～12 个月内疼痛消失。同时应针对骨质疏松治疗。但也有学者主张早期下床活动，因为骶骨不全骨折属于稳定骨折，不需手术，且患者多为老年人，卧床休息时间过长将导致肌肉、心脏、呼吸、消化、泌尿生殖、血管、内分泌等系统的并发症，严重影响骶骨不全骨折患者的治疗效果和生活质量，某些并发症甚至会导致患者死亡。在控制疼痛、严密监控的情况下，让患者借助支撑物早期下床活动将会有效减少上述并发症，并可减少患者的住院时间和费用。近年来兴起的骶骨成形术为骶骨不全骨折的治疗提供了新的选择，这项技术可以达到即刻缓解疼痛的目的，但是目前还没有随机对照的临床研究和长期临床应用结果的报道。

（八）尾骨骨折的治疗

1.非手术疗法

非手术疗法包括急性期和慢性期的治疗。

（1）急性期：卧床休息 3～5 天后逐渐下床活动，坐位时垫以充气物或海绵垫。对有骨折移位者，在局部麻醉下通过肛门指诊行手法复位（采取上下滑动、加压，以使远折端还纳原位），3 天后再重复 1 次。由于肛周肛提肌的牵拉作用，常难以获得理想复位。

（2）慢性期：可行理疗、坐浴等疗法，并注意局部勿多受压。病重者，可行骶管封闭疗法，每周 1 次，3～4 次为 1 个疗程。对症状顽固者，可酌情行尾骨切除术。

2.手术疗法

手术疗法主要为尾骨切除术。

手术病例选择：主要是尾骨损伤后长期疼痛且无法缓解的病例。其具体原因不明确，可能是由于瘢痕组织压迫尾神经所致。

（赵学春）

第五节 脊 髓 损 伤

一、脊髓损伤的定义与分类

（一）定义

脊髓损伤是指由于外界直接或间接因素导致脊髓损害，在损害的相应节段出现各种运动、感觉和括约肌功能障碍,肌张力异常及病理反射等的相应改变。

脊髓损伤的程度和临床表现取决于原发性损伤的部位和性质。脊髓损伤是脊柱骨折的严重并发症,由于椎体的移位或碎骨片突出于椎管内,使脊髓或马尾神经产生不同程度的损伤。胸腰段损伤使下肢的感觉与运动产生障碍,称为截瘫,而颈段脊髓损伤后,双上肢也有神经功能障碍,为四肢瘫痪。

(二)病理生理

脊髓损伤后病理过程分为 3 期。①急性期:伤后立即出现组织破裂、出血,数分钟即出现水肿,1～2 小时肿胀明显,出血主要在灰质,毛细血管内皮肿胀,致伤段缺血、代谢产物蓄积,轴突变性、脱髓鞘。②中期:损伤中心区坏死碎片被巨噬细胞移除,胶质细胞和胶原纤维增生。③晚期:大约半年后,胶质细胞和纤维组织持续增生,取代正常神经组织,完全胶质化。

病理上按损伤的轻重可分为脊髓震荡、脊髓挫裂伤与出血、脊髓压迫、脊髓断裂(脊髓横断伤)。

1.脊髓震荡

脊髓震荡与脑震荡相似,是最轻微的脊髓损伤。脊髓遭受强烈震荡后立即发生弛缓性瘫痪,损伤平面以下感觉、运动、反射及括约肌功能全部丧失。因在组织形态学上并无病理变化发生,只是暂时性功能抑制,在数分钟或数小时内即可完全恢复。

2.脊髓挫伤与出血

脊髓挫伤与出血为脊髓的实质性破坏,外观虽完整,但脊髓内部可有出血、水肿、神经细胞破坏和神经传导纤维束的中断。脊髓挫伤的程度有很大的差别,轻者为少量的水肿和点状出血,重者则有成片挫伤、出血,可有脊髓软化及瘢痕的形成,因此预后极不相同。

3.脊髓压迫

骨折移位,骨片与破碎的椎间盘挤入椎管内,可以直接压迫脊髓,而褶皱的黄韧带与急速形成的血肿亦可以压迫脊髓,使脊髓产生一系列脊髓损伤的病理变化。及时去除压迫物后,脊髓的功能可望部分或全部恢复;如果压迫时间过久,脊髓因血液循环障碍而发生软化、萎缩或瘢痕形成,则瘫痪难以恢复。

脊髓压迫可分为原发性脊髓损伤与继发性脊髓损伤。前者是指外力直接或间接作用于脊髓所造成的损伤,后者是指外力所造成的脊髓水肿、椎管内小血管出血形成血肿、压缩骨折以及破碎的椎间盘组织等形成脊髓压迫所造成的脊髓的进一步损害。

(1)原发性脊髓损伤。①脊髓休克:当脊髓与高位中枢断离时,脊髓暂时丧失反射活动的能力而进入无反应状态的现象称为脊髓休克。临床上主要指脊髓损伤的急性期,表现为弛缓性瘫痪,出现肢体瘫痪、肌张力降低、腱反射消失、病理反射阴性,休克期一般持续 2～4 周,随后肌张力逐渐增高,腱反射活跃,出现病理反射,但是脊髓功能可能无恢复。②脊髓挫伤:血管损伤;神经细胞损伤;神经纤维脱髓鞘变化。有不同程度瘫痪表现,有后遗症,程度不同,表现不同。③脊髓断裂:伤后 4 小时断端灰质出血、坏死,白质无改变;24 小时断端中心损害,白质开始坏死;伤后72 小时达到最大程度,3 周病变结束成为瘢痕。

(2)继发性脊髓损伤。①脊髓水肿:创伤性反应、缺氧、压迫均可造成脊髓组织水肿,伤后3～6 天最明显,持续 15 天。②脊髓受压:移位的椎体、骨片、破碎的椎间盘均可压迫脊髓组织,及时解除压迫后,脊髓功能有可能全部或大部分恢复。③椎管内出血:血肿可压迫脊髓。

4.脊髓断裂(脊髓横断伤)

脊髓的连续性中断,可为完全性或不完全性。不完全性常伴有挫伤,又称挫裂伤。脊髓断裂后恢复无望,预后恶劣。

(三)病因分类

脊髓损伤是因各种致病因素(外伤、炎症、肿瘤等)引起的脊髓的横贯性损害,造成损害平面以下的脊髓神经功能(运动、感觉、括约肌及自主神经功能)的障碍。脊髓损伤可根据病理情况、致病因素及神经功能障碍情况进行分类。

1.外伤性脊髓损伤

外伤性脊髓损伤是因脊柱、脊髓受到机械外力作用,包括直接或间接的外力作用造成脊髓结构与功能的损害。脊柱损伤造成了稳定性的破坏,而脊柱不稳定是造成脊髓损伤,特别是继发性损伤的主要原因。

(1)直接外力:刀刃刺伤脊髓或子弹、弹片直接贯穿脊髓,可造成开放性的脊髓损伤。石块或重物直接打击于腰背部,造成脊柱骨折而损伤脊髓。

(2)间接外力:交通事故、高处坠落及跳水意外时,外力多未直接作用于脊柱、脊髓,但间接外力可引起各种类型不同的脊柱骨折、脱位,导致脊髓损伤。间接外力作用是造成脊柱、脊髓损伤的主要原因。

2.非外伤性脊髓损伤

非外伤性脊髓损伤的发病率难以统计,有的学者估计与外伤性脊髓损伤近似。非外伤的脊髓损伤的病因很多,Burke与Murra将非外伤性脊髓损伤的原因分为两类。

(1)发育性病因:发育性病因包括脊柱侧弯、脊椎裂、脊椎滑脱等。脊柱侧弯中主要是先天性脊柱侧弯,易引起脊髓损伤;而脊椎裂主要引起脊髓栓系综合征。

(2)获得性病因:获得性病因主要包括感染(脊柱结核、脊柱化脓性感染、横贯性脊髓炎等)、肿瘤(脊柱或脊髓的肿瘤),脊柱退化性、代谢性、医源性等疾病。

(四)临床分类

1.完全性脊髓损伤

损伤后在病理上损伤平面的神经组织与上级神经中枢的联络完全中断。临床上表现为损伤的神经平面以下:①深、浅感觉完全丧失,包括鞍区感觉;②运动功能完全丧失;③深、浅反射消失;④大小便功能障碍,失禁或潴留。急性脊髓损伤的早期,常常出现脊髓休克,主要表现为肢体瘫痪、肌张力降低、腱反射消失、病理反射阴性。休克期长短各异,短则2周,长则可达2个月。休克期过后,损伤平面以下脊髓功能失去上运动神经元的抑制,表现出损伤平面以下肌张力增高、腱反射亢进、病理征阳性,即痉挛性瘫痪。但是患者仍然表现为全瘫,不能自主活动,感觉障碍,括约肌功能障碍。

2.不完全性脊髓损伤

损伤后损伤平面以下感觉与运动功能,或者括约肌功能不完全丧失。如损伤平面以下可以无运动功能,但是存有感觉,包括鞍区感觉,也可以保留部分肌肉的运动功能,而无感觉功能。损伤包括以下4个类型:脊髓半侧损伤综合征(Brown-Sequard综合征)、中央型脊髓损伤综合征、前侧型脊髓损伤综合征、脊髓后部损伤综合征。

(1)脊髓半侧损伤综合征:常见于颈椎或胸椎的横向脱位损伤,亦可见于锐器刺伤半侧脊髓,损伤了同侧的下行运动纤维(皮质脊髓束),也损伤了对侧传过来上行的感觉束(丘脑脊髓束)。

临床表现为伤侧平面以下运动功能及深感觉障碍,对侧浅感觉和皮肤痛、温觉障碍。

(2)中央型脊髓损伤综合征:常见于颈椎后伸损伤和颈椎爆裂性骨折,脊髓受到前后方挤压,导致中央部位缺血(或出血)损伤,而周边相对保留。临床表现为运动感觉障碍,上肢瘫痪症状较下肢重,近端重于远端;圆锥部位神经功能大多保留,浅感觉多保留。

(3)前侧型脊髓损伤综合征:常见于颈椎爆裂骨折或者颈椎后伸损伤,损伤了脊髓前部,而脊髓后方未受到损伤。临床表现为损伤平面以下深感觉、位置觉保存,浅感觉和运动功能受到不同程度的损伤。

(4)脊髓后部损伤综合征:较少见,常见于椎板骨折向内塌陷压迫脊髓后部,而前侧脊髓未受到损伤,临床表现为脊髓深感觉障碍或者丧失,运动功能保留或轻度障碍。

3.无骨折脱位脊髓损伤

(1)颈椎无骨折脱位脊髓损伤:颈椎无骨折脱位脊髓损伤多见于中老年人,跌倒或者交通意外等导致头部碰撞,致头颈部过伸(或者过度屈曲)损伤。这类患者通常既往有颈椎病史或颈椎管狭窄的病理基础。临床多为不全性脊髓损伤的表现,严重时也可能出现完全性脊髓损伤。因为患者既往有颈椎病史,所以部分患者有肌张力增高、腱反射亢进、病理征阳性的上运动神经元损伤的表现。MRI能够显示狭窄的椎管和脊髓损伤的表现。儿童在车祸伤或者高处坠落伤时,颈椎过度屈曲和拉伸,也可能出现脊髓损伤,但是较少见。

(2)胸椎无骨折脱位脊髓损伤:胸椎无骨折脱位的脊髓损伤主要发生于儿童和青壮年,多数因为严重的外伤、碾压伤和砸伤直接作用于胸腰部脊髓导致损伤,也可见于儿童的过度训练致伤。临床表现为损伤平面以下的脊髓功能障碍,多数为完全性脊髓功能障碍,可能与损伤时脊髓直接受损、脊髓血管缺血、脊髓内压力增高有关。

4.圆锥损伤

脊髓圆锥在第1腰椎平面水平,故腰第1腰椎体骨折脱位是圆锥损伤最常见的原因。损伤后出现鞍区、肛周、阴茎的感觉障碍,肛门括约肌和尿道括约肌功能障碍,球海绵体反射、肛门反射消失,患者出现大小便功能障碍。

5.马尾神经损伤

第2腰椎以下为马尾神经损伤,由于马尾神经相对耐受性好,而且是周围神经,故损伤的表现多数为损伤神经的支配区感觉、运动功能障碍或者大小便功能障碍。

二、脊髓损伤病理机制

目前普遍认为急性脊髓损伤包括原发和继发损伤两个阶段。既然原发损伤已经发生,那么对于到医院治疗的患者,医师的治疗目的就在于尽最大可能减少继发损伤。

在原发损伤基础上发生的多种因素参与的序列性组织自毁性破坏的过程称为继发损伤。脊髓继发损伤是脊髓组织对创伤所产生的组织反应,组织反应可加重脊髓原发损伤。其程度取决于原发损伤的大小,一般不会超过原发损伤的程度。

(一)脊髓原发与继发损伤的定义

1.脊髓原发损伤

脊髓原发损伤指受伤瞬间外力或骨折脱位造成脊髓的损伤。根据损伤的程度,临床可见脊髓组织破碎或断裂,亦可见脊髓外形完整,但由于血管和组织细胞损伤,常导致出血、血管闭塞、循环障碍、组织细胞水肿等。

2.脊髓继发损伤

脊髓继发损伤指组织遭受外力损伤后,组织细胞对创伤发生的系列反应与创伤的直接反应分不开,包括出血、水肿、微循环障碍等。此外,还包括组织对创伤发生的生化分子水平反应等,如钙通道改变、自由基蓄积、神经递质内源性阿片增加、细胞凋亡加快、一氧化氮及兴奋性氨基酸增加等。组织的这些变化,使该处的组织细胞受到损伤,加重损伤。对继发损伤的两点说明:①继发损伤是在组织受伤后发生的生化分子水平的反应,是在受伤的生活组织中发生,组织破碎、细胞死亡,则无从发生反应。②脊髓原发损伤程度决定脊髓继发损伤程度:组织受伤重,其组织反应也重;组织受伤轻,其组织反应也轻。

(二)完全脊髓损伤的原发与继发损伤

1.完全脊髓损伤的组织病理学改变

在实验中,完全脊髓损伤模型的脊髓组织并未破裂,但损伤不可逆转。伤后 30 分钟,可见伤段脊髓灰质出血,有多个出血灶;伤后 6 小时,灰质中神经细胞退变、坏死;伤后 12 小时,轴突退变,白质出血,灰质开始坏死;伤后 24 小时,白质也坏死,致该节段脊髓全坏死,失去神经组织,以后则由吞噬细胞移除坏死组织,并逐渐由胶质组织修复,大约 6 周,达到病理组织改变的终结。这一完全脊髓损伤的过程是进行性加重的过程。

Tator 将此过程分为损伤期、继发反应损伤期和后期。

Kakulas(1999)将人体完全脊髓损伤的组织病理学改变归纳为 3 期。①早期:即急性期,伤后即刻发生组织破裂出血,数分钟出现水肿,1~2 小时肿胀明显。出血主要在灰质,尚存的毛细血管内皮细胞肿胀,伤段血液供给障碍,细胞缺血性坏死,轴突滞卒。②中期:即组织反应期,在伤后数小时开始,代谢产物蓄积,白细胞从血管壁中移出成吞噬细胞,移除坏死组织及发生一系列生化改变,24 小时胶质细胞增多,断裂轴突溃变,5~7 天胶质增生。③晚期:即终期,坏死组织移除后遗留囊腔,胶质增生,有的囊腔内有胶质细胞衬里,有的伤段脊髓完全胶质化,约 6 个月后组织改变结束。

在临床上,24~48 小时内手术常见的脊髓伤段改变:脊髓和硬膜断裂、硬膜破口、豆腐状脊髓组织溢出,说明脊髓伤段碎裂。亦可见脊髓和硬膜的连续性存在,伤段硬膜肿胀,触之硬,硬膜下脊髓呈青紫色出血、苍白缺血或脊髓稍肿胀,外观近于正常,背侧血管存在。

2.继发损伤与原发损伤的关系

发生完全脊髓损伤后,继发损伤的反应主要在脊髓伤段的两端紧邻生活组织处,可发生退变甚至坏死。

如脊髓断裂或碎裂节段原始有 2 cm 长度者,由于两端组织坏死,坏死长度可达 3 cm。

(三)不全脊髓损伤的原发与继发损伤

1.不全脊髓损伤的病理组织学改变

不论实验观察、Kakulas 人体不全脊髓损伤解剖所见,还是临床手术所见,不全脊髓损伤后脊髓伤段外观正常或稍肿胀,早期可见灰质中出血灶,从伤后即刻至伤后 24 小时,出血灶虽有所扩大,但未导致大片白质出血;晚期可见囊腔形成。严重的不全脊髓损伤,灰质发生坏死,部分白质保存;轻度不全脊髓损伤,灰质中神经细胞退变,大部分白质保存。因此,不全脊髓损伤多可恢复,但不能完全恢复。

2.不全脊髓损伤的继发损伤

在脊髓伤段及其邻近部位可发生继发损伤的组织反应,由于脊髓组织原发损伤轻,其组织反应也轻,继发损伤的程度也轻,并未超过脊髓原发损伤程度。这主要表现在:①在组织学上,伤后24小时,未见组织损伤加重;②继发损伤的动物实验模型均为不全脊髓损伤,伤后未治疗均有脊髓功能恢复,未见加重成完全脊髓损伤;③临床治疗的不全脊髓损伤,如治疗得当,患者均有不同程度恢复。

(四)继发损伤的发生机制

研究较多的参与机制有血管机制、自由基学说、氨基酸学说、钙介导机制、电解质失衡及炎症等。

1.血管学说

在所有脊髓二次损伤机制中,血管学说的地位相对重要。其中比较明确的机制有微循环障碍、小血管破裂出血、自动调节功能丧失及氨基酸介导的兴奋毒性作用。脊髓损伤后损伤区域局部血流量立即降低,此时若不经治疗,则会出现进行性加重的缺血。脊髓损伤后进行性缺血的确切机制还不清楚,目前认为全身性因素及局部因素均参与了这一过程。严重脊髓损伤导致交感神经兴奋性降低,血压下降,从而使脊髓不能得到有效的局部血液供应。Akdemir 等通过实验性脊髓损伤后发现,损伤后几小时内脊髓血流量进行性下降,可持续 24 小时,且以脊髓灰质最为明显。他们经过病理学检查提示损伤区早期中央灰质出血,之后范围逐渐扩大并向周围蔓延,伤后 24～48 小时出血区及其周围白质发生与周围界限清楚的创伤后梗死。有研究显示,有强烈而持久缩血管作用的内皮素可能在急性脊髓损伤的继发损伤中起重要作用,而利用药物改善局部血流,随着血流的恢复,坏死面积及功能丧失均明显减少。

2.自由基学说

脊髓损伤后由于局部缺血、缺氧,导致能量代谢障碍,兴奋性氨基酸积聚,自由基的增加,通过脂质过氧化损伤细胞膜的结构、流动性和通透性,使 Na^+-K^+-ATP 酶活性下降,细胞能量代谢失常,细胞内钙超载,最终导致组织坏死和功能丧失。普遍认为脊髓损伤急性期产生的自由基是引起继发性坏死的主要原因。自由基对细胞膜双磷脂结构进行过氧化作用,生成多种脂质过氧化物,损伤细胞膜,并引起溶酶体及线粒体的破裂。脊髓损伤后内源性抗氧化剂明显减少或耗竭,基础及临床研究认为预先给予抗氧化剂如维生素 E、甲泼尼龙等可明显减轻组织损害。

3.电解质失衡学说

电解质的平衡对于维持机体生理功能有极为重要的作用,而脊髓损伤后局部内环境破坏,引起离子失衡,诱发脊髓的继发性损害。Ca^{2+} 是脊髓继发损伤连锁反应过程中的重要活性离子之一,发挥着极大的作用。脊髓损伤后,脊髓局部血流量进行性下降,脊髓缺血、缺氧,组织细胞膜上的 Ca^{2+} 通道超常开放,Ca^{2+} 大量内流并聚集在细胞内,而细胞内钙超载,会激活多种蛋白酶及磷脂酶 A2,经过一系列生化反应,产生大量自由脂肪酸,通过脂质过氧化反应损害细胞器及膜结构,致细胞自溶,后者复又加重微循环障碍,形成恶性循环。

脊髓损伤后病理生理变化是一个由多种因素参与的复杂过程,众多机制均起作用。随着脊髓损伤基础与临床研究的不断深入,对损伤机制的不断明确,最终会探索出比较完善的脊髓损伤治疗方案,进一步改善患者的预后。

三、脊髓损伤诊断与治疗

(一)脊髓损伤的临床表现

在脊髓休克期间表现为受伤平面以下出现弛缓性瘫痪,运动、反射及括约肌功能丧失,有感觉丧失平面及大小便不能自解,2～4周后逐渐演变成痉挛性瘫痪,表现为肌张力增高、腱反射亢进,并出现病理性锥体束征。

胸段脊髓损伤表现为截瘫,颈段脊髓损伤则表现为四肢瘫,上颈椎损伤的四肢瘫均为痉挛性瘫痪,下颈椎损伤的四肢瘫由于脊髓颈膨大部位和神经根的毁损,上肢表现为弛缓性瘫痪,下肢仍表现为痉挛性瘫痪。

(二)脊髓损伤的神经学检查

1."瘫痪"的定义和术语

(1)四肢瘫:指由于椎管内的颈段脊髓神经组织受损而造成颈段运动和/或感觉的损害或丧失。四肢瘫导致上肢、躯干、下肢及盆腔器官的功能损害,即功能受损涉及四肢。但本术语不包括臂丛神经损伤或者椎管外的周围神经损伤造成的功能障碍。

(2)截瘫:指椎管内神经组织损伤后,导致脊髓胸段、腰段或骶段(不包括颈段)运动和/或感觉功能的损害或丧失。截瘫时,上肢功能不受累,但是根据具体的损伤水平,躯干、下肢及盆腔脏器可能受累。本术语包括马尾神经和圆锥损伤,但不包括腰骶丛病变或者椎管外周围神经的损伤。

(3)四肢轻瘫和轻截瘫:不提倡使用这些术语,因为它们不能精确地描述不完全性损伤,同时可能错误地暗示四肢瘫和截瘫,仅可以用于完全性损伤。相反,用美国脊髓损伤协会残损分级较为精确。

(4)皮节:指每个脊髓节段神经的感觉神经(根)轴突所支配的相应皮肤区域。

(5)肌节:指受每个脊髓节段神经的运动神经(根)轴突所支配的相应一组肌群。

(6)感觉平面:通过身体两侧(右侧和左侧)各28个关键点(图6-24)的检查进行确定。根据身体两侧具有正常针刺觉(锐或钝区分)和轻触觉的最低脊髓节段进行确定。身体左右侧可以不同。

2.感觉检查

感觉检查的必查部分是检查身体左右侧各28个皮节的关键点(C_2～S_5)。关键点应为容易定位的骨性解剖标志点。

3.运动检查

肌肉的肌力分为6级。

0=完全瘫痪。

1=可触及或可见肌收缩。

2=去重力状态下全关节活动范围的主动活动。

3=对抗重力下全关节活动范围的主动活动。

4=肌肉特殊体位的中等阻力情况下进行全关节活动范围的主动活动。

5=(正常)肌肉特殊体位的最大阻力情况下全关节活动范围的主动活动。最大阻力根据患者功能假定为正常的情况进行估计。

5^*=(正常)假定抑制因素(即疼痛、失用)不存在情况下,对抗重力和足够阻力情况下全关节活动范围的主动活动,即认为正常。

应用上述肌力分级法检查的肌肉(双侧)如下。选择这些肌肉是因为它们与相应节段的神经支配相一致,至少接受2个脊髓节段的神经支配,每块肌肉都有其功能上的重要性,并且便于仰卧位检查。

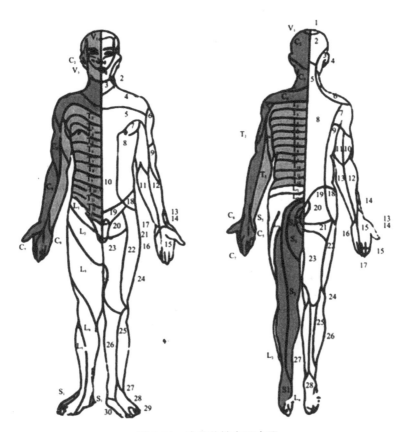

图 6-24 感觉关键点示意图

C_5 屈肘肌(肱二头肌、肱肌)。

C_6 伸腕肌(桡侧伸腕长和短肌)。

C_7 伸肘肌(肱三头肌)。

C_8 中指屈指肌(指深屈肌)。

T_1 小指外展肌(小指外展肌)。

L_2 屈髋肌(髂腰肌)。

L_3 伸膝肌(股四头肌)。

L_4 踝背伸肌(胫前肌)。

L_5 足踇长伸趾肌(足踇长伸肌)。

S_1 踝跖屈肌(腓肠肌和比目鱼肌)。

4.Frankel 脊髓损伤分级法

目前临床上应用较多的还有 Frankel 脊髓损伤分级法(表 6-1)。

表 6-1 Frankel 脊髓损伤分级法

等级	功能状况
A	损伤平面以下深、浅感觉完全消失,肌肉运动功能完全消失
B	损伤平面以下运动功能完全消失,仅存某些包括骶区感觉
C	损伤平面以下仅有某些肌肉运动功能,无有用功能存在

续表

等级	功能状况
D	损伤平面以下肌肉功能不完全,可扶拐行走
E	深、浅感觉,肌肉运动及大小便功能良好。可有病理反射

(三)脊髓损伤的诊断

在临床上诊断并不很困难。根据患者提供的病史、症状,经过全面系统的神经功能检查,再结合 X 线片、CT 和 MRI 等影像学资料,以及诱发电位辅助检查,可得出完整的结论。

(四)脊髓损伤的治疗

1.合适的固定

防止因损伤部位的移位而产生脊髓的再损伤。一般先用颌枕吊带牵引或持续的颅骨牵引。

2.减轻脊髓水肿和继发性损害

(1)地塞米松:10~20 mg 静脉滴注,连续应用 5~7 天后,改为口服,每时 3 次,每次 0.75 mg,维持 2 周左右。

(2)甘露醇:20%甘露醇 250 mL 静脉滴注,每天 2 次,连续 5~7 次。

(3)甲泼尼龙冲击疗法:30 mg/kg 剂量一次给药,15 分钟静脉注射完毕,间隔 45 分钟后,再以 5.4 mg/(kg·h)维持。脊髓损伤 3 小时内维持 23 小时。脊髓损伤 3~8 小时内维持 47 小时。

(4)高压氧治疗:据动物实验,伤后 2 小时进行高压氧治疗效果最好,这显然不适合于临床病例。根据经验,一般伤后 4~6 小时内应用也可收到良好的效果。

3.促进神经恢复药物

(1)神经营养因子:目前临床较为常用的为鼠神经生长因子 18 μg 肌内注射,1 次/天,4 周 1 个疗程。

(2)神经节苷脂:每天 20~40 mg,遵医嘱一次或分次肌内注射或缓慢静脉滴注。在病变急性期(尤其是急性创伤):每天 100 mg,静脉滴注;2~3 周后改为维持量,每天 20~40 mg,一般 6 周。

4.手术治疗

手术治疗的目的是解除对脊髓的压迫、减轻神经的水肿和恢复脊椎的稳定性。手术的途径和方式视骨折的类型及致压物的部位而定。如果外伤后诊断明确,有明确的骨折脱位压迫神经,原则上无绝对手术禁忌证的情况下急诊手术,尽可能挽救患者的神经功能,即便患者神经严重损伤,估计无恢复的希望,也可以稳定脊柱,便于术后护理,大大减少术后并发症。

5.陈旧性脊髓损伤的治疗

实际上是陈旧性脊椎损伤合并脊髓损伤。临床上超过 2 周甚至 3 周,除非手术切开,已不能通过间接整复骨折脱位者为陈旧性脊椎骨折脱位合并脊髓损伤。

陈旧性脊髓损伤分为稳定型和不稳定型,功能障碍主要由不稳定所致。不稳定的发生可以是急性、亚急性或慢性,并可引起临床症状和影像学异常进行性加重。不稳定型损伤伴有临床症状者一般需要手术治疗,其目的是:①解除疼痛症状;②改善神经功能;③维持脊柱稳定性,在可能情况下纠正畸形。

四、早期药物治疗与预后评估

(一)脊髓损伤与早期药物治疗的关系

1.脊髓损伤早期药物治疗

治疗的时间窗非常短暂。从病理组织改变看,伤后 12 小时灰质坏死,24 小时伤段脊髓坏死,因此用甲泼尼龙治疗的时间应控制在伤后 8 小时之内,此时组织的反应已开始,用药可减轻继发损伤。

2.完全脊髓损伤早期药物治疗效果

美国急性脊髓损伤研究会(NASCIS III)对 499 例脊髓损伤进行治疗,其中完全脊髓损伤占 51.5%,分别用甲泼尼龙 24 小时、48 小时和 21-氨基类固醇治疗,在 6 个月时,按美国脊髓损伤协会运动评分,甲泼尼龙 24 小时组为 1.7 分,甲泼尼龙 48 小时组为 4.6 分,21-氨基类固醇组在两者之间,可见完全脊髓损伤,早期药物治疗的效果非常有限,仅有 1 块肌肉功能有所恢复。

据临床观察,完全脊髓损伤早期药物及手术治疗后,颈脊髓损伤可见到 1 个神经根恢复,胸腰段可见腰丛神经根恢复,而胸脊髓伤未恢复。这也说明完全脊髓损伤的药物治疗效果有限。这是因为脊髓已受到完全程度的损伤,继发损伤的作用已经很小。在颈脊髓,同序数神经根是从同序数颈椎的上缘离开颈椎,当颈椎骨折致脊髓损伤时,同序数颈脊髓与其神经根不在损伤的中心而在损伤的上部,损伤相对较轻,故可能恢复。在胸腰段,腰丛($L_2 \sim L_4$)的脊髓在 T_{12} 平面内,L_1 椎体平面为骶髓,当 T_{12}、L_1 骨折脱位时,L_1 骨折,T_{12} 向前脱位,损伤了 T_{12}、L_1 之间的 L_5 与骶髓及其间的腰丛神经根。因为神经根为纤维组织,较脊髓更耐受损伤,所以当脊髓完全损伤时,神经根不一定完全损伤。另外,由于 $L_2 \sim L_4$ 脊髓在 T_{12} 椎管内,它们同时向前移位,不一定损伤,故 $L_2 \sim L_4$ 神经根有可能恢复。

3.不全脊髓损伤早期药物治疗效果

NASCIS III 对 48.5% 的不全脊髓损伤患者进行治疗,治疗后 6 个月美国脊髓损伤协会运动评分:甲泼尼龙 24 小时组为 25.4 分,甲泼尼龙 48 小时组为 28.9 分,21-氨基类固醇组在两者之间,较完全脊髓损伤好。这主要由于脊髓损伤较轻、可逆,抑制继发损伤,有利于脊髓功能恢复。我们在临床中见到较重的不完全脊髓损伤患者(仅保留骶区肛门感觉,上下肢伤平面以下皆瘫),经甲泼尼龙 24 小时治疗及手术减压后 1 年,上下肢感觉和运动均恢复,排尿功能正常,但遗留病理反射。需要说明的是,虽然在实验研究中许多继发损伤因素分别被抑制后,脊髓功能恢复较对照组佳,但在临床中许多继发损伤因素被抑制后并未见到功能改善,这可能与继发损伤的因素多而我们仅抑制其中一部分,且所占比例或所起作用又较小有关。因此,治疗脊髓继发损伤应采用多方法联合治疗。

(二)脊髓损伤的预后

一般情况下,完全性四肢瘫患者如果损伤超过 1 个月时感觉和运动仍完全丧失,则下肢运动功能几乎没有恢复的可能。也有学者认为患者伤后完全性截瘫 48 小时而无丝毫恢复者,其功能将永久丧失。完全性脊髓损伤患者的大部分神经恢复发生在损伤后 6~9 月,损伤后 12~18 月则为进一步恢复的平台期,随后恢复的速度则迅速下降。不完全性截瘫患者损伤 1 个月后肌力 1 或 2 级的肌肉在 1 年后有 85% 肌力提高到 3 级。故目前的临床上,不管是颈椎还是腰椎或者胸椎,对于不完全性瘫痪的患者预后较为乐观,而完全性瘫痪的患者,L_2 以下的损伤,可能有部分恢复,也可能由于神经损伤严重无任何恢复。

五、脊髓损伤的展望

脊髓损伤的发病率高,给患者和家属带来严重的身体负担和经济负担,也消耗了大量的医疗资源。目前,对于脊髓损伤的治疗是全世界迫切需要解决的问题。从研究损伤的机制,到干细胞治疗,到转基因治疗,都投入了大量的人力和资金。另外,为了脊髓损伤的康复治疗,各种先进的支具也逐渐得到研究发展。我们相信,经过不断地完善和改进,伴随着科学技术的发展,在治疗脊髓损伤上必将取得更大的突破,使更多的截瘫患者站起来成为可能。

(李鹏斌)

第七章　脊柱退行性疾病

第一节　颈椎不稳症

颈椎本身从出生后即包含着许多不稳定性因素,尤其是椎间关节的水平位、韧带的松弛及脊髓与椎管的比例等均构成其不稳定的解剖学基础。临床事实证明,近年来,因颈椎不稳所引起的病例日益增多,应引起人们重视。颈椎椎节不稳既是颈椎病病理生理改变中的一个过程,在持续时间过久时又可以是一个独立性疾病。作为一个病理改变的过程,颈椎椎节不稳不仅与颈椎病的发病、分型及症状等关系密切,并与其治疗,尤其是手术疗法的选择等休戚相关。后者则因为其为一个单独性疾病而需进行诊断与治疗。此外再加上涉及上颈椎不稳症的病例日益增多,且其在治疗上更为复杂,因此,有必要将二者作为专题一并加以讨论。众所周知,随着影像学的进展,颈椎不稳症的发现率与诊断率日益增多。而上颈椎不稳症近年来之所以多见,主要是由于头颈部外伤机会的增多及对本病认识水平的不断提高。上颈椎不稳症主要包括枕颈不稳及寰枢关节不稳两类,前者以外伤及枕颈部畸形为多见,病情亦较为严重。而后者除与颈部外伤相关外,在儿童则多发生于咽喉后壁处炎症之后,此乃由于寰枢关节局部韧带松弛之故。在治疗上,对早期病例较前者相对为容易,预后亦较好,但晚期病例,或是因外伤或先天畸形所致者,病情多较复杂,预后差别亦较大。本病的主要难点是对本病的认识及在此基础之上的早期诊断与及时治疗。

一、病因

引起上颈椎不稳的因素有多种,如先天性发育异常,头颈部外伤,局部炎症解剖因素和供血因素等。

二、发病机制

(一)先天性发育异常
上颈椎是脊椎中最易发生发育性畸形的部位之一,临床上较为多见的有以下几种。
1.齿突畸形
最为多见,主要表现为:①齿突缺如,较为罕见。此时由于寰椎横韧带与齿突扣锁关系的丧失,以至于成年后表现为严重的枕颈和/或寰枢椎半脱位,甚至可以发生意外而突然死亡。②齿突发育不良。较前者多见,多表现为齿突发育不全,在青少年时可毫无症状,甚至到成年以后也仍可毫无异常感,但常因外伤等诱因引起枕颈关节脱位或半脱位,以致可以造成致命性后果(其中包括手法操作或大重量牵引治疗时发生者)。③齿突分离。系因在发育过程中齿突的骨化中心与椎体的骨化中心未融合之故,多在摄 X 线片后发现,易与齿突骨折相混淆。两者的鉴别主要根据前者无外伤史、齿突表面光滑及无骨折线可见等特点。此种畸形除可引起头颈部变形外,亦易因外伤而造成致命的后果。

2.寰椎枕骨化

寰椎枕骨化亦称枕颈融合(Klippel-Feil 综合征),主要是由于在胚胎发育过程中枕骨节与第 1 颈椎骨节分节不全所致,又可分为:①完全性寰椎枕骨化。即寰椎的前弓、后弓与枕骨大孔边缘完全相连,融合成一块状态。②部分性寰椎枕骨化。多表现为前弓处融合而后弓则不融合或局部融合;或表现为一侧融合而另一侧不融合。由于这种畸形致寰枕间隙消失(或狭窄),以致颈部运动范围受限,颈部变短且多合并有颅底凹陷症。

3.先天性短颈畸形

由多种因素引起,除枕颈融合可以引起短颈外,在下颈椎常以半椎体畸形或椎体融合(先天性)为多见。由于颈椎的高度减少,外观呈短颈状,且多伴有斜颈等其他畸形外观。

4.其他畸形

副枕骨畸形、寰椎后弓缺如、寰椎后方椎动脉沟环形成(或半环状)、前寰椎或副枕椎畸形等均与上颈椎不稳有关。

(二)头颈部外伤

任何头颈部外伤都可波及上颈段,造成局部韧带、肌肉及关节囊的损伤,从而构成局部不稳的常见因素。尤其是近年来随着高层建筑的增多、高速公路及高速车辆的发展,这种外伤日益增多。在临床上常见的挥鞭性损伤对上颈段的影响不亚于下颈段且早期不易被发现。在外伤情况下,如果颈椎本身伴有先天性畸形则更易引起脊髓的损伤,甚至导致患者立即死亡。此外,在临床上常可遇到的寰椎椎弓断裂及 Hangman 骨折等,亦可构成上颈椎不稳的多发性因素之一。

(三)解剖因素

在正常情况下,寰椎椎管矢状径大多超过 20 mm,其中前 1/3 为齿突占据,中 1/3 容有脊髓,后 1/3 为椎管的代偿间隙。因此,外伤所造成的半脱位若未超过椎管矢状径的 1/3 时,则一般不易引起脊髓的受压症状,尤其是慢性脱位者。但由于颅底、寰椎及枢椎的小关节面均近于水平状,因此在遭受外伤时易引起完全脱位(都超过椎管矢状径的 1/3),以致因脊髓受压而引起瘫痪或致死。由于椎动脉从寰椎上方椎动脉孔穿出,并沿椎动脉沟进入颅内,因此当此处不稳定时椎动脉亦可被波及,以致引起狭窄折曲或痉挛,出现椎-基底动脉供血不全症状。

(四)局部炎症

咽喉部的各种炎症亦是造成颈椎不稳的重要因素之一,尤其在儿童,是引起上颈椎自发性脱位的直接原因。这主要是由于炎症造成韧带与关节囊松弛所致,因此,在临床上必须对咽喉部的各种炎症加以重视,积极治疗。此外,因颈椎结核引起的骨质破坏、类风湿关节炎所致的上颈椎周边韧带钙化等均是构成上颈椎不稳的因素之一。

(五)血液供给因素

上颈段的血液供给一般较为丰富,但齿突的血液供给类似股骨头处,来源于中央动脉周围动脉和局部韧带(翼状韧带与齿尖韧带)上的细微血管支齿突,一旦骨折则前两者通过基底部来的血液供给中断,而仅靠顶端的细微血管支供血,这当然不足以维持需要以致影响愈合而增加上颈椎不稳的因素。

(六)其他因素

1.颈椎退行性病变

尽管其对上颈椎的影响不如对下颈段的影响明显,但对不稳症的发生与发展同样起着促进作用。

2.肿瘤

位于上颈椎局部的肿瘤,包括椎管内肿瘤等,均可引起此处的松动与不稳。

三、辅助检查

(一)X线片特点

对上颈椎不稳者除常规摄正、侧位 X 线片外主要强调以下方面。

1.开口位

即在患者不停地做张口及闭口动作时拍摄,以 C_1、C_2 处为中心的正位点片,此时可以较清晰地显示出 C_1、C_2 处有无畸形及损伤,并可判定 C_1、C_2 之间的咬合关系有无变异(侧方移位或旋转)。

2.以 C_1、C_2 为中心的侧位屈伸点片

除观察有无颅底凹陷症及颈椎其他先天性畸形外,尚应测量寰齿间的前后距离,以判定有无寰枢椎脱位,并推断脊髓有无有受压的可能。在正常情况下,寰椎前弓后下缘与齿突前缘的距离(ADI)为 2～3 mm(女性偏小),前屈时稍宽,仰伸时则狭窄,若超过 4 mm 则属异常。另一方面,亦可同时测量寰椎后弓前缘至齿突后缘之间的距离(SAC),并求出两者的比值。用 a 代表寰椎椎管矢状径,b 代表 SAC 值,则其公式=齿突后方椎管比率(%)=b/a×100%。正常情况下,这一比率应为 62%～63%,小于此值者则表示异常。

3.其他

此外,尚可从伸屈、侧位动力片上判定 ADI 与 SAC 两者之值的差异。尤其是儿童,如果其屈、伸两种体位的差别在 4.5 mm 以内,不应视为异常,超过 4.5 mm 时方考虑为自发性寰枢椎脱位。在正常情况下,寰椎前软组织阴影宽度<13 mm,遇有炎症时则增宽。

(二)其他影像学检查

CT、MRI(包括颈部一般的 MRI 及特指的 SAC,磁共振波谱和磁共振血管成像)及数字减影血管造影检查前两者对上颈椎不稳及其属于何种不稳的判定较一般 X 线片更为精确与直接,应尽可能争取这项检查,尤其是对伴有脊髓受压症状者,凡有椎动脉症状者均应设法采用数字减影血管造影或磁共振血管成像技术来判定椎动脉有无受压及其受累情况。临床表现:视造成局部不稳的原因、类型、部位及具体情况不同,其临床与 X 线表现差异较大。因器质性病变所引起的不稳(颅底凹陷症、齿突骨折脱位后等)症状多较重;而仅仅由于动力性因素引起的暂时性不稳,症状则较轻,多表现为椎-基底动脉供血不全症状。病程长、发病缓慢者其症状较轻,而急性发生者的症状重。使椎管矢状径变宽的损伤(如 Hangman 骨折、寰椎分离性骨折等)后期残留的不稳,从 X 线片上看十分明显,但临床症状却轻;而使椎管变狭窄的损伤其表现当然较重。由于上述各种原因,本病的临床症状及影像学所见特点可相差甚大,在观察判定与诊断上需全面考虑,

但仍应以临床为主。

四、临床表现

(一)颈部症状

主要表现为以下特点。

(1)被迫体位:常呈僵硬状及失灵活感,患者喜用双手托住下颌以减轻头颅的重量,或是采取卧位,不愿多活动头部。

(2)活动受限:亦较明显,尤以旋颈时为甚,几乎可减少正常活动量的一半。

(3)痛与压痛:多主诉枕颈部痛感压之尤甚,有时可出现电击样感,检查时应小心,切勿用力过猛,以防发生意外。

(二)神经症状

多表现为四肢锥体束征。此时表现为肌张力增高及反射亢进等症状,以下肢为重;并出现步态不稳,似有踩棉花感。上肢主要表现为手部精细动作障碍。四肢可有麻木、疼痛及感觉过敏等感觉障碍症状,位置觉及振动觉多减退,后期则出现痉挛性瘫痪。

(三)椎动脉供血不全症状

上颈椎不稳波及椎动脉时可出现明显的椎-基底动脉供血不全症状,尤其是寰椎后方椎动脉沟处有骨环或半骨环残留者更易发生。临床上约有半数病例仅仅表现此症状(却无脊髓或根性症状)。因此,在对椎动脉型颈椎病诊断时必须考虑到此处病变的可能性,并加以排除。

(四)反射改变

除正常反射亢进外,霍夫曼征多阳性,巴宾斯基征病理反射有时亦可引出。

(五)其他症状

视造成上颈椎不稳的具体原因不同尚可有其他各种症状。因炎性所致者,除咽部红肿外,多有低热、白细胞计数升高和红细胞沉降率增快等;因外伤后遗症所致者,多伴有其他体征,应注意体格检查。并发症:有患者后期可出现痉挛性瘫痪。

五、诊断

主要依据:既往病史,包括有无先天发育性畸形、外伤史及咽喉部炎症等;临床症状特点,以及 X 线片或其他影像学检查(CT 及 MRI 检查)等。在临床上可将其分为器质性不稳和动力性不稳两类。

(一)器质性不稳

多因颈枕部病变所致,包括以下方面。

(1)自发性寰枢椎脱位:以儿童为多见,多因咽喉部炎症所致。

(2)外伤性寰枢椎脱位后遗症:急性期治疗不当或损伤严重者,均可引起不稳症。

(3)颅底凹陷症:并非少见,应注意早期诊断,主要在于对本病的认识。

(4)上颈椎外伤后遗性不稳症:除寰枢椎脱位外,尚包括上颈椎其他各种骨折等损伤后期由于韧带撕裂、松弛所致者。

(5)肌源性上颈椎不稳:主要是各种累及颈部肌肉的疾病,包括高位脊髓侧索硬化症、肌营养不良症等均可造成上颈椎不稳,虽较少见但预后不佳。

(6)医源性上颈椎不稳:主要指由于操作手法过重、牵引过度等所致者。

（7）其他：各种中毒性疾病及脊柱畸形等均可继发不稳症。

（二）动力性不稳

主要因横韧带、翼状韧带或齿状韧带及周围关节囊等松弛与不稳所致者，除可查出明显原因可归于器质性不稳症外，其余均属此类。此种不稳除可引起前后向或侧向（左右）不稳外（可分别从 X 线侧位及正位片上判定），尚应注意因一侧翼状韧带松弛所引起的旋转不稳。

六、鉴别诊断

本病除需与一般疾病鉴别外，在临床上主要需与以下病种相区别。

（一）脊髓型颈椎病

在未对患者进行详细的临床与影像学检查前易将两者混淆，但若能想及本病，并对上颈椎摄以动力性点片，则不难鉴别。

（二）椎动脉型颈椎病

两者引起完全相同的临床症状可借助 X 线片、CT 或 MRI 检查等加以鉴别，必要时行椎动脉造影或磁共振血管成像检查等进行判定。

（三）偏头痛

在枕颈不稳时，由于第 1 颈神经受累而引起头后部剧痛，易被误诊为偏头痛。此时除可根据两者各自的临床特点加以鉴别外，对枕大神经行封闭疗法将有助于鉴别诊断。

（四）颈部肿瘤

椎骨的肿瘤易被发现但椎管内的肿瘤尤其是枕骨大孔附近处的肿瘤则易漏诊。因此凡疑及此种情况者，可及早行 MRI 检查将有助于早期诊断。

（五）其他

尚应与颈型颈椎病、颈背部筋膜纤维织炎及颈部扭伤等鉴别。

七、治疗方法

视病因及病情不同而酌情选择手术或非手术疗法，原则上应先试以非手术疗法，无效时方考虑手术。

（一）非手术疗法

1.适应证

（1）一般性上颈椎不稳，不伴有脊髓受压或神经刺激症状者。

（2）对儿童上颈椎不稳者，即便有神经刺激或压迫症状，亦应先行非手术疗法，多可好转或痊愈。

（3）年龄在 65 岁以上或合并全身性疾病不适于手术者。

（4）其他：包括不适合手术疗法的危重病例、术前待床或待手术者、手术失败及其他特殊情况者。

2.具体方法

（1）颈部制动：可酌情选用吊带牵引、颅骨牵引（均为维持重量，1.0～1.5 kg，切勿过重）、戴头颈段的石膏-床、头-颈-胸石膏或 Halo 装置等。

（2）避免外伤：任何外伤均可招至致命的后果，应注意设法避免。

（3）脱水疗法：对有神经刺激或压迫症状者应采用各种有效的脱水剂，包括高渗葡萄糖溶液、地塞米松、甘露醇或右旋糖酐-40 等。

（4）其他:酌情选用相应的各种措施。对呼吸困难者可行气管切开;对感觉障碍者应注意预防压疮等并发症。

3.注意事项

凡已确定有上颈椎不稳者均按重症护理,绝对卧床休息,尤其是有脊髓症状者,切忌随意下地活动。对卧床病例,应保持呼吸道通畅,注意病房内的通风及温度,并酌情配以氧气、急救药品及气管切开包等备用。随时注意病情变化,对需要手术者应及早手术。对涉及神经本身疾病及颅内病变者应及时与神经内、外科医师保持联系,注意防止脑疝发生。

（二）手术疗法

1.适应证

因上颈椎不稳(包括枕颈与寰枢不稳)已引起脊髓刺激或压迫症状者,或有椎-基底动脉供血不全症状者,以及一旦停止非手术疗法则症状即复现者。

2.禁忌证

因高位颈髓受压已出现完全性瘫痪及呼吸功能衰竭、靠呼吸机维持生命者,以及全身情况不、佳高龄主要脏器实质性病变无法承担手术者。

3.术前准备

术前训练患者在床上大小便;训练患者取俯卧位,并能持续 3 小时以上而无呼吸困难及缺氧症状;预制前、后两副石膏床其长度白头顶至臀部,并经试用满意;按颈后路手术常规并按重大手术办理手术审批,视手术种类不同备血 200～1 200 mL。

4.手术方法选择

（1）枕颈融合术:为上颈椎较常用的手术,但危险性较大,应重视。此手术适用于伴有椎动脉受压症状的枕颈不稳者枕颈不稳合并有脊髓刺激症状者以及枕颈不稳合并轻度移位者。

（2）寰椎后弓切除＋枕颈融合术:主要对寰枢椎脱位或枕寰脱位压迫脊髓引起瘫痪经保守疗法无效者施以本手术。

（3）寰枢椎植骨融合术:为近年来国外开展较多的术式之一,主要用于寰枢椎脱位伴有脊髓刺激或压迫症状经保守治疗无效者。术式可酌情选择前路或后路两种。

（4）齿突固定术:主要用于齿突骨折复位满意者,当前多主张自颈前路暴露 $C_{1\sim2}$ 椎节行齿突骨折复位加螺钉 1～2 枚内固定术。

（5）颅后窝及寰椎后弓减压术:对颅底凹陷症者,若想通过切除寰椎后弓获取扩大减压目的,则不仅手术困难,且相当危险,不如先从颅后窝处开窗,由此再向寰椎后弓处减压较为安全。

（6）其他术式:视发生原因不同而选择相应的术式及重建上颈椎稳定的手术。对 Hangman 骨折所致者,颈前路 $C_{2\sim3}$ 椎体间融合术(多用界面内固定技术)即可;严重者则需同时并用椎板夹固定技术。上颈椎结核伴咽后部脓肿形成者,多经口行引流及病灶清除术,并酌情辅加颈后内固定术。

八、预后

根据病情的不同,治疗方法及疗效差异较大,因而预后也不尽相同。一般规律如下。

（1）单纯性不稳者:预后一般均较好。

（2）合并椎-基底动脉供血不全的不稳者：采取制动或手术融合亦可获得满意的疗效。

（3）合并脊髓压迫症伴全瘫者：预后大多欠佳，尤其是由颅底凹陷所致者。

（范振国）

第二节　颈椎管狭窄症

一、概念

颈椎管狭窄症是指颈椎管存在先天性或发育性骨性狭窄的基础上，颈椎间盘退行性病变引起颈椎间盘膨出或突出，相邻椎体后缘和小关节突骨赘形成，后方黄韧带肥厚内陷等，使位于颈椎管内的颈脊髓和神经根产生压迫和刺激从而引起临床症状者。

颈椎管狭窄症和过去一般的颈椎病概念不同之处就在于存在骨性狭窄因素，也相对地强调了这一因素。过去的研究提示了骨性狭窄的存在对于手术方式的选择有重要参考意义。例如，如果存在颈椎管较为广泛的骨性狭窄，当一个间隙的椎间盘突出时，即使临床表现只是来源于此间隙的压迫，也应该首先考虑行后路广泛的椎管扩大成形术，再考虑一期或二期行前路减压、植骨融合内固定术。但是这并不是说骨性狭窄是脊髓压迫的主要原因，相反，实际上单纯因为骨性结构狭窄而出现临床症状的病例比较少见。反而，由于退行性病变出现间盘的膨出，骨赘形成，黄韧带松弛和异常椎间活动大多是出现症状的主要原因，骨性狭窄只是次要的原因。但这次要的因素却往往是潜在的危险因素，是颈椎管狭窄症发病的基础。通常有颈椎管骨性狭窄的患者，颈椎退变后更容易出现临床症状，而且往往出现严重的症状。白种人的椎管一般比黄种人要粗，因此出现脊髓性压迫的比例小；亚洲的黄种人就比较容易出现脊髓压迫。井上将正常人和轻、中、重3种颈髓压迫症的人群进行比较后发现：症状越重者颈椎管的直径越小，正常人的椎管最宽。

将"颈椎管狭窄症"从"颈椎病"的诊断中分离出来，目的在于强调它的先天因素、潜在危险和手术方式的选择等方面的特殊性，从而引起临床医师的足够注意。

二、分类

颈椎管狭窄和腰椎管狭窄在解剖学基础和发病特征上是不同的，但在神经组织受压这一点上是相同的，只不过前者是脊髓受压，后者是马尾神经和神经根受压而已。以腰椎管狭窄为参照，现在提出了颈椎管狭窄症的分类方法。

（一）先天性颈椎管狭窄

1.特发性狭窄

很少有退行性病变，也不伴有椎间盘突出和后纵韧带骨化，但是可以有明显的脊髓压迫症状。Wolf 等 1956 年首先报道颈椎管前后径的大小和脊髓压迫症有相关性。1964 年 Hinck 报道了由于先天性颈椎管狭窄导致脊髓压迫的病例，确立了本症的概念。

正常人 C_5 的椎管前后径平均 16.7 mm。椎管的前后径随着年龄的增长而增大，但是 3 岁以后的变化很小。一般胶片的测量值 14 mm 以下被认为是颈椎管狭窄，脊髓型颈椎病的 10% 伴有这样的骨性椎管狭窄。

2.软骨发育不良

软骨发育不良常常合并骨性椎管狭窄。一般腰椎部发病比较多见,很少部分的病例出现在颈椎。单纯 X 线可见 $C_{2\sim7}$ 的椎管前后径＜13 mm,呈现骨性椎管狭窄,MRI 可见椎间盘的变性,CT 可见椎管面积狭小,椎间关节肥厚。

(二)获得性颈部椎管狭窄

1.退行性病变

(1)中央区狭窄:不伴有先天性骨性狭窄,由于骨质增生造成骨性椎管狭窄的脊髓性颈椎病。

(2)外侧区椎管狭窄:不伴有先天性骨性狭窄,由于骨质增生造成骨性椎管狭窄的神经根性颈椎病。

2.混合性

骨性狭窄合并颈椎间盘突出症或后纵韧带骨化症。

3.医源性

广泛手术减压后形成瘢痕压迫,比较少见。

三、影像学诊断

(一)X 线诊断

骨性椎管狭窄是本病存在的基础,这包含两个概念,一个是椎体中部的椎管前后径狭窄,是由于发育性的因素造成的。另一个是椎管以椎体边缘为主的骨增生部位的椎管狭窄,通过观察颈椎 X 线的侧位片可以判断这样的情况。

1.颈椎移行部和上位颈椎

这一部位的狭窄常常和先天性畸形、类风湿关节炎有关。寰枕融合、软骨发育不良经常可以造成颈椎管狭窄和不稳而引起脊髓压迫症状。类风湿关节炎可以引起寰枢椎或枢椎下的半脱位导致上位颈椎管的狭窄。

2.下位颈椎

下位颈椎主要应该注意是否存在骨性椎管狭窄。一般 $C_{4\sim6}$ 是椎管最狭窄的部位。通常认为椎管直径在 14 mm 以上为正常,12～14 mm 为相对狭窄,12 mm 以下为绝对狭窄。但是 X 线片的测量只是对骨性椎管大小的判断,黄韧带肥厚以及颈椎不稳等因素也必须考虑。动态 X 线片和 MRI 可以对这些因素进行分析。

除了椎管前后径外,有学者认为棘突前缘和椎间关节后缘之间的距离＜1 mm 也提示颈椎管狭窄。Lintner 等则认为椎管前后径和椎体前后径的比值(canal-body ratio,CBR)＜0.8提示椎管狭窄。

椎管狭窄可以分为发育性椎管狭窄、先天性椎管狭窄、动态性椎管狭窄。先天性椎管狭窄主要表现为椎弓根短小,代表性的疾病有 Down 综合征、Morquio 综合征、软骨发育不全等。

动态性椎管狭窄是指椎管在中立位以外的某一个位置时发生狭窄,主要表现在后伸位的时候,X 线片显示在颈椎最大后伸位时,上位椎体的后下缘和下位椎板的前上缘之间的距离＜12 mm可以诊断为动态性颈椎管狭窄。造成脊髓压迫的机制是颈椎后伸时局部出现钳夹现象。一般多发生在椎管相对较窄的 $C_{3\sim6}$。发生部位也可以出现脊髓损伤的异常电位。

(二)MRI诊断

MRI可以反映出脊髓本身的受压状况,以及受压部位局部的髓内信号的改变。因此 MRI可以用来判断脊髓压迫的程度、脊髓受压后的形态和髓内信号改变。

1.压迫因素

椎管前后径<12 mm者为椎管狭窄。MRI上可以看到 T 像上脊髓前后的蛛网膜下腔变薄或者消失,椎管正中部分前后径减小,相对于脊髓椎管的容积变小。横断像上可以看到脊髓扁平化,脊髓在椎管内的相对体积增大。由于 MRI 的空间分辨能力比较低,骨性狭窄的程度定量分析不如 X 线片和 CT 准确。

2.脊髓信号的变化

脊髓受压部位可以出现 T_2 像上高信号的改变,但这一般与临床治疗效果没有直接的关系。如果患病时间比较短,脊髓轻度受压,高信号可能表示脊髓的一过性水肿,预后较好。如果压迫时间较长且压迫程度较重,高信号可能反映了脊髓的软化、溶解等不可逆性的病理改变。特别是如果同时 T_1 真像上出现低信号区,则表示局部坏死、空洞的形成,是预后不良的标志。望月等的研究认为如果 T_2 像上的高信号区域位于脊髓中央和前方,并且局限于一个椎间水平,预后一般较好,如果高信号区域位于脊髓的广泛区域,则预后不良。

3.二乙烯五胺乙酸钆增强影像

二乙烯五胺乙酸钆的增强影像可观察到脊髓血管床丰富的部位和血-脑屏障出现功能障碍的部位。此外,脊髓内出现脱髓鞘改变和纤维化等的部位也可能会被钆造影后影像增强。椎管狭窄的脊髓压迫部位出现造影增强可能表示预后不良。

(三)计算机断层扫描脊髓造影

计算机断层扫描脊髓造影是在脊髓造影的基础上进行 CT 检查。脊髓造影后 1 小时,在颈椎的间盘和椎体上下缘以及在椎体的中部进行 CT 扫描。计算机断层扫描脊髓造影可以清晰地判断脊髓受压后的形态变化,比单纯的 CT 检查更为有用。计算机断层扫描脊髓造影还可以看出脊神经根的走行和受压情况。计算机断层扫描脊髓造影上脊髓受压后的形态变化通常表现为正常脊髓呈现椭圆形,轻度压迫表现为扁圆或凹圆形,中度压迫为蝴蝶形,严重压迫使脊髓呈三角形。临床上可以用脊髓扁平率来判断脊髓受压的程度。脊髓扁平率是脊髓前后径和左右宽度的比值。扁平率 45% 以下容易出现脊髓压迫症状,30% 以下表示预后不良。

四、临床表现

(一)脊髓压迫症

一般首先出现脊髓中央灰质受压的临床表现,随着压迫的加重逐渐出现周围白质受压的症状。灰质受压表现为髓节性功能障碍,可以出现上肢某些部位的麻木,感觉减退,肌力下降,腱反射降低或消失,有时需要和神经根损伤相区别。一旦白质受累就会出现受损部位以下的腱反射亢进,出现病理反射,严重的会出现痉挛步态,下肢的肌力下降和感觉障碍。

虽然不排除有多节段脊髓受压的可能,但临床上大多数病例是由于一个部位的压迫所致。因此这一部位的定位诊断在临床上尤为重要。颈椎间隙和颈髓的位置有一定的对应关系。$C_{3/4}$ 为 C_5 髓节,$C_{4/5}$ 为 C_6 髓节,$C_{5/6}$ 为 C_7 髓节,$C_{6/7}$ 为 C_8 髓节。每个体节有固定的支配区域。

C_5 髓节:感觉支配区在肩部,肌肉主要为三角肌。反射为非典型的三角肌反射。如果白质同时受累,会出现全指尖的麻木,$C_{5\sim8}$ 区域的感觉障碍,三角肌以下的肌肉萎缩,肱二头肌以下腱反射亢进,霍夫曼征阳性,手指灵巧运动障碍。

C_6 髓节:感觉支配区在前臂的外侧和拇指,肌肉主要为肱二头肌,反射也以肱二头肌腱为主。如果白质同时受累,会再现 1～3 指的麻木,$C_{6～8}$ 区域的感觉障碍,肱二头肌以下的肌肉萎缩,肱三头肌以下腱反射亢进,霍夫曼征阳性,手指灵巧运动障碍。

C_7 髓节:感觉支配区在中指,肌肉主要为肱三头肌,反射也以肱三头肌腱为主。如果白质同时受累,会出现 3～5 指的麻木,$C_{7～8}$ 区域的感觉障碍,肱三头肌以下的肌肉萎缩,霍夫曼征阳性,手指灵巧运动障碍。

C_8 髓节:感觉支配区在小指和前臂的内侧,肌肉主要为骨间肌,没有相应的腱反射区。如果白质同时受累,不会出现手指的麻木,会有 C_8 区域的感觉障碍,骨间肌萎缩,霍夫曼征阴性,可能会有手指灵巧运动障碍。

(二)颈神经根压迫症

颈部神经根受压,首先表现为沿着神经根分布区域的疼痛,经常相当严重,如同放电样的感受,神经根受压很少会在两侧上肢同时出现。为了减缓疼痛,患者常常将上肢高举,或将手放在脑后,这样可以缓解神经根的压力,减轻疼痛。神经根障碍的特点还可以表现为颈后伸,或侧后伸时诱发沿着受累神经根区域的串痛,临床表现为椎间孔挤压试验阳性。神经根障碍不同于单纯髓节障碍的表现,髓节多为双侧,神经根基本是单侧的。神经根障碍的部位:$C_{3/4}$ 椎间为 C_4 神经根,$C_{4/5}$ 椎间为 C_5 神经根,$C_{5/6}$ 椎间为 C_6 神经根,$C_{6/7}$ 椎间为 C_7 神经根。

熟练掌握脊髓和神经根压迫的特点,对于医师迅速掌握病情非常重要。在此基础上再结合影像学的结果,就会对患者的病情有一个比较准确的把握,以利于进一步制订正确的治疗方法。切记,不要 上来就根据影像学的结果做出诊断和治疗。

五、电生理检查

(一)肌电图

颈椎管狭窄症的脊髓灰质和神经根障碍可以在肌电图上发现异常,常常表现为静息状态时出现纤颤电位,阳性锐波。灰质障碍可能出现前角细胞损伤的巨大阳性波,主动收缩时也会出现异常,但是白质障碍很难判断,周围神经传导速度也会在脊髓受压较长时间的病例出现延迟。如果测量 H 波或 F 波会出现 H 波较易诱发,F 波迟延的现象。

(二)体感诱发电位

由于体感诱发电位主要反映周围神经的感觉支和脊髓后索的部分,在这些部位出现障碍时可以看到体感诱发电位的异常。

(三)节性脊髓诱发电位

这是通过手指的刺激在脊髓不同部位记录的电位,虽然可能反映出脊髓内后角神经细胞的电位变化,但是定位诊断同样困难。

(四)脊髓刺激诱发电位

这是一种很实用性的,易于判断的诱发电位。它是将导管白金电极通过硬膜外导针插入脊髓硬膜外腔,在硬膜外刺激和记录的电位。一般颈椎从 C_7 和 T_1 棘突间隙,胸椎从 T_{12}、L_1 棘突间隙刺入。脊髓刺激诱发电位主要用于脊髓白质障碍的定位诊断,它可以清晰地记录一大一小两个阴性电位为主的波形(一般称为 N_1,N_2),非常稳定,重复性好,容易量化。能够反映出椎间隙和椎体中间部位的脊髓功能变化,比 MRI 更快更早期地发现脊髓损伤的部位。

(五)运动诱发电位

在清醒状态下可以进行磁刺激运动诱发电位,麻醉下可以进行电刺激运动诱发电位的测定。主要弥补以上方法无法直接观测运动神经状况的不足。磁刺激运动诱发电位可以发现脊髓灰质和神经根的运动系统的障碍,在鉴别诊断时很有帮助。

六、颈椎管狭窄症的治疗

由于颈椎管狭窄症常常表现为脊髓的压迫症状,非手术治疗时间不宜过长,以免延误最佳手术时间。脊髓压迫的最好治疗方法就是迅速解除压迫。手术方法主要包括前路减压、植骨融合内固定术和后路的椎管扩大成形术。单节段的椎管狭窄比较少见,多是由于椎管本身的骨性狭窄,在此基础上由于椎间盘退变引起骨性增生和/或间盘突出使得椎管进一步狭窄。明显单节段或双节段椎间盘突出引起的神经受压可以考虑前路减压融合手术,也可考虑行人工椎间盘置换手术。

(一)前路减压固定手术

麻醉采用全麻,仰卧位,头略后伸,取颈前横切口,由胸锁乳突肌内缘、颈动静脉鞘与食管气管之间的间隙入路达椎体前缘。用标记针刺入病变间盘,拍 X 线片确认病变节段后,切除间盘和终板软骨。以 Caspar 牵开针打入上下健康椎体并向上、下牵开。用微型磨钻和刮勺切除椎体前方 1/4 及后方骨和后纵韧带骨化灶等,彻底解除对脊髓的压迫。用磨钻修整间隙上下椎体面成平行,并有新鲜出血。测量间隙大小后,切割 Pro Osteon 200 成相同大小和形状的植骨块,植入间隙内,松开椎体牵引。若两间隙减压,则以相同方法处理另一间隙。再以颈椎前路钢板螺钉固定。患者术后 24～48 小时拔除引流,2～3 天后戴 phildelphia 颈托下地活动。术后 2 个月内颈托固定颈部。

(二)棘突纵割式颈部椎管扩大人工骨桥成形术

全麻后用面托或 Mayfield 颅骨固定器固定头部。暴露后将从 C₂ 棘突止点切下的半棘肌用丝线标记。咬骨钳剪去 C₆～₇ 较高棘突顶端并修整平齐。通过特制硬膜外导管把特制线锯导入 C₇ 椎板下硬膜外,并从 C₃ 椎板上缘导出。在保持颈前凸条件下,小心将棘突从正中锯开。对于有后凸患者实行分段切割,对有椎管内严重狭窄或粘连,线锯难以导入的节段,使用纤细钻石磨钻从正中割开棘突。沿小关节内侧在两侧椎板上用磨钻各做一纵沟槽,深至椎板深层皮质。用组织剪和刮勺分开棘突,开门扩大椎管并去除两侧压迫粘连的组织。见硬膜囊后移搏动明显后,切割 Pro Osteon CHA 成梯形状,桥接于各割开的棘突间,用 10 号丝线绑缚固定牢固。使颈稍后伸后,将两侧半脊肌交叉缝合于 C₂ 棘突,逐层关闭切口。术后 3 天内卧床,用沙袋两侧固定头颈部。3 天后拔除引流,患者戴 phildelphia 颈托下地活动。术后 2～3 周颈托固定。

（范振国）

第三节 颈椎间盘突出症

与外伤性颈椎间盘突出症不同,目前大家所称谓的颈椎间盘突出症的主要病因和发病机制是颈椎积累性劳损、颈椎退行性病变。除少数患者呈急性发作外,大多数患者病情呈缓慢进行性加重,病理改变最终广泛波及颈椎骨关节与韧带结构,如椎体边缘骨赘形成,钩椎关节及小关节突关节增生肥大,项韧带、后纵韧带及黄韧带肥厚,局灶性钙化,甚至骨化,椎间盘突出的椎间隙失稳,椎体退行性滑移等一系列病理改变,进而侵压相邻的神经根、脊髓、椎动脉,或激惹颈交感神经丛,引发一组复杂的多样性临床症状和体征。急性发作者常无颈椎骨质增生等退行性病变,一些专家称之为"软性"突出,而伴有明显骨关节退变者被称为"硬性"突出。Scovill 分析了741 例颈椎间盘突出症,指出颈椎间盘突出常合并嵴状骨质增生,所谓颈椎病实际上就是缓慢颈椎退变椎间盘的晚期病理。颈椎病是一种症状性称谓。1945 年 Brain 将颈椎间盘突出或膨出伴有骨赘形成诱发的神经根、脊髓、椎动脉等一组复杂症状的综合征称为颈椎骨关节病,我国将其译为颈椎病。近十几年来,随着 CT 和 MRI 的广泛普及以及对颈椎病发病机制的深入研究,发现颈椎病一词是包括多种独立疾病的模糊统称,缺乏以病理特征命名的准确性和其命名内涵与独特病理改变相一致的科学性。颈椎病不仅包括已发生继发改变的颈椎间盘突出症,还包括颈椎管狭窄症、颈椎后纵韧带骨化症、黄韧带骨化症、颈椎退行性不稳等一些明确分类的颈椎退行性疾病,但颈椎病又不包含"软性"颈椎间盘突出症。有人将两者以年龄划分也是不科学的,60 岁以上老年人颈椎退变比较严重,但多椎间盘突出造成不全瘫者并非少见,以骨赘形成来划分两者,并以骨赘形成解释颈椎病的发病机制也随着病理解剖和临床研究的深入而被质疑。如过去常以钩椎关节增生肥大压迫椎动脉造成供血不全,但近年来人们已认识到,椎间盘突出和颈椎失稳造成椎动脉供血不全的临床表现远比钩椎关节增生肥大的概率高得多。颈椎病一词目前仍流行,是习惯的延续。把颈椎间盘突出视为颈椎病同一种疾病的不同病理改变阶段也不准确和科学,因为多节段椎间盘膨出最终演变成"颈椎病"实际上是颈椎管狭窄症,并不少见。

一、病因及发病机制

颈椎间盘位于 $C_2 \sim T_1$,共 6 个,呈前厚后薄之盘状,即为使颈椎椎体相连呈生理前凸状,又使颈椎各节有一定的活动度,可视为颈椎最大的关节。由于下位颈椎处于重量较大的头颅和相对固定的胸椎之间,所以颈椎间盘在平衡承重和适应头颅屈伸旋转等活动中比其他部位更容易发生劳损和退行性病变。成年人下位颈椎间盘已没有血液供应,其营养主要通过可控性强的透明软骨板微孔自椎体压力渗透和弥散,并通过透明软骨板微孔将代谢产物再向椎体静脉窦渗出,这种组织液的双向扩散,恰似一安全阀控制,保证了椎间盘的新陈代谢。除此之外由前后纵韧带的血管提供了纤维环表层的营养。髓核是一种由交织成立体网状的胶原纤维及充填其内的丰富的蛋白多糖、少量的软骨细胞所构成的胶冻样物质。蛋白多糖的硫酸软骨素链是亲水基团。椎间盘的弹性和张力取决于透明软骨板的通透性和髓核的含水量,随着劳损和年龄增大,硫酸软骨素逐渐退变成硫酸角质素,含水量自婴幼儿期 90% 左右下降至 60~70 岁的 60% 左右。一些研究结果表明突出的椎间盘呈一系列组织学、生物化学改变,如早期的纤维环纤维肿胀,细胞数减少且肥大,无核或核坏死,部分弹力纤维横向或纵向断裂,后期椎体边缘软骨细胞增多,钙化等病理改变。随着年龄的增加,小血管渗透能力也下降,纤维环弹力纤维失营养变性,在劳损中不断自内向外断裂,整个椎间盘的弹性及张力下降,髓核破裂或游离,导致椎间盘的突出或膨出。这种退行性病变是潜移默化的,头颈部外伤可加速或促进这种退行性病变的进程,演变成椎间盘的急性和严重的突出,短期内症状加重或突然出现不同程度的瘫痪。若这种退变缓慢发展,慢性椎间盘突出,就会导致颈椎高度降低,相应的椎间关节和钩椎关节负重加大,解剖和生物力学关系紊乱,颈椎失稳和异常活动,椎体上下缘骨赘形成和关节肥大增生。前后纵韧带和后方的韧带松弛,并不断被牵拉、撕裂和自骨性组织上分离,不断地出血机化,产生骨赘和后纵韧带及黄韧带的肥厚。慢性椎间盘突出者,术中可见后纵韧带受髓核的免疫化学刺激和撕裂出血,而形成局限性钙化灶甚至骨化、突出的椎间盘、骨赘和肥厚钙化的后纵韧带复合物,会对神经、脊髓等重要功能组织产生机械性压迫或动力性磨损。可随着脊柱前柱的退变演变。后方关节突肥大增生,黄韧带肥厚钙化内突,构成节段性椎管狭窄,从前后、左右挤压椎管内神经组织,使之在机械性受压的同时,脊髓血液供给缺乏或终止,从而产生变性、水肿,严重者产生囊性改变。

颈椎的先天畸形,如融合椎、生理前凸过大等可因应力失衡,导致融合椎节上、下椎间盘的劳损概率增大而过早突出。

颈椎外伤后,颈椎间盘纤维环受暴力直接作用而撕裂破损,髓核组织急性疝出,造成急性脊髓损伤。车祸及坠落伤不仅造成颈椎骨折脱位,而且同时造成急性和亚急性椎间盘突出的灾难性结果已屡见不鲜。

除 Lanurelle 认为颈 $C_{4\sim8}$ 节灰质前角基底的外侧中间柱存在交感神经细胞,并发出节前纤维外,一般认为颈髓并无节前纤维发出,而起源于 $T_{1\sim2}$ 的脊髓灰质的外侧中间柱,出脊髓后升至颈部换元,形成上、中、下颈交感神经节和连接 3 个节的交感神经干。颈上节发出灰交通支加入 $C_{1\sim4}$ 神经前支并随其分布。还发出灰交通支到面神经、舌咽神经、迷走神经和副神经中,发出的咽支在咽的侧面与喉上神经相汇合,形成咽丛、心支,终于心深丛。颈中节发出的灰交通支加入 C_5、C_6 神经,发出心支至心深丛,另有锁骨下襻支,沿锁骨下动脉下行,然后再上行止于颈下交感神经节。颈下交感神经节位于椎动脉后面,常在第 1 肋颈处形成星状神经节,发出灰交通支参与 C_7、C_8 神经组成。从颈下交感神经节还发出较大支在椎动脉周围形成椎动脉丛,发出的心支到心深丛。

交感干发出体壁支随颈神经而行,参与脊膜支返回椎间孔成为窦椎神经的一部分,分布于颈椎间盘纤维环浅层、后纵韧带和硬膜外之间的疏松结缔组织和血管中,同时还供应硬脊膜、椎体后骨膜等。颈椎间盘的巨大突出或多间隙突出均会造成颈源性眩晕和眼、耳、心等功能异常。

二、临床表现

(一)流行病学资料

颈椎间盘突出症多发生于 40～50 岁,突出部位以 $C_{5\sim6}$、$C_{4\sim5}$ 为最多。5 家医院手术治疗的颈椎间盘突出症共 1 176 例,其中 30～40 岁占 22%,40～50 岁占 41%,50～60 岁占 28%,60 岁以上占 9%。单一节段突出者占 18%,2 个节段者占 37%,3 个节段者占 43%,4 个节段者占 2%。突出部位:$C_{5\sim6}$ 约占 98%,$C_{4\sim5}$ 占 96%,$C_{6\sim7}$ 占 21%,$C_{3\sim4}$ 占 9%,$C_{2\sim3}$ 占 0.9%,$C_7\sim T_1$ 占 45%。相邻 2～3 个节段突出者占 71%,跳跃型占 11%。首发症状:颈椎间盘突出引起的颈、肩胛角内上区及上肢痛者相当常见,多在门诊处置,无法统计。1 176 例手术病例中 29 例因髓核疝入椎管内上肢剧痛难忍而手术。42 例因颈椎间盘突出颈源性眩晕行经皮激光椎间盘减压术。余下 1 105 例中 13% 先双手麻木后发展成为四肢麻木,双腿乏力、发紧僵硬笨拙或不能行走。87% 先自脚向上逐渐麻木无力步态蹒跚艰难,发展成四肢不全瘫,病程 1 天～3 年,平均 6.1 个月。

(二)临床分型及表现

目前尚无标准的分类方法,根据突出的部位、方向、位置节段多寡,病理程度等有不同的分类。

1.突出部位

根据突出部位可分为上位颈椎间盘突出和下位颈椎间盘突出,前者指 S_3 以上椎间盘突出,占 18% 左右,并常同下位突出并存。

2.突出方向

根据突出的方向可分为前突出、后突出、椎体内突出、侧突出。多节段巨大前突出伴骨赘者可同气管一起前后压迫食管引起吞咽困难,较大的凸入椎管内的椎间盘组织可压迫神经根或脊髓。多节段椎体内突出在颈段少见,但可引起颈椎的不稳定和相应临床症状。

3.突出节段

根据突出的节段多寡可分为单节段突出和多节段(2 个节段以上)突出。

4.后突出位置

根据后突出的位置可分为侧方突出、极外侧突出和中央型突出。

5.病理变化

根据病理变化程度可分为突出型、椎体后缘突出型、后纵韧带下突出型和硬膜内突出型。

突出型是指局部纤维环虽完整但变薄,髓核连同变薄的纤维环局部凸起,此型是最常见的;椎体后缘突出型指髓核突出或游离于椎体后缘和后纵韧带前方,向上位椎体后方或下位椎体后方挤压;后纵韧带下突出型指游离的髓核块刺破后纵韧带,部分挤入椎管内,直接挤压神经根或硬膜囊,术中取出游离髓核块后,可见后纵韧带局限性裂口和硬膜,但硬膜完整。游离髓核块突破后纵韧带,硬膜挤入硬膜下腔非常少见,称为颈椎间盘硬膜内突出,迄今国内外文献报道不足50 例。其发生机制尚不清楚,可能突出的椎间盘组织长期牵拉顶压后纵韧带,使之变薄、水肿、变脆,当颈部突然活动椎间盘压力骤然升高,脱水坚韧的游离髓核块(一般附有剥脱的软骨板)锐缘刺破薄弱的后纵韧带和与之粘连水肿脆弱的硬膜疝入硬膜下腔,常可导致急性四肢瘫,也有文献报道从侧方进入硬膜囊,导致亚急性神经损害者。

6.临床表现

根据临床表现可分为下列多种类型,由于这种分型易于掌握和指导临床治疗而广为采纳。

(1)神经根型:此型发病率最高,文献报道其发病率约为颈椎间盘突出症的 90%。临床症状可见颈痛,甚至急性斜颈,反复长时间"落枕"是本型的早期症状。上肢和手麻木疼痛,颈部酸软无力胀痛;或颈痛剧烈不敢转头,伴有肩胛区内上角针刺样、放电样、抽搐样疼痛。30% 以上的患者因枕大神经受刺激同时存在枕后、耳后疼痛。颈部侧屈过伸、咳嗽、打喷嚏,甚至大声说话时均能诱发颈肩臂的疼痛加剧。严重者手内在肌萎缩,动作笨拙,精细动作困难。体征可见一侧颈肌痉挛,颈部活动受限。患肢浅感觉、肌力和腱反射异常,或存在手内肌(主要为骨间肌、大小鱼际肌等)萎缩,突出的节段不同,所累及的颈神经根各异,临床表现也不同(表 7-1)。

表 7-1　颈椎间盘突出症神经根型的症状和体征

突出间隙	受损神经根	疼痛部位	感觉异常	肌力减退	腱反射减弱
$C_{4\sim5}$	C_5	颈肩胛内上缘肩部和上臂外侧	上臂外侧三角肌	肱三角肌和/或二头肌	肱二头肌
$C_{5\sim6}$	C_6	颈、肩、肩胛内缘,上臂外侧、前臂桡侧,偶尔前胸	前臂桡侧拇指	肱二头肌	肱二头肌桡骨膜
$C_{6\sim7}$	C_7	与上相似,前臂背侧	前臂外侧中、示指	肱三头肌桡侧伸腕肌	肱二头肌桡骨膜
$C_8\sim T_1$	C_8	累及前臂尺侧	小指及四指尺测	手内在肌及尺测伸腕肌	无

臂丛神经牵拉试验阳性(或称 Eaton 征)。方法:检查者一手搬压患侧头部,一手握患肢手使其背伸,随着将患侧上肢外展 90°,两手同时向相反方向推拉加压,有上肢放射痛或麻木感者为阳性。

椎间孔挤压试验阳性。方法:患者坐位,颈部稍后伸向患侧倾斜,检查者站在患者背后,双手合掌于患者头顶缓缓向下加压,出现颈痛和患肢放射痛或肩胛区背部放射痛者为阳性。

颈椎分离试验阳性。方法:患者端坐,检查者以弯曲的前臂于患者下颌处向上牵引,上肢麻木疼痛消失或缓解者为阳性。

(2)脊髓型:该型以四肢不全瘫,或下肢无力、发紧,行走困难为主要临床体征,占颈椎间盘突出症的 5%～9%。某医院临床统计资料显示,本型多累及中年,40～60 岁者占该型的 80% 以上,30～40 岁者占 11%,60 岁以上者占 7%～8%,男女之比约为 2:1。大多数患者(约 90%),隐匿缓慢发病,无颈痛史和颈部活动受限。先双脚麻木继之膝关节发软、无力,走路似“无根”,踏棉花感。麻木渐自足小腿向上蔓延,双腿发紧,平卧时两腿“抽筋”,步态蹒跚,双手麻木,持物不能,甚至手屈伸均受限,笨拙。少数人(5%～7%)先颈肩酸痛、双手麻木,握拳乏力,渐累及双下肢,行走困难。个别人无明显外伤史,短期内骤然出现四肢麻痹,呈急性或亚急性发病。颈部按摩或突然转头时诱发四肢全瘫者,偶有发生。该型患者均表现为上运动神经元损害表现,即四肢肌张力增高,屈膝呈折刀样感,髌阵挛和踝阵挛阳性,腱反射亢进,可引出病理反射(霍夫曼征、巴宾斯基征等阳性),平胸骨角水平以下躯干及下肢浅感觉迟钝。相当一部分患者在脊髓长索损害的同时,颈神经根也不同程度的受损害和压迫。临床除出现上运动神经元损害的体征外,还会出现早期根性神经疼痛症状,晚期手内在肌和上肢萎缩,手指伸屈功能不全,精细动作困难,表现为上、下运动神经元损害并存。少数患者颈部过屈或过伸时出现沿颈背部向躯干或上肢的触电样剧痛,称为 Lhermitte 征,提示脊髓已有变性。

颈椎间盘突出症所引发的脊髓损害可大致分为以下几种。①脊髓横贯性损害:约占 70%,一般而言脊髓对缓慢进展的中央型突出物机械性压迫有惊人的耐受能力,临床仅表现为程度不一的上运动神经元损害体征,即不完全性痉挛瘫,四肢肌力一般均在 4 级以上,也很少出现括约肌功能障碍。但此种患者遭受头颈部外伤,即使很轻微,也会因颈髓突然受到后纵韧带下突出的游离髓核、硬膜内突出的髓核块钳夹挤压,发生急性颈髓损伤,突发四肢全瘫。②脊髓半横贯性损害:约占 29%,患者通常一侧上、下肢肌力减弱,而对侧躯干浅感觉明显迟钝。少数浅感觉障碍和肌力下降同存在一侧,对侧浅感觉和上运动神经元损害体征并不明显,呈不典型的 Brown-Sequard 综合征。③脊髓前角损害:约 1%,仅表现为四肢痉挛瘫,肌无力(3 级以下),但无明显的躯干四肢浅感觉异常。这可能与突出物直接侵压脊髓前动脉与大根动脉吻合交界区造成血管痉挛栓塞所致,脊髓前动脉供血的脊髓前角区发生缺血变性。长期的挤压,多节段巨大的椎间盘突出、颈椎不稳、硬性椎间盘突出伴黄韧带肥厚等会使脊髓发生缺血、变性和萎缩,病情呈渐进性恶化。若病情急骤加重常常提示脊髓髓内水肿、囊性变,MRI 表现为受压变细节段呈 T_2 高信号,Wada 等研究结果认为这种 MRI T_2 高信号影像可能主要表明灰质区的囊腔样变或坏死,其存在与脊髓病严重程度和术后疗效并不相关。多节段线状高信号的患者常常出现上肢肌肉萎缩,故一些学者认为 MRI T_2 高信号存在意味着脊髓内病变是不可逆的,例如神经胶质增生或囊腔样变。而另一些研究者则认为是一种可逆性变化,如水肿等。

(3)颈源性眩晕型:多节段椎间盘突出或外侧突出型患者常会出现眩晕、头痛、四肢无力、猝倒等一系列椎-基底动脉供血不全症状。过去过分强调这种颈源性眩晕系由钩椎关节增生肥大直接压迫椎动脉所致,近年来研究结果表明椎间盘退变、颈椎失稳和椎间盘突出,激惹椎旁交感神经丛导致椎动脉痉挛是更常见的病因。间歇性发作,牵引可以缓解症状,临床表现也支持和符合颈椎间盘突出的流行病学特点。

(三)影像学检查

1.X 线检查

应摄取颈椎正侧、双斜位 X 线片,以判定颈椎序列、曲度是否异常,各椎间隙高度的变化,椎体缘骨赘形成与否,钩椎关节及小关节突关节增生程度等。发现异常改变部位和临床体征相符者,应加做颈椎 CT 和 MRI。X 线片虽无确诊价值,但可排除颈椎肿瘤、结核等疾病,有一定的鉴别诊断意义。颈椎动力性拍片,即颈椎过屈、中立、过伸位侧位片,用以判定有无颈椎不稳。

2.CT 扫描

根据临床表现及 X 线片提示的线索,可选择颈椎数个节段进行颈椎 CT 扫描,CT 扫描可清楚地显示椎间盘突出的类型、骨赘形成与否,是否合并后纵韧带骨化和黄韧带钙化或骨化,小关节突的增生肥大程度。根据要求可分别使用软组织窗和骨窗成像来观察椎间盘和骨性结构的异常表现。CT 扫描对脊髓损害程度不如 MRI 清楚,常需做计算机断层扫描脊髓造影。CT 矢状位不能显示椎间盘突出的形态,易因扫描节段不充分而遗漏,但过长的节段不必要的扫描存在放射性损伤的弊病,所以观察矢状位脊髓损害程度常常使用 MRI。目前已有椎动脉三维 CT 血管成像的报道,扩展了 CT 临床应用价值。

3.MRI 检查

MRI 可从矢状位、额状位及轴位,三维立体地对椎间盘突出的节段、程度、形态及脊髓受压损害的病理改变进行影像学检测观察,尤其从矢状位揭示椎间盘向椎体后缘上、下、游离突出状态,疝入后纵韧带及硬膜内突出的现象,脊髓髓内出血、水肿、囊变病灶以及脊髓萎缩变细等病理形态,MRI 是一种无创性无放射性损伤的、有诊断及鉴别诊断意义的、直观而清楚的一项检查。

4.磁共振血管成像

磁共振血管成像是一种利用流动效应和相位效应两个基本成像原理的时间飞跃法和相位对比法进行颈部血管成像的一种磁共振新技术。为了更好地获得信噪比,椎动脉磁共振血管成像多采用颈前表面线圈,并在扫描层面或层块上方设置一预饱和带,以射频脉冲抑制颈部静脉信号。同时应用最大信号强度投影和多层块部分重叠技术,使椎动脉形态清晰显影,避免了血管重叠、中断等弊病。目前已成为诊断椎动脉畸形、病理性狭窄纤曲扭变的主要方法,同 CT 血管造影、数字减影血管造影相比,磁共振血管成像不需应用任何含碘造影剂,无放射线损害,无介入性损伤。

5.脊髓造影

脊髓造影是一种利用顺向(小脑延髓池)或逆向(自腰椎穿刺)在蛛网膜下腔注入 X 线不透性碘剂形成间接影像来判断脊髓受压节段部位、程度,并能区分脊髓受压是否因椎管内肿瘤所致的一种检查方法。但对比剂可引起一些副损害、严重不良反应,目前已有被 MRI 所取替的趋势。

6.肌电图检查

通过肌电图波形、传导速度的异常程度来解释临床表现的辅助性检查。在鉴别运动神经元性疾病与脊髓性颈椎间盘突出症方面有一定的应用价值。

三、诊断与鉴别诊断

典型的颈椎间盘突出症的各型临床表现和颈椎影像学表现相符,诊断即可确立。但需与下列疾病相鉴别。

(一)肩关节周围炎

肩关节周围炎为肩关节周围软组织长期劳损粘连所致,主要表现为肩关节疼痛,主动及被动受限,但上肢运动、浅感觉及腱反射正常。值得提出的是约有 1/3 神经根型颈椎间盘突出症患者,因肩关节失神经营养而合并肩关节周围炎。此种患者除肩关节周围炎表现外,尚有颈痛,上肢神经学检查有异常表现。

(二)胸廓出口综合征

多因前斜角肌肥大,纤维化或颈肋卡压臂丛神经和/或锁骨下动脉所致,偶尔也可由 C_7 椎横突过长引起。主要临床表现为尺神经和/或正中神经支配区疼痛、麻木、无力,甚至出现肌肉萎缩、浅感觉异常,皮肤发凉苍白等。患肢血压降低,桡动脉搏动减弱,尤其令患者深吸气后屏气,头转向患侧,上肢高举时桡动脉消失(Adson 试验阳性)。此可与颈椎间盘突出症相鉴别,并可经影像学证实。

(三)腕管综合征

主要临床表现为手指和腕部麻木、无力,严重者累及前臂,腕部 Tinel 征阳性。大鱼际可能萎缩,但无颈痛和上肢反射异常。

(四)肺癌

肺尖部非典型肺癌可侵袭臂丛,出现肩部和上肢疼痛麻木,疼痛较剧烈。若胸片显示肺癌征象和出现 Horner 综合征,鉴别诊断并不困难,颈椎 MRI 可以区分两类疾病。

(五)椎管内肿瘤

早期可存在神经根刺激症状,后期出现因肿瘤体椎管内占位导致脊髓损害的临床表现。仅凭物理检查难以区分,颈椎 MRI 可资鉴别。

(六)颈椎后纵韧带骨化

神经根受累,脊髓受损表现同颈椎间盘突出症难以区别。颈椎 CT 具有诊断及鉴别诊断的价值。颈椎后纵韧带骨化患者颈椎 MRI 常常显示多椎间盘退变或突出,但脊髓受压变形的前缘和突出退变椎间盘尾端并不直接相触,之间有一不规则低信号或无信号区,应严格地加以识别和区分。

(七)颈椎管狭窄症

其临床症状与体征酷似颈椎间盘突出症,但其多存在椎间盘退变膨出、后纵韧带及黄韧带肥厚钙化、关节突肥大、脊髓多节段前后受压等表现。椎管矢状径<10 mm,为其影像学诊断及鉴别诊断的特征。

(八)癌性非转移性脊髓病

癌性脊髓病分为转移性和非转移性脊髓病。前者系癌肿直接浸润转移至脊髓。后者病灶处无肿瘤细胞,其脊髓灰白质、后索、侧索均可受累,呈炎症、变性及脱髓鞘改变。可分为侧索变性型、亚急性坏死型及肌萎缩侧索硬化型脊髓病。年龄大,原因不明的脊髓病者,应高度怀疑。脊髓 MRI 有助于区分颈椎间盘突出所致的脊髓病抑或是非转移性癌性脊髓病。

(九)肌萎缩性脊髓侧索硬化症

此病为脊髓前角细胞、脑干运动核和皮质脊髓束受损害所导致的一种原因不明性疾病。因其多发生于颈膨大处,不典型者易与颈椎间盘突出导致的脊髓病相混淆,影像学有时亦难以区分。前者仅表现为上运动神经元损害表现,但缺乏躯干部浅感觉障碍,有明显上肢肌萎缩伴肌束震颤,侵犯延髓者吞咽困难,电生理异常。

(十)糖尿病性脊髓病

约70%糖尿病患者存在全身小血管及微血管病变,管腔狭窄甚至完全闭塞,若累及脊髓营养血管会导致局限性营养障碍性脊髓病。血尿糖异常者若出现上运动神经元损害症状,应考虑此病的存在。MRI常有椎间盘退变的影像学改变,故应严格区分两类预后不同的疾病。

(十一)颈脊髓血管畸形

颈脊髓血管畸形是一种先天性疾病,起病于胚胎期,中年以后发病,80%为动静脉瘘,其次为毛细血管瘤,常与其他部位畸形并存。颈段脊髓血管畸形占脊髓血管畸形的15%~20%,加之胸段达30%~40%,以髓内病变为主。早期根性疼痛,并逐渐出现四肢无力,上、下运动神经元损害的症状与体征同时存在,表现为程度不一的瘫痪症状。发病极似颈椎间盘突出症,脊髓造影、选择性脊髓血管造影、MRI有助于诊断和鉴别诊断。

四、治疗

(一)非手术治疗

对单纯外侧性颈椎间盘突出导致的神经根性疼痛和颈源性眩晕型颈椎间盘突出、失稳者应先采取非手术治疗。

方法有适当休息、卧床、枕头疗法、颈部理疗牵引,应用脱水药、止痛药和神经营养药等,颈源性眩晕者可加用血管扩张剂、中药制剂等。理疗牵引对于根性疼痛的颈椎间盘突出症有良好的疗效,绝大部分患者可经过非手术治疗症状好转或治愈。复发可能性存在,但缺乏复发率的确切统计数字。

(二)手术治疗

手术治疗的适应证为:①神经根性疼痛严重、经牵引理疗等非手术治疗无效者。②剧烈的根性疼痛,上肢或手内在肌萎缩者,或CT和MRI证实为游离髓核疝入后纵韧带或硬膜下腔者。③颈源性眩晕、非手术治疗无效者。④脊髓受压,出现明显的上神经元损害体征者。手术方法有微创和开放性手术两种。开放性手术有经颈前路、经颈后路和经颈侧路3种。

1.经颈前路间盘切除植骨固定术

无论是否伴有骨赘形成的颈椎间盘突出症,经颈前路彻底切除突出的椎间盘组织和骨赘,(包括完全摘除后纵韧带下或硬膜内突出的游离髓核),并同期植骨融合,重建颈椎稳定性。当机械性压迫来自脊髓前方时,行前路减压是合理和有效的。为达到彻底减压的目的,必须切除一切突出物,包括增生的椎体边缘骨赘,充分显露出该节段后纵韧带。长期椎间盘突出、失稳和骨质增生物侵压,后纵韧带可发生肥厚和局限性钙化,甚至骨化,前路手术可一并切除,显露硬膜,使减压更充分更彻底。对多间隙椎间盘突出病例,过去因植骨块过长,易塌陷移位或假关节形成,令许多医师却步,而行后路减压术。尤其是多节段椎间盘突出伴颈椎不稳者后路手术不仅进一步加重了颈椎不稳定,而且仅仅让脊髓后移,疗效也不确切。

文献提示,多椎间盘突出后路减压,术后优良率不足60%,并随时间推移,优良率逐渐下降。

目前国内外一些学者采用钛网钛板复合内植物固定的方法获得了满意疗效。其优点是：①立即获得颈椎节段稳定效应，便于术后患者的护理与术后康复。②植骨愈合率极高，颈椎术后矫正的生理曲度和高度维持不变，从而消除了多节段椎间盘突出前路植骨的种种并发症。③仅一个切口，用取自颈椎的骨松质加压填塞钛网内，避免了取自体髂骨带来的另外创伤和诸多并发症。④大大缩短了手术时间和患者术后卧床制动牵引时间及住院天数。钛网钛板价格昂贵，有无金属遮挡效应，有待观察研究。对合并老年骨质疏松症的患者而言，有无金属切割椎体现象尚需长期的随访观察。单一间隙和大部分两个间隙植骨融合率高，此类患者仍应取自体髂骨移植。

前路单节段或双节段颈椎间盘切除术是否必须植骨融合仍有争论，有人做了前瞻性研究和疗效评定，认为研究结果支持不需植骨融合，椎间盘切除后可自发融合，颈椎稳定性不受影响。一些学者报道不植骨病例比植骨病例疗效好，术后自发性融合率达28%～75%。但许多学者的长期随访结果表明，不植骨融合者比植骨融合者疗效差，术后椎间高度丢失，后凸成角畸形发病率较高，且术后颈痛较常见，甚至神经功能恶化，故强调必须植骨融合。

理论上植骨融合节段上、下间隙可因应力转移导致进行性退变加速，但发病率仍不清楚，目前尚无长期随访的可靠资料报道。一些术后长期随访结果的报道指出，多节段椎间盘切除植骨融合术后，其上、下间隙发生异常活动，并有些病例融合椎上一椎体向后滑移，故力劝不要做过长节段融合。但切除已经突出的椎间盘，行脊髓彻底减压并植骨融合重建颈椎稳定是治疗的需要。

缓慢突出的颈椎间盘患者，常伴有椎体不同程度的失稳，小关节突关节和钩椎关节（Luschka关节）和椎体边缘反复累积性损伤，引起骨赘形成或肥大增生。严重失稳者会导致颈椎退行性前后滑移，黄韧带肥厚钙化并向椎管内凸起，后纵韧带反复被剥起，增生肥厚局限性钙化甚至骨化也较常见。有学者采用前路椎间盘后纵韧带一期切除，直接显露硬膜，并牢固的固定（钛板或植骨），获得近期与远期均满意的疗效，不用再后路减压。前路减压植骨融合后，脊髓前移和节段性融合，肥厚钙化的黄韧带不会在活动中突入椎管，且逐渐会缩小变薄。因此一次性前路手术时可以解除脊髓压迫症状。在过去100余例此类手术中，并未发现肥厚钙化甚至骨化的后纵韧带与硬膜粘连，亦并未发生神经系统损伤并发症，术后患者四肢立即轻松，长期随访结果也令人满意。

随着钛板设计工艺的提高，单皮质螺钉已取代了双皮质螺钉，神经损伤的危险性、断钉及松动等并发症已大大降低。生物力学试验结果表明，同时行前路钛板固定，可防止植骨块的松动、移位和脱落，有效地限制椎间隙高度的丢失，提高了融合率。尤其在长节段的植骨融合和外伤性颈椎间盘突出症手术病例、合并颈椎不稳的颈椎间盘突出者中附加钛板固定可明显提高颈椎的生物力学强度和稳定性。术后不需强迫患者用外固定支具或牵引来防止颈椎异常活动。慎重挑选优质合适的钛板，精细的手术操作可以避免一些潜在的并发症发生。

2.后路椎间盘切除术

单一节段的后侧方"软性"椎间盘突出导致顽固性颈肩背痛者，伴有神经根管骨性狭窄者，继往已行前路手术但根性症状依然存在者，以及气管切开插管，前路手术无法进行者，均可考虑后路椎间盘切除术。但多节段或中央性突出者不宜选用后路。椎间盘突出伴骨赘形成者后路手术疗效也不显著。过分显露神经根、广泛的小关节切除过多的椎板减压，势必造成医源性颈椎不稳，并继发后凸畸形，长期随访结果证实，减压上方的节段常出现新的卡压并引起神经功能的恶化。同时操作不当可损伤椎动脉、神经根。术后硬膜外血肿在颈椎后路手术中并不罕见，术后已恢复良好的神经功能再度恶化，需急诊剖开切口，冲洗血肿，寻找并处理活跃的出血点或小血管，神经功能会完全恢复至第一次术后水平。拖延等待期待血肿自然吸收会导致神经功能部分或全部的丧失。后路手术创伤面瘢痕化，与硬膜粘连也是一个棘手的难题。且术后减压节段上、下端再出现退变和狭窄，压迫脊髓并不比前路少见。曾有报道术后颈枕压迫致瘫痪加重，再次手术已无改善。

3.侧前方椎动脉减压术

因椎间盘巨大外侧方突出(可伴有或不伴有骨赘)，颈椎失稳导致的椎动脉受压牵扯，导致颈源性眩晕者，前路减压固定是一种常常奏效的办法。少数患者因钩椎关节增生肥大，直接压迫椎动脉或横突孔狭小时，有人主张行侧前方椎动脉减压术，包括横突孔开大、钩椎关节部分切除。侧前方手术显露有多种术式，典型的入路有两种。

(1)按欲显露的椎动脉水平行颈部横切口，沿胸锁乳突肌外侧缘和颈阔肌内侧缘间进行剥离，再分离胸锁乳突肌内侧缘，使其完全游离，在副神经穿过该肌的上方(相当于乳突肌起点 3～4 cm 处)横断，并向上翻转，可见到臂丛神经和副神经自前斜角肌中斜角肌间隙，即颈外侧区进入斜方肌深面，分离疏松结缔组织，即可显露椎动脉、横突和钩椎关节。

(2)亦可按胸锁乳突肌内侧缘纵行切开颈阔肌，结扎切断二腹肌后，分开气管食管和颈动脉鞘之间的间隙，将气管等拉向左侧，颈动脉鞘拉向右侧，显露颈长肌，至骨膜下剥离颈长肌或将其结扎切断，向上、下牵拉，即可充分显露椎动脉及横突和钩椎关节、椎间盘侧方。根据需要可用咬骨钳切除横突孔前方及部分前结节，亦可用气动钻开大横突孔壁。如若切除部分肥大增生的钩椎关节，可选用骨刀切除或气动钻磨削。无论使用何种方法，都要保护好椎动脉及其毗邻的神经。

4.并发症

(1)椎动脉损伤：将是一场灾难，出血凶险不易控制，应选用无损伤线修补，以防术后附壁血栓形成和脱落。椎动脉单侧结扎会产生怎样的后果，尚难预料。有学者曾遇到 1 例椎动脉刀伤病例，出血凶险，后经介入栓塞，患者却无任何神经症状。椎动脉构成脑基底动脉环供应大脑后部及延髓的血液，同时椎动脉变异较大，两侧粗细常常不一致，若为粗大主要供血血管损伤就会产生颈髓及延髓症状，中枢性视力障碍。

(2)交感神经损伤：椎动脉下段有交感神经丛包绕，颈长肌表面也分布走行交感神经干，任何粗暴的操作或牵拉、钳夹、切断，术后都会产生 Horner 综合征。

由于颈源性眩晕的发病机制尚不清楚，颈源性眩晕患者颈椎双斜位 X 线片钩椎关节增生肥大并不多见。多数患者是因为多发或巨大颈椎间盘突出，颈椎节段性失稳，前路减压牢固固定使这些患者术后眩晕甚至耳鸣耳聋得以好转。经皮激光椎间盘减压术也获得了良好的疗效，说明因钩椎关节增生挤压椎动脉狭窄或横突孔狭小使椎动脉供血不全的病例非常少见。

(段长龙)

第四节　胸椎管狭窄症

椎管狭窄是导致脊髓、马尾神经和神经根压迫性损害的常见原因之一。发生在腰椎最多，其次为颈椎，胸椎少见。退变性胸椎管狭窄症是近年来才被逐渐认识的一种疾病，主要累及椎间关节-椎间盘水平,该处关节囊、黄韧带、后纵韧带骨化及椎体增生,椎间盘膨隆,造成椎管狭窄和脊髓压迫症状,这些变化与脊椎退行性病变是相一致的。有关胸椎管狭窄症的报道较少,欧美文献仅仅有极少数病例报道,日本发病率较高,国内近年来也有不少病例报道。该病相对较为少见,临床较易漏诊和延误诊断。

黄韧带骨化现象最早是于1912年提出的。1920年Polgar首例报道黄韧带骨化的侧位X线表现,以后人们对此进行了大量深入的研究工作。目前黄韧带骨化症已被认为是导致胸椎管狭窄、脊髓损伤的重要临床疾病之一。

一、流行病学

黄韧带骨化多见于亚洲人,尤其是日本人,发病率为5%～25%;黑种人、高加索人也有少量报道,但在白种人中极罕见。该病为老年性疾病,50～70岁发病率高,并有随年龄增长发病率增高的趋势;男性发病较多,男女比例为(2～3):1。

二、发病机制

到目前为止胸椎管狭窄症的确切病因尚不完全明确,几十年来围绕其发病机制不断探索,现认为可能与以下几种因素有关。

(一)慢性退行性病变

临床统计研究表明,黄韧带骨化老年人多发,且以下胸段居多,同时常伴其他病理变化如后纵韧带骨化、小关节肥大、椎体增生等,这些特点与脊柱其他部位慢性退变是相一致的;同时发现,部分脊柱退行性病变病例中胸椎黄韧带骨化、后纵韧带骨化发生率高。病理学研究也发现,黄韧带退变过程中弹力纤维减少、大量胶原纤维增生,在此基础上逐渐发生软骨样改变、钙化,直至骨化。但是,该观点很难解释为何颈椎黄韧带骨化极为少见。

(二)积累性劳损

另外一些学者认为,由于下胸段活动度较大,黄韧带在附着点处受到较大的反复应力而致慢性积累性损伤。反复的损伤、修复,最终导致黄韧带骨化。临床病理学研究结果显示,黄韧带骨化往往始于黄韧带的头侧、尾侧附着部,长期受力致弹力纤维断裂、胶原纤维增生,甚至在受力明显的部位发生黏液样变性;病变黄韧带显示反复替代及软骨化生过程,继而通过软骨内成骨导致黄韧带骨化。

(三)代谢异常

目前研究较多的是氟与黄韧带骨化间的关系,其可能的作用机制为氟可激活腺苷酸环化酶,从而使细胞内环磷酸腺苷含量升高,引起细胞质内钙离子浓度显著升高,最终导致软骨细胞钙化、骨化。低磷血症也被认为与黄韧带骨化有关,但机制尚不明确。

(四)其他

炎症、家族性因素等也被认为是本病的发病机制之一,因为临床观察到不少家族聚集现象,但迄今仍缺乏充分证据。

三、病理

根据术前X线片、CT、MRI检查、手术所见及术后病理检查,胸椎管狭窄的病理改变足多种多样的,有先天性的,如椎管发育不良、椎弓根短缩;遗传性的骨代谢异常如Paget病;维生素D

抵抗性骨病;也有后天性的,如肾病性的骨代谢异常,氟骨症。临床上最多见的是反复的应力损伤因素,局部的退行性病变所致胸椎管狭窄是基本病理改变,包括黄韧带肥厚、黄韧带骨化、关节突肥大、椎板增厚、椎间盘突出、后纵韧带骨化、硬膜增厚等类型。

从影像学上看,退行性胸椎管狭窄的主要病理改变为黄韧带肥厚,部分出现钙化或骨化。可厚达1～1.5 cm,有的出现双椎板样改变,甚至与上、下椎板融成一体;椎板增厚硬化,厚达1.5～2 cm;关节突增生肥大,增生骨赘向椎管内突入;椎体后缘骨赘向椎管突入。椎间盘突小和颈椎后纵韧带骨化多并存;椎管矢状径和横径减小,椎管变形,硬膜外脂肪消失,硬膜外粘连紧带、硬膜增厚。脊髓受损、硬膜囊变形或呈节段性环形凹陷,搏动减弱或消失。这些改变与颈、腰椎管狭窄退行性病变相似,故退行性胸椎管狭窄应当是脊柱退行性病变的一个组成部分。由于胸椎管在正常情况具有相对较窄的解剖学特点,即使其退生程度与颈、腰椎相同,亦可能最先造成胸段椎管脊髓及神经根的压迫性损害。而且由于缺乏有效缓冲空间,与颈、腰段相比,压迫与缩窄程度往往较严重,无缓解期、常呈缓慢的进行性发展,因长期缺血生性造成永久性瘫痪。此外,胸椎相对较为固定,韧带及关节囊的病理性骨化倾向较易形成,与颈、腰段相比,除形成更严重的狭窄外,其范围往往较为广泛,常累及 4～6 个脊椎,氟骨症则受累范围更加广泛。

四、临床表现

胸椎管狭窄疾病临床主要表现为脊髓不全压迫造成的胸段脊髓缺血、感觉和运动传导障碍等一系列综合征,大部分患者起病呈隐袭性,少数可有诱因,如腰背部扭伤,受凉、过度劳累,手术麻醉等,症状表现多样:①胸椎压痛,伴或不伴放射痛,后仲受限伴疼痛。②下肢感觉异常,如下肢麻木、无力、脚踩棉花感;下肢肌力减弱,肌张力增高,出现肌紧张、折刀样痉挛,僵硬、无力、行走困难,且进行性加重。③间歇跛行史,行走数十米至数百米或久立后症状加重,平卧时症状减轻。④胸腹部束带紧迫感。⑤大小便功能障碍。⑥痉挛步态,有些患者甚至不能站立。

体格检查方面以胸段脊椎受压表现为主,脊柱相应节段压痛,少数有后凸畸形,胸椎不同平面以下存在不同程度的感觉、运动障碍,出观感觉减退平面、双下肢痉挛步态、大小便异常等不全瘫痪。神经反射亢进,病理反射阳性,腹壁和提睾反射减弱或消失,膝、踝反射活跃或亢进,髌、踝阵挛,巴宾斯基征阳性;神经根刺激症状,如胸背部束带感,疼痛;脊髓、马尾神经循环障碍,出现神经源性间歇性跛行,括约肌功能障碍,大小便困难;晚期脊髓完全性压迫,出现截瘫,大小便失禁等。

五、影像学检查

影像学检查是胸脊髓压迫症定位、定性诊断的最主要手段,仅依靠感觉平面、反射或棘突叩击痛等临床检查,往往并不确实。

(一)X 线检查

X 线检查是必须的,可排除脊柱肿瘤和骨性病变,疑有胸椎管狭窄症的患者应常规行 X 线检查。一般多表现为胸椎不同部位不同程度的退变征象,正位片病变部位椎间隙变窄,有不同程度的椎体缘唇样骨质增生,椎间隙内多模糊不清,椎板轮廓难以分辨;在侧位 X 线片可见胸椎退行性病变,如关节突肥大,椎体骨赘形成,甚至呈竹节样改变,椎间隙可有轻度变窄,椎间孔投影中可见骨化影,可呈钩形或鸟嘴状高密度影。连续几十节段黄韧带骨化时椎管后壁呈锯齿状,引起节段性狭窄,这一点从 T_1～L_2 所有平面均可发生,特别是 $T_{9\sim12}$ 节段。氟骨症病例可见胸椎骨密度明显增高,韧带广泛骨化,结合流行病学及生化检验可诊断。

(二)CT 检查

对脊柱脊髓疾病的诊断具有定性和定位作用,可清晰显示椎管狭窄的程度、病变具体部位及骨化形态,更清楚地揭示椎管、硬膜囊、蛛网膜下腔和脊髓的相互关系,显示病变更为明确。CT扫描主要表现为起于椎管后外侧壁即椎板下缘或关节突前内侧的单侧或双侧板状或结节状骨化块,突入椎管内,形态表现为棘状、结节状、板块状、隆突状骨化。双侧型的骨化块可相互部分融合并与椎板和后关节囊融合,椎管狭窄程度上比单侧重。但大的单侧骨化块亦可封闭半侧椎管,造成严重椎管狭窄。后纵韧带骨化和关节突肥大可进一步加剧椎管狭窄,严重时,椎管呈二叶草或窄菱形。脊髓横断面上,压迫重的地方脊髓变细,密度增加。图像横扫可显示增生肥大的关节突,由于椎板增厚和黄韧带骨化造成椎管狭窄时,不是每个扫描层面都与椎管垂直,CT 片上显示的椎管狭窄常较实际更严重。

(三)MRI 检查

在无 MRI 检查之前,常规做脊髓造影,以观察脊髓受压节段,主要表现在正位片上见束腰状、V 形或 U 形改变,在侧位片 L 梗阻端表现为 V 形边缘及从椎管的后下方向前上方斜坡样、擦边样而过的改变。造影检查可清晰显示韧带的骨化影,并可见椎管变形、变小、硬膜囊受压,呈搓衣板样、毛刷样或蜡笔样。亦可显示椎间关节、肋结节关节、前纵韧带及后纵韧带的退变、增生、融合、骨化等。椎间关节增生肥大内突,椎板增厚,黄韧带肥厚,颈椎后纵韧带骨化出现。双层骨样板改变,不完全梗阻,矢状径和横径减小,硬膜外脂肪消失,脊髓受压变形,充盈缺损为多节段性,呈"串珠"状,多见于椎间盘椎间关节平面脂肪消失,脊髓受压变形,充盈缺损为多节段性,呈"串珠"状,多见于间盘-椎间关节平面椎管变形。完全性梗阻时,梗阻端平直或呈斜坡状。

胸椎间盘退行性病变和骨赘形成时,可见椎间隙变窄,椎间盘成分减少,信号减弱,有的出现后方椎间盘成分消失,局部信号变弱。受累节段的椎体前、后缘均见低信号的突出物,以后缘为主,后缘突出呈弧形,其信号与皮质骨相似,有的可见"包壳"样改变,即突出物表面信号明显减弱,而中央部分信号增强。黄韧带骨化,黄韧带信号明显降低,矢状面上造成脊髓的节段性压迫,形态似"锯齿样"。比较重的韧带钙化在某些矢状面可占据大部椎管。后纵韧带骨化,可见受累节段的椎体后方正常低密度影增厚,超过正常胸椎后缘"黑线"影,椎管在此部位更显狭窄。胸髓受压和受损时,受累节段的致狭窄因素对胸髓压迫,使胸髓局部弯曲、变扁或呈凹陷向侧移位,多节段狭窄者,脊髓多节段扭曲变细。受压节段的脊髓信号以增强为主,T_2 像较 T_1 像更有利于观察脊髓压迫。

六、诊断

正确的诊断首先依靠详细的病史及全面的神经系统检查。本病相对较少,基层医院常延误诊治,强调早期诊断尤为重要。依据症状和体征,特别是神经学检查和 X 线、CT、MRI 及电生理检查,可以做出诊断,并可与胸椎间盘突出症相鉴别。在临床上,胸椎黄韧带骨化多表现为胸椎管狭窄而引起的一系列脊髓、神经根压迫的症状和体征,病程长短不一。其初始症状一般为双下肢麻木、僵硬、无力以及感觉异常,常伴有胸部束带感、胸部扩张受限及背部僵硬,间歇性跛行也是临床常见症状。病变在中、上胸段可有明显的上运动神经元瘫痪的体征,但在下胸段常表现为上、下神经元同时瘫痪的体征,少数患者甚至表现为膝以上痉挛性瘫痪、膝以下弛缓性瘫痪。感觉障碍可为横断性或神经根性。双上肢检查正常可排除颈段病变。

（一）病史和发病年龄

胸椎管狭窄症的病史一般均较长，系慢性发病。多为中年以上发病，发病率男多于女。

（二）症状与体征

多数患者早期表现为进行性双下肢麻木、无力、僵硬、不灵活、间歇跛行、胸腹部束带感。X线检查多误认为"骨质增生"，常行非手术治疗直至病情严重。检查早期 X 线片，除一般退行性病变外，多已有明显的黄韧带肥厚、骨化，后纵韧带骨化等。

影像学检查对诊断胸椎黄韧带骨化有重要作用。高质量胸部平片和侧位断层片，CT 或 MRI 对早期诊断是很必要的。应注意识别黄韧带和后纵韧带骨化，这是椎管狭窄的主要因素。X线片有利于鉴别后纵韧带骨化及脊柱炎症、肿瘤等；侧位片可见椎板间隙处形成向椎管内占位的三角形骨化影，但受肩带的重叠及肝脏阴影的影响，常使对上、下胸段的判断受到一定程度的限制，而且对病变早期及板状型骨化的诊断较为困难。椎管造影只能提示梗阻的程度，对病因学诊断无价值，且具有创伤性，目前已很少采用。

（三）鉴别诊断

腰椎间盘突出症患者发病年龄较轻，大多在 20～40 岁，病史较短，很多患者可以明确发病日期，有人在明确的轻微损伤后发病。由于椎间盘突出多偏向一侧，故脊髓受压症状多在一侧肢体，或两侧轻重不一，脊髓受压程度也较胸椎管狭窄者为轻，几乎无全瘫者。影像学检查特别是 MRI 检查可提供重要诊断依据，腰椎间盘突出多累及单个椎间隙，个别有两间隙椎间盘突出者，在 MRI 上显示清楚，无脊髓后方受压的病变，可与胸椎管狭窄症相鉴别。

此外，该病应与黄韧带钙化症相鉴别，多数学者认为，黄韧带钙化症与黄韧带骨化过程中的钙化是两个截然不同的病理过程。黄韧带钙化症仅见于颈段，女性多见，大体观多呈圆形或椭圆形；光镜下可见钙盐沉着于纤维中，钙化灶周围有较多的多核巨细胞、组织细胞及淋巴细胞浸润，表现为肉芽肿样异物反应，与以骨小梁、骨髓结构为特征的骨化完全不同。

七、治疗

通常认为，非手术治疗胸椎管狭窄均无效，手术治疗是目前唯一有效的方法，病情进行性加重，一经确诊应立即手术治疗。

造成胸椎管狭窄症的后方因素主要为肥厚的黄韧带、椎板以及肥大的关节突；而前方因素主要为胸椎间盘突出和后纵韧带骨化，但单独的颈椎后纵韧带骨化压迫脊髓而无后方病理改变者少见。因此，胸椎管狭窄手术治疗，主要为后路椎板切除减压术。对于退行性病变为主的，包括黄韧带骨化、关节突增生、后纵韧带骨化、椎板增厚等类型为主要病理解剖改变的胸椎管狭窄疾病，手术行后路全椎板切除减压术是比较简单、直观、彻底的方法，手术的疗效也较满意。对合并有胸椎间盘突出压迫脊髓者宜采用后路减压，再辅以侧前方减压、椎间盘髓核摘除术。

八、术后脊柱稳定性和功能恢复

整块半关节突椎板切除术后，经 2～8 年的随访，未发现胸椎不稳的情况。原因是外半关节突关节仍存在，还有肋椎关节保护，故胸椎的稳定性可以胜任日常生活，一般情况下不需要行内固定。至于术后效果则与术前脊髓本身的情况和手术减压程度有关；术前未完全截瘫、MRI 脊髓信号正常者，手术减压充分，常可获得优良效果；术前截瘫严重，脊髓本身有软化灶者，仅中等恢复，但较术前进步明显；个别未按整块半关节突椎板切除术操作者，脊髓损伤加重。因此，椎板整块切除,可减少或防止脊髓损伤加重的发生。

　　氟骨症性胸椎管狭窄症是地方性慢性中毒性疾病,动物试验表明氟在异位骨化的化学诱导中起重要作用,氟可激活细胞腺苷酸环化酶、从而使细胞内环磷酸腺苷含量升高,导致细胞质钙浓度升高,软骨细胞变性、钙化。表现为骨质密度增高,椎板及小关节突增生、肥厚。椎板内韧带(特别是黄韧带)肥厚、骨化,从而导致椎管狭窄,造成脊髓受压的症状,临床表现为椎管狭窄症状。

　　对于胸椎黄韧带骨化引起的椎管狭窄和脊髓损害,至今仍无有效的非手术治疗,一旦诊断明确,即应尽早手术治疗。黄韧带骨化主要侵犯脊椎的后部结构,胸椎椎板切除减压是比较合理的方法。但是其手术效果往往不如腰椎和颈椎好,这是因为其病理因素较颈腰段复杂,手术操作也困难。

　　术后效果与术前病程长短、脊髓压迫与脊髓损伤程度、病变累及节段、狭窄程度、是否并发后纵韧带骨化以及手术方法等诸多因素有关。狭窄或瘫痪较重而时间较长者,除了致压物使脊髓直接受压而造成损伤外,还由于局部血液循环障碍,缺血、缺氧时间较长,可以导致脊髓组织发生不可逆性的继发性损伤。术前 MRI 上胸髓受压和受损程度越轻,症状进行性加重时间越短,术前生活仍可自理者,术后效果往往越好。而多节段受累,脊髓已有软化、囊变、萎缩变性,症状进行性加重时间长,术前生活需他人照顾者,术后往往效果不理想。

(段长龙)

第五节　胸椎间盘突出症

　　胸椎间盘突出症临床上较少见,由于它症状复杂,临床表现多样,因而诊断比较困难,往往会延误诊断。近年来随着诊断方法的改进,如 CT、MRI 的应用,使得胸椎间盘突出症能够获得早期诊断,另外还发现了一些临床无症状的胸椎间盘突出患者。目前对胸椎间盘突出症的自然病史仍不十分了解,临床上对于造成脊髓压迫的胸椎间盘突出症患者首选外科手术,近年来随着手术方法和技巧的改进,手术治疗胸椎间盘突出症的疗效也不断得到提高。

一、概述

　　1838 年,Key 报道了第一例胸椎间盘突出症导致脊髓压迫。1911 年,Middleton 等报道了第二例胸椎间盘突出症;1922 年,Andson 采用后路椎板切除的方法第一次尝试通过外科手术的方法来治疗胸椎间盘突出症;1934 年,Mixter 和 Barr 报道了 4 例胸椎间盘突出症,其中 3 例进行外科手术治疗的患者中 2 例出现了截瘫,因而他们认识到这种疾病治疗是比较困难的。在这以后,有很多的文献对胸椎间盘突出症进行了更加详细的描述。普遍认为后路椎板切除的方法治疗这种疾病的疗效难以预料而且风险很大。1960 年,Hulme 首先采用肋横突切除入路治疗了 6 例胸椎间盘突出症患者,他的经验证明肋横突切除入路是一种比后路椎板切除术更为安全和有效的方法。Arce 等回顾了 49 例手术治疗的胸椎间盘突出症后发现,肋横突切除入路治疗胸椎间盘突出症的症状改善率为 82%,另外有 14% 的患者无改善,4% 患者症状加重。1958 年,Crafood 等报道了第 1 例经胸入路治疗的胸椎间盘突出症,他们对椎间盘进行了开窗,但没有过多地摘除椎间盘和进行脊髓减压,结果手术效果良好。Perot 等在 1969 年进行了经胸的脊髓减压来治疗胸椎间盘突出症,结果获得良好疗效。1971 年,Carson 等报道了后外侧入路的方法治疗胸椎间盘突出症,1978 年,Patterson 等对 Carson 方法进行了改进。上述所有手术方法都在不断地改进中,近年来,一些学者尝试通过胸腔镜摘除突出的胸椎间盘,这为胸椎间盘突出症的治疗提供了另外一个途径。上述每种方法都有它本身的优点和缺点,除了后路椎板切除的方法外所有方法都可以接受。

二、病因与病理机制

(一)病因

大多数学者都认为退行性病变是胸椎间盘突出症的主要原因,因为胸椎间盘突出往往是发生在退变较大的胸腰段。Videoman 等发现在 $T_{11\sim12}$ 节段上往往可以看到中度及重度的骨质增生,在 $T_{8\sim12}$ 的上位终板常见有不规则的改变出现,胸腰段终板的改变往往是在中央,而不像腰椎终板的改变常在周边。创伤在胸椎间盘突出症发生中的作用仍存在争议。胸椎间盘突出症患者中有 14%～63%存在外伤史。在 10 个随机的研究中,平均为 34%,在一些患者中外伤因素是确定的,而另外一些患者中外伤可能只是加重或者诱发因素。外伤的程度可从小的扭伤到重的摔伤及严重的车祸。还有一些学者认为休门氏症可以加重椎间盘的退变,促使胸椎间盘突出症的发生。

由于本病的复杂性,很多患者没有被认识到或表现为无症状。胸椎间盘突出症发病的实际情况目前仍不十分清楚。胸椎间盘突出症发病年龄最小为 11 岁,最大为 75 岁,大多数患者在 40～60 岁发病,男性和女性无明显差别。胸椎间盘突出症发生率比较低,在 Logue 250 个椎间盘切除术患者中,只有 11 个是胸椎间盘突出症(4%);Otani 等在 15 年间的 857 个椎间盘切除术患者中有 11 个是胸椎间盘突出症(1.8%);在尸体标本研究中,Perry 发现 11%的尸检标本中有胸椎间盘突出,总的来说,症状性的胸椎间盘突出只占所有椎间盘突出的 0.15%～4%,手术治疗的胸椎间盘突出症又只占到所有手术椎间盘的 0.2%～1.8%。胸椎间盘突出症合并神经功能损害在总的人群发病率约 0.000 1%。MRI 的出现使胸椎间盘突出症的诊断和治疗发生了飞跃,使早期诊断和治疗成为可能,现在它已经代替了脊髓造影,成为胸椎间盘突出症诊断和治疗中一个必不可少的工具。在 1950 年前,Love 等在继往 26 年中才发现了 17 例胸椎间盘突出症患者,而在 MRI 出现以后,Ross 等在 2 年中就发现了 20 例患者,通过 MRI 检查,Wood 等在 90 例无症状的患者中发现 66 例有一个或多个胸段椎间盘表现解剖异常,其中突出 33 例(37%),膨出 48 例(53%),纤维环撕裂 52 例(58%),脊髓异常 26 例(29%)。年龄和胸椎间盘突出发生率之间无显著的关系。胸痛和无症状人群中的胸椎间盘突出发生率无显著差异。而 Williams 等则认为,胸椎间盘突出十分常见,可以认为是 MRI 上的一个正常变异。

儿童的椎间盘钙化被认为是一个自限性的疾病,最终可出现疼痛缓解、钙化吸收,通常发生在颈椎,半数患者之前有外伤或上呼吸道感染病史。Nicolau 等回顾了儿童突出钙化胸椎间盘的自然史,也证实该病患者症状能自发改善,钙化可自行吸收,但并非所有患儿病程都是良性的,其中有两例患者出现了脊髓压迫症状,需要手术。成人椎间盘钙化在胸腰段脊柱最为常见,通常无症状,除非发生椎间盘突出,它在无椎间盘突出人群中的发生率为 4%～6%,而在椎间盘突出人群中的发生率为 70%。

(二)病理机制

胸椎间盘突出症产生神经损害的病理机制是继发于直接的机械性压迫和脊髓缺血性损害。Logue 的报道支持直接的压迫可促使神经损伤,他报道了一例 14 个月后死亡的进展性截瘫患者,尸检可见脊髓发生明显的扭曲,但脊髓前动脉和静脉却搏动良好。另外齿状韧带限制脊髓的后移也可使神经结构容易受到损害。1911 年,Middleton 和 Teacher 报道了一例患者,他在提重物的时候突然发生严重的背痛,20 小时后突然出现从胸到脚的剧痛,然后发生瘫痪,16 天后死于尿毒症,尸检发现突出的胸椎间盘压迫脊髓,病检发现该部位压迫后出现变性,一根血管栓塞并有出血。胸椎间盘的突出可以引起脊髓前动脉栓塞的现象也支持血管损伤的机制。血管缺血损害可以解释那些出现短暂性麻痹的患者以及那些神经受累平面明显高于突出椎间盘突出水平的患者,这些患者有时可以看到突出物很小,但产生明显的神经功能损害,这个机制还可以解释那些完全减压后神经功能仍然没有恢复的患者,以及那些慢性胸椎间盘钙化却突然出现瘫痪的患者。Doppman 等对急性硬膜外包块行椎板切除术的患者进行血管造影,发现如果在减压后脊髓血管通畅了,尽管脊髓仍存在扭曲,但神经功能可恢复正常,如果动静脉仍阻塞,则仍然表现为截瘫。胸椎管径小,管腔基本被脊髓占满,该段脊髓的血液供给不太丰富等特点使胸髓容易受到损伤,在 $T_{4\sim9}$ 段特别容易受到损伤。另外,胸椎间盘突出常见于中央,经常钙化,可与硬膜粘连或突入硬膜并导致脊髓损害。

三、临床表现和诊断

(一)临床表现

胸椎间盘突出症患者的临床表现多样,没有确定的综合征,症状和体征依赖于突出物在矢状位和横切位的位置以及另外一些因素,如病变大小、压迫持续时间、血管损害程度、骨性椎管大小、脊髓健康状况等,患者症状的特点为动态性和进展性。Tovi 描述了常见的发病顺序,即胸痛、感觉障碍、无力,最后出现大小便功能障碍,另外他们还发现如果开始表现为单侧发病的,则病程发展缓慢,有稳定期,有时还有间歇性缓解,而相反在开始就表现为双侧症状的患者病情往往是呈进展性的,而且是不可逆的。

Arce 和 Dohrmann 复习了文献报道的 179 例患者的起始症状,57% 为疼痛,24% 为感觉障碍,17% 为运动障碍,2% 表现为小便功能障碍;到就诊时,90% 患者出现脊髓压迫,61% 出现感觉及运动功能障碍,30% 出现大小便功能障碍。Brown 等报道的 55 例患者中,早期症状 67% 表现为束带样的胸痛,20% 为下肢的功能障碍,从轻度的感觉异常(4%)到严重的肌无力(16%),还有部分患者表现为肩胛区疼痛(8%)和上腹部疼痛(4%)。伴有下肢症状的胸椎间盘突出症的病史特点是进展性的,几乎所有的患者因为进行性的神经功能障碍和持续的疼痛而最终需要手术治疗。Arseni 等认为有两类症状模式:一类是有外伤史的年轻患者,背之后可迅速产生脊髓病变;另一类是中年之后的患者,主要是由于退变所致,没有明确的外伤史,脊髓压迫进展缓慢。

患者的胸背痛可以在中央、单侧或双侧,决定于突出的部位,还有一些患者可能没有胸痛表现,咳嗽和打喷嚏可以加重疼痛。如果突出在 T_1 平面,则有可能累及颈部和上肢,类似于颈椎间盘病变,可以引起上肢麻木、内源性肌无力以及 Horner 综合征等。当突出位于中胸椎时,疼痛可以放射到胸部和腹部,类似于胸心及腹部疾病,使症状变得更加模糊。Epstein 报道的 4 例患者中,一例进行了不必要的开胸心包囊肿切除术,另一例进行了子宫和输卵管卵巢切除术,第三例患者几乎误诊为子宫内膜异位症而拟进行剖腹探查术。下胸部椎间盘突出可以放射到腹股沟,容易与尿管结石及肾疾病相混淆,突出椎间盘可导致马尾神经及远端脊髓压迫引起下肢疼痛,症状可类似于腰椎间盘突出症。

胸椎间盘突出症的患者也可出现明显的感觉功能障碍而运动障碍表现不明显,如果患者有感觉、运动、括约肌及步态异常时,应该进行仔细的神经系统检查,以排除胸椎间盘突出症。3/4的胸椎间盘突出症患者发生在 $T_8 \sim L_1$,最常见于 $T_{11\sim12}$(26%～50%)。上胸椎发生椎间盘突出的可能性较小。突出多发生于胸腰段的原因是由于该节段的活动度较大,$T_{11\sim12}$ 发生率高于 $T_{12} \sim L_1$ 可能是由于小关节的方向不一样,Malmivaara 认为在抗旋转力方面,矢状位的关节面高于冠状位关节面,故 $T_{11\sim12}$ 暴露于更大的应力下,发生变性的可能性更高。

胸椎间盘突出根据突出的位置分为中央型、旁中央型和侧方型。根据症状可分为症状性胸椎间盘突出和无症状性胸椎间盘突出。大约有70%患者为中央型或者旁中央型,Awwad 在比较症状性和无症状性胸椎间盘突出症患者时发现,在无症状性突出患者中有90%为中央型或旁中央型,而在症状性突出的患者中有80%为中央型或者旁中央型,但是影像学上却没有明确的特征可以区分症状性和无症状性的胸椎间盘突出。Abbot 等认为侧方型的突出可引起神经根压迫,但很少或不存在脊髓压迫,上胸段或中胸段的中央型突出往往可导致脊髓病变,T_{11} 或 T_{12} 平面的突出可以压迫圆锥马尾神经,导致下肢的牵涉痛和括约肌功能障碍。胸椎间盘突出到硬膜囊内发生率较低,Love 报道的61例患者中有7例突出到前侧硬膜囊内。Epstein 等复习文献后发现硬膜囊内胸椎间盘突出只占5%,其发生率低的原因是由于胸段的硬膜囊很少与后纵韧带及纤维环相连,另外椎间盘突出到硬膜囊内的患者发生脊髓半切综合征或截瘫的可能性较大。

(二)影像学检查

1.脊柱 X 线片

只有在椎间盘出现钙化时 X 线片上才有较大的价值,而钙化的椎间盘并不一定就是突出的椎间盘,但是却提示椎间盘突出的诊断。Baker 等认为椎间盘钙化有两种模式,一种是椎间隙后方的广泛钙化;另一种是突入到椎管内,这种情况由于钙化病灶很小而容易忽视,通过对成人腰椎间盘的研究证实;沉积物可能是焦磷酸盐或羟基磷灰石钙。对存在后凸畸形合并有椎体楔形变或终板不规则改变的腰痛或神经功能障碍患者应该仔细检查以排除椎间盘突出的可能性,还有一些表现如椎间隙狭窄、增生等改变都是非特异性的改变,对诊断有一定的帮助。

2.脊髓造影

因胸椎后凸畸形和纵隔结构的重影,胸椎脊髓造影十分困难。脊髓造影是把水溶性的造影剂注入椎管中,拔除针之后通过体位调整造影剂的流动,然后进行前后位和侧位片的拍片,突出椎间盘表现为在突出节段的充盈缺损,中央突出产生卵圆形或圆形的充盈缺损,大的突出可以表现为完全性的阻塞,侧方型的突出表现为三角形或半圆形的充盈缺损,脊髓被推向对侧。脊髓造影时脑脊液的测量无特异性的诊断作用,蛋白含量的增加通常少于50%。

3.CT 检查

CT 检查是胸椎间盘突出症诊断的一个极有价值的方法,与标准的脊髓造影相比,CT 不仅提高了敏感性和精确性,而且能够探测椎间盘的硬膜囊内浸润。CT 对椎间盘钙化的诊断也有帮助,在脊髓造影之后再进行 CT 检查则更为灵敏。CT 诊断椎间盘突出的标准是椎体后方的局灶突出并伴有脊髓受压或移位。

4.MRI 检查

MRI 的出现给胸椎间盘突出症的诊断和治疗带来了革命性进步,一些有条件的医院对于需要手术的患者术前均进行 MRI 检查,但也有一些医院还是采用 CT 检查或脊髓造影。MRI 检查无创、快速、无放射线、对患者无损害,其敏感性和特异性都很高,而且可以得到矢状位的胸椎图像,是目前诊断胸椎间盘突出症最好的方法。MRI 是一种技术性很强的检查,其图像的表现和质量与操作者的专业知识以及所采用的扫描序列有很大的关系。但 MRI 也有其本身的缺点,比如脑脊液的流空现象、钙化椎间盘信号丢失、心脏搏动伪影等等。另外,造影剂增强检查对于鉴别椎间盘突出和小的脑膜瘤很有价值,突出物质往往不增强,而脊髓脑膜瘤则出现增强现象。尽管 MRI 能够获得良好的矢状位和横切位的图像,但胸椎间盘突出症患者的 MRI 图像还是应该紧密结合临床表现进行分析,有研究报道椎间盘严重突出引起脊髓变形的现象可以在无症状患者中见到。

(三)鉴别诊断

在脊髓造影发明之前,只有少数的胸椎间盘患者得到了正确诊断,即使在脊髓造影出现之后,术前的确诊率也只有 56％。随着影像学技术的进步,现在几乎所有的患者在术前均可获得确诊。胸背痛的鉴别诊断包括脊柱肿瘤、感染、强直性脊柱炎、骨折、肋间神经痛、带状疱疹、颈椎或腰椎间盘突出等疾病,另外还要注意排除胸腹脏器及神经官能症的可能。如果患者出现了脊髓损害的表现,则还需要与中枢神经系统的脱髓鞘和变性类疾病如多发性硬化和肌萎缩侧索硬化症、椎管内肿瘤、脑肿瘤、脑血管意外等进行鉴别。在休门氏症合并胸椎间盘突出症的患者需和硬膜外囊肿及成角畸形引起脊髓压迫的患者进行鉴别。

四、治疗

有关胸椎间盘突出症患者非手术治疗疗效的长期随访研究很少。1992 年,Brown 等报道了 55 例患者 2～7 年的随访结果,这些患者中 11 例有下肢症状,治疗方法采用卧床休息、非甾体抗炎药、理疗等,结果 15 例患者最终采取了手术,其余 40 例患者采取非手术治疗方法获得成功,其中 31 例恢复到了病前的活动功能,在开始表现有下肢症状的 11 例患者中有 9 例最终采取了手术,55％的手术患者突出水平在 T_9 以下,而 48％的非手术患者突出水平在 $T_{6\sim9}$ 平面。

胸椎间盘突出症的手术指征为:①进行性的脊髓病变。②下肢无力或麻痹。③根性痛经非手术治疗无效。

Brown 等报道根性痛的患者 77％经过理疗后可获得改善,如果突出是极外侧,只有神经根受压,脊髓无压迫,主要表现为根性痛,则需要根据疼痛严重程度决定是否进行手术治疗,但也有报道认为侧方型的突出也可以压迫脊髓的主要供血动脉,造成严重的神经功能损害。突出物的大小和临床表现的严重程度无明确关系,小的突出也应该引起足够的重视,因为它也可以迅速产生严重的不可逆性损害。在出现脊髓病变和下肢功能障碍的患者,大多数人主张进行早期手术减压,但在一些患者中,尽管由于延误了治疗而出现严重的神经功能损害,经过手术治疗后也往往可以取得良好的效果。

外科手术治疗胸椎间盘突出症的时间不是很长。后路椎板切除椎间盘摘除术是早期的尝试,但由于这种方法造成神经损伤的风险很高而最终被放弃。Arce 和 Dohrmann 复习了 135 例行后路椎板切除椎间盘摘除术的患者,其中 58％获得改善,10％无改善,28％症状加重,4％死亡。而且行后路椎板切除术后症状无改善或加重的患者再行前路手术后症状亦无改善。只有在 T_{11} 侧方突出、神经损害小的患者在症状开始的早期行后路椎板切除可获得较好的疗效。现在虽然仍偶尔有人建议通过后路椎板切除来治疗侧方的病变,但大多数的学者均认为不能采用后路手术来治疗胸椎间盘突出症。另外还有学者报道单纯行后路减压而不进行椎间盘摘除可以获得较好的效果,但也有一些研究报道应用这种方法产生了灾难性的后果,动物试验也发现对脊髓前方的硬膜外肿块单纯进行后路椎板切除减压后可引起神经功能损害加重。

肋横突切除入路摘除突出椎间盘是治疗胸椎间盘突出症的有效方法。患者俯卧位,采用旁中央切口,将椎旁肌向内侧牵开或横行切断,然后将突出椎间盘侧的肋骨靠近脊柱部分切除,胸膜向前侧方推开,切除横突及肋骨颈和头,肋间神经向内找到椎间孔,咬除部分椎弓根暴露硬膜囊,再于椎体和椎间盘后部开一个洞,轻轻地将椎间盘片段取出而不损伤脊髓。

经胸入路脊髓减压是另外一种治疗胸椎间盘突出症的方法,它的优点是能更为直接地看到病变,便于切除中央型及硬膜囊内突出的椎间盘,它的缺点是开胸手术可以引起很多潜在的并发症。虽然常规开胸手术的并发症较多,但通过这个入路摘除突出胸椎间盘的相关并发症却报道很少,有报道认为其并发症发生率与肋横突切除入路相当。在文献报道的 53 例经胸入路摘除突出椎间盘患者中 52 例获得改善,1 例无变化。在 Bohlman 等报道的经胸或肋横突切除入路治疗的胸椎间盘突出症患者中,2 例效果不佳患者都是采用肋横突切除入路的,因而他们认为经胸手术暴露更为清楚,手术效果更佳,是首选的手术方式。一些学者建议在术前行血管造影以确定大动脉及主要脊髓供血动脉的位置,如果这些动脉就在胸椎间盘突出的水平,则应避开动脉侧,而从对侧进入。另外在分离神经根孔时要十分小心,避免动脉损伤,通常在椎间孔部位的侧支循环很丰富,即使大动脉被结扎,脊髓同样可以获得足够的血液供给,在一些术中结扎了主动脉和神经根孔之间的动脉的患者中也没有观察到有缺血症状。手术时患者取侧俯卧位,侧方的椎间盘突出最好从突出的同侧进入,中央型的突出可以从任何一侧进入,上胸椎或中胸椎部位可以从右侧进入,这样容易避开大血管和动脉,大动脉统计学上有 80% 在左侧,如果突出在下胸椎,则可采用左侧切口,因为主动脉比下腔静脉更容易推动,另外左侧也可以避开肝脏。根据突出的平面,需要切除相应的肋骨,使之能容易到达手术部位。在胸椎的 X 线片上相应的椎间隙水平画一根水平线,被它平分的肋骨应该被切除,通常在中胸椎或下胸椎应该切除 1~2 根肋骨,在上胸椎因为肩胛骨的原因,往往需要切除第 5 或者第 6 肋骨,然后再向头侧暴露,椎体和椎间盘的切除范围根据患者的情况决定,可在椎间盘后部开小窗或完全切除椎间盘及邻近椎体。

一般认为经胸入路更为安全,因为它能够提供最大限度的显露,可完全切除突出的椎间盘而不会影响到椎间孔的血管。对每个患者减压都要特别小心,防止对脊髓造成损伤。如果合并休门氏症或者减压对脊柱的稳定性造成了影响,则需要行融合术。当只切除一小部分的骨质或者椎间盘时不需要进行融合,椎间盘被完全切除时则需要进行融合。除了提供稳定性之外,融合可能减少因为变性节段所产生的局部疼痛。胸椎间盘突出症复发的报道极少,从理论上来说,完全的椎间盘切除及融合术是防止复发的最好方法。在手术结束时,应该放置胸腔闭式引流,如果进行了融合,还需要对胸腰椎进行内固定或外固定。

Otani 等报道了一种改良的经胸入路方法,在肋骨切除后,将胸膜从胸壁上分离,这样就可以从胸膜外进入椎间盘前方,这种入路的疗效与直接经胸的入路相似,只是该方法术后不需要放置胸管,但能否减少术后并发症的发生则不太清楚,因为本身经胸入路并发症的报道就很少。

1971 年,Carson 等报道了一种后外侧入路的手术方法,采用 T 形切口切开椎旁肌,切除突出椎间盘邻近椎体的全椎板及相应的内侧关节突和横突,斜向到达硬膜外腔的前方进行椎间盘切除。1978 年,Patterson 和 Arbit 对该入路进行了改良,他们采用中线的直切口,切除突出椎间盘尾侧椎体的关节面和椎弓根,先将椎间盘中间部分掏空,然后将椎间盘和骨质压入空洞中再摘除,在前路减压后再进行全椎板切除。Lesoin等则采用了更为广泛的暴露,他们将横突、关节面和邻近椎弓根均切除,由于手术切除范围较多而需要进行融合固定,在没有融合而后外侧减压的患者有畸形发生的报道,文献报道的45例后外侧减压患者中,40例改善,3例无变化,1例加重,1例死亡。有学者认为硬膜囊内的椎间盘突出也可采用这种方法治疗,手术更为简单,但这种方法术中会对脊髓造成一定的牵拉。

通过胸腔镜来治疗胸椎间盘突出症的优点是创伤很小。Regan等报道的36例患者中,30例表现为难治的根性痛,6例表现为脊髓损害或出现麻痹,手术平均时间为187分钟,失血量为235～1 060 mL,住院时间最短为4天。经过6个月的随访,64%的患者疼痛改善,2例麻痹改善,4例脊髓功能改善,术后并发症包括肺不张、渗出和心动过速等。由于该方法需要特别的技术和工具,因而目前胸腔镜的应用仍受到限制。

除了椎板切除术外,上述均为行之有效的方法。应该根据疾病的具体情况采用相应的手术方法。后外侧入路对于侧方的病变特别是并发椎管狭窄的处理是较理想的方法。经胸入路对于中央型的突出可以获得良好的显露,上胸椎的病变经胸入路手术困难,可以采用肋横突切除入路手术。

总而言之,症状性胸椎间盘突出症较少见,通常影响中年患者,由于本病症状复杂,没有明确的综合征,故诊断较为困难。随着诊断方法的改进,现在发现无症状的胸椎间盘突出增多,但是本病自然史目前还不清楚,症状性胸椎间盘突出患者病程为进行性的,开始时表现为疼痛,然后出现感觉、运动、步态及括约肌功能障碍,还有一些患者只表现为疼痛,另外有一些患者则表现为无痛的脊髓病变。大多数的胸椎间盘突出症发生在下胸椎,中央型的突出较侧方型的突出多见。在大多数的患者中,退行性病变是病因,约1/3的患者有外伤史,还有人认为休门氏症也是病因之一。目前胸椎间盘突出症患者神经功能损害的机制被认为是直接的机械压迫或供血不足。本病鉴别诊断较困难,需要仔细检查加以区别,影像学检查在本病的诊断和治疗中十分重要,平片只有在钙化时才有一定的帮助,脊髓造影可以帮助定位和诊断,CT、CT脊髓造影和MRI是胸椎间盘突出症的标准诊断工具。后路椎板切除术已经不用于本病的治疗,因为它会加重神经损伤并对以后前路手术的效果产生影响,肋横突切除、开胸或者后外侧入路都是可以选择的方法。具体手术入路的选择应该根据突出的部位以及医师的经验来决定,对于减压破坏了脊柱稳定性以及合并休门氏症的患者,融合是必需的,而且在所有的患者中都证明是有益的。另外胸腔镜可能是未来的发展方向。胸椎间盘突出症手术的预后较好,对出现脊髓压迫或者难治性根性痛患者应该进行手术治疗,虽然目前该病的手术疗效肯定,但是神经损伤的风险仍很高。

（段长龙）

第六节　腰椎管狭窄症

各种原因导致腰椎椎管、神经根通道、椎间孔的变形或狭窄而引起马尾神经、腰骶神经根受压而产生临床症状的病症,称为腰椎管狭窄症,又称为腰椎管狭窄综合征。多发生于50岁以上的中老年人,男性较女性多见。

一、病因病理

腰椎管狭窄症的病因可分为原发性和继发性椎管狭窄两大类。原发性椎管狭窄指因先天性和发育性因素，导致腰椎骨性椎管发育异常，椎管狭窄，表现为腰椎管的横径和矢状径均匀一致性的狭窄，多见于侏儒症、椎弓根短缩等患者。此种类型腰椎管狭窄症临床较少见。继发性腰椎管狭窄主要是由于椎间盘退变，腰椎椎体间失稳，关节突关节松动增生、内聚的腰椎退行性病变，腰椎骨质增生，椎板继发性增厚，黄韧带松弛、肥厚、内陷等诸多因素共同导致的腰椎椎管、神经根管和椎间孔等内径缩小，椎管容积减少，病变达到一定程度后，可引起硬膜囊、神经根、马尾神经受压而产生腰腿痛症状。也可能因为椎管容积减少，致椎管内、外血液循环障碍，静脉充血，血管丛增生等间接压迫硬膜囊或神经根而产生神经压迫症状。临床上以退行性病变致继发性椎管狭窄症患者为多见，原发性椎管狭窄症患者少见。

临床上多采用 Nelson 分类法指导腰椎管狭窄症的诊断和分型。

(一)按解剖部位分类

分为中央型(主椎管)狭窄和侧方型(侧隐窝)狭窄。中央型狭窄以硬膜囊及其中的马尾神经受累为主，而侧方型狭窄则以神经根受累为主。

(二)按病因分类

分为原发型椎管狭窄和继发型椎管狭窄。

1.原发性椎管狭窄

原发型椎管狭窄为先天性因素所致，骨性椎管发育障碍，致椎管容积减少，马尾神经、神经根受压迫而导致。

2.继发性椎管狭窄

系由于后天退变或其他原因，导致椎管容积继发性减少，按继发性椎管狭窄的主要发生来源，继发性腰椎管狭窄又可分为 4 个方面。

(1)退行性脊椎骨质增生，黄韧带肥厚，后纵韧带增生钙化，侧隐窝狭窄，椎间盘病变等。

(2)创伤因素所致脊柱骨折脱位遗留的脊柱畸形。

(3)椎弓峡部裂致椎体滑脱。

(4)脊柱侧弯以及其他脊柱骨病如 Paget 病、氟骨症等。

二、临床表现

(一)症状

多见于 40 岁以上的中老年，以男性多见。起病缓慢，常有慢性腰痛史，疼痛常反复发作，一般症状较轻。中央型椎管狭窄主要感觉腰骶部疼痛或臀部疼痛，很少有下肢放射痛。患者常诉直腰行走困难，而弯腰骑自行车无障碍，该型患者最典型的表现是神经性间歇性跛行。侧隐窝狭窄与神经根管狭窄的症状大体相同，表现为相应的神经根受刺激或压迫症状。根性神经痛往往比腰椎间盘突出症严重，可从腰臀部向下放射，常为持续性，活动后加重，体位改变对疼痛影响不如中央型明显，间歇性跛行也不典型。

(二)体征

检查时常可发现患者主诉的症状严重且多，而客观体征少，两者往往不相符。神经未受持续性压迫时，多无明显体征。腰椎无畸形，腰部可无压痛，而后伸或侧屈位时，可诱发症状。前屈时症状消失,直腿抬高试验阴性。发生持续性压迫后,可出现受压的马尾神经或相应神经根支配区的感觉、肌力减退,腱反射减弱或消失。直腿抬高试验可为阳性。

(三)影像学及实验室检查

1.X 线检查

在腰椎正侧位 X 线片上,常表现为腰椎生理弧度的改变,可以是生理前凸的增大或减少。还可显示椎间隙狭窄、关节突增生内聚、椎体边缘骨质增生等退变表现,部分患者表现为腰椎滑脱、不稳或椎间关节半脱位等。在 X 线片上还可测量椎管的大小,一般认为,椎管横径<20 mm,矢状径<12 mm,可以认为有腰椎管狭窄的存在。因为 X 线片存在放大倍率的差异,现多在 CT 片上行椎管各径的测量,更为准确。

2.椎管造影

椎管造影是诊断腰椎管狭窄的有效方法,表现为不同程度的充盈缺损,严重者完全梗阻,完全梗阻者呈幕帘状、笔尖状或弹头状,也有呈毛刷状的充盈缺损。腰椎滑脱引起的椎管狭窄,可在滑脱节段显示台阶状或肘拐状的硬囊形态改变。椎管后侧黄韧带增厚者,表现为锯齿状充盈压迹,有时呈藕节状改变。椎管造影可以显示硬膜囊的整体形态,且可通过体位及投照位的变化,显示出神经根袖的形态和位置变化。但对侧隐窝的显示不理想,也不能显示椎管的断面及神经根形态。

3.CT 检查

可以清楚显示椎管的形态和椎板厚度,并能进行比较精确的椎管大小及椎板厚度测量。CT 检查能显示椎间盘突出的程度、范围和方向,对侧隐窝狭窄、黄韧带肥厚等均可以清楚显示。如结合椎管造影检查,则能提供更多信息。椎板厚度>8 mm,黄韧带厚度>5 mm,可认为是增厚。CT 片在测量侧隐窝时,侧隐窝前后径应>5 mm,若侧隐窝前后径<3 mm,可以认为是侧隐窝狭窄。

4.MRI 检查

可以对脊柱进行矢状面、冠状面、横断面多个方向、角度的检查扫描。在 MRI 检查中可以显示硬膜囊压迫的节段、程度的部位,同时可以有效显示黄韧带的肥厚、硬膜外脂肪的消失减少、神经根的压迫与位置等。所以,MRI 是检查腰椎管狭窄的有效方法。

三、诊断与鉴别诊断

(一)诊断要点

1.症状

长期慢性腰臀部疼痛不适,间歇性跛行,腰过伸受限,且逐渐加重。

2.体征

体格检查早期无明显异常,后期可出现坐骨神经受压的体征。

3.影像学检查

腰椎 X 线片、椎管造影、CT 检查、MRI 检查可明确诊断及椎管狭窄的程度。

(二)鉴别诊断

1.腰椎间盘突出症

大多见于中青年人,病程相对较短,多以腰痛及下肢放射痛为主要症状,下肢症状单侧者多见,直腿抬高试验阳性。不似腰椎管狭窄症以中老年人为多,主要表现是间歇性跛行,直腿抬高试验多阴性,而腰过伸受限则明显。X 线检查腰椎间盘突出症可见到腰椎疼痛性侧弯,但骨质退变多不如腰椎管狭窄症患者明显,且腰椎管各径的测量在正常范围。CT 或 MRI 检查是鉴别两者的重要手段,腰椎间盘突出症主要表现为椎间隙水平间盘的突出与对硬膜囊和神经根的压迫,而黄韧带厚度、侧隐窝前后径、椎板厚度等多在正常范围,关节突增生内聚也不如腰椎管狭窄症者明显。

2.腰椎滑脱症

部分腰椎滑脱症患者也可表现为腰椎管狭窄症的症状,但在间歇性跛行等典型症状出现之前,腰椎滑脱就已存在。一般是到病程中后期,因腰椎滑脱,导致椎管形态发生扭曲变形,或椎间盘变性突出,或继发性腰椎退变,才发生继发性腰椎管狭窄;后期,腰椎滑脱是腰椎管狭窄的原因,而腰椎管狭窄则是表现形式。

3.血管源性腰背痛

动脉疾病或周围血管疾病可引起下肢痛,有时与坐骨神经痛很相似。但血管源性下肢痛不会因活动而疼痛加重,而腰椎管狭窄症患者的下肢痛多在活动后出现。臀上动脉血流不足引起的臀部间歇性疼痛,行走时出现或加重,站立时减轻,但不会因弯腰或下蹲等减轻。小腿后方肌肉的间歇痛可因周围血管疾病引起,并有坐骨神经刺激症状,也有行走加重、站立减轻的特征,但不会因站立而使疼痛症状完全消除,也不会因下蹲、弯腰等动作而全部缓解。

4.腰背肌、筋膜源性腰背痛

腰背肌筋膜炎、棘上韧带损伤、棘间韧带损伤、第三腰椎横突综合征、臀上皮神经卡压综合征、梨状肌综合征等,系腰背部局限性非特异性纤维织炎,常有反射性腰背痛。腰背肌筋膜炎的腰背部疼痛虽然广泛而散在,但以肌、筋膜损伤劳损处为主,所以多表现为肌、筋膜附着点附近的局限性明显疼痛和压痛,多有外伤史,在局限性压痛点附近行痛点封闭可以止痛。此外,腰背肌筋膜炎经过休息或治疗,大多可以逐渐好转或自愈,这种情况在腰椎管狭窄症是很少见的。

5.腰椎不稳引起的腰腿痛

腰椎不稳或腰椎失稳引起的腰背痛或腰腿痛,腰椎不稳的主要原因有椎间盘、椎间关节、椎间韧带的退变,外伤和脊柱手术后的医源性不稳,峡部裂和滑脱。腰椎不稳常见的症状是局限的腰背痛,伴有一侧或双侧臀部、大腿后侧的牵涉痛,严重的患者可伴有坐骨神经的刺激或压迫症状。多数患者主诉易发生腰扭伤,轻微活动或偶然用力不当,即可出现腰痛、活动受限及僵硬感,经过休息,逐步轻微活动或经过腰椎牵引、推拿按摩后腰痛及活动受限即可解除。这种腰部轻微活动即可能诱发的腰部突发疼痛及活动受限,有些类似膝关节半月板损伤引起的关节交锁症状,是腰椎不稳的重要临床特征。X 线检查可见椎间隙不对称性变窄,脊柱序列排列不良,在腰椎过伸过屈侧位上可能观察到明显的椎体前后滑移,还可见到椎弓根的轴向旋转及棘突正常序列的紊乱中断等。

四、治疗

(一)非手术治疗

1.卧床休息

早中期患者或急性反复发作者,卧床休息可以改善局部静脉回流,有利于炎症反应的消退,有利于缓解椎管狭窄的症状,同时因休息可以缓解腰背肌紧张,也有利于消除肌肉源性疼痛不适。一般休息2~3周可以缓解腰腿痛。这也是其他治疗的基础。

2.腰围保护

可以协助缓解肌肉劳累。多在患者下床活动及站立时应用,卧床休息时不用。

3.腰功能锻炼

要注意加强腰背肌、腹部肌肉功能锻炼,以增强脊柱的稳定性。

4.手法推拿按摩

可以通过手法治疗达到舒筋散寒、化瘀止痛、松解粘连、松弛肌肉的作用。一般采用患者俯卧位,行腰痛部按法、揉法、点穴法、擦法等手法,患者平卧主要是行点穴法。同时配合腰部关节活动、牵抖法和双下肢关节活动等手法治疗。因患者大多为中老年人,骨质退变,手法治疗过程中不可使用暴力。

5.抗炎止痛药

在疼痛症状较重时,内服吲哚美辛、布洛芬等消炎镇痛剂有利于病情的好转,但使用这些药物要注意胃肠道及心血管安全性,有可能影响患者的凝血功能。

6.封闭治疗

可应用泼尼松龙 12.5 mg,0.5%～1.0%普鲁卡因 100～200 mg 混合后行腰部痛点封闭或椎管内封闭治疗,术后配合卧床休息、手法推拿按摩或腰椎牵引,每周 1 次,2～3 次为 1 个疗程,对早中期患者有效。

(二)手术治疗

1.手术指征

病程长,疼痛剧烈,影响日常生活;保守治疗无效,反复发作,间歇期明显缩短;并有神经功能损害尤其是马尾神经压迫出现部分或完全瘫痪的患者;腰椎间盘突出合并腰椎管狭窄,腰椎峡部裂或腰椎滑脱合并腰椎管狭窄;腰椎 CT、MRI 或造影检查有明确的椎管狭窄,且狭窄压迫部位与临床症状相符合的患者,均应考虑行手术治疗。

2.手术目的

解除椎管内、神经根管、椎间孔等处的致压物,解除硬膜囊、马尾神经和神经根的压迫症状,同时要尽量保留正常的骨与软组织结构,维持和重建脊柱的稳定性。

3.手术方式

常用的手术方式有椎板成形术、椎板切除减压术,多配合内固定及植骨,以重建脊柱的正常生理序列和稳定性。手术要参照术前检查的神经定位、CT 和 MRI 检查显示的狭窄范围来考虑减压范围。术中减压有效的标志之一是硬膜囊的搏动恢复。

(段长龙)

第七节 腰椎间盘突出症

腰椎间盘突出症又称腰椎间盘纤维环破裂症,是指腰椎间盘发生退行性病变,或外力作用导致椎间盘内外应力失衡,使椎间盘的纤维环破裂,髓核突出于纤维环之外,压迫脊髓(圆锥)、马尾神经、血管或神经根而产生的腰腿痛综合征。

腰椎间盘突出症的主要临床症状是腰腿痛,即腰痛并伴有单侧或双侧下肢放射性痛。腰椎间盘突出症好发于 20～40 岁青壮年人,男性多于女性。下腰椎椎间盘突出最多见,占腰椎间盘突出的 90% 以上,其中又以 $L_{4～5}$ 椎间盘突出最为多见,约占全部腰椎间盘突出症的 60%。

一、病因病理

腰椎间盘连接相邻两个腰椎椎体之间,椎间盘的外周有坚韧而富于弹性的纤维软骨构成的纤维环,中心部位为乳白色凝胶状、含水丰富而富于弹性的髓核组织,其上、下各有一层透明软骨构成的薄层软骨板。纤维环及软骨板的前部因为有前纵韧带的附着而增强,但纤维环的后部及后外侧较为薄弱,且与后纵韧带的附着也较为疏松,使其成为椎间盘结构上的薄弱环节。髓核组织在幼年是呈半液状的胶冻样,随着年龄的增长,髓核的含水量逐渐减少,而其内的纤维细胞、软骨细胞和无定形物质逐渐增加,髓核逐渐变成颗粒状脆弱易碎的退变组织。成人腰椎间盘无血管供应,其营养来源主要依靠椎体血管与组织液渗透,营养供给差,自身修复能力极低。此外,椎间盘形成椎体间的一个类似气垫结构的微动关节,具有吸收椎体间震荡力,缓解脊柱纵向震动以及通过自身形变参与脊柱的旋转、前屈、后伸、侧屈等运动方式。因此,椎间盘压应力大,而且活动多,容易受伤及劳损退变。在腰椎间盘退变的基础上,由于腰椎压应力大,或腰椎在不良姿势下活动,或准备不充分的情况下搬重物,或猝倒臀部着地等,纤维环破裂,髓核在压应力下突出于纤维环之外,压迫神经根等而产生临床症状。因为发病前多有明显的椎间盘退变,很多患者也可能在打喷嚏、咳嗽等轻微外力作用下发病或无明显外力作用下发病。腰椎间盘突出症可分如下类型。

(1)腰椎间盘突出:根据突出之椎间盘髓核的位置方向可分为中央型、后外侧型、极外侧型。中央型椎间盘突出从后纵韧带处突出,可能穿破后纵韧带,位于硬膜囊的前方,主要压迫马尾神经,也可压迫单侧或双侧神经根;后外侧型突出之髓核位于后纵韧带外侧椎间孔附近,压迫单侧神经根或马尾神经以及血管;极外侧型髓核从椎间孔或其外侧突出,压迫单侧神经根。

(2)根据突出之髓核与神经根的关节分为肩上型、肩前型、腋下型。此分型将神经根与硬膜囊的关系比作稍外展的上肢与躯干的关系,如突出之髓核位于神经根上方则为肩上型,位于神经根前方则为肩前型,位于神经根内下方则为腋下型。

(3)根据椎间盘的破损程度病理情况由轻至重可分为纤维环呈环状膨出、纤维环局限性膨出、椎间盘突出型、椎间盘脱出型、游离型椎间盘 5 种类型。

二、临床表现

(一)症状

1.腰痛和放射性下肢痛

其特点为持续性腰背部钝痛;疼痛与体位、活动有明显关系,平卧位减轻,站立加剧;疼痛与腹压有关;下肢痛沿神经根分布区放射,故又称根性放射痛。

2.肢体麻木

主要是脊神经根内的本体感觉和触觉纤维受刺激之故,其范围取决于受累神经根。

3.跛行

主要原因是在髓核突出情况下,可出现继发性腰椎椎管狭窄症。

4.肢体发凉

由于椎管内交感神经纤维受刺激,引起血管收缩,尤以足趾明显。

5.肌肉麻痹

由于神经根严重受压致使所支配肌肉出现程度不同的麻痹。

6.马尾神经症状

可见于中央型髓核突出者,表现为会阴部麻木、刺痛,排便及排尿障碍,阳痿及双下肢坐骨神经受累症状。严重者可出现大小便失禁及双下肢不全性瘫痪等症状。

(二)体征

1.腰部僵硬或畸形

腰部生理前凸减小或消失,甚至表现为反曲,腰前屈活动时诱发或加重腰腿痛症状。部分患者表现为腰椎向一侧侧弯。腰椎侧弯可以弯向患侧,也可弯向健侧,是身体的保护性姿势。一般而言,当突出之椎间盘位于受压神经根内下方时(腋下型),腰椎向患侧弯曲;而突出之椎间盘位于受压神经外上方时(肩上型),腰椎弯向健侧。同时,所有腰椎间盘突出症患者均可表现为腰部肌肉僵硬痉挛,以患侧为重。

2.腰椎活动范围受限

急性期患者因腰部肌肉痉挛紧张,而出现腰椎各方向活动受限,前屈受限尤为明显。慢性期主要表现为腰椎前屈和侧屈活动受限为主,如被动弯腰时腰腿痛加剧。

3.压痛、叩击痛与放射痛

在病变节段腰椎间棘突旁开 1~2 cm 处常有固定压痛,检查时可能因肌肉痉挛疼痛而多广泛压痛,但在病变节段间隙有一个固定不移且最明显的压痛点。叩击病变部位也会再现疼痛。同时,压痛及叩击痛可以向患肢后侧沿大腿向下达足跟或足底出现放射痛。

4.直腿抬高试验及加强试验阳性

正常人下肢直腿抬高可达 70°以上无明显下肢后侧疼痛。腰椎间盘突出症患者直腿抬高常低于 60°。加强试验是在直腿抬高出现下肢后侧放射痛后,稍放低下肢至刚好不出现下肢后侧疼痛,然后背伸患者踝关节,引出下肢后侧疼痛为阳性。另外,有部分患者在健肢直腿抬高时可引出患侧下肢后侧放射痛,提示巨大的中央型或腋下型椎间盘突出。

5.股神经牵拉试验阳性

患者俯卧位,出现腹股沟以下及大腿前侧疼痛者为阳性。椎间盘突出。屈膝使足跟靠近臀部,然后使髋关节后伸,此为股神经受压迫的征象,多见于 $L_{2\sim3}$ 椎间盘突出。

6.屈颈试验阳性

患者平卧位,双下肢伸直,使其颈部被动屈曲,下颌向胸骨靠拢,出现下肢后侧疼痛者为阳性。其机制为通过屈颈使硬膜囊向近侧滑动,在病变部位出现神经根紧张。

7.仰卧挺腹试验阳性

患者仰卧位,双手放于腹部或身体两侧,以头枕部和双足跟为着力点,将腹部及骨盆用力向上挺起,出现腰痛或患侧下肢放射痛为阳性。

8.腱反射异常

$L_{2\sim3}$ 椎间盘突出常出现患侧膝腱反射减弱或消失,L_5 和 S_1 椎间盘突出侧常出现跟腱反射减弱或消失。若腱反射消失,说明病程长或神经根受压严重。

9.皮肤感觉减退

依椎间盘突出的水平,压迫不同的神经根,可能出现不同部位的皮肤感觉减退。一般而言,L_3 神经根受压,大腿前侧及膝前内侧皮肤感觉减退;L_4 神经根受压,小腿前内侧及足内侧缘皮肤感觉减退；L_5 神经根受压，小腿前外侧及足背皮肤感觉减退；S_1 神经根受压，小腿后侧、足底及足外侧缘皮肤感觉减退。

10.肌力减退及肌肉萎缩

股神经受累，股四头肌肌力下降或萎缩，为 L_3 神经根损害；L_4 神经根损害，踇长伸肌肌力下降；L_5 神经根损害，踝背伸肌力下降；S_1 神经根损害，踇长屈肌及小腿三头肌肌力下降或肌肉萎缩。

三、影像学及实验室检查

(一)X线检查

腰椎 X 线检查可显示腰椎生理前凸减小或消失甚至反曲，腰椎侧弯，椎间隙减小等；此外，还可见到关节骨质增生硬化，要注意有无骨质破坏或腰椎滑脱等。

(二)CT 检查

可显示在椎间隙，有高密度影突出椎体边缘范围之外，还可以显示对硬膜囊、神经根的压迫；见到关节突关节增生、内聚等关节退变表现。

(三)MRI 检查

可从矢状位、横断面及冠状面显示椎间盘呈低信号，并突出于椎体之外，还可显示硬膜外脂肪减少或消失，黄韧带增生增厚等。

(四)腰椎管造影检查

腰椎管造影检查是诊断腰椎间盘突出症的有效方法，可显示硬膜囊受压呈充盈缺损，多节段椎间盘突出显示"洗衣板征"。但因属有创检查，现已渐被 MRI 取代。

四、诊断与鉴别诊断

(一)诊断要点

1.症状

腰痛和放射性下肢痛。

2.体征

有坐骨神经受压的体征。

3.影像学检查

有明显的腰椎间盘突出，且突出的节段、位置与上述症状及体征相符。

(二)鉴别诊断

1.急性腰扭伤

有明确的腰部受伤史，以腰痛及活动困难为主，部分患者可伴有臀部及大腿后部疼痛。临床检查可见腰部肌肉紧张，多处压痛，腰部活动受限以屈伸及旋转活动受限为主。直腿抬高试验多正常，没有下肢的定位感觉障碍及肌力下降。X 线检查可见到生理前凸减小、轻度侧弯等，CT、MRI 检查多无明显阳性发现。休息或保守治疗后疼痛缓解。

2.腰椎管狭窄症

多为中老年患者，病程较长，其临床特点可概括为间歇性跛行、症状重体征轻、弯腰不痛伸腰痛。X 线检查可见到骨质退变增生，椎间关节增生硬化，椎体边缘骨质增生。骨性椎管狭窄多见于发育性椎管狭窄患者，椎管矢状径<11 mm，大多数为退变性狭窄，骨性椎管大小可能正常。

CT 及 MRI 检查可见腰椎管狭窄。

3.梨状肌综合征

因梨状肌的损伤、炎症或挛缩变性,致坐骨神经在梨状肌处受压。主要表现为臀部及腿痛,多单侧发病,查体腰部正常,压痛点局限在臀部"环跳穴"附近,梨状肌紧张试验阳性,直腿抬高试验及加强试验多阴性。

五、治疗

(一)非手术治疗

1.卧床休息

对于所有明确腰椎间盘突出症的患者,均应卧硬板床休息,尤其是初次发病时。

2.腰椎推拿按摩治疗

常与腰椎牵引配合,可以在非麻醉下施行手法或配合硬膜外麻醉后推拿,主要手法有按摩法、按压法、斜扳法、旋转复位法、摇滚法等。

3.对症处理

可用吲哚美辛、布洛芬等非甾体抗炎药物内服,以消炎止痛。对于慢性期患者,可行神经根封闭、椎管内注药等治疗。

4.功能锻炼

急性期休息,慢性期或缓解期主要进行腰背伸肌肉锻炼,可用飞燕点水式、五点支撑、三点支撑、四点支撑等锻炼,平时久坐久站可用腰围保护等。

(二)手术治疗

对于经过 6 个月以上系统非手术治疗无效;症状加重影响工作生活,出现麻木、肌肉萎缩;或马尾神经综合征;或巨大的中央型椎间盘突出,应考虑行手术治疗。手术方式可以是椎板开窗减压髓核摘除术、经皮髓核摘除术,或半椎板减压髓核切除术,以及全椎板减压椎间盘切除植骨融合内固定术等。内固定及融合的指征主要有急性腰椎间盘突出合并长期迁延而显著的背痛;退变性腰椎间盘突出,局限于1~2 个节段,合并有显著的背痛;减压术后合并腰椎不稳;椎间盘病变合并神经弓发育缺陷;临床与影像学检查显示显著的节段不稳。

(李振贵)

第八节 下腰椎不稳症

下腰椎不稳症所致的腰痛是影响人们正常生活和工作的常见病和多发病。据国外文献报道在西方国家约有 50% 的成年人曾患腰痛,其中约半数需要就诊。自 Mixter 和 Barr(1934)首次提出腰椎间盘突出症以来,人们对腰痛的认识越来越完善、深刻和丰富。特别是因退行性病变所致的腰椎疾病已逐渐被认识并且确定了较为完善的诊治手段。临床观察表明至少 30% 的腰痛患者的症状与腰椎不稳有直接关系,其病因大多为退变所致。

一、临床表现

临床症状:轻者症状多不明显,重者则呈现脊椎滑脱症表现,但因其不伴椎弓峡部崩裂,故称之为"假性脊椎滑脱",其中腰痛及坐骨神经痛是腰椎不稳的主要症状。其特点如下。

(一)腰部酸胀及无力

除主诉下腰部酸胀及无力外患者感觉其腰部似"折断",尤以站立过久后更为明显。

(二)惧站立,喜依托

由于腰椎椎节间的松弛,患者多不愿长久站立或是在站立时将身体依靠,在现场可以借用依托之处以减轻腰部的负荷。

(三)可有急性发作

患者原来可有慢性腰痛史,发作时常有明显的外伤诱因,可有或无神经症状。

(四)拒负重

因腰椎不稳且多伴有腰肌萎缩,因此患者不愿携带重物以减轻腰部负荷。

二、治疗

(一)非手术治疗

对于退变性腰椎不稳症的治疗,一般首先选择非手术疗法,其内容包括以下几种。

(1)避免腰部的旋转活动以减少对不稳节段的剪力。

(2)减肥:防止过剩体重局限在腹部以减少对脊柱前凸的拉力。

(3)使用腰围制动减少对不稳节段的压力。

(4)训练和鼓励患者持久地进行腹背肌功能练习,以强有力的腰背肌恢复不稳定节段的稳定性。

如果非手术疗法不能奏效,则应考虑手术治疗。

(二)手术疗法

1.概述

稳定腰椎的手术有后路和前路之分,过去多做后路手术,如横突植骨融合术、小关节植骨融合术、"H"形植骨术以及用机械棒固定手术等,但从解剖学和生理学的角度来看以椎体间植骨融合术最为合适。它不但能解除腰椎屈伸方向的不稳,也能同时解除因屈伸方向不稳而产生的侧向不稳和旋转不稳。如果腰椎不稳发展到畸形并导致马尾神经或神经根受压时则要在解除压迫的同时行稳定手术。此时如何选择术式应视患者的情况及医师的习惯来考虑。

2.腰椎椎节融合术的要求

理想的融合术应在对脊柱结构的破坏以及对功能和活动度影响都尽可能小的前提下达到以下目的:①重建脊柱受累椎节的稳定。②矫正畸形及防止畸形的发展。③恢复椎节高度。④消除症状。

3.后路融合术

(1)脊柱后路融合主要分两大类:一是固定棘突,即 Albee 法和双钢板固定棘突术等;另一大类是固定椎间小关节及椎板即 Hibbs 法、改进 Hibbs 法 King 小关节螺钉固定法等,两者综合应用者较多。脊柱的固定现已基本摒弃双钢板固定棘突术而代之以 Steeffe 钢板 Luque 杆、Harrington棍椎弓根螺钉等技术。

(2)Hibbs 脊柱后融合术:行正中纵向切口沿皮肤切开深筋膜和棘上韧带。依次自骨膜下剥离棘突椎板及小关节突上凿起小骨片翻在旁边并使相互有部分重叠,上面再植入适量自体骨,以增加其植骨量,促进融合,然后缝合筋膜。

(3)"H"形植骨术:显露椎板同前,切除要融合的脊椎的棘突间的软组织,若融合3节脊椎则保存中间的棘突。椎板以小凿造成粗糙面。按融合范围先在髂骨外板测量好植骨块的长度和宽度,随即用骨刀取出该骨块用咬骨钳将该骨块两头咬开使呈"H"形骨槽下降,手术台上下两端融合处的上下棘突即可自行分开些。放入修剪成形的植骨块,用手向椎板方向压迫植骨块,同时回升手术台上下端在植骨块两旁和下面植入小骨块以促进愈合。

(4)横突间融合术:①麻醉、体位及切开。全身麻醉或硬膜外麻醉俯卧位,在骶棘肌的外侧缘做纵向切口,下端略弯曲与髂后上棘相遇,切开皮肤皮下组织电灼止血。②显露横突。在骶棘肌的外缘切开腰背筋膜。将骶棘肌推向中线即可用手在切口的深部触及横突,沿横突背侧将附着于其上的肌肉韧带做骨膜下剥离,显露横突的背侧,用纱布压迫止血,继而再向内侧剥离并显露小关节突,用骨刀把关节突的软骨面削除压迫止血。③放置骨块。用骨刀将附着于髂后上棘的肌肉做骨膜下剥离,显露髂后上棘。根据所需融合的长度用骨刀凿下一层髂骨皮质的骨块,并取许多碎骨片将取下的大骨块纵向跨越所需融合的腰椎和骶椎,骨块的上端放在横突上,下端放在髂骨已凿成的粗糙面上。对准植骨块中部用一枚螺钉穿过植骨块和中间的一个横突,再把许多小碎骨片放在小关节间及其附近,压平使之相互接触而无空隙。

在临床上后路融合术往往在腰椎椎管探查后进行,因此无法行棘突间或椎板间植骨。由于横突间植骨有融合不牢固的担心,因此往往同时采用各种脊柱固定术。

椎管探查术后,施行Steeffe钢板固定加横突间融合术。可取用Steeffe钢板固定3个椎体(或节段),如$L_5 \sim S_1$节段存在滑脱,可固定$L_{4\sim5}$及$S_1$3个节段,既可起到固定作用又能纠正脱位,配合应用有较好效果。

4.前路融合术

前路融合术亦较为多用,包括腰椎间盘也可从前路摘除术后再行前路融合术。这里介绍一种经腹膜后椎体前外侧面行椎体间植骨融合的技术。

(1)体位:仰卧位骶部对准手术台的腰桥将腰桥升起,使腰椎间隙增宽,便于操作。术前在腰部之下先放一张X线片以便术中摄片定位双膝屈曲,膝下垫枕放松腹部肌肉。

(2)显露椎节前方:硬膜外麻醉或蛛网膜下腔阻滞成功后取左侧下腹部中线旁切口或左腹斜切口,由脐上3~4 cm处开始至耻骨上方,距中线2~3 cm处做中线旁纵向切口,沿腹直肌前鞘做直线切开,找出腹直肌内缘向外侧拉开,显露腹直肌后鞘在距中线4~6 cm处,小心纵向切开腹直肌后鞘。注意勿切开或损伤位于深层的腹膜,提起腹直肌后鞘边缘将腹直肌后鞘与腹膜向外钝性解剖分开,并酌情向上倾斜手术床,用裹纱布的手指行腹膜外分离到腹膜反折处,将腹膜及下腹腔脏器向中央牵开,推开腹膜后脂肪,将腹膜自腰大肌筋膜上分开,在切口下段可显露髂总动、静脉和跨过其上的输尿管,输尿管应随同腹膜拉向中线。小心保护血管和输尿管,继续向中线分离即可显露腰椎和骶椎前外侧,腹主动脉分叉一般在$L_{4\sim5}$椎间盘处,而L_5、S_1椎间盘在主动脉分叉以下,此处正位于腰椎向前的生理弧度与骶椎向后的生理弧度的分界线,明显向前凸出称骶骨岬,可作为定位标志,如果术中定位有困难,可在手术台上摄X线片定位。如果要确定椎间盘有无病变可用注射器向椎间盘中心部位注入静脉用生理盐水,如容量超过0.5 mL则证明椎间盘有病变,切开软组织前应先做穿刺;否则,若不慎会损伤静脉,则出血很多修补困难。从椎体的左侧分离软组织寻找椎体侧前方腰横动脉,分离结扎或贯穿缝合,注意切不可用电灼,因为这些血管直接来自腹主动脉,电灼时如损伤腹主动脉,可引起致命的大出血。再切开前纵韧带,小心做骨膜下剥离,将骨膜连同腹主动脉及下腔静脉一齐拉向右侧,将椎体与椎间隙完全显露出来。

(3)椎节凿骨：在椎间盘上、下软骨附着处的上下椎体上用骨刀凿开，两侧亦凿断。凿入约2.5 cm，将该部分椎间盘连同上下软骨板及薄层椎体骨松质一并取出，然后用刮匙刮除剩余的椎间盘组织直至见到后纵韧带，切勿穿透或损伤后纵韧带。此手术在退变性腰椎不稳手术中常在$L_5 \sim S_1$进行。

(4)植入骨块：从髂前上棘向后沿髂骨嵴做切口，显露髂骨翼做两侧骨膜下剥离。然后取有双层皮质的全厚髂骨块，使髂骨翼的上缘即其嵴对向前方，双层骨皮质对向两侧，高度略高于椎间盘的高度。将植骨块紧密地锤入椎间隙内，若为腰椎椎体间植骨，锤紧后应使骨块前缘略低于椎体前缘平面。若在L_5、S_1平面，手术时则将手术台尾端降低。先在植骨块前中部拧一螺钉与骨面垂直，螺钉长度以透过植骨块及L_5椎体为度将骨块嵌入该间隙，然后用特制螺丝旋凿将螺钉拧紧，摇平手术台以利于挤紧植骨块，将植骨块多余部分咬圆，左侧切口对$L_{3\sim4}$及$L_{4\sim5}$间隙的融合术效果较好，而且也比较安全。

(5)术后处理：术后1～3天偶有腹胀可行胃肠减压，待自行排气后即可取消，拔出胃肠减压管后即可停止输液，开始进食。术后2～3天摄腰椎侧位X线片观察骨块的位置，术后2周可用石膏腰围帮助固定下地活动，不然需卧床休息。10周方可带软腰围下地活动。

此法操作避开了髂总动、静脉，不干扰骶前神经丛，植骨融合率高，尤其是对已有轻度马尾神经或神经根压迫症状的患者，由于切除了病变椎间盘起到了减压作用，术后症状立即改善。

5.用界面固定技术治疗下腰椎不稳症

1991年美国纽约州立大学脊柱外科中心Yuan教授进行学术交流时发现将螺钉样植入物置于颈椎椎休间关节处，可以获得令人满意的固定效果。在美国圣迭戈所举行的北美脊柱学会学术大会上，用于腰椎及腰骶部的螺钉状制成品用于治疗下腰椎的失稳较之其他术式具有更多的优点，且在操作上易于掌握。

(1)界面内固定器简介：界面内固定器种类较多，实质上其基本结构相似，是一个空心周边可让骨痂或血液循环穿过的笼状(或箱状)结构物，故称之为"通透性腰椎椎体间后路融合箱(笼)"。此植入物不仅可用于后路手术，亦可用于前路手术。由于其外形似螺钉状故亦简称之为"腰椎螺纹状通透性融合器"又可称为"螺纹融合器"或"鸟笼"(Cage)。

(2)界面内固定器的结构型号及工具。①材料：主要为高强度钛合金制成。无毒，不致畸，不致癌，且与人体组织生物相容性最佳，因其为无磁或弱磁性故对行MRI检查及通过机场安检门检查等均无影响。②结构：各种Cage的结构大致相似，外壳呈螺纹状，内为空芯的圆柱体，使用时与椎体矢状径呈平行状植入椎间隙处左右各1枚，或用1枚长斜形Cage插入椎间隙。③力学强度测试：正常腰椎间关节所承受的压应力均低于90.72 kg。力学测试表明此类装置在负载100 kg状态下，经数千次测试，未见受损或变形。事实上，数月后当其完全与周围骨质融合成一个整体时，则具有与椎体相似的力学强度。④界面内固定用于腰椎不稳的基本原理：用于腰椎不稳的界面内固定技术其基本原理主要是以下4个方面。a.撑开-压缩机制：即通过Cage上螺纹(丝)的旋入而使小于螺纹外径的椎节开口逐渐撑开，因椎节周围的肌肉、韧带及纤维环均处于张应力增加状态，以致形成椎节稳定的"撑开-压缩张力带"作用。此时植入物与周围骨质呈嵌合状紧密接触，不易滑出或滑入。b.恢复与增加椎节的高度：植入的Cage在使椎节获得撑开效果的同时，亦可使其高度增加5%～10%，减去局部缺血、坏死所致的高度丢失，至少仍可获得较其他植入物为优的疗效。c.稳定椎节：植入的Cage对椎节上下椎骨具有较强的握持力，加之上下两端拱石状结构的抗旋转作用,可使椎节处于高稳定状态及具有良好的抗剪力效应。术后早期即具有近似正常或高于病节的稳定性。d.与界面强度相关的因素:植入的 Cage 螺纹越深,长度越大,与骨组织接触面越多,骨组织本身的密度越高,其界面强度亦越大,因而拉拔力亦随之增高,从而更增加了其稳定性,尤其在术后早期阶段。⑤型号:视种类不同而有所差别。一般类型的植入物依据其直径不同分为大、中、小共 3 种,再按其长度,每型又有 3 种规格,因此共有 9 种型号。小号:直径为 14 mm,长度有 20 mm、23 mm 及 26 mm 3 种规格;中号:直径16 mm,长度亦有20,23 及 26 mm 3 种规格,以前路手术多用;大号:直径 18 mm,长度与前者相同,在国人后路手术中较少使用,可用于椎节较大及椎节过松病例的前路施术。

(3)病例选择。

手术适应证:主要用于下腰椎不稳症患者。具体要求如下。①年龄:以 18 岁以上的成年人为宜。②临床症状特点:若患者站立或行走时出现腰和/或下肢症状,平卧后症状消失或明显减轻则表明其具有行椎节融合术的基本条件。③全身状态:要求患者体质及精神状态良好、术后能合作。

手术禁忌证。下列情况不宜选择。①椎体滑脱:Ⅰ度以上的腰段或腰骶段椎节滑脱而又未行椎节复位固定者。②施术椎节有病变者:例如椎节感染、椎节终板硬化及肿瘤等。③其他:年迈体弱、难以承受手术及精神状态欠佳、术后难以合作者。

(4)术前准备。

患者准备:除按腰椎后路或前路手术常规进行术前各项准备外,主要是对施术椎节做详细的影像学测量获取正确数据以便于选择相应型号的植入物。①X 线片:主要为后前位及侧位。②CT 或 MRI 检查:测定椎节前后径长度及观察周围组织状态。

选择相应尺寸的植入物。①长度:椎节前后径<30 mm 者,选用 20 mm 长度的 Cage;椎节前后径>32 mm 者,则用 26 mm 的 Cage;椎节前后径介于 30～32 mm 者可选用23 mm规格的Cage,要求 Cage 距椎节前缘及后缘均>3 mm。前路施术时 Cage 的长度一般较大。②直径:对椎节狭窄者,选用 14 mm 规格;对椎节明显松动不稳者,一般用 16 mm 规格。前路手术时可酌情选用16 mm 或18 mm 规格,原则上要求植入物能支撑椎节的正常高度并嵌入上下椎体内各2～3 mm。

术前检查。除前述的影像学检查外,尚应注意以下内容。①详细的病史:包括现病史及过去史。既往有手术史者,可因瘢痕组织的存在而增加手术的难度,易出现并发症;曾有脊髓造影或椎管内药物注射史的病例,易伴有粘连性蛛网膜炎而影响手术疗效。②全面的体格检查:除用于确诊的全面查体外尤其应注意神经系统方面的检查,包括肌力感觉及反射等,并详细记录,以便手术前后对比。肥胖、身材矮小及腰部畸形常增加手术的难度及并发症,发生率在双椎节以上病变者,疗效亦受影响。③必要的辅助检查:包括血、尿、便常规,出、凝血时间,肝、肾功能,心电图及其他相应的影像学检查等。

(5)后路手术步骤。①麻醉:以全身麻醉为宜,亦可选用局部麻醉或硬膜外麻醉,但后两者对腰部肌肉放松的效果较差。②体位:取俯卧位,酌情选用弓形架。③切口:后路正中纵向切口长度为 12～16 cm。④显露病变椎节:依序切开诸层,分离双侧骶棘肌,显露棘突两侧椎板及椎板间隙,切开棘上及棘间韧带后再切除黄韧带,即显露患节硬膜囊。⑤Cage 植入技术。a.插入锯芯:先用尖刀将施术椎节后纵韧带横形切开,用髓核钳摘除内容物,再将直径 9 mm 的第三代锯芯插入椎间隙,深度为15 mm。一般从侧后方插入较为安全,但需避开(或牵开)脊神经根。b.环锯钻孔:选用与锯芯配套的环锯套至锯芯外方并向深部钻入,其深度可根据锯心上的刻度掌握,一般为 25～30 mm。c.摘除椎节内组织:当环锯探至 25～30 mm 时,应连同椎节内组织一并取出,包括椎节内的髓核软骨板及其下方的骨质。术时应注意保护硬膜囊及脊神经根,为避免伤及两侧的神经根及其周围血管可选用相应型号的 C 拉钩,或垫以棉片加以保护之后用髓核钳摘除椎节内的残留组织并用冰盐水冲洗干净。d.用丝锥攻出椎节内螺纹阴槽:选用同型号的椎节内螺纹模具——丝锥,沿椎节环锯钻孔的方向均匀用力向深处攻入,深度为 25～30 mm。而后旋出,清除残留物,并冲洗干净。e.旋入 Cage:用 Cage 装入器将选好的界面植入物(腔内为碎骨块充填)按顺时针方向植入椎间隙内,其前后位置以距椎体前缘 3 mm 为宜,上下方位置应呈对称状,使植入物上下两侧均匀地嵌入至上下椎体骨松质内以便新骨长入。视椎节长短及 Cage 规格不同可旋入 1 枚或 2 枚,之后将局部冲洗干净,术野留置吸收性明胶海绵 1 块或 2 块。f.依序缝合切开诸层:术毕检查局部无异物存留,再次冲洗后依序缝合切开诸层。

(6)前路手术步骤。

麻醉:多选用全身麻醉或硬膜外持续麻醉。

体位:仰卧位,术侧腰部略垫高 10°～15°。

切口:根据病情及施术者习惯不同可酌情选择以下切口中的一种。①前旁正中切口:主要用于体形较瘦者按常规消毒、铺单后,沿腹直肌鞘外缘(为避开下腹部大血管多自左侧进入,但对病变在右侧者仍以右侧进入为妥)切开皮肤、皮下组织,并用治疗巾缝合保护术野后,沿腹直肌鞘外侧缘内侧 0.5～1.0 cm 处先纵行切开腹直肌前鞘,然后将腹直肌推向内侧暴露腹直肌后鞘(其下方甚薄在分离时应注意),将其纵行切开即达腹膜外。②前正中切口:即沿中线切开,暴露腹膜外间隙,较前者少用。③斜行切口:系帛规的下腹部麦氏手术切口,视施术椎节部位不同而使切口偏向上方或下方切开皮肤和皮下组织,并用治疗巾缝合保护切口,剪开腹外斜肌鞘膜及分离肌纤维后,用直血管钳头部穿过手术野中部的腹内斜肌及腹横肌,并与助手相交替地将肌肉向两侧分开达腹膜外方(切勿过深)。当可伸入手指时,术者一手持刀柄,另一手用手指(示指和中指)将腹内斜肌及腹横肌深部肌肉向患者头侧分离,术者与助手各持一中弯血管钳在距裂口 1.5 cm 处将该组肌肉对称钳夹、切断并结扎缝合,如此反复多次达切口长度而终止之后,用手指将腹膜及内脏推向右侧。

下腰椎的定位一般多无困难,主要根据腰骶角这一较为明确的解剖特点。为避免错误,术中尚应摄片或在 C 臂 X 线机透视下定位。

保护或结扎邻近血管:由于多提倡侧方(一般均系左侧)入路,因此无误伤对性功能起主导作用的骶中神经的机会。对侧方的血管支应用带线的棉片加以保护,如果其腰动脉或静脉支(或其分支)妨碍手术操作,则需在充分暴露的情况下用长直角钳将该血管游离后,贯穿中号结扎线做双重结扎。当证明结扎线确实后将其剪断,之后用包以棉垫的大 S 拉钩将椎体前方的大血管轻轻牵向对侧,并充分显露椎体侧方。

术中应注意骶前静脉丛。当其远端受压后由于静脉丛腔内空虚而塌陷呈闭合状,其外观与一般腹膜后组织无异,因此易在分离时将其撕破或切开(误认为前纵韧带等)而引起大出血。一般均可避免,万一发生采用吸收性明胶海绵压迫即可达止血目的,并注意补充相应的血容量。

摘除髓核:对同时伴有髓核后突或早期脱出者,应在置入 Cage 前将病变的髓核摘除(无髓核病变者则无须此步骤)。具体操作如下。①切开前纵韧带:以病节椎间隙左侧为中点(相当于椎体侧方中部),用长柄尖刀将前纵韧带做"十"字形切开,长度约 2 cm×2 cm,并将其向四周剥离以显露出纤维环外层的纤维。②切开纤维环：再用尖刀将纤维环软骨做"十"字形切开，深度为5～7 mm。③摘除髓核：多在牵引下操作。具体步骤为先用小号带刻度的髓核钳按预定深度（L_5～S_1 及 $L_{4～5}$ 处，一般为 2.5～3.0 cm）沿椎间隙边向深部插入，并将内容物向外缓慢拔出，一般多系留于椎间隙内的髓核组织；与此同时，突出至椎管内的髓核已呈碎裂状，应反复多次，并更换中、大号髓核钳尽可能彻底地将其摘除。操作时应自浅部逐渐伸向深部。由于椎间隙呈中央厚边缘薄的扁平状形态，因此当髓核钳达椎间隙后缘时可有阻力感且不易穿过（在非使用暴力情况下），故较为安全。对残留的小碎块或在椎间隙狭窄者可选用特种薄型髓核钳摘除，但操作时应注意切勿过深，一般将口径相当的一段导尿管套在髓核钳柄预计深度处，以便于观察，于5分钟后再次摘除残留的髓核。此系日本著名脊柱外科专家中野升提出的经验。此时多可取出残留的髓核组织且其体积并不碎小。此可能因当大块髓核摘除后椎间隙由于压力降低而将椎管内或椎间隙边缘处的碎块吸至中部之故。④冰盐水冲洗局部：确认髓核摘除完毕后用 5～10 ℃的冰盐水反复冲洗椎间隙，以清除椎间隙内细小的碎块。⑤吸收性明胶海绵置入：将吸收性明胶海绵一小块分两次做成条状插至椎间隙后方的后纵韧带前方。

界面内固定器植入术：与后路手术相比较为简便，但应注意植入物的位置及方向。具体操作步骤如下所述。①环锯钻孔：取外方直径为 11 mm、13 mm 或 15 mm 的环锯（前者为小号，后两者分别用于采用中号或大号植入物者）沿原切口，于前纵韧带下方钻入椎节中部，切取椎间隙组织以及上下椎板和部分骨松质后，对取出的组织进行观察并将骨组织留做植骨用。②旋出椎节内阴槽：选用与植入物大小相当的螺纹模具（丝锥）沿环锯钻孔方向均匀用力向深部钻入。在椎节上下两端呈对称状均匀旋入达预定深度（25～30 mm）后即旋出，并清理术野。③旋入界面内固定装置：将相应型号的 Cage 植入物（腔内有碎骨块嵌入）套至装入器上，按顺时针方向钻至深部使其恰巧卧于椎体中部并注意上下、左右及前后方向的对称或是取斜行插入。根据临床经验，每个椎间隙置入 1 枚 Cage 即可。后路手术分左右各置入 1 枚；亦可采取斜行植入的方式，视病情及医师习惯而定。但手术操作需将椎体前方血管牵向左侧，切开前纵韧带自椎节前方锯骨、植入。其操作要领同后路手术。④缝合切开的前纵韧带：局部用冰盐水反复冲洗后，留置吸收性明胶海绵，将切开的前纵韧带以粗丝线缝合。⑤术后处理：除按后路施术的要求定期观察外，还应按下腹部手术术后要求处理，3～6 周后戴石膏腰围起床活动。

界面内固定的临床意义与注意事项。①界面内固定应用的临床意义：根据临床应用，有学者发现用于腰椎的界面内固定器具有以下意义。a.早期制动确实，可使患者早日下床：绝大多数患者可于术后 10～14 天下床，并逐渐在室内外行走，减少了因长期卧床而引起的各种并发症与心理障碍。b.无须另行切（取）骨植骨：术中可利用切取或刮下的骨块，将其充填至内固定器腔中，通过周壁上的孔隙与施术椎节融合从而避免了取骨所引起的并发症。c.可使患者早日重返社会：由于患者可早日下地活动，不仅腰椎局部及全身功能康复快且可早日重返社会，从而提高了其生活质量与康复的信心。从目前来说，上述认识表明 Cage 这项用于腰椎融合术的新技术无疑是具有科学性和先进性的，无论是对早期椎节的稳定还是对后期的椎节骨性融合，均具有良好的疗效，因此值得推广。②注意事项：a.严格手术适应证。任何手术均有其病例选择的标准，切不可过宽，更不可过滥，尤其是此技术尚处于探索的早期阶段。b.量力而行。界面内固定技术虽不十分困难但亦要求具有相应的条件。除手术工具及植入物外，对术中的观察条件（X 线透视或摄片）、术者的临床技巧和经验等，均应全面考虑。c.严格手术操作程序。此项技术的每一步操作均有其相应的要求，在目前阶段尤其是对于初次开展者不应任意更改。

（段长龙）

第八章 骨与关节疾病的中医诊疗

第一节 骨伤科常用单味中药

一、三七

（一）别名

参三七，田三七，见肿消，田七。

（二）化学成分

本品含有三七皂苷。

（三）性味归经

甘、苦，温。归肝、胃经。

（四）用量用法

3～10 g，多做丸剂、散剂，入汤剂宜研末冲服。

（五）功效

散瘀止痛，消肿定痛，生肌散结。

（六）临床应用

三七能散瘀和血，瘀散则血自归经，血和则肿消痛止，故有止血定痛之杰效。用以止吐血、衄血、便血、血痢、崩漏等一切血证，功效甚佳，不论内服外用，均有殊效。用以止痛，无论是气滞瘀阻还是风湿诸痛，用之奏效均捷。古人有谓"一味三七，可代《金匮》之下瘀血汤，而较下瘀血汤，大为稳妥也"之说。用以活化瘀血，有特殊之功效，是骨伤科要药，以消肿解毒止痛。外用可止外伤出血。

（七）现代研究

三七能直接扩张冠状血管，增加冠状动脉血流量，减低心肌耗氧量，改善心肌缺血状态。可减慢心率，降低血压。能缩短凝血时间及凝血酶原时间，收缩血管，并使血小板增加，故有止血作用。三七中所含皂苷甲、乙均有溶血作用，但较迟缓。三七浸剂能降低实验小白鼠毛细血管的通透性，增加毛细血管的抗力。对实验性关节炎有防治作用；体外抑制新城疫病毒及多种皮肤真菌。

二、丹参

(一)别名
赤参、紫丹参、红根、活血根、红参。

(二)化学成分
含丹参酮甲、丹参酮乙、丹参酮丙、丹参新酮、丹参醇甲,丹参醇乙、维生素 E 等。

(三)性味归经
微寒,苦。归心、肝经。

(四)用量用法
9～15 g,最大剂量可用到 30～60 g,水煎服。

(五)功效
活血通脉,破瘀生新,除烦清心,镇惊安神,止痛生肌。

(六)药理作用
(1)促进骨折愈合的作用。

(2)镇静、镇痛作用:丹参能抑制丘脑后核内脏痛放电,表明其有一定的镇痛作用。

(3)抗肿瘤作用:丹参酮抗肿瘤的机制可能是诱导肿瘤细胞分化成熟,最终走向凋亡。

(七)禁忌证
月经过多而无瘀血者禁服,孕妇慎服。不宜与藜芦同用。

(八)临床应用
(1)促进骨折愈合:丹参能促进骨细胞样细胞成熟,分泌胶原性物质的碱性磷酸酶,并使钙盐在胶原基质上沉积。朱世博等应用丹参注射液治疗 37 例胫骨中下段 1/3 处骨折,无 1 例骨折不愈合,说明丹参对骨折的修复和愈合有良好的促进作用。

(2)缓解腰腿痛。

(3)治疗颈椎病:在脊髓型颈椎病的治疗上,通过丹参液穴位治疗,可发挥穴位刺激和活血化瘀双重作用,能改善局部血液循环,解除颈项肌肉痉挛,较针刺、牵引等疗法见效快,复发率低。

(4)治疗股骨头坏死:以大转子下斯氏针钻孔减压结合注入复方丹参注射液的方法,治疗股骨头缺血性坏死 104 例,患侧髋关节疼痛及功能恢复一般在 7 周左右即有明显的改善。

(九)现代研究
(1)对脊髓损伤的保护:刘世清等将成年大鼠随机分为正常组、脊髓损伤后应用复方丹参组和应用生理盐水对照组,用 HE 染色观察损伤脊髓组织的病理变化,用免疫组化染色检测 iNOS 的表达,结果发现脊髓组织病理学改变,丹参组明显轻于生理盐水对照组,两组均可检测到 iNOS 的表达,但生理盐水对照组多于丹参组,说明复方丹参能抑制大鼠脊髓损伤细胞 iNOS 的表达。

(2)预防手术后深静脉血栓形成:丹参具有预防骨折后深静脉血栓形成,促进骨折恢复的作用。

三、木瓜

(一)别名

宣木瓜,尖皮木瓜,陈木瓜,木桃。

(二)化学成分

含皂苷、黄酮类、维生素 C、苹果酸、酒石酸、枸橼酸。此外尚含鞣质、果胶等。

(三)性味归经

酸,温。归肝、脾经。

(四)用量用法

6～12 g,水煎服,或水煎熏洗伤肿痛处。

(五)功效

舒筋活络,化湿和胃。

(六)临床应用

本品味酸入肝,能益筋与血,有较强的舒筋活络化瘀消肿的作用,且能治湿阻下部所致下肢关节及腰膝疼痛。为治风湿痹痛常用之药,筋脉拘挛者尤为适用。又肝平则脾胃自和,且性温化湿,故又有化湿和胃之效,适用于吐泻转筋。配没药、生地黄、乳香,即木瓜煎,用于治疗筋急项强,不可转动;配威灵仙、牛膝,用以治疗风湿痹痛,手足麻木,腰膝疼痛,筋骨无力;配蚕砂、黄连、薏苡仁等同用,可治吐利过度所致的足腓挛急;配密陀僧、苍术,各等分为末,入面少许,调作糊贴痛处,能定痛消肿,治仆打伤损;配陈艾叶、茴香、南星,煎水熏洗,治双足冷气转筋。

(七)现代研究

木瓜对小鼠蛋清性关节炎有明显的消肿作用。

四、自然铜

(一)别名

制然铜,然铜,煅自然铜。

(二)化学成分

主含二硫化铁,还有丰富胶原、钙盐和微量元素。

(三)性味归经

辛,平。归肝经。

(四)炮制

自然铜需炮制入药,有"铜非煅不可入药"之说,大多采用煅淬法,用火煅,用童子小便浸 7 次,醋淬 7 次。

(五)用法用量

多入丸散服;外用研末调敷。

(六)功效

散瘀,接骨,止痛。

(七)临床应用

本品性辛味酸,入血行血,为骨伤科接骨续筋首选之要药。治疗跌打损伤,瘀肿胀痛,用自然铜以酒磨服,能活血止痛续筋。而接骨续筋是其所长,各类筋骨折伤形成的创伤性血瘀疼痛也常用之。对于创伤骨折之症,伴有瘀血阻滞经络,用时亦须佐以养血益血之药,接骨之后,即宜理气活血,中病即止,不可过服。自然铜与苏木相近,配伍能加强行血散瘀止痛作用,自然铜偏于续筋接骨,苏木长于行瘀、消肿止痛。自然铜经醋淬后,能入肝益肾,又能散未尽之瘀,但没有直接破瘀之功。

(八)现代研究

(1)在骨折修复中的作用:含有自然铜的方剂能通过某些酶的激活作用,在酶的活性基因上结合铜离子,从而促进骨细胞的活跃,有助于骨基质的形成和钙盐的沉积,因此促进骨折愈合。

(2)生成,从而加快骨折愈合。

五、地龙

(一)别名

白蚯蚓,龙子,蛐蟮,地龙肉。

(二)化学成分

参环毛蚓含蚯蚓解热碱、蚯蚓素、蚯蚓毒素、胆固醇、胆碱及氨基酸等。

(三)性味归经

咸,寒。归肝、脾、胃、肾、膀胱经。

(四)用量用法

5～15 g,水煎服。鲜品 10～20 g。研末冲服 1～2 g,外敷适量。

(五)功效

清热息风,凉血止痛,舒筋通络,化瘀除痹,平肝利水。

(六)临床应用

本品性味咸寒,其性能降而走窜,可清热除风通络消肿,骨伤科用以治疗跌打损伤所致肌肉、关节肿胀热痛,关节屈伸不利等症。亦可与川乌、草乌、南星等相配,治疗寒湿痹痛,肢体屈伸不便等症。还可与桑枝、络石藤、忍冬藤、赤芍等配伍,治疗热痹的关节红肿热痛,屈伸不利等症。本品尚有降压作用,可用治肝阳上亢型的高血压症。外用活蚯蚓与白糖捣碎,涂敷治疗急性腮腺炎、慢性下肢溃疡、烫伤等症。

(七)现代研究

蚯蚓解热碱有退热作用。蚯蚓素有溶血作用。蚯蚓毒素能引起痉挛。蚯蚓酊有缓慢而持久的降血压作用。蚯蚓中提出之含氮物质对支气管有显著扩张作用。蚯蚓还有使子宫、肠管兴奋收缩作用。

六、鸡血藤

(一)别名

血风藤。

(二)化学成分

香花岩豆藤含鸡血藤醇和铁质。

(三)性味归经

温,苦、甘;归肝、肾经。

（四）用量用法

内服：煎汤，10～15 g（大剂量 30 g）；或浸酒，或熬膏。

（五）功效

补血活血，舒筋通络。

（六）临床应用

本品苦泄温通，微甘能补，故有活血补血，舒筋通络之功。多用于骨伤科跌打损伤，瘀肿疼痛，风湿痹痛，月经不调，腰膝酸软，手足麻木，贫血，瘀血作痛等症。鸡血藤活血之力胜于补血，熬膏名鸡血藤膏，补血之功胜于活血，对血虚之证尤为适用。

（七）现代研究

研究表明，鸡血藤有补血作用，能使红细胞增加，血红蛋白升高；能兴奋在位子宫，增强子宫的节律性收缩，有降低血压作用；体外能抑制金黄色葡萄球菌。

七、补骨脂

（一）别名

补骨脂、黑故子。

（二）化学成分

含补骨脂素，异补骨脂素，补骨脂甲素，补骨脂乙素等。

（三）性味归经

辛、苦，温。归肾、脾经。

（四）用量用法

内服：煎汤，5～12 g（大剂量 30 g）；或入丸散。外用：适量，酒浸涂。

（五）功效

补骨助阳。

（六）禁忌证

阴虚火旺及大便燥结者忌服。

（七）临床应用

本品能补肾助阳，又兼收敛固涩，补肾以温运脾阳，为脾肾阳虚及下元不固之要药。用以治疗骨折后期的骨痂迟缓愈合。效胜益智、丁香。本品与益肾养阴药相配能阴中生阳，增强补益力，骨伤科选用此药主要取其健骨助阳摄精之功力。亦可用于治疗肾阳不足之阳痿不举，腰膝冷痛；下元不固的滑精早泄、遗尿、尿频等。阳虚火旺及大便燥结者忌用。

（八）现代研究

现代药理实验研究显示，该药有扩张心冠状动脉及增加末梢血管血流量的作用，能兴奋心脏，提高心脏作功率。对能对青霉素耐药的金黄色葡萄球菌及对其他抗生素产生抗药性的金黄色葡萄球菌有抑制作用，并能促进皮肤色素新生。对离体与在位肠管有兴奋作用，对离体豚鼠子宫有松弛作用。

大剂量服用会引起乏力头晕，呼吸急促，呕吐，甚则呕血，昏迷，变态反应。

八、骨碎补

（一）别名

毛姜、石岩姜、申姜。

（二）化学成分

含橙皮苷、淀粉、葡萄糖等。

（三）性味归经

苦，温。归心、肝、肾经。

（四）用量用法

9～15 g，水煎服，外用适量。

（五）功效

补肾强骨，续筋止痛，活血化瘀。

（六）临床应用

骨碎补苦温性降，既能补肾，又能壮骨，还能活血化瘀而疗折伤，接骨续筋止痛，主治各种损伤，骨折、肌肉和韧带创伤，是骨伤首选要药之一。

（七）现代研究

（1）骨碎补具有一定的改善软骨细胞的功能，推迟细胞退行性变，降低骨关节病变率的作用。

（2）骨碎补提取液对小鸡骨发育生长有显著的促进作用，能显著抑制醋酸可的松引起的骨丢失。防治激素引起的大鼠骨质疏松。

（3）骨碎补有促进骨对钙的吸收作用，提高血钙和血磷水平，有利于骨钙化和骨盐形成。

九、海风藤

（一）化学成分

茎、叶含细叶青蒌藤素、细叶青蒌藤烯酮、细叶青蒌藤醌醇、β-谷甾醇、豆甾醇、挥发油，挥发油中主要成分为 α 及 β 蒎烯、莰烯、香桧烯、柠檬烯、异细辛醚等。

（二）性味归经

辛、苦，微温。归肝经。

（三）用量用法

6～12 g，水煎服。外用适量研末调敷伤痛处，或煎水熏洗伤痛处。

（四）功效

祛风湿，通经络。

（五）临床应用

本品辛散、苦燥、温通，既可散风湿，又可通经络，所以善治风寒湿痹，跌打损伤，疼痛拘挛，肿胀青瘀不散等症。配木香、桂心、羌活、甘草、独活、乳香、桑枝、川芎、秦艽、当归，煎服，为程氏蠲痹汤。用于跌打损伤后风寒湿乘虚侵入而致风寒湿痹，关节屈伸不利，腰、髋、膝疼痛，筋骨痉挛，得热则痛减，阴雨寒冷则加剧，局部无红肿发热等症；配大血藤，泡酒服之，治跌打损伤。

（六）现代研究

本品含细叶青蒌藤素、细叶青蒌藤烯酮、细叶青蒌藤醌醇、细叶青蒌藤酰胺、β-谷甾醇、豆甾醇及挥发油等。海风藤能对抗内毒素性休克；能增加心肌营养血流量，降低心肌缺血区的侧支血管阻力；可降低脑干缺血区兴奋性氨基酸含量，对脑干缺血损伤具有保护作用；能明显降低小鼠胚卵的着床率。酮类化合物有抗氧化作用，并拮抗血栓形成，延长凝血时间；醇类化合物有抗血小板聚集作用。

十、海桐皮

(一)别名
丁皮、刺痛皮、木棉树。

(二)化学成分
含生物碱刺桐灵碱、氨基酸、有机酸。

(三)性味归经
苦、辛,平。归肝、肾经。

(四)用量用法
6～12 g,水煎服。外用适量,研末调敷伤肿痛处,或水煎熏洗。

(五)功效
祛风除湿,通络止痛。

(六)临床应用
本品辛散苦降,能祛风除湿通络,直达病所,善治风湿痹痛,常用于治疗热痹及湿热下注,脚部热痛之症。骨伤科应用本品,主要取其辛散苦燥,解除风湿而能化瘀通络之功。本品功能与防己相近,配伍应用对下半身之痹症,无论偏湿与偏热,均能加强祛风湿止痹痛之功效。

本品配苍耳、防己,治疗各类神经痛效果较好。配萆薢治疗关节风湿酸胀,效果尤佳。配川芎、牛膝、五加皮等祛风湿药同用,用以治疗风湿痹痛,腰膝疼痛,四肢麻木。配赤芍、姜黄、独活、陈皮、防风、秦艽、牡丹皮、生地黄、牛膝、加皮、归尾、川续断,童便,酒,食远服,为海桐皮汤,治足伤者。

(七)现代研究
水浸剂对堇色毛藓菌、许兰黄藓菌等多种皮肤真菌有抑制作用。

十一、接骨木

(一)别名
接骨丹,续骨木,扞扞插。

(二)化学成分
含黄酮苷、酚类、鞣质、还原糖等。茎、叶含绿原酸,叶尚含乌素酸、α-香树精、β-谷甾醇。

(三)性味归经
甘、苦,平。归肝、肾经。

(四)用量用法
10～30 g,水煎服。

(五)功效
逐瘀止痛,续筋接骨,行气通络,疗伤止痛。

(六)临床应用
接骨木确有续筋接骨之效,是骨伤科治疗跌打损伤,伤筋动骨,瘀血肿胀疼痛常用要药。无论是煎汤内服或外洗熏蒸均有较好之效验。故治疗筋骨跌打致伤之瘀肿胀痛,常用接骨木煎汤熏洗之,要注意的是:接骨要与富有胶质及营养药物配伍,才能增强效果。续筋要与软性药物配伍,以防软组织硬化。亦可用以治疗风湿痹痛等症。

（七）现代研究

现代药理研究表明该药对小白鼠有显著利尿作用,有抗乙型脑炎病毒及抗心肌炎病毒作用。有加速骨折愈合作用,能促进磷在骨痂中的沉积。此外,对兔耳血管有显著收缩作用,并可减少毛细血管的通透性。

十二、续断

（一）别名

接骨草、川续断、和尚头、山萝卜。

（二）化学成分

含有生物碱,挥发油及维生素 E 等成分。

（三）性味归经

苦,微温。归肝、肾经。

（四）用量用法

内服:煎汤 9～15 g;或入丸散。酒续断多用于风湿痹痛,跌仆损伤;盐续断多用于腰膝酸软。

（五）功效

补益肝肾,强壮筋骨,接骨疗伤。

（六）临床应用

本品甘而微温,能舒通血脉,活血止痛,并有行而不泄,补而不滞之特点。所以用本品治疗腰痛脚弱,具有补而不滞,行中有止之效。用以治疗筋骨、关节、肌肉损伤的早期和晚期疼痛,关节软弱无力,筋伤骨折等,均有较好的疗效。本品还可通行血脉。补益肝肾之功与杜仲相近,但杜仲补肾力较强,为治肾虚腰痛及固胎之要药;而续断通脉功胜,为骨伤科治疗跌打损伤的要药之一。亦可用于治疗痈疽溃疡等症。

（七）现代研究

(1)有研究显示,续断对雄性大鼠切除睾丸造成骨质病变后的影响,发现续断能显著增加其血清钙磷、25-羟基维生素 D 的含量。

(2)魏峰等实验表明,50%乙醇提取物对大鼠实验性骨损伤愈合有促进作用。

(3)顾氏等以续断水提液给大鼠灌胃,结果显示,续断能够促进骨折断端毛细血管的开放量,纠正局部的血液壅滞,促进血肿的吸收、机化,加速胶原合成,从而加速骨折愈合。

十三、淫羊藿

（一）别名

仙灵脾、牛角花、阴阳合、三枝九叶草、三叉骨、肺经草。

（二）化学成分

淫羊藿茎、叶含淫羊藿苷,叶尚含挥发油、卅一烷、油脂等。

（三）性味归经

辛、甘,温。入肝、肾经。

（四）用量用法

内服:煎汤,3～10 g;浸酒,熬膏或入丸散。外用:煎水洗。

(五)功效

补肾助阳,强筋壮骨,祛除风湿。

(六)临床应用

淫羊藿性味辛温,功能补命门、助肾阳,是临床上治肾阳不足的常用药物,其功能与鹿茸相似,但补肾强阳之力不及鹿茸,补肾益髓生血之力更弱。本品性温不燥,久用亦无不良反应。如有口干、手足心发热、潮热、盗汗等症状,属阴虚而相火易动者忌服。

(七)现代研究

(1)淫羊藿具有促进骨骼生长,阻止钙质流失,预防骨质疏松的作用。

(2)淫羊藿可抑制骨吸收和促进骨形成等途径,使机体骨代谢处于骨形成大于骨吸收的正平衡状态,抑制骨量丢失,防治骨质疏松。

(3)淫羊藿的提取液对分化成熟的破骨细胞无明显影响,但可抑制骨髓细胞诱导破骨细胞的形成,从而减少破骨细胞的产生。

(4)淫羊藿通过保护性腺组织而维持性激素水平,增加关节软骨厚度。

十四、豨莶草

(一)别名

疏毛豨莶,豨莶,毛豨莶。

(二)化学成分

本品含生物碱、酚性成分、豨莶苷、豨莶苷元、氨基酸、有机酸、糖类、苦味质等。

(三)性味归经

苦,寒。归肝、肾经。

(四)用量用法

10～15 g,水煎服。或煎汤熏洗伤痛处。

(五)功效

祛风湿,通经络,利筋骨,化湿热。

(六)临床应用

本品辛散苦燥,为祛风湿之品,善祛筋骨间风湿;性寒兼有清热解毒之功。用于治疗四肢麻痹,跌打筋骨,肿胀疼痛,全身风湿寒痛,腰膝无力,中风瘫痪以及痈肿疮毒,湿疹瘙痒等症。本品作用缓慢,久服方效。配当归、蕲蛇、川芎等,治疗手足不遂,口眼㖞斜。配防风、熟地黄、川乌、羌活,名豨莶丸,治四肢麻木筋骨疼痛。配桑枝、地龙、臭梧桐、忍冬藤、防己,治痹症属于湿热者,关节红肿疼痛,风湿性关节炎,疼痛严重者加乌头、细辛。

(七)现代研究

豨莶草的水浸液和30％乙醇浸出液,有降低麻醉动物血压的作用。据报道,豨莶草可用治尿酸性痛风。

十五、雷公藤

(一)别名

黄藤根、黄藤草。

（二）化学成分

主要是生物碱类，二萜类、三萜类、倍半萜类及多糖，其中二萜类是主要毒性成分，其次是生物碱类。

（三）性味归经

苦，寒。归心、肝经。

（四）用量用法

内服：煎汤，10～25 g，需文火煎1～2小时；研粉装胶囊，每天1.5～4.5 g；或制成糖浆，浸膏片。外用：适量，研粉或捣烂敷；或制成酊剂，软膏涂擦。

（五）功效

活血化瘀，清热解毒，消肿散结。

（六）临床应用

由于治疗类风湿关节炎。雷公藤可通过抑制前列腺素 E_2 的产生，抑制周围单核细胞产生免疫球蛋白和类风湿因子，从而使症状得以改善。凡内脏有器质性病变及白细胞减少者慎服。

（七）现代研究

主要有以下不良反应。

（1）造血系统：主要表现为白细胞、粒细胞、红细胞及全血细胞减少。

（2）消化系统：这是最常见的不良反应，表现为恶心、呕吐、腹痛、腹泻、便秘、食欲缺乏等，严重者可致消化道出血。

（3）生殖系统：连续服用雷公藤2～3个月可致男子精子活力下降或少精、无精造成生育力下降或不育。

（4）皮肤变态反应：主要有皮肤糜烂、溃疡、斑丘疹。

（杨艳辉）

第二节　骨伤科常用中药方

一、一盘珠汤

（一）药物组成

续断15 g，生地黄、川芎、泽兰、当归、赤芍、苏木、乌药各12 g，制乳香、制没药各9 g，木香、红花、桃仁、大黄、甘草各5 g。

（二）用法

水煎服。每天1剂，煎2次，早晚各服1次。

（三）方解

方中当归补血、活血，生地黄、赤芍清热凉血，川芎、泽兰、桃仁、红花活血祛瘀，续断祛风除湿，木香行气止痛，乳香、没药活血、止痛、生肌，苏木活血定痛，大黄攻积导滞、泻火凉血、活血祛瘀。本方中9味中药具有活血化瘀功效，再配大黄增强了诸药的散瘀消肿之作用，佐木香、乌药行气止痛，配续断以接骨续损，甘草调和诸药，对急性损伤血肿疼痛良效。

(四)功效

活血祛瘀,消瘀止痛,接骨续损。

(五)适应证

骨折后 1～2 周内,血瘀经络,气血不利之疼痛、肿胀,关节屈伸不利。

(六)按语

本方可促进局部瘀血消散,加快损伤的肌纤维修复,宜用于损伤早期肿痛较重者。方中活血祛瘀之品较多,故不宜久服,孕妇忌服。

二、十全大补汤

(一)药物组成

党参 10 g,茯苓、白术、熟地黄、黄芪、白芍各 12 g,肉桂(焗,冲服)0.6 g,川芎 6 g,当归 10 g,炙甘草 5 g。

(二)用法

水煎服。每天 1 剂,煎 2 次,早晚各服 1 次。

(三)方解

本方是由四物汤和四君子汤加黄芪、肉桂而成的,方中以四君子汤补气,以四物汤补血,更与补气之黄芪和少佐温煦之肉桂组合,则补益气血之功更著。唯药性偏温,以气血两亏而偏于虚寒者为宜。

(四)功效

益气补血。

(五)适应证

治损伤后期气血虚弱,溃疡脓水清稀。自汗,盗汗,萎黄消瘦,不思饮食,倦怠气短等症。

(六)按语

损伤疼痛之补,因人、因时而异,本方宜用于气血虚弱的患者。

三、三号止血汤

(一)药物组成

菊叶三七,竹节三七,地榆,小蓟,茜草,侧柏。

(二)用法

用量适当,内服外敷均可。

(三)方解

方中均为活血、止血、凉血类药物,合而成方,内外均可使用。

(四)功效

凉血止血。

(五)适应证

伤后各部出血。

(六)按语

创伤出血,手术包扎为首选,配合使用本方,既可活血、止血,又可防止邪毒侵犯。

四、上肢续骨汤

(一)药物组成

当归、松节、川续断、鸡血藤各 9 g,桑枝 15 g,赤芍 6 g,红花、陈皮、川芎、枳壳、伸筋草各 4.5 g。

(二)用法

水煎服。每天 1 剂,煎 2 次,早晚各服 1 次。

(三)方解

方中当归、川芎、赤芍、红花、鸡血藤可活血通络止痛,陈皮、松节、桑枝祛风行气,伸筋草舒筋活络,枳壳引药上行,川续断补肝肾续筋脉,合而成方,治疗上肢损伤所致的疼痛、活动不利等症。

(四)功效

和营续骨,舒筋通络。

(五)适应证

上肢扭挫伤,骨折及脱臼中期。

(六)按语

骨折严重者,加接骨木 6 g、骨碎补 4.5 g。

五、下肢续骨汤

(一)药物组成

当归、桑寄生、牛膝、五加皮、鸡血藤、陈皮各 9 g,红花、川芎各 4.5 g,松节、川续断、赤芍各 6 g。

(二)用法

水煎服。每天 1 剂,煎 2 次,早晚各服 1 次。

(三)方解

方中当归、川芎、赤芍、红花、鸡血藤可活血化瘀止痛,川续断、牛膝、桑寄生补肝肾、续筋脉,牛膝引药下行,五加皮、松节、陈皮祛风行气,合而成方,治疗下肢损伤所致的疼痛、活动不利等症。

(四)功效

和营续骨,舒筋通络。

(五)适应证

下肢扭挫伤,骨折及脱臼中期。

(六)按语

本方最适合用于损伤中期,筋脉粘连、行走不便所致的疼痛、活动受限。

六、乌附麻辛桂姜汤

(一)药物组成

乌头、附子、麻黄、桂枝、干姜、甘草、细辛。

(二)用法

水煎服。剂量依病情轻重而酌情加减,每天 1 剂,煎 2 次,早晚各服 1 次。

(三)方解

方中乌头温经通络,祛风止痛,附子干姜温经散寒止痛,麻黄、细辛、桂枝散寒祛风除湿,诸药合用,对于肢体关节疼痛麻木、活动障碍等感受风寒湿邪的创伤患者有良效。

(四)功效

舒筋止痛。

(五)适应证

损伤后期,筋肉拘痛者。

(六)按语

损伤失治,再感受风寒湿邪,闭阻筋脉,气血运行不畅,使用本方祛寒除湿,温经通络可收到良效。

七、邓氏接骨续筋汤

(一)药物组成

鸡血藤 15 g,赤芍、川续断、苏木各 12 g,骨碎补、自然铜、土鳖虫各 9 g,乳香、没药、血竭各 6 g。

(二)用法

水煎服。每天 1 剂,煎 2 次,早晚各服 1 次。

(三)方解

骨折经过 2 周的治疗后,局部的气滞血瘀大部已消,局部肿胀明显减轻或消退,骨折处初步连接,疼痛明显缓解,但终因瘀血尚未尽祛,经脉尚未恢复,气血仍欠充旺,故见筋骨酸软,时而疼痛。治疗当活血止痛,接骨续筋。方用乳香、没药、血竭活血行气,善能止痛;骨碎补、自然铜、土鳖虫、苏木活血续筋;鸡血藤、赤芍、川续断活血补血通络。合而成方,有活血止痛,接骨续筋之效。

(四)功效

活血止痛,接骨续筋。

(五)适应证

骨折 2 周后,筋骨酸软,时有作痛。

(六)按语

下肢伤者加牛膝、木瓜各 12 g;上肢伤者加老桑枝 18 g;腰背伤者加杜仲 15 g。

八、四物汤

(一)药物组成

生地黄 12 g,当归、川芎、白芍各 9 g。

(二)用法

水煎服,每天 1 剂,分 2 次服。

(三)方解

本方为补血之主方,方用当归、川芎为血中之气药,芍药、生地黄为血中之血药,故本方不仅适用于血虚,亦适用于血滞。损伤之后,脾胃虚弱,生化不足,阴不敛阳,故午后发热,内有虚火,故烦躁不安,血少气弱,故肿痛不消;脾胃虚弱,故纳少神疲。本方以生地黄、当归养阴活血,白芍和营止痛,川芎行血祛滞,合用有补血行血之力。

(四)功效

补血行血。

（五）适应证

素体血虚,跌仆损伤,亡血较多者,烦躁不安,均宜服之,为血症通用方。

（六）按语

瘀血较多者,可加桃仁、红花称桃红四物汤;痛甚者,可加乳香、没药。春季多风加防风倍川芎以散之;夏季多湿加黄芩倍白芍以燥之;秋季多燥加天冬倍地黄以润之;冬季多寒加桂枝倍当归以温之。

九、归脾汤

（一）药物组成

白术、黄芪、酸枣仁、茯苓各 10 g,炙甘草、龙眼肉各 4.5 g,当归、党参、远志各 3 g,木香 1.5 g。

（二）用法

水煎服,日 1 剂,亦可制成丸剂服用。

（三）方解

血不归脾则妄行,党参、白术、黄芪之甘温,所以补脾;茯苓、远志、枣仁、龙眼之甘温酸苦,当归滋阴而养血,木香行气而舒脾,既行血中之滞,又助党参、黄芪而补气。气壮则能摄血,血自归经而诸症自可除矣。

（四）功效

养心健脾,补益气血。

（五）适应证

骨折后期气血不足,神经衰弱等。

（六）按语

伤后焦虑、气血不足,心脾两虚,本方可补脾养心,治疗心悸、失眠、食欲缺乏等。

十、仙鹤草汤

（一）药物组成

仙鹤草 60 g,侧柏炭、丹参、干藕节、炒蒲黄、车前子、荆芥炭、茯苓各 9 g,参三七 2 g。

（二）用法

水煎服。每天 1 剂,煎 2 次,早晚各服 1 次。

（三）方解

方中仙鹤草、侧柏炭、干藕节、炒蒲黄、荆芥炭一派功专止血之品,目的是增强止血效力,而且有散瘀之功;止血须防瘀,故以丹参、三七止血化瘀,使血止而无留瘀之弊;车前子、茯苓利水消肿,与活血止血药配伍,其消肿止血之力更增,故本方可用于各种急性出血症。

（四）功效

止血祛瘀。

（五）适应证

创伤后肺胃出血不止,以及头部内伤血肿、水肿。

（六）按语

现代研究,仙鹤草有明显的抗体外血栓作用,是一味活血止血药,临床广泛用于各种出血症,用于呕血、咯血、尿血、便血等。

十一、生血补髓汤

(一)药物组成

生地黄 12 g,芍药、当归、黄芪、杜仲、续断、五加皮各 9 g,川芎 6 g,红花 5 g。

(二)用法

水煎服,每天 1 剂。

(三)方解

方中黄芪、当归、芍药、生地黄、川芎补气养血;续断、杜仲、牛膝、五加皮强筋壮骨;红花合川芎、当归、牛膝、五加皮活血祛瘀,以促筋骨愈合。

(四)功效

益气补血,补髓壮骨。

(五)适应证

损伤中后期,气血两虚,肝肾不足者。症见骨折修复缓慢,筋骨软弱,肌肉萎缩,关节不利,行动无力,腰膝酸软,舌淡脉弱者。

(六)按语

本方用于扭挫伤筋及脱位骨折,经早期治疗,瘀去骨接,已近愈合,但筋骨未坚,气血已虚者,治当补肝肾以强筋骨,养气血以壮肌肉。欲增生血补髓之力,可将生地黄改为熟地黄,并加入枸杞、鹿角胶。

十二、加速接骨汤

(一)药物组成

当归 15 g,续断 14 g,毛姜 13 g,土鳖虫、自然铜各 10 g。

(二)用法

水煎服。每天 1 剂,煎 2 次,早晚各服 1 次。

(三)方解

方中土鳖虫、自然铜、当归活血逐瘀、接骨续筋,续断、毛姜补肝肾、续筋骨,合而成方,以接骨续筋为主,治疗各种骨折。

(四)功效

活血祛瘀,接骨续筋。

(五)适应证

陈旧性骨折迟缓连接。

(六)按语

本证需辨证施治。或活血化瘀,筋脉和畅,瘀去则新生;或益气养血,气血充沛,筋骨得以温养;或补益肝肾,精血旺盛,才能补骨生髓。

气滞血瘀型加生地黄 14 g,赤芍 13 g,川芎、泽兰、红花、制乳香、制没药各 10 g,川牛膝 15 g;气血虚弱型加熟地黄、黄芪各 30 g,白芷、白术、炙甘草各 10 g,怀牛膝、黄精各 15 g;肝肾不足型加杜仲 12 g,寄生 14 g,枸杞、白芍、菟丝子、茯苓各 10 g,黄芪 60 g。

十三、加味桃核承气汤

(一)药物组成
桃仁、大黄(后下)、枳实各 10 g,厚朴 8～10 g,芒硝(冲服)6～8 g,桂枝、炙甘草各 6 g。

(二)用法
浓煎 300 mL,分 1～2 次口服,两次间隔时间为 4～6 小时。

(三)方解
方中大黄生用,破血逐瘀,攻下燥结之力更猛;桃仁破血通经,与大黄合用,以增强破瘀攻下之力;芒硝软坚,助大黄泻实下瘀;枳实、厚朴行气消滞,以增泻下燥实之功;配桂枝通利血脉,以增强活血化瘀之效。炙甘草调和诸药。合而成方,使瘀血去,腑气通,诸症可愈。

(四)功效
破血逐瘀,攻下燥结。

(五)适应证
胸腰椎骨折早期合并肠麻痹。腰痛,不能转侧,两下肢麻木,活动受限。全腹疼痛,腹胀难忍,恶心呕吐,腹部叩之如鼓,肠鸣音消失,二便不通,舌红苔黄,脉弦实者。

(六)按语
跌打损伤,络损血溢,瘀血蓄结,阻滞于中下焦,气机不畅,腑气不通使然。治当破血通经,攻下燥结之法。

十四、壮骨强筋汤

(一)药物组成
熟地黄 12 g,怀牛膝、当归、续断、补骨脂、骨碎补、煅自然铜各 9 g,川芎、桃仁各 6 g,制乳香、红花、甘草各 3 g。

(二)用法
水煎服。每天 1 剂,煎 2 次,早晚各服 1 次。

(三)方解
本方以四物汤活血养血为主,配合桃仁、红花、乳香活血化瘀,怀牛膝、续断、补骨脂、骨碎补、自然铜补肝肾、续筋骨,甘草调和诸药,合而成方,治疗伤后气滞血瘀,肝肾亏虚所致的骨折延迟愈合、四肢虚弱无力、疼痛不适等症。

(四)功效
舒筋活络,补肾壮骨。

(五)适应证
筋伤、骨折中后期筋骨痿软,愈合较缓者。

(六)按语
骨折伤筋中、后期,常因气血亏损或卧床少动,而致筋骨痿弱无力,如伤在上肢则手臂不能活动,伤在下肢则步履无力,伤在躯干则俯仰受阻,伤在关节则屈伸不利,此时,可予以壮骨强筋汤治之。

十五、壮腰健肾汤

(一)药物组成

熟地黄、杜仲、山萸、枸杞、补骨脂、红花、羌活、独活、苁蓉、菟丝子、当归。

(二)用法

药量适中,水煎服。每天 1 剂,煎 2 次,早晚各服 1 次。

(三)方解

方中熟地黄、山萸、枸杞补益肝肾,补骨脂接骨续筋,苁蓉、菟丝子强腰壮骨,当归、红花活血通络,羌活、独活、杜仲祛风除湿通络,纵观全方,具有补益肝肾,壮骨舒筋,祛风除湿,活血通络之功效。

(四)功效

调肝肾,壮筋骨。

(五)适应证

骨折及软组织损伤。

(六)按语

对于老年骨质疏松的患者,可加龟甲 15 g,鹿角霜 15 g。

十六、当归鸡血藤方

(一)药物组成

当归、熟地黄、鸡血藤各 15 g,白芍、丹参各 9 g,桂圆肉 6 g。

(二)用法

水煎服。每天 1 剂,煎 2 次,早晚各服 1 次。

(三)方解

方中当归、熟地黄、桂圆补益肝肾,益气养血,白芍解痉镇痛、滋阴补血,丹参、鸡血藤活血化瘀、行气止痛,诸药合用,补益气血,活血化瘀,舒筋通络止痛。

(四)功效

益气补血。

(五)适应证

用于骨伤患者后期气血虚弱者,或肿瘤经放疗或化疗,有白细胞及血小板减少者。

(六)按语

兼寒湿者,加秦艽、姜黄、五加皮散寒行湿,温经通络;兼肝肾阴虚者,加枸杞、女贞子以滋阴补肾;气虚者加黄芪、白术、山药健脾益气。

十七、化瘀息痛膏

(一)药物组成

桑枝 12 g,丹参、泽兰、延胡索各 9 g,防风、独活、赤芍、苏木、姜黄、桃仁、桂枝、土鳖虫各 6 g,制乳香 3 g。

(二)用法

水煎服。每天 1 剂,煎 2 次,早晚各服 1 次。

（三）方解

方中丹参为君，赤芍、泽兰、制乳香、苏木、姜黄、桃仁、土鳖虫、延胡索为臣药，有活血通络，祛瘀止痛之功效。佐以独活、防风祛风胜湿，通痹止痛。桑枝、桂枝祛风通络，引药旁达四肢为使药，故肿痛渐消。

（四）功效

活血化瘀，通经活络。

（五）适应证

脱位或筋伤初期，患处肿痛者。

（六）按语

脱位或者筋伤初期，患部血离经脉，气滞血瘀，肿痛显著。治疗原则以活血化瘀，通经活络。

十八、补肾壮筋汤

（一）药物组成

熟地黄、当归、山茱萸、茯苓、续断各 12 g，杜仲、怀牛膝、白芍、五加皮各 10 g，青皮 5 g。

（二）用法

水煎服，或制成丸剂服。

（三）方解

方中熟地黄、当归、白芍药、山茱萸滋补精血；杜仲、怀牛膝、川续断、五加皮强壮筋骨；茯苓、青皮理气益脾，以助运化。诸药合用，可使肝肾得养，则筋骨强壮，而痿软无力可愈。

（四）功效

补益肝肾，强壮筋骨。

（五）适应证

肾气虚损，习惯性关节脱位等。

（六）按语

临床可加龟甲、枸杞以增强壮骨之效；气虚可加党参、黄芪、白术。

十九、健筋壮骨汤

（一）药物组成

续断、伸筋草、狗脊各 12 g，党参、骨碎补、当归、白术、白芍各 9 g，独活、陈皮、姜黄各 6 g，红花、桂枝各 3 g。

（二）用法

水煎服。每天 1 剂，煎 2 次，早晚各服 1 次。

（三）方解

方中党参补气，白术养血，柔肝止痛，当归、红花、姜黄活血化瘀，续断、狗脊、骨碎补补益肝肾，强壮筋骨。独活、桂枝、伸筋草祛风除湿，舒筋活络。白术、陈皮入脾经，养胃固本共奏健筋壮骨之目的。

（四）功效

补益肝肾，舒筋活络。

(五)适应证

脱位后期,筋骨失健,关节活动障碍者。

(六)按语

脱位后期,由于肝肾亏虚,筋骨欠健,导致关节活动功能障碍者,应补益肝肾,舒筋活络。

二十、上肢损伤方

(一)药物组成

当归头、川芎各 12 g,党参、首乌、桑枝各 10 g,威灵仙、田七各 9 g,桂枝(后下)、甘草各 6 g,陈皮 3 g。

(二)用法

水煎服。每天 1 剂,煎 2 次,早晚各服 1 次。

(三)方解

肢体损伤,瘀血阻络,血运不畅,气机阻滞,证见局部瘀肿疼痛明显,固定不移,如针刺刀割,肢端血运欠佳,脉细涩。治宜活血逐瘀,益气止痛。本方以当归头活血行瘀为主药。辅以田七止血散瘀、消肿定痛,川芎活血行气、祛风止痛;党参补气养血生津,陈皮理气,以推动血行;首乌补肝肾、益精血,以充盈血脉。佐以威灵仙祛风除湿、通络止痛。桂枝解表镇痛,桑枝祛风通络,引药上行,甘草调和诸药为使。

(四)功效

行瘀止痛。

(五)适应证

适用于上肢损伤。

(六)按语

上肢损伤,常因血肿而致局部肿胀,疼痛难忍,肢端血运受阻,使用本方可祛瘀消肿,有利于肢端血液循环的改善。

二十一、下肢损伤方

(一)药物组成

赤芍、牛膝各 12 g,桃仁、归尾、五灵脂、独活、杜仲各 10 g,田七 8 g,木香(后下)6 g,红花 5 g。

(二)用法

水煎服。每天 1 剂,煎 2 次,早晚各服 1 次。

(三)方解

方中桃仁、红花活血祛瘀,共为主药;赤芍清热凉血、祛瘀止痛,归尾破血,五灵脂活血散瘀、止痛,助桃仁、红花行瘀止痛,为辅药;杜仲补肝肾、强筋骨,田七止血、散血、定痛,木香行气止痛为佐药;牛膝活血祛瘀、引药下行,独活"专身半以下",共为使药,使药直达病所。

(四)功效

散瘀止痛,下行通络。

(五)适应证

适用于下肢损伤。

（六）按语

本方活血散瘀止痛效果明显，用于治疗下肢软组织损伤等所致的下肢疼痛、肿胀，其止痛消肿作用较强。年老体弱者慎用。

二十二、壮骨舒筋汤

（一）药物组成

熟地黄 15 g，杜仲、怀牛膝、当归、党参、枸杞、穿山龙、续断、木通、木瓜各 9 g，防风、川厚朴、泽兰、白芷各 6 g，川芎 4.5 g，西红花 1.5 g。

（二）用法

酒水各半煎服。每天 1 剂，煎 2 次，早晚各服 1 次。

（三）方解

方中川芎、红花、泽兰活血通经，祛瘀止痛；枸杞、杜仲、续断补肝肾，强筋骨；党参补中益气；当归、熟地黄补血和血；穿山龙、木瓜、川厚朴祛风胜湿，舒筋活络；白芷、防风辛温升阳，解表发汗，使湿气随汗而解，以风药胜湿；更添牛膝、木通引药下行，瘀阻停湿自然下降，随气而化，则阳气上升，顽疾解除。

（四）功效

活血祛瘀，强筋壮骨，温经通络。

（五）适应证

腰部慢性伤筋，瘀阻作痛。

（六）按语

慢性腰部伤筋，多因经常持续损伤或急性损伤迁延日久所致，此外先天性腰骶部缺陷也可诱发。治疗宜活血祛瘀，强壮筋骨，温经通络。

二十三、白虎五味汤

（一）药物组成

生石膏、蒲公英、紫花地丁各 30 g，怀山药 20 g，金银花、紫背天葵、知母、菊花、苍术、丹参各 15 g，牡丹皮 12 g。

（二）用法

每天 1 剂，水煎取汁 500 mL，分 3 次温服。

（三）方解

本方使用白虎加苍术汤清热祛湿，五味消毒饮清热解毒，消肿止痛，配合丹参、牡丹皮活血散瘀，清热凉血，加怀山药益气养阴，诸药合用，共奏清热解毒，化瘀散结，消肿止痛之功。

（四）功效

清热解毒，通脉行瘀。

（五）适应证

痛风性关节炎。

（六）按语

本方乃白虎加术汤合五味消毒饮加味而成，诸药共奏清热解毒，利湿祛邪，通脉行瘀之功。用之得当则热毒可清，湿邪得除，瘀滞即消，肿痛全无。

二十四、生精壮骨汤

(一)药物组成

党参 15 g,黄芪、当归、骨碎补、补骨脂、川续断各 9 g,白术、白芍、赤芍、川芎各 6 g,乳香、没药各 5 g,鹿茸片 0.15 g。

(二)用法

每天 1 剂,水煎取汁分 4 次温服,1 个月为 1 个疗程。同时配合外用中药熏洗患部,以增强气血运行,方为麝香 2 mg,海桐皮、透骨草各 9 g,川芎、红花、威灵仙各 6 g。

(三)方解

根据本病的病因病机,使用强补生精壮骨汤滋养肾阳,生精养血,是治本之法则。方中鹿茸、骨碎补、补骨脂可补血生精,温肾壮阳,为强筋健骨的主药;当归、白芍、乳香、没药补血活血,川芎能引药归经;党参、黄芪、白术益气健脾以加强主药的功效。再外用中药熏洗促进血气畅通,加速骨破坏的愈合。

(四)功效

温补肾阳,补血生精,活血通络。

(五)适应证

股骨头无菌性坏死。

(六)按语

肝肾不足,筋骨失养,骨骼失去气血温煦和濡养,导致坏死。本方阴阳双补,生精壮骨养血,促进坏死之骨块进行修复。

二十五、补肾通络汤

(一)药物组成

黄芪 30 g,茯苓 25 g,熟地黄、山药、泽泻各 20 g,山萸肉、杜仲、牛膝各 15 g,鸡血藤、桃仁、田三七、附子各 10 g,延胡索 5 g。

(二)用法

每天 1 剂,水煎取汁分 2～3 次温服。

(三)方解

本方以熟地黄、山药、泽泻、山萸肉、杜仲、牛膝、附片等大剂补肾药物为主,补肾填精壮骨;田三七、桃仁、鸡血藤等活血通络止痛;黄芪补气益血;延胡索理气止痛。诸药为伍则瘀血可消,疼痛即止。

(四)功效

补肾壮骨,活血通络。

(五)适应证

中老年骨折后期断端骨质疏松。

(六)按语

痛剧者加大三七用量。

二十六、独活寄生汤

(一)药物组成

当归 12 g,独活 9 g,桑寄生、杜仲、牛膝、秦艽、茯苓、防风、川芎、人参、甘草、芍药、干地黄各 6 g,细辛、肉桂心各 3 g。

(二)用法

水煎服。每天 1 剂,煎 2 次,早晚各服 1 次。

(三)方解

方中独活辛散苦燥,善祛深伏骨节之风寒湿邪,并有止腰膝痹痛之长;桑寄生能补肝肾、壮筋骨,祛风湿,亦有止腰腿疼痛之功,共为君药;细辛、肉桂心辛散寒湿,温通经脉而止痛;防风疏风胜湿,透邪外出;秦艽善搜筋肉之风湿,通经止痛;杜仲、牛膝补肝肾,强筋骨,止痹痛,共为臣药。地黄、当归、川芎、芍药补血调血;人参、茯苓益气健脾,则气血两补,扶正祛邪。此五味为佐药,甘草益气和中,亦为佐使之用。全方合用,使风湿得除,气血得充,肝肾得补,诸症自愈。

(四)功效

祛风湿,止痹痛,补肝肾,益气血。

(五)适应证

痹证日久,肝肾不足,气血两亏。腰膝冷痛酸软,腿足屈伸不利或痹着不仁。畏寒喜温,舌淡苔白,脉细弱。现常用于治疗骨质增生症、强直性脊柱炎、慢性风湿性关节炎、坐骨神经痛等。

(六)按语

风寒湿三气痹着日久,肝肾不足气血两亏则腰膝冷痛、肢节屈伸不利。治宜祛风湿、止痹痛、补肝肾、益气血。如疼痛甚者,可加红花、川乌、地龙、白花蛇;寒湿偏甚,腰腿冷痛重着者,加附子、干姜、防己、苍术。湿热痹证者,本方忌用。忌生冷食物,防风寒,避潮湿。

二十七、大成汤

(一)药物组成

大黄(后下)、枳壳各 20 g,芒硝(冲服)、木通、苏木、当归、厚朴各 10 g,川红花、陈皮、甘草各 6 g。

(二)用法

水煎,温酒送服,醋汤亦可。药后得下即停。

(三)方解

方中重用大黄活血下瘀,攻逐阳明为君。朴硝咸寒软坚,润燥泻下,以助大黄、枳壳、厚朴破气通闭,共为臣药。当归、苏木、红花活血祛瘀,陈皮行气,木通利水,共为佐药。使以甘草调和诸药。

(四)功效

活血化瘀,通腑泻下。

(五)适应证

跌打损伤气分受伤,瘀血内蓄,昏睡,二便秘结者,或腰椎损伤后伴发肠麻痹腹胀者。

(六)按语

疼痛较重者,可加延胡索、川楝子;气滞较重者,可加木香、香附;肾功能不全者去木通。本方药性峻烈,用量及方法必须因人、因病情而异。体弱多病者慎用,孕妇禁用。

二十八、血府逐瘀汤

(一)药物组成

桃仁 12 g,红花、当归、生地黄、牛膝各 9 g,枳壳、赤芍各 6 g,川芎、桔梗各 5 g,柴胡、甘草各 3 g。

(二)用法

水煎服。每天 1 剂,煎 2 次,早晚各服 1 次。

(三)方解

本方由桃红四物汤加四逆散加桔梗、牛膝而成。方中当归、川芎、赤芍、桃仁、红花活血化瘀,牛膝祛瘀血,通血脉,引血下行,柴胡疏肝解郁,桔梗开宣肺气,载药上行,又可合枳壳一升一降,开胸行气,使气行则血行,生地黄清热凉血,合当归又能滋阴润燥,使祛瘀不伤阴血,甘草调和诸药,合而用之,使瘀去气行,则诸症可愈。

(四)功效

活血化瘀,行气止痛。

(五)适应证

胸中血瘀证。胸痛、头痛日久,痛如针刺而有定处、或呃逆日久不止,或内热烦闷,或心悸失眠,急躁易怒,入暮潮热,唇暗或两目黯黑,舌黯红或有瘀斑,脉涩或弦紧。

(六)按语

本方经加减可通治多种血瘀气滞证。如创伤骨折,胸部挫伤,颅脑损伤,冠心病,高血压病等。方中活血祛瘀药较多,故孕妇忌服。

二十九、桃仁承气汤

(一)药物组成

桃仁(去皮尖)、大黄各 12 g,桂枝、甘草、芒硝各 6 g。

(二)用法

水煎,芒硝溶入,食前温服。每天 1 剂,一天 3 次。

(三)方解

方中重用桃仁破血逐瘀,大黄荡涤邪热,二者合用,以增强破血下瘀之力,桂枝通行血脉,与大黄共为臣药,既不能使大黄直泻胃肠,又能制约桂枝辛散走表,共同发挥攻逐瘀热,芒硝软坚散结为佐,助主药化瘀,甘草为使,调和诸药,以成其功。

(四)适应证

下焦蓄血证。少腹急结,小便自利,其则谵语烦躁,其人如狂,至夜发热,以及血瘀经闭,痛经,脉沉实而涩。

(五)按语

若瘀血深结,加水蛭、虻虫、三棱、莪术;气滞腹胀痛者,加枳实、厚朴;清热解毒者加金银花、连翘。本方能破血下瘀,故孕妇和有出血倾向者忌用;若表证未解者,当先解表,而后再用本方。

三十、理气散瘀汤

(一)药物组成

归尾、生地黄、续断各 9 g,红花、川芎、制陈皮、枳壳、泽兰、槟榔各 6 g,甘草 3 g。

（二）用法

水酒各半煎服。

（三）方解

方中归尾、红花、泽兰、川芎活血祛瘀；生地黄清热凉血；陈皮、枳壳、槟榔理气健脾；续断补肝肾、续筋骨；甘草调和诸药。故本方具有理气和伤、散瘀活血之功用。

（四）功效

理气和伤，散瘀活血。

（五）适应证

新伤气逆不顺，瘀阻作痛。

（六）按语

新伤者，由于损伤导致气血运行失常，常感气逆不顺，瘀阻作痛，此时可予以理气散瘀汤治之。

（顾兴菊）

第三节 锁 骨 骨 折

锁骨为两个弯曲的弧形管状长骨，横置于胸壁前上方外侧，侧架于胸骨与肩峰之间。内侧与胸骨柄相应的切迹构成胸锁关节；外侧端与肩峰内侧借着关节囊、肩锁韧带、三角肌、斜方肌肌腱附着部和喙锁韧带形成肩锁关节，其下有颈部至腋窝的臂丛神经和锁骨下动、静脉及神经穿过。锁骨略似"S"形，由内向外逐渐变细。外侧 1/3 凸向背侧，上下扁平，横断面呈扁平状椭圆形；锁骨内侧 2/3 凸向腹侧，横断面呈三角形；中 1/3 与外 1/3 交接处，横断面为类似椭圆形。由于其解剖上的弯曲形态，以及各部位横断面的不同形态，在中外 1/3 交接处就形成应力上的弱点而容易发生骨折。如果锁骨骨折移位严重或整复手法不当，手术操作失误，有可能造成其后下方的臂丛神经或锁骨下动脉损伤。

锁骨骨折是常见的上肢骨折之一，约占全身骨折的 3.5%～5.1%，占肩部骨折的 53.1%，尤以儿童及青壮年多见。

一、病因病理与分类

间接与直接暴力均可引起锁骨骨折，但间接暴力致伤较多，直接暴力致伤较少见。直接暴力可以从前方或上方作用于锁骨，发生横断性或粉碎性骨折。粉碎性骨折的骨折片如向下移位，有压迫或刺伤锁骨下神经和血管的可能；如骨折片向上移位，有穿破皮肤形成开放性骨折的可能。幼儿骨质柔嫩而富有韧性，多发生青枝骨折，骨折后骨膜仍保持联系。在胸锁乳突肌的牵拉下，骨折端往往向上成角。患者跌倒，上肢外展，掌心、肘部触地，或从高处跌下，肩外侧着地，传导的间接暴力经肩锁关节传至锁骨，并与身体向下的重力交会于锁骨的应力点，形成剪力而造成锁骨骨折，多为横断形或短斜形骨折。

根据受伤机制和骨折特点，锁骨骨折分为外 1/3 骨折、中外 1/3 骨折和内 1/3 骨折。

（一）中外 1/3 骨折

为锁骨骨折中最多见的一种，多为间接暴力所致。直接暴力引起的是由于锁骨中外端直接受打击或跌倒时锁骨直接撞击所致。骨折常为横断形或小斜形,老人多为粉碎性。骨折移位较大,近侧骨折端因受胸锁乳突肌的牵拉而向上后方移位,远侧骨折端因肢体重量作用与胸大肌、胸小肌及肩胛下肌等牵拉而向前下方移位,并因这些肌肉和锁骨下肌的牵拉作用,向内侧造成重叠移位。儿童一般为青枝骨折,向前上成角。粉碎性骨折由于骨折块的相对移位,常使粉碎的骨折片旋转、分离、倒立,桥架于两骨折端之间,给治疗带来困难。

(二)外 1/3 骨折

多由肩部着地或直接暴力损伤所致。骨折常为斜形、横断形,粉碎性较少。若骨折发生于肩锁韧带和喙锁韧带之间,骨折外侧端由于受肩、前臂的重力作用而与内侧端相对分离移位。若骨折发生在喙锁韧带的内侧,骨折内侧端由于胸锁乳突肌的牵拉,可向上移位;而外侧端受肩锁韧带和喙锁韧带的约束,多无明显改变。若为粉碎性骨折,骨折的移位则无一定规律。如喙锁韧带断裂,又可导致锁骨近侧端向后上方移位,更增重两骨折端的移位(图 8-1、图 8-2)。治疗时必须手术修复此韧带,才能维持骨折端的复位固定。

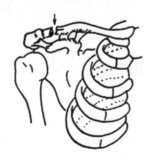

图 8-1　锁骨外端无喙锁韧带断裂骨折

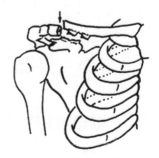

图 8-2　锁骨外端伴喙锁韧带断裂骨折

(三)内 1/3 骨折

临床很少见。其骨折移位与中外 1/3 骨折相同,但外侧端由于三角肌与胸大肌的影响常有旋转发生。在正位 X 线片呈钩形弯曲,两断端不对应。如为直接暴力引起,因胸锁乳突肌及肋锁韧带的作用,骨折端很少移位。

二、临床表现与诊断

锁骨骨折一般有明显的外伤史,并且其典型体征是损伤后患者的痛苦表情:头偏向伤侧,同时用健侧手托住伤侧前臂及肘部。局部压痛及肿胀均较明显,特别是骨折移位严重者,锁骨上下窝变浅或消失,甚至有皮下瘀斑,骨折端局部畸形。若有骨折移位时,断端常有隆起;若骨折重叠移位,患者肩部变窄,肩内收向下倾斜,肩功能明显丧失。检查骨折处:局部肌肉痉挛,完全骨折者可摸到皮下移位的骨折端,有异常活动和骨擦感,患侧上肢外展和上举活动受限。骨折重叠移位者从肩外侧至前正中线的距离两侧不等长,患侧较健侧可短 1～2 cm。合并锁骨下血管损患者,患肢麻木,血液循环障碍,桡动脉搏动减弱或消失;合并臂丛神经损伤者,患肢麻木,感觉及反射均减弱;若合并皮下气肿者,则出现游走性疼痛。

X 线正位片,可以确定骨折的部位、类型和移位的方向。但是,由于锁骨有前后的生理弯曲,X 线正位片不易发现骨折前后重叠移位,所以必要时可拍锁骨侧位片。如果发现骨折近端向前或远端有向下向内弯曲时,则提示骨折有旋转移位的可能,不要误诊为单纯的分离移位,否则就难以达到满意的复位效果。婴幼儿多为青枝骨折,局部畸形及肿胀不明显,但活动伤侧上肢及压迫锁骨时,患儿哭闹。

锁骨外 1/3 骨折,常被局部挫伤的症状所掩盖,容易发生误诊。凡肩峰部受直接暴力撞击者,应仔细对比检查两侧肩部,了解锁骨有无畸形、压痛,并且可用一手托患侧肘部向上推进,了解有无异常活动。

另外,锁骨外 1/3 骨折应与肩锁关节脱位相鉴别,两者均有肩外侧肿胀疼痛及关节活动受限。后者可用力将锁骨外端向下按使之复位,松手后又隆起,X 线正位片可见锁骨外端上移,肩锁关节间隙变宽。

三、治疗

锁骨骨折绝大多数可采用非手术治疗,即使是有明显移位及粉碎性骨折,如无相应的血管、神经症状或其他绝对手术指征,应慎做手术,因手术对患者无疑是一种损伤,而且有一定比例的病例会并发骨折延迟愈合或不愈合(约 3.7%)。对有明显移位的锁骨骨折采用手法复位外固定治疗,有的虽难以维持解剖位置,但均能愈合,愈合后有的局部虽遗留有轻度隆起,但一般不影响功能。有部分医师和患者为了追求骨折的解剖对位而采用手术治疗,亦有部分学者通过手法复位力争解决重叠移位,寻求有效外固定,使骨折复位对位满意率大为提高。对有明确血管、神经压迫症状和开放性骨折,应主张积极的手术治疗。

(一)小儿锁骨骨折

对新生儿及婴儿的锁骨骨折,考虑到小儿生理性可塑性,一般不需复位,也不需固定。在护理时尽量不要移动患肢及肩关节,1 周之后症状多会消失。

幼儿锁骨骨折多为青枝骨折或不完全性骨折,一般不需特殊复位,只需用颈腕吊带限制患肢活动即可。因幼儿锁骨骨折后,由于骨塑形能力很强,一定的畸形可在生长发育过程中自行矫正。年龄较大幼儿(3～6 岁)的锁骨骨折,可使用柔软材料的"∞"字形绷带固定,伤后 1～2 周内患儿多仰卧位休息,肩部垫薄软垫,使两肩后伸。以保持骨折对位良好,骨折愈合后局部隆起畸形多不明显,"∞"字形绷带一般需固定 4 周左右。

少年儿童锁骨骨折时,对有移位的骨折应施行手法复位,"∞"字形绷带固定。伤后 1～2 周内患儿局部疼痛等症状较重,令其多卧床休息,患儿一般多能配合,取仰卧位,背部垫薄软枕,使两肩后伸,以保持骨折有较好的对位,1～2 周后骨折对位会相对稳定。注意调整"∞"字形绷带的松紧,观察有无血管、神经压迫及皮肤勒伤症状。固定至少 4 周,伤后 2～3 个月内避免剧烈的活动。

(二)成人锁骨骨折

1.手法复位外固定治疗

有移位的锁骨中 1/3 骨折或中外 1/3 骨折,应首选手法复位外固定治疗;锁骨内 1/3 骨折大多移位不多,仅用外固定即可;锁骨外端骨折必要时可加用肩肘弹力带固定。

(1)手法复位:方法很多,有膝顶复位法、外侧牵引复位法、仰卧位复位法、穿腋复位法、拔伸牵引摇肩复位法等,其中以膝顶复位法较常用。山东省莱芜人民医院研制锁骨复位器进行复位,胶布"∞"字形绷带固定,取得了满意的效果。此法治疗 500 例新鲜锁骨骨折,平均临床愈合期为 1 个月,解剖或近解剖对位达 83%,优良率 14%。我们认为此法有很强的实用性,可在临床推广应用。

膝顶复位法:患者坐凳上,挺胸抬头,双臂外展,双手叉腰,助手站于患者背后,一足踏在凳缘上，将膝部顶在患者背部后伸，以矫正骨折端重叠移位，并使骨折远端向上后方对接骨折近端。术者面对患者，以两手拇、食中指分别捏住骨折远、近端，用捺正手法矫正侧方移位（图 8-3）。

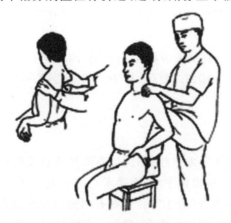

图 8-3　膝顶复位法

外侧牵引复位法：患者坐凳上，一助手立于健侧，双手绕患侧腋下抱住其身；另一助手站于患侧，双手握住患肢前臂，向后上牵引拔伸。术者面对患者，两手拇、食、中指分别捏住骨折近、远端，用捺正手法矫正侧方移位（图 8-4）。

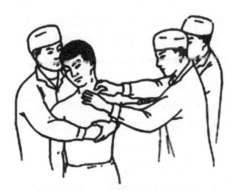

图 8-4　外侧牵引复位法

仰卧复位法：适合于患者体质瘦弱，或为多发性骨折者。患者仰卧位，在两肩胛之间纵形垫一枕头，助手站于患者头侧，两手按压患者两肩部前方，使患者呈挺胸、耸肩状，以矫正重叠移位和成角，术者站在患侧，用两手拇、食、中指在骨折端进行端提、捺正，使之复位。

穿腋复位法：患者坐凳上，术者站患侧背后，以右侧为例，术者右手臂抱绕在患肢上臂，穿过其腋下，手掌抵住患侧肩胛骨，利用杠杆作用，使肩胛后伸，从而将骨折远端向外侧拔伸，矫正骨折重叠移位，术者左手拇、食、中指捏住骨折近端，向前下捺正，接合骨折远端。

手法复位要领：手法的关键是要把双肩拉向上、向外、向后的位置，以矫正骨折的重叠畸形，一般的情况下骨折重叠畸形矫正后，多可达到接近解剖对位。有残余侧方移位者，术者只能用拇、食、中指捏住骨折两端上下捏挤捺正，不宜用按压手法，特别是粉碎性骨折，用手法向下按压骨折碎片，不但难以将垂直的骨片平伏，而且有可能造成锁骨下动、静脉或臂丛神经损伤，故应忌用按压手法。一般情况下垂直的骨片不会影响骨折的愈合，在骨折愈合过程中，随着骨痂的生长，这些碎骨片多能逐渐被新生骨包裹。

(2)固定方法:锁骨骨折的外固定方法很多,有"∞"形绷带固定法、"∞"形石膏绷带固定法、双圈固定法、T形板固定法、锁骨带固定法等。但这些固定方法多存在有稳定性差、断端易重叠移位致突起成角畸形,有的易造成皮肤搓伤等缺点。问题的关键在于难以将锁骨、肩部固定在一个相对稳定的结构状态,因而常遗留有一定的隆起畸形。临床实践中,"∞"字形胶布绷带固定和双圈固定法是一种较为理想的外固定方法。

"∞"字绷带固定法:患者坐位,两腋下各置棉垫,用绷带从患侧肩后经腋下,绕过肩前上方,横过背部,绕对侧腋下,经肩前上方,绕回背部至患侧腋下,包绕8～12层,包扎后,用三角巾悬吊患肢于胸前。也可将绷带改用石膏绷带固定,方法相同。

双圈固定法:患者坐位,选择大小适当的纱布棉圈,分别套在患者的两肩上,胸前用纱布条平锁骨系于双圈上,然后在背后拉紧双圈,迫使两肩后伸,用布条分别在两圈的上下方系牢,最后在患侧腋窝部的圈外再加缠棉垫1～2个,加大肩外展,利用肩下垂之力,维持骨折对位。

"T"形夹板固定法:用与双肩等宽的"T"形夹板,夹板前全部用棉花衬垫,在两肩胛之间置一厚棉垫,再放置"T"形夹板于背部,上下方与两肩平齐,然后用绷带缠扎两肩胛及胸背,将夹板固定妥当。注意观察有无血管、神经压迫症状,如有压迫,及时调整。定期拍X线片复查。

锁骨复位器及使用法:锁骨复位器由把手与丝杠、套筒与挂钩及底座与顶板三部分组成。使用时患者端坐于方凳上,抬头挺胸,双手叉腰,两肩尽量后伸,在患者腋下垫约5 cm厚棉花,用绷带"∞"字形固定3～4圈。再以绷带围绕腋下和肩峰四周做成1个布圈,左右各一。然后将顶板放在两肩胛之间的脊柱上,将双圈挂在钩上,顺时针方向旋转把手,使套筒后移,双钩将双圈牵引向后,从而将双肩拉向外后,一般畸形可随之消失。经X线透视复位尚不满意者,术者可在骨折端施以手法捺正,复位满意后,用5 cm宽胶布作"∞"字形固定,再去除复位器。

外固定的要领:有移位的锁骨骨折,虽可设法使其复位,但实际许多传统的固定方法都难以维持其复位,最终锁骨总是残留有一定的隆起畸形,一般虽不影响功能,但外形不很美观。因此不少学者在外固定方法和固定器具上进行了许多改进和创新,如采用毛巾固定、布带条固定、方巾固定和弹力绷带固定等。有的在骨折断端前上方,放置高低垫、合骨垫或平垫,用扇形纸夹板固定,这些固定方法均取得了一定的效果。固定的要领是要能使固定物置于肩峰和肱骨头的前方,真正能对肩峰和肱骨头产生一种向后、向上、向外的拉力,使机体保持挺胸位,对锁骨、肩部具有较好的约束力。临床上有些固定方法,固定物未能固定到肩峰和肱骨头处,而是直接压在骨折的远端,反而增加了骨折远端向下移位的倾向力,这种固定不但不能对肩部和锁骨起到有效的约束作用,而且还有可能加重畸形的发生。

(3)医疗练功:骨折复位固定后即可作手指、腕、肘关节的屈伸活动和用力握拳,中期可作肩后伸的扩胸活动。在骨折愈合前,严禁抬臂动作,以免产生剪力而影响骨折的愈合。后期拆除外固定后,可逐渐作肩关节的各种活动。必要时配合按摩、理疗,促进肩关节的恢复。

2.手法整复经皮骨圆针闭合穿针固定

随着影像学的进步,经皮穿针内固定技术在锁骨骨折的治疗中已有应用。对锁骨外1/3骨折,可行骨圆针从肩峰处经皮顺行穿针内固定。因锁骨为"S"形,对中1/3骨折,须从骨折断端经皮逆行穿针内固定。山东省文登整骨医院用自制锁骨钳施行端提回旋复位经皮逆行穿针内固定治疗锁骨骨折253例,优良率达98.42%。

(1)骨圆针经皮顺行穿针内固定法:患者仰卧位,患肩背部垫高约30°,臂丛阻滞或局部麻醉下无菌操作。按骨折的部位确定好进针点,一般在肩峰的后缘处,将选用的2.0～2.5 mm的骨圆针插入皮下,在 X 线的监视下,将骨圆针锤入或钻入骨折远端,骨折复位后再将骨圆针锤入或钻入骨折近端 2～3 cm,勿钻入过深,以防发生意外。一般平行钻入 2 根骨圆针交叉固定,针尾折弯埋入皮下,无菌包扎,颈腕带悬吊前臂于胸前。

(2)骨圆针经皮逆行穿针内固定法:患者仰卧位,患肩背部垫高约 30°,臂丛阻滞麻醉或局部麻醉下无菌操作。方法是用特制锁骨钳,经皮夹持锁骨远折段并回旋提起断端,选用 2.0～2.5 mm 的骨圆针自断端经皮由内向外插入远折段骨髓腔内,然后锤入或钻入骨圆针,使针尖从肩锁关节后方穿出,骨折复位后,再将骨圆针顺行锤入近端骨髓腔内,针尾留在肩后部,折弯后埋入皮下,无菌包扎,颈腕带悬吊于胸前。

骨圆针经皮穿针内固定的要领:必须严格选择适应证,以横断形和短斜形骨折较为适合。手术操作应在 X 线监视下进行,经皮逆行穿针内固定,在操作中应防止锁骨钳夹持过深,一般夹持锁骨前后缘上下径的 1/2～2/3 为宜,骨圆针刺入皮肤时,应严格控制其深度,谨防损伤锁骨下血管、神经。进针深度以超过骨折线 2～4 cm 并进入骨皮质为宜,过浅固定不牢,过深穿破骨皮质易损伤其他组织。

有用小型经皮钳夹抱骨式骨外固定器治疗锁骨骨折的报告,骨外固定器由抱骨钳夹、可调整的双导向装置和撑开杆所组成。经皮钳夹抱骨固定,采用钳夹骨折两端固定骨折,不需穿针固定,钳夹紧贴骨而不深入骨,操作安全,固定可靠。

3.手术治疗

绝大多数锁骨骨折采用非手术治疗可得到满意的治疗结果,但有少数患者不愿接受骨折愈合后隆起的外形,而接受手术,故目前手术的指征有所扩大。从骨伤科的角度来说,锁骨骨折的手术指征主要是粉碎性开放性锁骨骨折,或者合并神经、血管症状,或骨质缺损及骨折不愈合者,或畸形愈合影响功能者,以及一些特殊职业要求者应行手术治疗。

锁骨骨折切开复位内固定应十分慎重,注意防止骨折延迟愈合、不愈合,或仍然是畸形愈合,手术时应注意减少创伤和骨膜的剥离。内固定的方法,有髓内针内固定和接骨板螺丝钉内固定。髓内针固定一般用骨圆针或用前一半带螺纹的骨圆针,常采用骨圆针逆行固定法,固定后针尾必须折弯,以防移位。其优点是切口小、剥离骨膜少、操作简便、骨折易愈合及取出内固定物简单,缺点是抗旋转能力差、固定时间久、针易松动,所以逆行穿针固定,以用 2 枚钢针固定为宜,可增加抗旋转力。接骨板螺丝钉内固定,需用可塑形的动力接触压力钢板。锁骨远端骨折可用锁骨钩钢板,此钢板将钩子插入肩峰下压下钢板,正好将外侧锁骨宽扁的断段敷平固定,再依次打孔旋上螺钉,此钢板特别符合锁骨外侧的解剖特点,使用起来简明可靠,解决了长期以来外侧锁骨固定效果不好的问题。在斜形骨折中,还可在骨折线上打一个螺钉,其优点是固定较牢靠而且可抗骨片旋转,缺点是创伤大、骨膜剥离广泛、不利骨折愈合,而在细小的锁骨上钻有多个螺孔,影响骨的牢固度,还需再次手术取出内固定物。

许多学者指出,施行手术切开复位内固定,最好同时行自体松质骨植骨。术后不可依赖内固定而废弃外固定,患肢仍应应用三角巾或吊带制动 8 周,3 个月后 X 线拍片骨折已愈合者,可拔除骨圆针。接骨板螺丝钉内固定者需要更长一些时间,需经 X 线拍片骨折已骨性愈合后,再取出接骨板螺丝钉。

对锁骨远端骨折采用张力带固定也是一种选择,暴露断端后,于锁骨断端或外端 2.5 cm 处用克氏针横行钻一孔穿入 0.8 mm 钢丝备用。将锁骨复位后,经皮从肩峰外缘钻入 2 mm 克氏针 1 枚,距肩锁关节及锁骨骨折远端约 4 cm 为宜,将钢丝行"∞"字形在锁骨上方绕过克氏针尾部收紧扭转。对肩锁、喙锁韧带断裂者,要修补,2周后练功。但曲志国等学者认为此种固定方法虽然固定牢固,但仍有限制肩关节活动的缺点,主张采用锁骨与喙突间"∞"字钢丝固定治疗锁骨远端骨折。

随着材料科学的进步,利用形状记忆合金特性而设计的各种内固定器很多,如环抱式接骨板可用于锁骨骨折内固定,此法利用记忆合金在常温下的记忆原理,在锁骨骨折整复后,将接骨板置于冰盐水中变软,环抱式接骨板固定锁骨后,再用热盐水湿敷,待恢复体温后,记忆合金恢复原状,使固定更牢固,这种方法比较适合于锁骨中段粉碎性骨折。

4.中药疗法

初期血溢于肌肉筋膜,血瘀气滞,局部疼痛肿胀,治宜活血祛瘀、消肿止痛,可内服活血止痛汤,或桃红四物汤加味。中期仍有瘀凝气滞者,治宜和营止痛,方用和营止痛汤、正骨紫金丹之类。后期筋膜粘连,气血不通,肩关节疼痛、活动障碍者,治宜宣通气血、舒筋活络,方用活血舒筋汤;气血虚弱、血不荣筋、肝肾不足者,治宜补益肝肾法,方用六味地黄丸之类。解除固定后,局部可用中药熏洗或热熨,并加强主动功能锻炼。

四、合并症、并发症

(一)骨折不愈合

手术治疗广泛地剥离骨膜及内固定不牢靠是造成骨折不愈合的重要原因。非手术治疗后出现骨折不愈合者,多是由于固定方法不当或固定时间不足所致。锁骨骨折不愈合,如不引起临床症状,可不必手术治疗;如果局部疼痛、异常活动明显,有臂丛神经及血管刺激症状,X线片显示有不愈合表现,可见骨端硬化、萎缩或有骨缺损者,可采用手术治疗。手术时切除过度增生骨痂及硬化骨端,用6孔动力接触压力钢板固定,骨折端上、下植松质骨。

(二)骨折畸形愈合

因锁骨位于皮下,有移位的锁骨骨折经非手术治疗后,多会有一定的隆起畸形,一般不引起症状,也不影响关节的功能活动。儿童骨折的成角畸形,一般在发育过程中可得到矫正,不需要特殊治疗或手术治疗;但如骨折畸形愈合明显,有骨刺形成或高低不平的骨痂形成,且有锁骨下血管或神经压迫症状者,可考虑手术凿除骨痂或骨刺。对骨折重叠较多、畸形明显、患者提出治疗要求者,可考虑行截骨矫正畸形、内固定加植骨治疗,但截骨治疗有造成骨折不愈合的可能性。

(三)肩锁关节炎、胸锁关节炎

多为早期关节内骨折引起,也有认为可能与锁骨畸形愈合有关,主要表现为相应的关节疼痛并影响关节的活动,X线片表现为关节囊性改变、骨端增生、关节间隙变窄。可用中药、理疗或关节内封闭治疗。若经非手术治疗无效,且症状严重者,可行锁骨端切除术。

(四)胸膜、血管及神经刺伤

粉碎性骨折由于骨折端的相对移位、复位不当,旋转、侧立的骨折块刺伤胸膜、血管及神经引起呼吸异常及上肢发麻,感觉运动受限,给治疗带来不便,应急行手术摘除碎骨块,以防加重损伤。

(顾兴菊)

第四节　肩胛骨骨折

　　肩胛骨骨折是指肩胛盂、颈部、体部、肩胛冈、肩峰、喙突的骨折。肩胛骨位置浅表,为扁平骨,肩胛冈、肩峰内侧缘及肩胛下角部均易于触摸。肩胛体部呈三角形,形似锹板,扁薄如翅,内侧缘和上缘有菲薄的硬质骨,外侧缘较厚且坚固。肩胛颈从肩胛切迹伸至腋窝缘的上部,几乎与关节盂平行。肩胛骨位于背部第 2～7 后肋的后面,前后两面和内外缘均被肌肉覆盖包裹。肩胛骨参与肩部的活动,其本身可沿胸壁活动,有一定的活动范围,从而大大地增加了上肢的活动范围。肩胛区皮肤较厚,肩胛骨被肌肉覆盖较深,前方又有胸廓保护,其活动较其他四肢关节和脊柱活动范围小,故肩胛骨通常不易发生骨折,其骨折发生率远较长管状骨和脊柱为低。骨折多发生于肩胛体和肩胛颈,其他部位少见。肩胛骨周围肌肉丰厚,血运丰富,骨折较易愈合。

一、病因病理与分类

　　肩胛骨骨折由直接暴力或间接暴力所致。按骨折部位一般分为肩胛体骨折、肩胛颈骨折、肩胛盂骨折、肩峰骨折、肩胛冈骨折和喙突骨折。临床上,常见的为混合骨折,如肩胛体骨折伴肩胛盂骨折,或肩胛体骨折伴喙突或肩峰骨折。由于猛烈的外力作用,还可在肩胛骨骨折的同时,伴有单根肋骨骨折或多根肋骨骨折。

(一)肩胛体骨折

　　多由直接挤压、钝器撞击肩胛部或跌倒时背部着地所致。骨折可为横断、粉碎或斜形骨折,但多为粉碎骨折,有多个粉碎性骨块。有的骨折只限于肩胛冈以下的体部,多在肩胛冈以下与肩胛下角附近,有的骨折线呈"T"形,或呈"V"形。由于肩胛骨被肌肉、筋膜紧紧包裹,骨折后一般无明显移位。但若肩峰、肩胛冈和肩胛体多处骨折,则常有肩胛骨的外缘骨折片被小圆肌牵拉向外、向上移位,或骨折片发生旋转。暴力严重者,有时合并第 2～3 后肋骨骨折,甚至合并胸内脏器损伤。

(二)肩胛颈骨折

　　多因间接暴力所致。跌倒时肩部外侧着地,或肘部、手掌着地,暴力冲击至肩部而发生肩胛颈骨折。其骨折线自关节盂下缘开始向上至喙突基底的内侧或外侧,也可延伸至喙突、肩胛冈和肩胛体。骨折远端可与骨折近端嵌插。若骨折远端与体部分离,因胸大肌的牵拉,骨折远端可向下、向前移位,并向内侧旋转移位。若合并同侧锁骨骨折,则有"漂浮肩"征。

(三)肩胛盂骨折

　　多为肱骨头的撞击所致。跌倒时肩部着地或上肢外展时手掌着地,暴力经肱骨头冲击肩胛盂,可造成肩胛盂骨折,骨折块发生移位。有时,此种骨折为肩胛体粉碎骨折所累及。骨折线横过肩胛盂上 1/3 者,骨折线多往体部延续,或沿肩胛冈上方横向走行;骨折线在盂中或盂下 1/3 者,骨折线多往体部横行延续,或有另一折线向下纵行达肩胛骨外缘处。尚可由于肩关节前脱位时,肱骨头撞击肩胛盂前缘而发生骨折。

(四)肩峰骨折

　　肩峰位置表浅,容易遭受自下而上的传达暴力,以及肱骨强力过度外展而产生的杠杆力,均可造成肩峰骨折。当骨折发生于肩峰基底部时,其远端骨折块被三角肌和上肢重量的牵拉而向外下方移位;当骨折发生于肩锁关节以外的肩峰部时,远端骨折块甚小,移位不多。

(五)肩胛冈骨折

肩胛冈骨折为直接暴力所致,常合并肩胛体粉碎骨折,骨折移位不多。

(六)喙突骨折

多并发于肩关节前脱位或肩锁关节前脱位时,由于喙突受喙肱肌和肱二头肌短头牵拉而造成喙突撕脱骨折,骨折块向下移位;或由于肱骨头对喙突的冲击而造成喙突骨折。肩锁关节脱位时,由于锁骨向上移位而喙锁韧带向上牵拉,造成喙突撕脱骨折,骨折块向上移位。喙突骨折在临床上较少见(图8-5)。

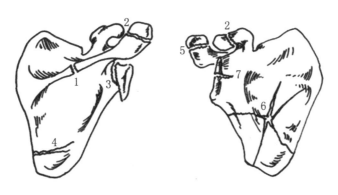

1.肩胛冈骨折;2.肩峰骨折;3.肩胛颈骨折;4.肩胛角骨折;
5.喙突骨折;6.肩胛体骨折;7.肩胛颈骨折

图8-5　肩胛骨骨折的分型

二、临床表现与诊断

骨折后,肩胛部周围疼痛、肿胀、瘀斑,患肩不能或不愿活动,患肢不能抬高,活动时疼痛加剧。患者常用健侧手托持患侧肘部,以固定、保护患部。肩胛体骨折,局部皮肤常有伤痕或皮下血肿,压痛范围较广泛,有移位骨折者可扪及骨擦音,合并肋骨骨折时有相应症状。肩胛颈骨折,一般无明显畸形,移位严重者肩部塌陷、肩峰隆起,外观颇似肩关节脱位的"方肩"畸形。肩胛盂骨折,腋部肿胀青紫,肩关节内、外旋转时疼痛加剧。肩峰骨折,局部常可扪及骨擦音和骨折块异常活动,肩关节外展活动受限。肩胛冈骨折,常与肩胛体骨折同时发生,临床症状与肩胛体骨折难以鉴别。若肩胛颈骨折并同侧锁骨骨折,则有"漂浮肩"的表现。喙突骨折,局部可扪及骨折块和骨擦音,肩关节外展或抗阻力内收屈肘时疼痛加重。

X线片可以了解骨折类型和移位情况。轻微外力造成的肩胛体骨折,因骨折分离移位不明显,菲薄的硬质骨互相重叠,骨折线表现为条状致密白线,诊断时应注意防止漏诊。肩胛体骨折呈"T"形或"V"形时,骨折线常常看不到,但肩胛骨外缘、上缘有皮质断裂,内缘失去连续性和表现出阶梯样改变。肩胛颈骨折,正位片可见肩胛盂向内移位,肩部穿胸位照片可显示盂前之游离骨折块。

根据受伤史、临床症状、体征和X线片,可作出诊断。在诊断肩胛体骨折时,还必须仔细地检查有无合并肋骨骨折和血气胸。

三、治疗

(一)手法复位

根据不同部位的骨折,可采用以下手法复位。

1.肩胛体横断或斜形骨折

患者侧卧位或坐位,术者立于背后,一手按住肩胛冈以固定骨折上段,另一手按住肩胛下角将骨折下段向内推按,使之复位(图 8-6)。

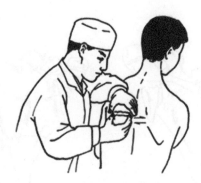

图 8-6　肩胛体骨折复位法

2.肩胛颈骨折

患者仰卧或坐位,患肩外展 70°～90°,术者立于患者外后侧,一助手握其腕部,另一助手用宽布带在腋下绕过胸部,两助手行拔伸牵引。然后术者一手由肩上偏后方向下、向前按住肩部内侧,固定骨折近端;另一手置于腋窝前下方,将骨折远端向上向后推顶,矫正骨折远端向下、向前的移位;再将肩关节放在外展 70°位置,屈肘 90°,用拳或掌叩击患肢肘部,使两骨折端产生纵向嵌插,有利于骨折复位后的稳定和骨折愈合(图 8-7)。

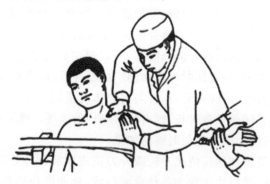

图 8-7　肩胛颈骨折复位法

3.肩胛盂骨折

患者坐位,助手双手按住患者双肩,固定患者使不动摇。术者握患侧上臂将肩关节外展至 70°～90°,借肌肉韧带的牵拉,即可使骨折复位。整复时应注意不可强力牵引和扭转。

4.肩峰骨折

肩峰基底部骨折向前下方移位者,患肢屈肘,术者一手按住肩峰,一手推挤肘上,使肱骨头顶压骨折块而复位。

5.肩胛冈骨折

移位不多,一般不须手法复位。

6.喙突骨折

主要以整复肩锁关节脱位和肩关节脱位为主,随着关节脱位的整复,喙突骨折块也可随之复位。若仍稍有移位,用手推回原位。

(二)固定方法

无移位、轻度移位及嵌插移位的各种肩胛骨骨折,用三角巾悬吊患肢2～3周。不同部位的有移位骨折,复位后采取不同的固定方法。

1.肩胛体骨折

《救伤秘旨》云:"用纸裹杉木皮一大片,按住药上,用绢带一条,从患处胁下绑至那边肩上"。固定时,可用一块比肩胛骨稍大的杉树皮夹板放置患处,用胶布条固定于皮肤上,然后用绷带从患处胁下开始,在患处敷药,压住上面的夹板,至健侧肩上,再经胸前至患侧胁下,逐渐绕到健侧胁下,经胸背回缠5～10层(图8-8)。

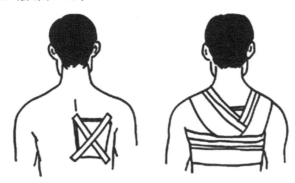

图8-8　肩胛体骨折固定法

2.肩胛颈及肩胛盂骨折

在患侧腋窝内垫以圆柱形棉花垫或布卷、竹管,使患肢抬起,用斜"8"字绷带进行固定,再用三角巾将患肢悬吊于胸前。亦可用铁丝外展架将上肢肩关节固定于外展80°～90°,前屈30°的位置上,固定3～4周。骨折移位者,复位后还可将上臂置于外旋及外展70°位皮肤牵引,牵引重量2～3 kg,必须使患肩稍抬起离床,牵引3～4周。牵引时必须注意患肢血运情况,血运较差者可适当将患肢放低。

3.肩峰骨折

骨折远端向下移位者,用三角巾兜住患侧上肢,减少肢体下垂的重量,或采用宽胶布自肩至肘向上托起固定,颈腕带悬吊患肢。骨折远端向上移位者,用肩锁关节脱位的压迫固定法固定。必要时,让患者卧床,肩外展90°作上肢皮肤牵引,2～3周后,改用三角巾悬吊。

4.喙突骨折

复位后可仅用三角巾悬吊。骨折固定后,要定期检查固定的松紧度,因三角巾较易松动,应及时给予调整,以起到扶托作用。腋窝内垫以圆柱形棉花垫或布卷、竹管者,必须注意有无神经或血管压迫症状,必要时应重新固定,以解除压迫。

(三)医疗练功

肩胛骨骨折为临近关节骨折或关节内骨折,应强调早期练功活动。肩胛骨与胸壁之间虽无关节结构,但活动范围较广,与肩关节协同作用而增加肩部活动,因此早期进行练功活动,可以避免肩关节功能障碍发生。固定后即应开始进行手指、腕、肘等关节的屈伸活动和前臂旋转的功能锻炼。肩胛颈骨折严重移位者,早期禁止做患侧上肢提物和牵拉动作。2~3周后,用健手扶持患肢前臂作肩关节轻度活动。对老年患者,应鼓励积极进行练功活动。若固定时间延长或过迟进行练功活动,可使肩胛骨周围软组织发生粘连,影响肩关节功能恢复,老年患者尤为明显。肩胛盂粉碎骨折,常易造成肩关节功能障碍。肩胛骨骨折,只要经过恰当处理,早期进行练功活动,即使严重的骨折,仍可恢复较好的功能。

(四)手术治疗

肩胛骨骨折多数情况下采用手法复位或外展牵引治疗,极少需内固定治疗,但对于以下5种情况,均可采用切开复位内固定:①关节盂骨折,盂肱关节不稳定,即关节盂骨折损害关节表面1/4以上时。②肩峰骨折移位明显,向下倾斜或侵入肩峰下间隙,影响肩外展功能。③喙突骨折晚期可致疼痛,合并肩锁关节脱位或臂丛神经损伤。④肩胛颈骨折移位,肩盂倾斜角度大,易致脱位或半脱位。⑤肩胛冈及其下方肩胛骨骨折,骨突顶压胸壁者。

根据骨折部位和类型,采用内侧缘切口、肩胛冈切口或"L"形切口,避免损伤肩胛上神经和动脉、肩胛背神经和颈横动脉降支。对喙突、肩峰部骨折多采取克氏针固定,对肩胛颈、冈部基底及外侧边缘骨折,可采用接骨板、克氏针或钢丝固定。采用重建钢板治疗不稳定性肩胛骨粉碎骨折可取得较好的疗效,采用后侧弯形切口,起自肩峰,平行于肩胛冈外侧2/3,再弧形弯肩胛骨下角,将三角肌起点处切断,沿冈下肌与小圆肌间隙分离,横行切开关节囊,显示骨折处,直视下将骨折复位,AO重建钢板固定,术后3周开始功能锻炼。

(五)药物治疗

早期骨折,气滞血瘀较甚,治疗宜活血祛瘀、消肿止痛,内服药可选用活血止痛汤或活血祛瘀汤加川芎、钩藤、泽兰,外敷消肿止痛膏或双柏散。中期宜和营生新、接骨续损,内服药可用生血补髓汤或正骨紫金丹,外敷接骨膏或接骨续筋药膏。后期宜补气血、养肝肾、壮筋骨,内服药可选用肢伤三方或右归丸等,外敷坚骨壮筋膏或万灵膏。解除固定后宜用舒筋活络中药熏洗或热熨患处,选用海桐皮汤或五加皮汤。

四、合并症、并发症

(一)神经血管损伤

较为常见,因肩胛上神经绕行通过冈上切迹、腋神经和血管绕过肱骨颈,所以术中易伤及此血管神经束。但只要术中注意探清冈盂切迹,钢板不超长以免侵入冈盂切迹压迫或磨损肩胛上神经即可。

(二)骨折延迟愈合

均发生于体部骨折,主要与血运障碍有关。预防方法为术中尽量少剥离骨膜,移位者予可吸收线缝合;内固定不可靠时,吊带保护3周后辅助被动锻炼,而主动锻炼应推迟到12周以上。

(顾兴菊)

第五节　肩关节脱位

盂肱关节是肱骨头与肩盂构成的关节,通常称为肩关节。肩关节脱位占全身脱位的40％以上,男性多于女性。肩关节脱位分前脱位和后脱位,以前者较多见。新鲜脱位处理不及时或不妥,往往转变为陈旧性脱位,脱位通常可伴有骨折。

一、病因病理与分类

(一)肩关节前脱位

1.新鲜性、外伤性肩关节前脱位

多由间接暴力引起,极少数为直接暴力所致。患者侧向跌倒,上肢呈高度外展、外旋位,手掌或肘部着地,地面的反作用力由下向上,经手掌沿肱骨纵轴传递到肱骨头,肱骨头向肩胛下肌与大圆肌的薄弱部分冲击,将关节囊的前下部顶破而脱出,加之喙肱肌、冈上肌等的痉挛,将肱骨头拉至喙突下凹陷处,形成喙突下脱位。若外力继续作用,肱骨头可被推至锁骨下部,形成锁骨下脱位。若暴力强大,则肱骨头冲破肋间进入胸腔,形成胸腔内脱位。跌倒时,上肢过度上举、外旋、外展,肱骨外科颈受到肩峰冲击而成为杠杆的支点,由于杠杆的作用迫使肱骨头向前下部滑脱,造成盂下脱位,但往往因为胸大肌和肩胛下肌的牵拉,而滑至肩前部,转为喙突下脱位(图8-9)。

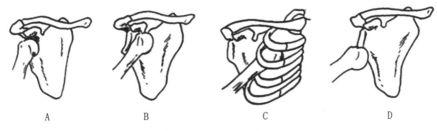

图8-9　肩关节脱位类型
A.喙突下;B.锁骨下;C.胸内;D.盂下

肩关节脱位后的病理变化,主要为肩关节囊的破裂和肱骨头的移位,也有破裂在盂唇处不易愈合,可为习惯性脱位的原因。肱骨头由于胸大肌的作用发生内旋,加之肩关节囊及其周围的韧带及肌肉的作用,使肱骨头紧紧抵卡于肩胛盂或喙突的前下方,严重者可抵达锁骨下方,使肱骨呈外展内旋及前屈位弹性畸形固定,丧失肩关节的各种活动功能。

2.陈旧性肩关节前脱位

因处理不及时或不当,超过3周以上者为陈旧性脱位。其主要病理变化是关节周围和关节腔内血肿机化,大量纤维性瘢痕结缔组织充满关节腔内,形成坚硬的实质性纤维结节,并与关节盂、肩袖和三角肌紧密相连,增加了肱骨头回纳原位的困难,挛缩的三角肌、肩胛下肌、背阔肌、大圆肌及胸大肌亦阻碍肱骨头复位。合并肱骨大结节骨折者,骨块畸形愈合,大量骨痂引起关节周围骨化,关节复位更加不易。

3.复发性肩关节前脱位

一般是指在首次外伤发生脱位之后,在较小的外力作用下在某一位置使盂肱关节发生再脱位。此类脱位与随意性脱位不同,再次脱位时一般均伴有程度不同的疼痛与功能障碍,并且不能自行复位。

首次盂肱关节脱位常常导致关节囊松弛或破坏,盂唇撕脱,盂肱中韧带损伤。关节稳定复合结构的损伤导致了关节稳定装置的破坏,使脱位容易再次发生。此外骨性结构的破坏,包括肱骨头后上方压缩骨折形成的骨缺损及肩盂骨折缺损,也导致盂肱关节不稳定和复发性脱位倾向。

(二)肩关节后脱位

肩关节后脱位极少见,可由间接暴力或直接暴力所致。直接暴力系从前侧向后直接打击肱骨头,使肱骨头冲破关节囊后壁和盂唇软骨而滑入肩胛冈下,形成后脱位,常伴有肱骨头前侧凹陷骨折或肩胛冈骨折。间接暴力引起者,系上臂强力内旋跌倒手掌撑地,传导暴力使肱骨头向后脱位。

肩关节后脱位的病理变化主要是关节囊和关节盂后缘撕脱,同时伴有关节盂后缘撕脱骨折及肱骨头前内侧压缩性骨折,肱骨头移位于关节盂后,停留在肩峰下或肩胛冈下。

二、临床表现与诊断

(一)前脱位

1.新鲜性、外伤性肩关节前脱位

肩关节前脱位均有明显的外伤史,肩部疼痛、肿胀及功能障碍等一般损伤症状。

体征:因肱骨头向前脱位,肩峰特别突出形成典型的"方肩"畸形,同时可触及肩峰下有空虚感,从腋窝可摸到前脱位的肱骨头。上臂有明显的外展内旋畸形,并呈弹性固定于这种畸形位置。伤侧肘关节的内侧贴着胸前壁,伤肢手掌不能触摸健侧肩部,即"搭肩试验"阳性的表现。测量肩峰到肱骨外上髁长度时,患肢短于健肢(但盂下脱位则长于健肢)。直尺试验阳性。

X线片检查:可以确诊肩关节前脱位,并能检查有否骨折发生。

2.陈旧性肩关节前脱位

以前有外伤史,患侧的三角肌萎缩,"方肩"畸形更加明显,在盂下、喙突下或锁骨下可摸到肱骨头,肩关节各方向运动均有不同程度的受限。搭肩试验、直尺试验阳性。

3.复发性肩关节前脱位

首次外伤性肩关节脱位史或反复脱位史,肱骨头推挤试验存在前方不稳定征象,被动活动关节各方向活动度一般不受限。向下牵拉,存在下方不稳定表现。肩盂前方存在局限性压痛。恐惧试验阳性,当被动外旋后伸患臂时,患者出现恐惧反应。X线诊断:在脱位时摄取前后位和盂肱关节轴位X线片可以明确显示肱骨头的前方或前下脱位,肱骨的内旋位摄片能显示肱骨头后上方缺损,轴位X线片可显示肩盂前方骨缺损。

(二)肩关节后脱位

临床症状不如肩关节前脱位明显,常延误诊断,最明显的临床表现为肩峰异常突出,从伤侧侧面观察,伤肩后侧隆起,前部平坦,上臂呈内收内旋位,外展活动明显受限制,在肩关节后侧肩胛冈下可摸到肱骨头,肩部前侧空虚。X线正位片示盂肱关节大致正常,但仔细研究可发现,肱骨头呈内旋位,大结节消失,肱骨头与肩胛盂的半月形阴影消失,肱骨头与肩胛盂的关系显示移位。轴位X线片可显示肱骨头向后移位,肱骨头的前内侧变平或凹陷,或肩胛冈骨折。再结合肩部外伤史即可确诊。

三、治疗

(一)非手术治疗

1.新鲜肩关节前脱位

新鲜肩关节前脱位的治疗原则应当是尽早行闭合复位,不仅可及时缓解患者痛苦,而且易于复位。一般复位前应给予适当的麻醉。复位手法分为以牵引手法为主或以杠杆方法为主两种。一般以牵引手法较为安全,利用杠杆手法较易发生软组织损伤及骨折。

(1)牵引推拿法:患者仰卧,用布带绕过胸部,一助手向健侧牵拉,另一助手用布带绕过腋下向上向外牵引,第三助手紧握患肢腕部,向外旋转,向下牵引,并内收患肢。三助手同时徐缓、持续不断地牵引,可使肱骨头自动复位。若不能复位,术者可用一手拇指或手掌根部由前上向外下,将肱骨头推入关节盂内。第三助手在牵引时,应多作旋转活动,一般均可复位。此法简单,效果好,危险性小,最为常用。通过牵引,使脱出的肱骨头逐渐离开锁骨下、喙突下或关节盂下,到达关节囊的破裂口处,通过手法使肱骨头回纳复位(图 8-10)。

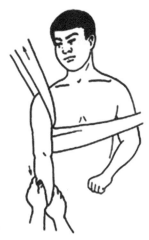

图 8-10　牵引推拿法

(2)手牵足蹬法:术者立于患侧,双手握住患侧腕部,用一足背外侧(右侧脱位用右足,左侧脱位用左足)置于腋窝内。术者在双肘、双膝伸直,一足着地,另一足蹬住腋窝的姿势下,在肩外旋、稍外展位,缓慢有力地向下牵引患肢,然后内收、内旋,充分利用足背外侧为支点的杠杆作用,将肱骨头撬入关节盂内。当有回纳感时,复位即告成功。复位时,足背外侧尽量顶住腋窝底部,动作要徐缓,不可使用暴力,以免腋部血管、神经损伤。若复位不成功时,多为肱二头肌长头腱阻碍而不能复位,可将患肢向内、外旋转,使肱骨头绕过肱二头肌长头腱,再进行复位,可获成功(图 8-11)。

(3)拔伸托入法:患者取坐位,第一助手立于患者健侧肩后,两手斜形环抱固定患者作反牵引,第二助手一手握肘部,一手握腕上,向外下方牵引,用力由轻而重,持续 2~3 分钟,术者立于患肩外侧,两手拇指压其肩峰,其余手指插入腋窝内,在助手对抗牵引下,术者将肱骨头向外上方钩托,同时第二助手逐渐将患肢向内收、内旋位牵拉,直至肱骨头有回纳感觉,复位即告完成。此法安全易行,效果好,适用于各型肩关节脱位,是临床上常用的方法之一(图 8-12)。

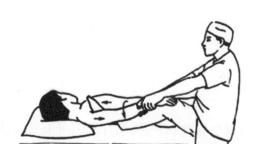

图 8-11　手牵足蹬法

　　(4)椅背整复法：让患者坐在靠背椅上，用棉垫置于腋部，保护腋下血管、神经免受损伤。将患肢放在椅背外侧，腋肋紧靠椅背，一助手扶住患者和椅背，起固定作用，术者握住患肢，先外展、外旋牵引，再逐渐内收，并将患肢下垂，内旋屈肘，即可复位成功。此法是应用椅背作为杠杆支点整复肩关节脱位的方法，适用于肌肉不发达、肌力较弱的肩关节脱位者。

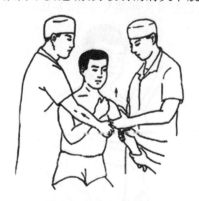

图 8-12　拔伸托入法

　　(5)膝顶推拉法：让患者坐在凳上，以左肩脱位为例，术者立于患侧，左足立地，右足踏在坐凳上，右膝屈曲<90°，膝部顶于患侧腋窝，将患肢外展 80°～90°，并以拦腰状绕过术者身后，术者以左手握其肘部，右手置于肩峰处，右膝顶，左手拉，当肱骨头达到关节盂时，右膝将肱骨头向上用力一顶，即可复位。此法适用于脱位时间短、肌力较弱的患者。此法术者一人操作即可，不需助手协助(图 8-13)。

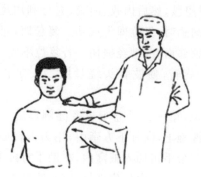

图 8-13　膝顶推拉法

（6）牵引回旋法：患者仰卧位或坐位，术者立于患侧，以右肩关节前脱位为例。术者以右手握肘部，左手握腕上部，将肘关节屈曲，以下分四步进行（图8-14）。

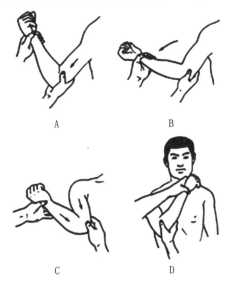

图8-14　牵引回旋法整复肩关节脱位
A.外展；B.外旋；C.内收；D.内旋

右手沿上臂方向向下徐徐牵引，并轻度外展，使三角肌、喙肱肌、胸大肌等肌肉松弛，将肱骨头拉至关节盂上缘。

在外旋牵引位下，逐渐内收其肘部，使之与前下胸壁相接，使肩胛下肌等松弛，此时肱骨头已由关节盂的前上缘向外移动，至关节囊的破口处。

使上臂高度内收，有时会感到"咯噔"声遂即复位。

将上臂内旋，并将手放于对侧肩部，肱骨头可通过扩大的关节囊破口滑入关节盂内，并可闻及入臼声，复位即告成功。此法适用于肌力较弱的患者或习惯性脱位者。由于此法应力较大，肱骨外科颈受到相当大的扭转力，因此操作宜轻稳、谨慎，若用力过猛，可引起肱骨外科颈骨折，尤其是骨质疏松的老年患者更应注意。

脱位整复成功的表现是"方肩"畸形消失，肩部丰满，与对侧外观相似，腋窝下、锁骨下、喙突下等扪不到肱骨头，搭肩试验阴性，直尺试验阴性，肩关节被动活动恢复正常功能。X线片表现肱骨头与关节盂的关系正常。

若手法复位确有困难，应认真考虑阻碍复位的原因：如肱二头肌长腱套住肱骨头阻碍复位；撕破的关节囊成扣眼状阻碍肱骨头回纳；骨折块阻拦脱位整复；脱位时间较长，关节附近粘连尚未松解；患者肌肉发达，牵引力不够大，未能有效对抗痉挛的肌肉收缩力；麻醉不够充分，肌肉的紧张未松弛，或手法操作不当等因素。当遇到此等情况时，再次施行整复时应更换手法，反复内、外旋并改变方向，切不可粗暴操作、用力过猛。

2.陈旧性肩关节脱位

治疗陈旧性脱位，应以手法复位为首选方法。手法整复疗效虽佳，但必须严格选择病例，谨慎从事，因手法复位时处理不当，还可能发生肱骨外科颈骨折、臂丛神经损伤等严重并发症。故应根据患者的具体情况，认真分析，仔细研究，区别对待。老年患者，脱位时间较长，无任何临床症状者,不采取任何治疗;年龄虽在 50 岁左右,体质强壮,脱位时间超过 2 个月以上,但肩关节外展达 70°～80°者,亦可听其自然,不做治疗;年龄虽轻,脱位时间超过 2～4 个月,但伴有骨折,或大量瘢痕组织形成者,不宜采用手法复位,应行手术切开复位。

(1)适应证与禁忌证:陈旧性肩关节前脱位,在 3 个月以内,无明显骨质疏松者,可试行手法复位;年轻体壮者,可试行手法复位;年老体弱者禁用手法整复。脱位的肩关节仍有一定活动范围,可手法整复;相反,脱位的关节固定不动者,禁用手法复位。经 X 线照片证实,未合并骨折,或关节内外无骨化者,可试行手法复位。肩关节脱位无合并血管、神经损患者,可手法整复。

(2)准备:持续牵引、脱位整复前,先作尺骨鹰嘴牵引 1～2 周,牵引重量 3～4 kg,以冀将脱出的肱骨头拉到关节盂附近以便于复位。在牵引期间,每天配合中药熏洗、推拿按摩,施行手法时,可暂时去掉牵引,以拇指推揉,拇、食指提捏等手法,提起三角肌、胸大肌、肩胛下肌、背阔肌、大圆肌等,然后,以摇转、扳拉等手法,加大肩关节活动范围,反复操作数次,逐步解除肩关节周围肌肉的痉挛,松解关节周围的纤维粘连,使痉挛组织延伸、肱骨头活动范围加大。若脱位时间短、关节活动范围较大,可以不做持续牵引。

(3)手法松解:粘连松解是否彻底,是整复手法能否成功的关键。患者仰卧于手术台上,在全麻或高位硬膜外麻醉下,助手固定双肩,术者一手握患肢肘部,一手握伤肢腕部,屈肘 90°作肩关节的屈、伸、内收、外展、旋转等各方向被动活动。术者须耐心、细致,动作持续有力,范围逐渐增大,使粘连彻底松解,痉挛的肌肉彻底松弛、充分延伸,肱骨头到达关节盂边缘,以便于手法整复。术者在松解粘连时,切不可操之过急,否则,可引起骨折,或血管、神经损伤。

(4)复位:复位一般采用卧位杠杆复位法,患者取仰卧位,第一助手用宽布带套住患者胸廓向健侧牵引;第二助手立于床头,一手扶住竖立于手术台旁的木棍,另一手固定健侧肩部;第三助手双手握患肢腕关节上方,牵引下逐渐外展到 120°左右;术者双手环抱肱骨大结节处。三个助手协调配合用力,当第三助手在牵引下徐徐内收患肢时,术者双手向外上方拉肱骨上端,同时利用木棍当杠杆的支点,迫使肱骨头复位(图 8-15)。复位前,木棍与患臂的接触部位,用棉花、绷带包绕,以免木棍损伤皮肉。在复位过程中,木棍要紧靠胸壁,顶住腋窝,各方用力要适度,动作要缓慢、协调一致,密切配合,避免造成肱骨外科颈骨折及并发血管、神经损伤。

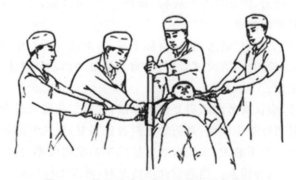

图 8-15　陈旧性肩关节脱位卧位杠杆复位法

3.习惯性肩关节脱位

复发性肩关节脱位,一般可自行复位,或轻微手法即可复位,可参考新鲜性脱位复位手法。

4.肩关节后脱位

治疗比较简单,一般采用前脱位的牵引推拿法。将上臂轻度前屈、外旋牵引,肱骨头即可复位。

复位满意后，一般采用胸壁绷带固定，将患侧上臂保持在内收、内旋位，肘关节屈曲60°～90°，前臂依附胸前，用绷带将上臂固定在胸壁。前臂用颈腕带或三角巾悬吊于胸前。固定时间2～3周，固定时于腋下和肘部内侧放置纱布棉垫，将胸壁与上臂内侧皮肤隔开，防止因长期接触而发生皮炎、糜烂。固定宜妥善、牢固，限制肩关节外展、外旋活动。固定时间要充分，使破裂的关节囊得到修复愈合，预防以后形成习惯性脱位。

若是合并肱骨外科颈骨折，则采用肱骨外科颈骨折的治疗方法进行固定，视复位后的肱骨头处于何种位置而采用相应的办法。

若是新鲜性肩关节后脱位，复位后，用肩"人"字石膏固定上臂于外展40°、后伸40°和适当外旋位，3周后去除固定。

固定后即鼓励患者作手腕及手指练功活动，新鲜脱位，1周后去绷带，保留三角巾悬吊前臂，开始练习肩关节前屈、后伸活动；2周后去除三角巾，开始逐渐作关节向各方向的主动功能锻炼，如左右开弓、双手托天、手拉滑车、手指爬墙等运动，并配合按摩、推拿、针灸、理疗等，以防肩关节周围组织粘连和挛缩，加快肩关节功能恢复。但是，在固定期间，必须禁止上臂外旋活动，以免影响软组织修复。固定去除后，禁止做强力的被动牵拉活动，以免造成软组织损伤及并发骨化性肌炎。陈旧性脱位，固定期间应加强肩部按摩、理疗。

(二)手术治疗

习惯性肩关节前脱位的手术治疗，常用的手术方法有以下几种。

1.肩胛下肌及关节囊重叠缝合术

修复关节囊增强关节前壁的方法。患者体位、手术切口及关节暴露途径均与前一手术方法同。当手术显露肩胛下肌时，检查肩胛下肌有无萎缩、损伤及瘢痕形成的情况，于肩胛下肌小结节附着点2cm左右处断开，检查关节囊前壁破裂或损伤情况，并仔细进行修复或重叠缝合。此时将肱骨内收内旋位，以便重叠缝合肩胛下肌。肩胛下肌缝合重叠长度，根据肩胛下肌肌力情况或要求限制肩外展外旋情况而定，一般重叠1.5cm，再将喙肱肌腱及肱二头肌短头腱缝合固定于喙突，依次缝合伤口各层组织。术后用外展架将伤肢固定于外展50°～60°，前屈45°位，1～2天拔除负压引流，10天拆除缝线，3～4周拆除外展架，开始功能锻炼，并向患者讲清楚以后在工作和生活中要注意伤肢不能过度外展外旋，以防复发。此法效果不佳，故现已很少运用。

2.肩胛下肌止点外移术

肩胛下肌止点外移术亦是修复关节囊增强前壁的方法。肩关节显露途径与前法相同，当手术显露肩胛下肌时，检查肩胛下肌的情况，并自其止点处切下，使肩胛下肌外端游离，进一步检查关节囊，将肱骨内收内旋，在肱骨大结节处切开骨膜，将肩胛下肌外端外移缝合固定于肱骨大结节处，以增强其张力，再将喙肱肌腱及肱二头肌短头腱缝到喙突，逐层缝合，术后处理与前法同。

3.肱二头肌长头腱悬吊术

此手术是增强肱骨头稳定性的方法。患者体位、手术切口和显露同上，将肱骨内收内旋，用拉钩向两侧牵开肱二头肌短头腱、喙肱肌腱和三角肌，显露肱骨小结节、肱二头肌长头腱和肩胛下肌，将喙肱韧带于靠近大结节处切断，并充分分离，再将肱二头肌长头腱在肱骨大小结节下方切断，远端向下牵开，提起近侧端，并沿其走向切开关节囊，直到找出肱二头肌长头腱近端的附着点。将喙肱韧带缝包在长头腱近端的外面，加强其牢固强度，以免以后劳损或撕裂，肱二头肌长头腱的两端各用粗丝线双重腱内"8"字形缝合，并从腱的断面引出丝线备用，然后将肱骨略内收，用骨钻从肱骨结节间沟的大小结节下方,对准肱二头肌长头腱近侧端附着点钻一孔,将肱二头肌长头腱近端及其包绕的喙肱韧带,从钻孔拉出到肱骨结节间沟外,再将肱二头肌长头腱的远近两端缝合在一起,或断端分别缝合在骨膜上,再缝合关节囊,逐层缝合切口各层组织。术后用外展架将伤肢固定于外展 50°～60°,前屈 45°位,其他手术处理与前法同。

4.Bankart 手术

此手术方法是修复盂唇及关节囊的方法。患者体位、手术切口和关节显露方法均与前同。当切断并向内翻肩胛下肌后,外旋肱骨即显露关节囊的前侧,检查后在小结节内 2 cm 左右处弧形切开关节囊前侧壁,显露肱骨头,检查盂唇和关节囊可发现破损。用特制的弯钩形锥,在肩胛盂前内缘等距钻成三四个孔,用粗丝线将切开的关节囊的前外缘缝合固定盂唇部,再将关节囊的前内缘重叠缝合于关节囊上,此法缝合关节囊既紧缩关节囊,又加强了关节囊,也使盂唇稳定。修复肩胛下肌、喙肱肌腱及肱二头肌短头腱,检查冲洗创口,逐层缝合切口各层组织,术后用外展架将伤肢固定于肩外展 50°～60°,前屈 45°位,其他术后处理与前法同,此种手术方法修复病变部位,临床效果较佳。

(三)中药治疗

新鲜脱位,早期患处瘀肿、疼痛明显者,宜活血祛瘀、消肿止痛,内服舒筋活血汤、活血止痛汤等,外敷活血散、消肿止痛膏;中期肿痛减轻,宜服舒筋活血、强壮筋骨之剂,可内服壮筋养血汤、补肾壮筋汤等,外敷舒筋活络药膏;后期体质虚弱者,可内服八珍汤、补中益气汤等,外洗方可选用苏木煎、上肢损伤洗方等,煎水熏洗患处,促进肩关节功能的恢复。陈旧性脱位,内服中药应加强通经活络之品,加用温通经络之品外洗,以促进关节功能恢复。复发性脱位者,应提早补肝肾、益脾胃,以强壮筋骨。对于各种合并症,有骨折者,按骨折三期辨证用药;有合并神经损伤者,应加强祛风通络之品,重用地龙、僵蚕、全蝎等;有合并血管损伤者,应重用活血祛瘀通络之药,或合用当归四逆汤加减。

四、合并症、并发症

肩关节脱位最常见的并发症有创伤性关节炎、肩关节粘连、肱骨头坏死、复发性脱位等,但只要治疗得当,这些并发症均可避免。

(顾兴菊)

第六节 肩 袖 撕 裂

肩袖是由冈上肌、冈下肌、肩胛下肌及小圆肌组成。肩袖肌群起自肩胛骨不同部位,经盂肱关节的前、后、上、下,止于肱骨近侧的大、小结节部位,形成袖套样结构,冈上肌起自肩胛骨冈上窝,经盂肱关节上方,止于肱骨大结节近侧,由肩胛上神经支配。主要功能是上臂外展,并固定肱骨头于肩盂上,使肩肱关节保持稳定。冈下肌起自肩胛骨冈下窝,经盂肱关节的后方止于大结节外侧面中部,也属肩胛上神经支配,其功能是使肩关节外旋。肩胛下肌起自肩胛下窝,经盂肱关节前方止于肱骨小结节前内侧,受肩胛下神经支配,具有内旋肩关节的功能。小圆肌起自肩胛骨外侧缘后面,经盂肱关节后方止于肱骨大结节的后下方,属腋神经支配。其功能也是使臂外旋。

冈上肌和肩胛下肌由于其解剖上的特点,容易受到损伤。肩关节内收、外展、上举及后伸等活动,冈上肌、肩胛下肌的肌腱在肩喙突下往复移动,易受夹挤、冲撞而致损伤。冈上肌腱在大结节止点近侧的终末端1 cm范围内是多血管区,即危险区域,是退变和肌腱断裂的好发部位。

一、病因病理与分类

肩袖撕裂的病因除了解剖及病理上的因素以外,肩袖的损伤以及肩袖本身的退变也是其主要原因。损伤包括急性创伤和慢性累积性损伤二类。前者多见于青壮年,往往在体育运动或劳动作业中发生。后者则多发生于老年患者,在肌腱退变的基础上,累积性损伤同样导致肌腱断裂。

肩袖损伤按其损伤程度可分为挫伤、不完全断裂及完全断裂3类。

挫伤:指肩袖受到挤压、撞击、牵拉造成肩袖肌腱水肿、充血,乃至纤维变性,此种损伤一般是可复性的。其表面的肩峰下滑囊可伴有相应的损伤性炎症反应,滑液囊有渗出性改变。

不完全性肌腱断裂:是肩袖肌腱纤维的部分断裂。可发生于冈上肌腱的滑囊面(上面)、关节面(下面)以及肌腱内。不完全性肌腱断裂如处理不当将发展为完全性断裂。

完全性肌腱断裂:指肌腱的全层断裂,是肌腱的贯通性破裂。可发生于冈上肌、肩胛下肌、冈下肌。小圆肌较少发生,以冈上肌为最多见,冈上肌和肩胛下肌腱同时被累及也不少见。

根据肌腱断裂范围可分成3型:①广泛断裂:范围累及2个或2个以上的肌腱。②大型断裂:单一肌腱断裂,长度大于肌腱横径的1/2。③小型断裂:单一肌腱,范围小于肌腱横径1/2。

上述肩袖断裂,其裂口方向与肌纤维方向呈垂直,称作肩袖的横形断裂。若裂口方向与肌纤维方向一致,则属于纵形断裂。肩袖间隙分裂也属于纵形撕裂,是肩袖损伤的一种特殊类型。

一般认为3周以内的损伤属于新鲜损伤,3周以上属于陈旧性损伤。新鲜的断裂肌腱断端不整齐,肌肉水肿,组织松脆,肩肱关节腔内有渗出。陈旧性断裂则肌腱残端已形成瘢痕,光滑圆钝,比较坚硬,关节腔有少量纤维素样渗出物,大结节近侧的关节面裸区被血管翳或肉芽组织覆盖。

二、临床表现与诊断

(一)临床表现

有急性损伤史或重复的损伤及累积性劳损史。肩前方痛,累及三角肌前方及外侧。急性期疼痛剧烈,持续性;慢性期为自发性钝痛。疼痛在肩部活动后或增加负荷后加重。屈肘90°使患臂作被动外旋及内收动作,肩前痛加重。往往夜间症状加重。压痛位于肱骨大结节近侧或肩峰下间隙。

(二)临床检查方法

(1)上举功能障碍:有肩袖大型断裂的患者,上举及外展功能均明显受限。外展及前举范围<45°。

(2)臂坠落试验(Arm drop sign)阳性。

(3)撞击试验(Impingement test)阳性:患肩被动外展30°,前屈15°~20°,向肩峰方向叩击尺骨鹰嘴,使大结节与肩喙穹之间发生撞击,肩峰下间隙出现明显疼痛为阳性。

(4)盂肱关节内摩擦音:盂肱关节在被动或主动运动中出现摩擦或砾轧音,常由肩袖断端瘢痕引起。少数病例在运动时可触及肩袖断端。

(5)疼痛弧征:患臂外展上举 60°~120°范围出现疼痛为阳性。但仅对肩袖挫伤及部分撕裂的患者有一定诊断意义。

(6)肌肉萎缩:病史超过 3 周,肩周肌肉出现不同程度的萎缩,以冈上肌、冈下肌及三角肌最常见。

(7)关节继发性挛缩:病程超过 3 个月以上,肩关节活动范围有程度不同的受限。以外展、外旋、上举受限程度较明显。

(三)诊断要点

对肩袖断裂作出正确的临床诊断并非易事。对凡有外伤史的肩前方疼痛伴大结节近侧或肩峰下区域压痛的患者,若合并存在下述 4 项中任何 1 项阳性体征,都应考虑肩袖撕裂的可能性。

(1)臂坠落试验阳性。

(2)撞击试验阳性。

(3)盂肱关节内摩擦音。

(4)举臂困难或 60°~120°阳性疼痛弧征。

如同时伴有肌肉萎缩或关节挛缩,则表示病变已进入后期阶段。

(四)辅助诊断

1.X 线诊断(图 8-16)

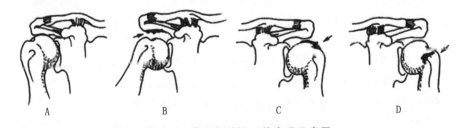

图 8-16 肩袖断裂的 X 线表现示意图

A.肩峰下间隙狭窄;B.肩峰下骨赘;C.大结节骨赘;D.大结节骨质增生

(1)X 线平片对本病诊断无特异性:肩袖断裂可促使肱骨头上移,使肩峰下间隙狭窄。部分病例大结节部皮质骨硬化,表面不规则,松质骨萎缩,骨质稀疏。此外,X 线平片对是否存在肩峰位置异常,肩峰下关节面硬化、不规则,以及大结节异常等撞击征因素提供依据。在上举位摄取前后位 X 线片,可直接观察大结节与肩峰的相对关系。X 线平片检查还有助于排除和鉴别肩关节骨折、脱位及其他骨、关节疾病。

(2)关节造影(图 8-17):穿刺部位:喙突尖的外侧及下方各 1 cm 处,局部浸润麻醉后作盂肱关节腔穿刺。如针尖已进入盂肱关节间隙或注射 1 mL 造影剂,见造影剂均匀弥散于肱骨头及盂肱间隙,穿刺即告成功,把其余造影剂徐徐注入,直至盂肱关节囊的腋下皱襞、肱二头肌长头腱鞘及肩胛下肌下滑液囊均已显影为止。若发现造影剂外溢,出现于肩峰下间隙或三角肌下滑囊内侧说明肩袖存在破裂,造影剂通过肩袖破裂孔从盂肱关节腔溢出,进入肩峰下滑囊或三角肌下滑囊,即可证实肩袖的完全性破裂。该方法是比较直接与可靠的诊断方法。也可采用碘造影剂和空气混合的双重对比造影方法,一般注入造影剂5~6 mL,过滤空气 20~25 mL。双重对比造影对肩袖的关节面侧能更清晰的显示,对肩袖关节面侧部分肌腱断裂的诊断有一定帮助。关节造影术应严格遵循无菌操作,有碘过敏史者禁忌使用碘剂造影。

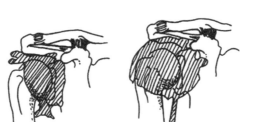

图 8-17　肩袖破裂造影剂外溢示意图
A.进入肩峰下滑囊；B.进入三角肌下滑囊

造影摄片一般摄取臂下垂位的盂肱关节内旋及外旋位,臂外展上举位的内旋、外旋位以及在轴位摄取盂肱关节内旋及外旋位,共 6 个位置。也可在上臂被动运动过程中发现最清晰、最典型的造影图像予以摄录。肩关节造影对确定肩袖完全性破裂,作出鉴别诊断是一种可靠、安全的方法。

2.超声诊断方法

超声诊断属于非侵入性诊断方法,简便、可靠,能重复检查。对肩袖损伤能作出清晰分辨。肩袖挫伤可见肩袖水肿、增厚。部分断裂则显示肩袖缺损或萎缩变薄。完全性断裂能显示断端及裂隙以及缺损的范围。

3.关节镜检查

由后方入路能观察盂肱关节腔的前壁——肩胛下肌腱及上壁——冈上肌腱。能直接观察肩袖破裂的部位及范围,发现关节内的一些继发性病理变化,是一种直接的诊断方法。

三、治疗

对于新鲜和比较小的肩袖断裂采用非手术方法治疗极为有效。一般应以非手术方法治疗 3 周,肩部肌力和外展活动程度均有增加,可不必手术,应再继续治疗 2 个月。若 3 周后肌力和外展均不满意,可考虑手术治疗。

(一)手法与固定

治疗方法的选择取决于肩袖损伤的类型以及损伤时间。手法治疗用于肩袖挫伤,部分性肩袖断裂和完全性肩袖断裂的急性期。

1.肩袖挫伤的手法治疗方法

包括休息、三角巾悬吊、制动 2～3 周,同时进行局部物理治疗。疼痛剧烈的患者可采用 1% 利多卡因加激素作肩峰下间隙或盂肱关节腔内注射,有较好的止痛作用。疼痛减轻之后即开始做功能康复训练。

2.固定方法

肩袖断裂急性期采用卧位,上肢卧位牵引持续 3 周,牵引同时作床旁物理治疗。2 周后,每天间断解除牵引 2～3 次,行肩、肘部功能练习,防止关节僵硬。也可在卧床零位牵引 1 周后,改用零位肩"人"字石膏固定,便于下地活动。零位牵引有利于冈上肌腱在低张力下得到修复和愈合,去除牵引之后也有助于利用肢体重力促进关节功能康复。

(二)医疗练功

早期宜做握拳和腕部练功,解除固定后应积极练习肩部功能。

(三)药物治疗

1.内服药

血瘀气滞证:肩部肿胀,或有皮下瘀血,刺痛不移,夜间痛剧,关节活动障碍。舌暗或瘀点,脉弦或沉涩,治以活血祛瘀、消肿止痛,方用活血止痛汤。

肝肾亏损证:无明显外伤史或轻微扭伤日久,肩部酸困无力,活动受限,肌肉萎缩。舌淡,苔薄白,脉细或细数。治以补益肝肾、强壮筋骨,方用补肝肾汤加减。

血不濡筋证:伤后日久未愈,肌萎筋缓,肩部活动乏力,面色苍白少华。舌淡苔少,脉细。治以补血荣筋,方用当归鸡血藤汤。

2.外用药

可外敷消瘀止痛药膏等。中后期可用外擦剂或腾洗剂。

(四)手术治疗

适应证是肩袖的大型撕裂及非手术治疗无效的肩袖撕裂。经 4～6 周非手术治疗或卧位牵引制动,肩袖急性炎症及水肿已消退,未能愈合的肌腱断端形成了坚强的瘢痕组织,有利于进行肌腱的修复和重建。

肩袖修复的手术方法很多,较常用的方法是 Mclaughlin 修复术(见图 8-18)。在外展位使肩袖近侧断端缝合固定于大结节近侧的皮质骨上或在肩袖原止点部位的大结节近侧制成骨槽,使肩袖近侧断端埋入并缝合固定于该槽内。此方法适应证广泛,适用于大型及广泛型的肩袖断裂。

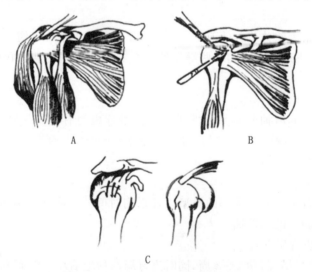

图 8-18　Mclanghlin 肩袖修补手术
A.肩袖修补手术;B.清除周围坏死组织;C.缝合裂
口,将断端 重新固定于大结节近侧骨槽内

为防止术后第二肩关节的撞击和粘连,同时切断喙肩韧带、喙肱韧带,并作肩峰前、外侧部分切除成形术。对有第二肩关节撞击综合征者,第二肩关节成形术是绝对手术指征。此手术的远期效果比较满意,关节功能康复程度高。

此外对于冈上肌腱和冈下肌腱广泛撕裂造成的肩袖缺损,也可用肩胛下肌的上 2/3 自小结节附着部游离,形成肩胛下肌肌瓣,向上转移,覆盖固定于冈上肌与冈下肌位的联合缺损部位。

Debeyre 的冈上肌推移修复法对冈上肌腱的巨大缺损也是一种手术选择方法。在冈上窝游离冈上肌,保留肩胛上神经的冈上肌支及血管束,使整块冈上肌向外侧推移,覆盖肌腱缺损部位,重新固定冈上肌于冈上窝内。

对大型肩袖缺损还可以利用合成物移植进行修复。肩袖缺损修复的患者经过术后物理、康复治疗,肩关节功能也可达到大部分或部分恢复。若不进行手术修复,顺其自然发展,往往造成"肩袖性关节病",肩关节出现不稳定或关节挛缩,导致关节功能的丧失。孙常太用新西兰家兔制作的肩袖缺损动物模型,证实较大范围的肩袖缺损,持续 3 个月以上即可造成关节软骨的营养障碍,滑膜的增生、退化等不可逆性病理变化。因此一旦肩袖撕裂确定,并符合手术指征,即应修复缺损,闭合盂肱关节腔,重建肩袖功能,方可避免关节功能的病变。

(顾兴菊)

第七节　肱骨外上髁炎

肱骨外上髁炎是指因急、慢性损伤而致的肱骨外上髁周围软组织的无菌性炎症。临床上以肘关节外侧疼痛,旋前功能受限为主要特征。本病为劳损性疾病,好发于右侧,并与职业工种有密切关系。常见于从事反复前臂旋前、用力伸腕作业者,如网球运动员、木工、钳工、泥瓦工等。因本病最早发现于网球运动员,故又名"网球肘"。

一、病因病理

肱骨外上髁为肱桡肌及前臂桡侧腕伸肌肌腱的附着处。在前臂旋前位做腕关节主动背位的突然猛力动作,使前臂桡侧腕伸肌强烈收缩,最易造成急性损伤。其病理表现如下。

(1)桡侧腕伸肌肌腱附着处骨膜撕裂、出血、渗出、水肿,引起局部组织发生粘连、机化,或肌腱附着点钙化、骨化等病理改变。

(2)引起前臂腕伸肌群痉挛、挤压或刺激神经导致疼痛。

(3)肘关节囊的滑膜可能嵌入肱桡关节间隙,加剧疼痛。

(4)可能引起桡侧副韧带损伤,从而继发环状韧带损伤,而使疼痛范围扩大,甚至引起尺桡近侧关节疼痛。

(5)由于反复牵拉损伤,使肌腱附着点形成一小的滑液囊,渗出液积聚在囊内,致使囊内压力增高,反射性刺激局部组织和神经末梢,形成固定压痛。

本病属中医伤科"筋节损伤"范畴。肘节外廉为手阳明经筋所络结,其结络之处急、慢性劳伤,累及阳明经筋;或风寒湿邪客犯筋络,致使气血瘀滞,积聚凝结,筋络粘连,壅阻作痛,筋肌拘挛,则屈伸旋转失利。

二、诊断

(一)症状

(1)有急、慢性损伤史。

(2)肘关节桡侧疼痛,牵涉前臂桡侧酸胀痛。轻者症状时隐时现;重者反复发作,持续性疼痛。

（3）前臂旋转,腕背伸、提拉、端、推等活动时疼痛加剧,影响日常生活,如拧衣、扫地、端水壶、倒水等。

（二）体征

（1）肿胀:肱骨外上髁局部肿胀,少数患者可触及一可活动的小滑液囊。

（2）压痛:肱骨外上髁压痛,为桡侧腕短伸肌起点损伤;肱骨外上髁上方压痛,为桡侧腕长伸肌损伤;肱桡关节处压痛,为肱桡关节滑囊损伤;桡骨小头附近压痛,可能为环状韧带或合并桡侧副韧带损伤。可伴有前臂桡侧伸腕肌群痉挛、广泛压痛。

（3）前臂旋前用力时,肱骨外上髁处疼痛明显。

（4）前臂伸肌紧张试验阳性,网球肘试验阳性。

（三）辅助检查

X线摄片检查一般无异常,可排除骨性病变。有时可见钙化阴影或肱骨外上髁处粗糙。

三、治疗

（一）治疗原则

舒筋活血,通络止痛。

（二）手法

滚法、一指禅推法、按法、揉法、拿法、弹拨法、擦法等。

（三）取穴与部位

曲池、曲泽、手三里等穴,肱骨外上髁、前臂桡侧肌群。

（四）操作

（1）患者取坐位或仰卧位,将前臂旋前屈肘放于软枕上。术者站于患侧,用轻柔的滚法从患肘部桡侧至前臂桡外侧往返治疗,可配合按揉法操作。时间3～5分钟。

（2）继上势,在肱骨外上髁部位用一指禅推法和弹拨法交替重点治疗,用拇指按揉曲池、手三里、曲泽、合谷等穴位,手法宜缓和,同时配合沿前臂伸腕肌往返提拿。时间3～5分钟。

（3）继上势,术者一手拇指按压肱骨外上髁处,其余四指握住肘关节内侧部,另一手握住其腕部做对抗牵引拔伸肘关节片刻,然后于肘关节完全屈曲位,前臂旋前至最大幅度时,快速向后伸直肘关节形成顿拉,连续操作3次。目的使滑液囊撕破,以利滑液溢出而吸收。

（4）继上势,在肱骨外上髁部用掌根或鱼际按揉,沿前臂伸腕肌群做按揉弹拨法治疗。时间约3分钟。施术后患者有桡侧三指麻木感及疼痛减轻的现象。

（5）最后,用拇指自肱骨外上髁向前臂桡侧腕伸肌推揉8～10次。以肱骨外上髁为中心行擦法,以透热为度。

四、注意事项

（1）疼痛剧烈者,手法宜轻柔缓和,以免产生新的损伤。

（2）治疗期间应避免做腕部用力背伸动作。

（3）注意保暖,可配合局部湿热敷。

（4）保守治疗无效时,可局部封闭治疗或小针刀治疗。

五、功能锻炼

患者屈患肘,用健侧手拇指按压肱骨外上髁痛点处,做患肢前臂向前向后的旋转活动,使旋转的支点落在肘外侧部。每天 2 次,每次 1～2 分钟。

六、疗效评定

(一)治愈
疼痛消失,持物无疼痛,肘部活动自如。

(二)好转
疼痛减轻,肘部功能改善。

(三)未愈
症状无改善。

(顾兴菊)

第八节　腰椎间盘突出症

腰椎间盘突出症又称腰椎间盘纤维环破裂髓核突出症。它是腰椎间盘退行性变之后,在外力的作用下,纤维环破裂髓核突出刺激或压迫神经根造成腰痛,并伴有坐骨神经放射性疼痛等症状为特征的一种病变。腰椎间盘突出症是临床常见的腰腿痛疾病之一,好发于 20～45 岁的青壮年,男性比女性多见,其好发部位多见于 $L_{4\sim5}$ 和 $L_5\sim S_1$ 之间。

根据本病的疼痛性质应属于中医痛痹范畴,根据本病的疼痛部位应归属于督脉、足太阳经及经筋和足少阳经及经筋的病变。

一、诊断要点

(1)有急、慢性腰部疼痛史。

(2)下腰部疼痛,疼痛沿着坐骨神经向下肢放射,当行走、站立、咳嗽、打喷嚏、用力大便、负重或劳累时疼痛加重,屈髋、屈膝卧床休息后疼痛缓解。

(3)坐骨神经痛常为单侧,也有双侧者,常交替出现,疼痛沿患肢大腿后面向下放射至小腿外侧、足跟部或足背外侧。

(4)检查:①腰部僵硬,脊柱侧弯,腰椎前凸减小或消失。②压痛点:腰椎间隙旁有深度压痛,并引起或加剧下肢放射痛(即腰椎间盘突出的部位);环跳、委中、承山、昆仑等部位压痛。③皮肤感觉异常:小腿外侧及足背部感觉减退或麻木表明第 5 神经根受压;外踝后侧、足底外侧和小趾皮肤感觉减退或麻木,表明 S_1 神经根受压。④直腿抬高试验阳性、屈颈试验阳性、颈静脉压迫试验阳性、踇趾背屈力减弱(L_5 神经根受压)或踇趾跖屈试验性(S_1 神经根受压)、腱反射减弱或消失(膝腱反射减弱或消失表示 L_4 神经根受压,跟腱反射或消失表示骶神经根受压)。⑤X 线摄片检查:X 线平片可见脊柱侧弯或生理前屈消失,椎间隙前后等宽,或前宽后窄,或椎间隙左右不等宽等。⑥CT、MRI 检查:可见腰椎间盘突的部位、大小及与椎管的关系。

二、病因病机

椎间盘是一种富有弹性的软骨组织,位于两个椎体之间。每个椎间盘有髓核、纤维环和软骨板组成。

椎间盘的主要功能是承担与传达压力;吸收脊髓的震荡;维持脊柱的稳定性和弹性。其中髓核是椎间盘的功能基础,纤维环和软骨板均有保护髓核的作用,而软骨板的膜具有渗透作用,可与椎体进行水分交换,以维持随和正常的含水量,保持髓核的半液体状态。

腰椎间盘容易突出有其生理和解剖的原因,后纵韧带具有保护椎间盘的作用,但下达腰部时逐渐变窄,而腰段椎管比颈段胸段粗大,所以腰部椎间盘的纤维环缺乏有力的保护;椎间盘中的髓核位置偏后外侧,而且纤维环前厚后薄,后面缺乏有力的保护;脊柱腰段是承受压力最大的部位,又是活动量最大的部分,所以椎间盘受到牵拉、挤压的力量较大,而保护的力量较小,所以容易突出。

(一)椎间盘退化变性是产生本病的病理基础

随着年龄的增长,以及不断的遭受挤压、牵拉和扭转等外力作用,使椎间盘发生退化变性,髓核含水量逐渐减少而失去弹性,继而使椎间隙变窄、周围韧带松弛或产生纤维环裂隙,形成腰椎间盘突出症的内因。在外力的作用下,髓核可向裂隙出移动或自裂隙处向外突出,刺激或压迫邻近的软组织(脊神经)而引起症状。中医认为"五八肾气衰",或由于劳伤过度,肝肾亏损,筋骨失养,不在隆盛,易被外力所伤,易受外邪侵袭而发病。

(二)外力是引起本病的主要原因

腰在负重的情况下突然旋转,或向前外方的弯腰用力,使腰椎前屈,腹部压力增大,合力向后,推动髓核后移,靠近纤维环后缘。此时,如果向后的合力超过了脊柱后方韧带、肌肉的抵抗力,髓核可突破纤维环的薄弱处而凸出。此种情况多见于从事体力劳动的年轻人。中医认为扭挫闪伤筋脉,血溢脉外,瘀血闭阻,压迫阻滞经络气血的运行,不通而痛,发为本病。

(三)腰背肌劳损是引起本病的辅助条件

脊椎的后方主要有后纵韧带、棘上韧带和棘间韧带以及骶棘肌的保护,限制脊柱过度前屈,防止椎间盘后移。长期持续的弯腰工作,容易造成脊柱后侧肌肉韧带劳损和静力拉伤,使肌肉、韧带乏力,保护作用下降。再加上弯腰时髓核后移,长期挤压纤维环后壁而出现裂隙。在某种不大力的作用下,也可导致髓核从纤维环的裂隙处凸出。这种情况多见于40岁后的非体力劳动者,中医认为"五八肾气衰",腰府失养,易受外力所伤,或劳累过度,耗伤气血,腠理空疏,易受外邪而发病。

(四)受寒是本病的主要诱因

寒冷刺激导致局部血液循环变慢,容易引起肌肉的不协调收缩,使椎间盘压力增大,为本整的发生提供了条件。中医认为感受风寒湿邪,痹阻经脉,气血不通而发病,如《素问·举痛论》曰:"寒气入经而稽迟泣而不行,……客于脉中则气不通,故卒然而痛"。

三、辨证与治疗

(一)辨经络治疗

1.主症

疼痛沿足太阳经放射或足少阳经放射。

2.治则

疏通经络,行气止痛。

3.处方

(1)足太阳经证：L$_{2\sim5}$夹脊穴、阿是穴、秩边、环跳、殷门、阳陵泉、委中、承山、昆仑。

(2)足少阳经证：L$_{2\sim5}$夹脊穴、阿是穴、环跳、风市、阳陵泉、悬钟、丘墟。

操作法：针刺夹脊穴时，针尖略向脊柱斜刺，深度在 40 mm 左右，捻转手法，有针感向下肢传导效果较好。针秩边、环跳进针 60 mm 左右，行提插捻转手法，得气时，有针感沿足太阳经或足少阳经传导为佳。其余诸穴均直刺捻转平补平泻手法或泻法。

4.方义

本方是根据疼痛的部位辨经论治，循经取穴，旨在疏通经气，达到通则不痛的目的。夹脊穴邻近病变部位，阿是穴是病变的部位，二穴是治疗本病的主穴。秩边、环跳是治疗腰腿痛的主要穴位，《针灸甲乙经》"腰痛骶寒，俯仰急难……秩边主之"。环跳是足少阳、太阳二脉之会，更是治疗腰腿疼痛、麻木、瘫痪的主要穴位，正如《肘后歌》云："腰腿疼痛十年春，应针环跳便惺惺"。阳陵泉也是治疗本病不可缺少的穴位，因为本穴属足少阳经，为筋之会穴，主治腰腿痛，如《针灸甲乙经》说"髀痹引膝，股外廉痛，不仁，筋急，阳陵泉主之。"且阳陵泉处又有坐骨神经的重要分支腓总神经，本病在此处多有压痛，故阳陵泉是治疗本病的重要穴。其余诸穴均属于循经取穴，疏导经气，通经止痛。

(二)病因辨证治疗

1.瘀血阻滞

(1)主症：多有腰部外伤史，或腰腿痛经久不愈，疼痛如针刺、刀割，连及腰髋和下肢，难以俯仰，转侧不利，入夜疼痛加剧。舌质紫黯或有瘀点，脉涩。

(2)治则：活血化瘀，通络止痛。

(3)处方：腰椎阿是穴、环跳、阳陵泉、膈俞、委中。

(4)操作法：针阿是穴时，先在其正中刺 1 针，针尖略斜向脊柱，得气后行捻转泻法，然后在其上下各刺 1 针，针尖朝向第 1 针，得气后两针同时捻转，使针感向下肢传导。膈俞用刺络拔火罐法，委中用三棱针点刺出血，所出之血，由黯红变鲜红为止。环跳、阳陵泉直刺捻转泻法。阿是穴与阳陵泉连接电疗机，选择疏密波，强度以患者能忍受为度，持续 30 分钟。

(5)方义：阿是穴位于病变部位，属于局部取穴。膈俞是血之会穴，委中又称"穴郄"，对于瘀血阻滞者有活血祛瘀，通络止痛的作用，正如《素问·刺腰痛论》："解脉会令人腰痛如引带，常如折腰状，善恐。刺解脉在郄中结络如黍米，刺之血射，以黑见赤血而已。"

2.寒湿痹阻

(1)主症：腰腿疼痛剧烈，屈伸不利，喜暖畏寒，遇阴雨寒冷天气疼痛加重，腰腿沉重、麻木、僵硬。舌苔白腻，脉沉迟。

(2)治则：温经散寒，祛湿通络。

(3)处方：腰部阿是穴　肾俞　环跳　次髎　阳陵泉　阴陵泉　跗阳

(4)操作法：阿是穴的刺法同上，加用灸法或温针灸法。肾俞直刺平补平泻手法，加用灸法。其他诸穴均用捻转泻法。

(5)方义：本证是由于寒湿邪气痹阻经脉所致，治当温经散寒，阿是穴的部位是病变的部位，也是寒湿凝结的部位，故温针灸阿是穴除寒湿之凝结。灸肾俞温肾阳祛寒湿。次髎通经利湿，并治腰腿疼，《针灸甲乙经》曰"腰痛快快不可以俯仰，腰以下至足不仁，入脊腰背寒，次髎主之。"阴陵泉除湿利尿，疏通腰腿部经脉，足太阴经筋结于髀，著于脊，多用于治疗湿性腰腿痛的治疗，《针灸甲乙经》"肾腰痛不可俯仰,阴陵泉主之"。跗阳位于昆仑直上3寸,主治腰腿疼痛,《针灸甲乙经》跗阳主"腰痛不能久立,坐不能起,痹枢骨衍痛",本病在跗阳穴处常有压痛、硬结或条索,针灸此穴对缓解腰腿痛有较好的效果。用此穴治疗腰腿痛在《黄帝内经》中即有记载,称之为"肉里脉",《素问·刺腰痛论》"肉里之脉令人腰痛,不可以咳,咳则筋缩急。刺肉里之脉,为二痏,在太阳之外少阳绝骨之后。"

3.肝肾亏损

(1)主症:腰腿疼痛,酸重乏力,缠绵日久,时轻时重,劳累后加重,卧床休息后减轻。偏阳虚者手足不温,腰腿发凉,或有阳痿早泄,妇女有带下清稀,舌质淡,脉沉迟;偏阴虚者面色潮红,心烦失眠,下肢灼热,或有遗精,妇女可有带下色黄,舌红少苔,脉弦细。

(2)治则:补益肝肾,柔筋止痛。

(3)处方:腰部阿是穴、肾俞、肝俞、关元俞、环跳、阳陵泉、悬钟、飞扬、太溪。

(4)操作法:阿是穴针刺平补平泻法,并用灸法;肾俞、关元俞针刺补法并用灸法;环跳平补平泻法;其余诸穴均用捻转补法。偏阴虚者不用灸法。

(5)方义:腰为肾之府,肾精亏损,腰府失养而作痛;肝藏血而主筋,肝血不足,筋失血养而作痛。治取肾俞、肝俞、关元俞补益肝肾濡养筋骨而止痛。太溪配飞扬属于原络配穴,旨在补益肾精调理太阳、少阳经脉以止痛。在飞扬穴处又有小络脉分出,名曰飞扬脉,主治腰痛,《素问·刺腰痛论》"飞扬之脉,令人腰痛,痛上怫怫然,甚则悲以恐,刺飞阳之脉,……少阴之前与阴维之会。"所以说飞扬是治疗肾虚以及肝虚引起腰痛的重要穴位。环跳是足少阳、太阳经的交会穴,位于下肢的枢纽,悬钟乃髓之会穴,阳陵泉乃筋之会穴,三穴同经配合,协同相助,补益精髓濡养筋骨以止痛。

(顾兴菊)

第九节　慢性腰肌劳损

慢性腰肌劳损是指腰部肌肉、筋膜、韧带等组织的慢性疲劳性损伤,又称慢性腰部劳损、腰背肌筋膜炎等。本病好发于体力劳动者和长期静坐缺乏运动的文职人员。

一、病因病理

引起慢性腰肌劳损的主要原因是长期从事腰部负重、弯腰工作,或长期维持某一姿势操作等,引起腰背肌肉筋膜劳损。或腰部肌肉急性扭伤之后,没有得到及时有效的治疗,或治疗不彻底,或反复损伤,迁延而成为慢性腰痛。或腰椎有先天性畸形和解剖结构缺陷,如腰椎骶化、先天性隐性裂、腰椎滑移等,引起腰脊柱平衡失调,腰肌功能下降,造成腰部肌肉筋膜的劳损。其病理表现为肌筋膜渗出性炎症、水肿、粘连、纤维变性等改变,刺激脊神经后支而产生持续性腰痛。

中医认为,平素体虚,肾气亏虚,劳累过度,或外感风、寒、湿邪,凝滞肌肉筋脉,以致气血不和,肌肉筋膜拘挛,经络阻滞而致慢性腰痛。

二、诊断

(一)症状

(1)有长期腰背部酸痛或胀痛史,时轻时重,反复发作。

(2)天气变化,劳累后腰痛加重,经休息后,或适当活动、改变体位后可减轻。

(3)腰部怕冷喜暖,常喜欢用双手捶腰或做叉腰后伸动作,以减轻疼痛。

(4)少数患者有臀部及大腿后外侧酸胀痛,一般不过膝。

(二)体征

(1)脊柱外观正常,腰部活动一般无明显影响。急性发作时可有腰部活动受限、脊柱侧弯等改变。

(2)腰背肌轻度紧张,压痛广泛,常在一侧或两侧骶棘肌、髂嵴后部、骶骨背面及横突处有压痛。

(3)神经系统检查多无异常。直腿抬高试验多接近正常。

(三)辅助检查

X线检查一般无明显异常。部分患者可见脊柱生理弧度改变、腰椎滑移、骨质增生等;有先天畸形或解剖结构缺陷者,可见第5腰椎骶化、第1骶椎腰化、隐性脊柱裂等。

三、治疗

(一)治疗原则

舒筋通络,活血止痛。

(二)手法

滚法、推法、按法、揉法、点法、弹拨法、擦法等。

(三)取穴与部位

肾俞、命门、大肠俞、关元俞、秩边、环跳、委中、阿是穴,腰背部和腰骶部。

(四)操作

(1)患者取俯卧位,术者用滚法或双手掌推、按、揉腰脊柱两侧的竖脊肌。时间约5分钟。

(2)继上势,用拇指点按或按揉、弹拨竖脊肌数遍。再用拇指端重点推、按、拨揉压痛点。时间约5分钟。

(3)继上势,用双手指指端或指腹按、揉、振肾俞、命门、大肠俞、关元俞、秩边、环跳、委中等穴,每穴各半分钟。

(4)继上势,沿督脉腰段及两侧膀胱经用直擦法,横擦腰骶部,以透热为度。

四、注意事项

(1)保持良好的姿势,注意纠正习惯性不良姿势,维持腰椎正常的生理弧度。

(2)注意腰部保暖,防止风寒湿邪侵袭。

(3)注意劳逸结合,对平素体虚,肾气亏虚者配合补益肝肾的中药治疗。

五、功能锻炼

(一)腰部前屈后伸运动
两足分开与肩同宽站立,两手叉腰,做腰部前屈、后伸各 8 次。

(二)腰部回旋运动
姿势同前。做腰部顺时针、逆时针方向旋转各 8 次。

(三)"拱桥式"运动
仰卧床上,双腿屈曲,以双足、双肘和后头部为支点(五点支撑)用力将臀部抬高,呈"拱桥状"8 次。

(四)"飞燕式"运动
俯卧床上,双臂放于身体两侧,双腿伸直,然后将头、上肢和下肢用力向上抬起,呈"飞燕式"8 次。

六、疗效评定

(一)治愈
腰痛症状消失,腰部活动自如。

(二)好转
腰痛减轻,腰部活动功能基本恢复。

(三)未愈
症状木改善。

(顾兴菊)

第十节　梨状肌综合征

梨状肌综合征是指由于间接外力,如闪扭、下蹲、跨越等,使梨状肌受到牵拉损伤,引起局部充血、水肿、肌痉挛,进而刺激或压迫坐骨神经,产生局部疼痛、活动受限和下肢放射性痛、麻等一系列症状的综合征。本病又称梨状肌损伤、梨状肌孔狭窄综合征。

一、病因病理

(一)损伤
本病多由于髋臀部闪、扭、下蹲、跨越等间接外力所致,尤其在下肢外展、外旋位突然用力;或外展、外旋蹲位突然起立;或在负重情况下,髋关节突然内收、内旋,使梨状肌受到过度牵拉而损伤。其病理表现为梨状肌撕裂、出血、渗出,肌肉呈保护性痉挛。日久,出现局部粘连,若损伤经久不愈,刺激坐骨神经出现下肢放射性疼痛、麻木。

(二)变异
梨状肌与坐骨神经关系密切。正常情况下,坐骨神经经梨状肌下孔穿过骨盆到臀部,约占 62%;而梨状肌变异或坐骨神经高位分支的,约占 38%。这种变异表现为一是坐骨神经高位分支为腓总神经和胫神经,腓总神经从梨状肌肌腹中穿出,而胫神经从梨状肌下孔穿出的,约占35%;二是坐骨神经从梨状肌肌腹中穿出,或从梨状肌上孔穿出,约占3%。

由于上述变异,当臀部受风寒湿邪侵袭,可导致梨状肌痉挛、增粗,局部充血、水肿,引起无菌性炎症,使局部张力增高,刺激或压迫穿越其肌腹的坐骨神经和血管而出现一系列临床症状。

本病属中医伤科足少阳经筋病。骶尻部为足少阳经筋所络,凡闪扭、蹲起、跨越等损伤,或受风寒湿邪侵袭,以致气血瘀滞,经气不通,循足少阳经筋而筋络挛急疼痛;若累及足太阳经筋则出现循足太阳经筋的腿痛。

二、诊断

(一)症状

(1)有髋部闪扭或蹲位负重起立损伤史,或臀部受凉史。

(2)患侧臀部深层疼痛,呈牵拉样、刀割样或蹦跳样疼痛,且有紧缩感,可沿坐骨神经分布区域出现下肢放射痛。偶有小腿外侧麻木,会阴部下坠不适。

(3)患侧下肢不能伸直,自觉下肢短缩,步履跛行,或呈鸭步移行。髋关节外展、外旋活动受限。

(4)咳嗽、解便、喷嚏时疼痛加剧。

(二)体征

(1)压痛。沿梨状肌体表投影区深层有明显压痛,有时沿坐骨神经分布区域出现放射性痛、麻。

(2)肌痉挛。在梨状肌体表投影处可触及条索样或弥漫性的肌束隆起,日久可出现臀部肌肉松弛、无力,重者可出现萎缩。

(3)患侧下肢直腿抬高在60°以前疼痛明显,超过60°时疼痛却反而减轻。

(4)梨状肌紧张试验阳性。

(三)辅助检查

X线摄片检查可排除髋关节骨性病变。

三、治疗

(一)治疗原则

舒筋活血,通络止痛。

(二)手法

㨰法、按揉法、弹拨法、点按法、推法、擦法及运动关节类手法等。

(三)取穴与部位

环跳、承扶、秩边、风市、阳陵泉、委中、承山及梨状肌体表投影区及下肢前外侧等。

(四)操作

(1)患者俯卧位。术者站于患侧,先用柔和而深沉的㨰法沿梨状肌体表投影反复施术3～5分钟;然后用掌按揉法于患处操作2～3分钟;再在患侧大腿后侧、小腿前外侧施㨰法和拿揉法2～3分钟,使臀部及大腿后外侧肌肉充分放松。

(2)继上势,术者用拇指弹拨法于梨状肌肌腹呈垂直方向弹拨治疗,并点按环跳、承扶、阳陵泉、委中、承山等穴。以酸胀为度,达通络止痛之目的。时间5～8分钟。

(3)继上势,术者施掌推法或深按压法,顺肌纤维方向反复推压5～8次,力达深层;再以肘尖深按梨状肌1～2分钟,以达理筋整复之目的。

(4)术者一手扶按髋臀部,一手托扶患侧下肢,做患髋后伸、外展及外旋等被动运动,反复数次,以滑利关节,松解粘连,最后在其梨状肌体表投影区沿肌纤维方向施擦法,以透热为度。时间2～3分钟。

四、注意事项

(1)梨状肌位置较深,治疗时不可因位置深而施用暴力,以免造成新的损伤。
(2)急性损伤期手法宜轻柔,恢复期手法可稍重,并配合弹拨法,一般能获得较好效果。
(3)注意局部保暖,避免风寒刺激。

五、功能锻炼

急性损伤期应卧床休息1～2周,以利损伤组织的修复。

六、疗效评定

(一)治愈
臀腿痛消失,梨状肌无压痛,功能恢复正常。
(二)好转
臀腿痛缓解,梨状肌压痛减轻,但长时间行走仍痛。
(三)未愈
症状、体征无改善。

(顾兴菊)

第十一节　髋关节后脱位

一、病因病理与分类

(一)病因病理
多由间接暴力所致,当髋关节屈曲90°位,过度的内收并内旋股骨干,股骨颈前缘紧贴髋臼前缘而形成以此为支点的杠杆,当股骨干继续内旋并内收时,关节囊的后部及下部极为紧张,股骨头位于较薄弱的关节囊后下方,如有强大暴力撞击膝前方,即可使股骨头受杠杆作用,穿破关节囊而离开髋臼造成后脱位。另外当髋、膝关节处于屈曲位时,外力由前向后作用于膝部,经股骨干传递到股骨头,在造成髋臼或股骨头骨折后发生脱位;或由前向后的外力作用于骨盆,亦可造成后脱位。髋关节屈曲度数越大,越容易引起单纯性后脱位。例如:驾驶员膝关节受到撞击时,Funsten 等称之为"撞击脱位",如髋关节处于轻度外展位,则易合并髋臼后上缘骨折或股骨头骨折。少数后脱位的患者,向后上移位的股骨头可挤压坐骨神经引起损伤。

脱位后股骨头向后冲击突破关节囊时,造成关节囊后下部广泛损伤,圆韧带断裂,股骨头血运遭到破坏,但前侧的髂股韧带仍保持完整,使患肢产生屈曲、内收、内旋畸形。偶尔髂股韧带同时断裂,则患肢呈短缩内旋畸形,此时易误诊为股骨或转子间骨折。据统计,髋关节后脱位并发髋臼后缘骨折者约占 32.5%,合并股骨头骨折者为 7%～21%。

对关节囊广泛破裂的髋关节后脱位,整复较为容易。若关节囊裂口小,则易将股骨颈卡住,使复位困难。有时股骨头冲出髋臼后缘后方,穿入梨状肌和孖子上肌之间,被梨状肌缠绕,而影响复位。另外,髋臼后缘和股骨头骨折片,髋臼内圆韧带阻塞,均可妨碍股骨头复位。

(二)分型

为了更好地估计预后,正确的选择治疗方法,对髋关节后脱位进行以下分类。

1.根据股骨头脱位后的部位分类

(1)髂骨型:脱位后,股骨头脱向髋臼后上方者为髂骨型,比较多见。

(2)坐骨型:脱位后,股骨头脱向髋臼后下方者为坐骨型,较少见。

2.依据髋关节后脱位合并关节面骨折的程度分为 5 型

Ⅰ型:脱位伴有或不伴有微小的骨折。

Ⅱ型:脱位伴有髋臼后缘的孤立大块骨折。

Ⅲ型:脱位伴有髋臼后缘的粉碎性骨折,有或无大的骨折块。

Ⅳ型:脱位伴有髋臼底部的骨折。

Ⅴ型:脱位伴有股骨头的骨折。

3.Pipkin(1975)将髋关节后脱位合并股骨头骨折,又分 4 个亚型

Ⅰ型:髋关节后脱位伴股骨头中央凹尾端的骨折。

Ⅱ型:髋关节后脱位伴股骨头中央凹头端的骨折。

Ⅲ型:Ⅰ型或Ⅱ型后脱位伴股骨颈骨折。

Ⅳ型:Ⅰ、Ⅱ或Ⅲ型后脱位伴髋臼骨折。

二、临床表现与诊断

有明确的外伤史,伤后髋部疼痛,明显肿胀,髋关节功能完全丧失,呈现屈曲、内收、内旋及下肢短缩的典型畸形并弹性固定,伤膝屈曲并靠在健侧大腿中下 1/3 处,呈"黏膝症"阳性。大转子向后上移位,患侧臀部隆起可触及股骨头,被动活动髋关节时疼痛加重,并引起保护性肌肉痉挛(图 8-19)。

X 线片上可见股骨头脱出髋臼之外,与髋臼上部重叠。股骨内收,明显内旋,大转子突出,小转子消失,内旋越明显,股骨颈越短。髋关节前后位 X 线片示 Shenton 线中断。髋臼后缘骨折,骨折片常被脱位的股骨头推向上方,顶在股骨头之上。股骨头骨折多发生在股骨头内侧一半,骨块呈刀切状,股骨头脱出髋臼外,骨块留在髋臼内。合并髋臼骨折、股骨头骨折及股骨颈骨折时,宜加照髋关节旋前位片。Urist 主张拍后斜位 X 线片,即髋关节旋后 60°,可显示髋臼后缘。复位前必须仔细观察 X 线片上的 3 个解剖部位:①股骨头骨折。②髋臼骨折的位置及骨折块的大小。③无移位的股骨颈骨折,闭合复位时可能发生移位。近年来,计算机断层(CT)诊断逐渐用于髋部损伤,使诊断水平得到提高。

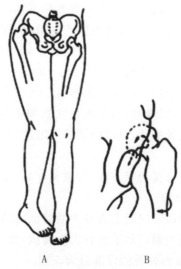

图 8-19　髋关节后脱位时肢体及股骨头位置

A.肢体畸形；B.股骨头所处位置

三、治疗

新鲜髋关节后脱位，应尽早复位，一般不应超过 24 小时。若患者一般情况差，应积极改善，待休克纠正后，再行整复。根据 Thompson 及 Epstein 分类法，对不同类型的脱位应采取合适的治疗方法。单纯髋关节后脱位（Ⅰ型）应在全身麻醉或腰麻下手法整复。合并骨折（Ⅱ～Ⅴ型）或有其他合并症时，则应早期手术切开复位和内固定。将主要的骨折块行内固定后，可恢复关节的平滑和稳定性，同时还可清除关节内的碎小骨片，以利关节功能的恢复。

(一)非手术治疗

1.屈髋拔伸法（Alis 法）

患者仰卧于木板床或铺于地面的木板上，助手用两手按压双侧髂骨固定骨盆，术者面向患者，弯腰站立，骑跨于患肢上，用双前臂、肘窝扣在患肢腘窝部，使其屈髋、屈膝各 90°。顺势拔伸，若内旋、内收较紧，可先在内旋、内收位顺势拔伸，然后垂直向上拔伸牵引，解脱缠绕在股骨颈上的关节囊和肌肉，使股骨头接近关节囊裂口，促使股骨头滑入髋臼，当感到股骨头纳入髋臼的弹响时，再将患肢伸直，即可复位（图 8-20）。

2.俯卧下垂法（Stimson 法）

此法适用于肌肉软弱或松弛的患者，患者俯卧于床缘或检查台末端，双下肢完全置于床外，患肢屈髋屈膝 90°，助手固定骨盆或健侧下肢，保持在伸直水平位，患肢下垂，术者一手握踝关节上方，屈膝 90°，利用患肢的自身重量向下牵引，另一手加压于腘窝，增加牵引力，同时内旋股骨，使其复位。当股骨头纳入髋臼时，后耸股骨头立即复原，并伴有关节弹响。本法创伤最小，年老体弱病例可以采用此法整复。或取同样体位，只是固定骨盆的助手改为挟持患踝及按压小腿，术者用力按压股骨头向下向内而复位。术者亦可用膝部跪压于患者腘窝，用力向下使之复位，但此法力量较大，使用时要注意（图 8-21）。

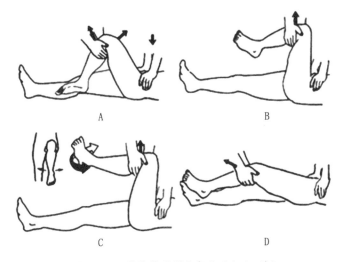

图 8-20 髋关节后脱位复位法(Alis 法)

A.稳定髂骨,向上向前牵大腿;B.向上牵大腿;C.结合踝部内、外旋使股骨头复位;D.牵引下伸髋平置

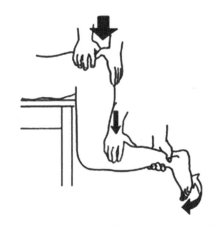

图 8-21 髋关节后脱位复位法(Stimson 法)

3.回旋法(Bigelow 法)

患者仰卧位,助手按住两侧髂前上棘固定骨盆,术者立于患侧,一手握住患肢踝部,另侧前臂置于患肢腘窝部,沿大腿纵轴方向牵引,同时屈髋屈膝并内收、内旋髋关节,使膝部贴近对侧腹壁。此时由于"Y"形韧带松弛,股骨头贴近髋臼前下缘。在继续牵引下,然后将患肢外展、外旋、伸直,股骨头可进入髋臼。因为此法的屈曲、外展、外旋、伸直是一连续动作,形状恰似一个问号,故而也称为问号复位法(图 8-22)。

回旋法是利用杠杆力,采用与脱位过程相反的顺序进行复位。当屈髋牵引、内收内旋髋关节时,使股骨头与髋臼上缘分离;然后继续屈髋屈膝,使股骨头向前下方滑移,再外展、外旋髋关节;利用髂股韧带为支点,依靠杠杆作用,使股骨头移至髋臼下缘;最后伸直大腿,使股骨头向上滑入髋臼。由于回旋法的杠杆作用力较大,施行手法时动作要柔和,不要使用暴力,以免引起骨折或加重软组织损伤。

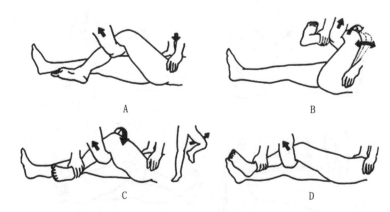

图 8-22 髋关节后脱位复位法（Bigelow 法）
A.稳定髂骨，牵大腿向前；B.牵引下屈髋屈膝并内收，外展
髋关节；C.牵引下外旋髋关节使之复位；D.牵引下伸髋伸膝

（二）切开复位内固定

切开复位内固定适用于：①因软组织嵌入影响复位，手法复位失效者。②合并髋臼或股骨头负重区骨折者。③合并同侧股骨颈或转子间骨折者。④伴有骨盆耻骨体骨折或耻骨联合分离者。⑤合并坐骨神经损伤，需探查坐骨神经者。

手术一般采用髋后外侧（Gibson）切口，若合并坐骨神经损伤或髋臼骨折需手术处理者，应做髋后侧（Moore）切口。术中显露股骨头和髋臼，清除髋臼内的血块和碎骨片。股骨头可穿过外展肌或外旋诸肌，有时发现坐骨神经处于股骨头、颈的前面。为避免损伤坐骨神经，必须仔细从股骨头上切除或分离阻挡股骨头复位的肌肉、关节囊和韧带，扩大关节囊裂口，使股骨头复位；如合并髋臼骨折（Ⅱ～Ⅳ型），可将直角拉钩插入骨盆与大转子之间作牵引，骨膜下向上剥离臀小肌，可见髋臼后上缘大的三角形骨折块，并有旋转或向前、向后移位。将骨折块复位，并用 1～2 枚螺丝钉固定；合并股骨头骨折（Ⅴ型），股骨头凹下方的骨折片应予切除。如骨块是从股骨头负重面而来的，可用螺丝钉作内固定，切除部分软骨，使螺母略低于关节软骨面。现此种损伤可用可吸收螺丝钉或可吸收棒固定，避免了再次手术取钉而加重损伤；如股骨头、颈均有骨折，除行两处内固定外，股骨颈后侧有缺损者，宜作带股方肌蒂骨瓣植骨术；股骨头、髋臼均有骨折，同时行复位内固定，高龄患者可行人工股骨头或全髋关节置换术。

复位后，可采用皮肤牵引或骨牵引固定，患肢两侧置沙袋防止内、外旋，牵引重量 5～7 kg。一般维持在髋外展 30°～40°中立位 3～4 周。如合并臼缘骨折，牵引时间可延长至 6 周左右，待关节囊及骨折块愈合后再解除牵引。整复后，即可在牵引制动下，行股四头肌及踝关节锻炼。解除固定后，可先在床上作屈髋、屈膝及内收、外展及内、外旋锻炼。以后逐步作扶拐不负重锻炼。9 个月后，行 X 线片检查，见股骨头供血良好，方能下地作下蹲、行走等负重锻炼。

（三）药物治疗

髋关节后脱位多见于青壮年，创伤严重，软组织损伤重，应细心观察病情，观察局部和全身情况，运用中药配合治疗，辨证用药，正确处理扶正与祛邪的关系，以维持机体的动态平衡，下面介绍髋关节后脱位临床上常见的几种证型的辨证用药。

瘀阻经脉证：损伤早期，患肢因肌肉、筋脉损伤，瘀血留内，阻塞经脉，气血流通不畅，则疼痛肿胀，治宜活血祛瘀，行气止痛。方用桃红四物汤加枳实、厚朴、大黄、丹参、乳香、没药、枳壳、牛膝等,使留滞之瘀血和气血结滞疏通。中成药可选用复方丹参片、三七片、云南白药等。

脾胃虚弱证:脾主四肢肌肉,脾胃为后天之本,气血生化之源。脱位整复后,往往需行牵引治疗,患者卧床时间长,纳食差,脾胃虚弱,气血亏损,治宜健脾益胃。方用健脾养胃汤,以促进脾胃消化功能,有利于气血生成。

肝肾不足证:适用于肝肾亏损,筋骨萎弱者,或脱位后期,固定已解除,肿胀消失,但筋骨愈合尚不牢固,筋骨损伤,内动肝肾,肝肾已虚,骨质疏松,筋骨萎软,肢体功能未恢复者,治宜补益肝肾,强壮筋骨,补气养血。常用方剂有补肾壮筋汤、壮筋养血汤、生血补髓汤、六味地黄丸、金匮肾气丸、健步虎潜丸等。

（顾兴菊）

第十二节　髋关节陈旧性脱位

脱位超过 3 周,则为陈旧性脱位。随着科学水平的提高和医疗事业的发展,陈旧性脱位的患者日益减少。因此在治疗上更应考虑到其复杂性,不可简单行事,应根据脱位的时间、类型、患者的职业、年龄和要求,综合分析后决定治疗方案。

一、病因病理

当成为陈旧性脱位时,髋部软组织损伤已在畸形位下愈合,主要是周围肌腱、肌肉挛缩,髋臼内有纤维瘢痕组织充填,撕破的关节囊裂口已愈合,血肿机化或纤维化后包绕股骨头,固定于脱臼位置;长时期肢体活动受限,可发生骨质疏松及脱钙。因此,给手法复位增加了一定的困难。有时,特别强大的暴力,可在造成脱位的同时,造成股骨干骨折,发生时,多是先发生髋关节脱位,然后暴力或杠杆力继续作用于股骨干再造成骨折。此种类型较常见于后脱位。

二、临床表现与诊断

陈旧性脱位症状、体征同上述,但时间已超过 3 周。弹性固定更为明显。X 线片检查可见局部血肿机化,或时间长而出现股骨头、颈部明显脱钙,骨质疏松,或有关节面呈不规则改变。陈旧性脱位以后脱位多见。脱位可合并髋臼缘骨折或股骨干骨折(图 8-23)。臼缘骨折一般在 X 线片上可显示,而临床上不易扪及,可因骨折块大而压迫或直接刺伤坐骨神经。强大暴力造成的股骨干骨折,除髋可见关节脱位症状外,患侧大腿肿胀、疼痛、异常活动和骨擦音,并可出现成角、缩短畸形,患处压痛及纵轴叩击痛明显。X 线片显示:当后脱位合并股骨干上 1/3 骨折时,近折端可呈内收,或折端向内成角,前脱位合并骨折时,近端呈极度屈曲、外展畸形。

三、治疗

(一)非手术治疗

陈旧性脱位未超过 2 个月者,可实行手法复位。实行手法复位时,用力应由轻到重,活动范围由小到大,逐步解除股骨头周围的粘连,再按新鲜脱位的手法复位。但要注意掌握适应证,做好复位前的准备工作。若无手法复位适应证,不要强求手法复位,以免加重软组织损伤,或导致骨折及产生其他合并症。

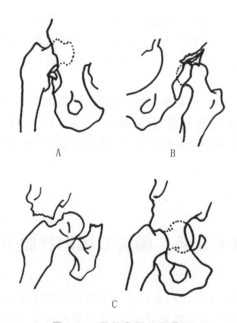

图 8-23　髋关节脱位并骨折
A.合并股骨头部分骨折；B.合并骰骨头部分骨折；C.合并白底骨折

1.适应证

(1)身体条件好，能耐受麻醉及整复时刺激者。

(2)外伤性脱位，时间在 2～3 个月内，同时未经反复手法整复者。

(3)肌肉、韧带挛缩较轻，关节轮廓尚清晰者。

(4)关节被动活动时，股骨头尚有活动者。

(5)X 线片检查，见骨质疏松及脱钙不明显，不合并臼缘骨折，关节周围钙化或增生不严重，或不合并其他骨折者。

2.复位前准备

(1)骨牵引：股骨头长期处于异常位置，肌肉及韧带挛缩；周围软组织瘢痕粘连及血肿机化；关节囊破口修复，都给复位带来一定困难。因此，先用大重量骨骼牵引，把股骨头牵至髋臼平面。一般选用股骨髁上牵引，牵引重量 10～12 kg，牵引 1～2 周。后脱位时，采用下肢内旋内收位；前脱位时，采用稍外展位牵引。抬高床尾，以加大对抗牵引力。待股骨头已下降至髋臼平面，或接近平面附近，方可考虑手法复位。

(2)松解粘连：一助手固定骨盆，术者持患肢膝及踝部，顺其畸形姿势，做髋及膝关节屈、伸、收、展及内、外旋运动，以松解粘连，张开已闭合的关节囊。操作要柔和，范围由小到大，力量由轻到重。当充分松解粘连后，可按新鲜脱位时整复方法进行复位。切忌使用暴力，以防发生股骨头塌陷或股骨颈骨折等并发症。

3.复位及术后处理

复位方法及术后处理与新鲜脱位大致相同。若复位后，股骨头又脱出，可能因为髋臼被瘢痕组织填塞，可在复位后反复研磨，即反复屈伸、收展、内外旋，另一助手可在大转子处用手同时按压，以促进回纳。若为内收肌群或髂胫束挛缩，可用手法弹拨内收肌群或髂胫束。术后可用皮肤牵引 1～4 周，重量 3～5 kg。

4.复位后检查

复位后对患肢进行检查,如复位满意,可用以下几点作标准:①复位后双下肢等长,仰卧位屈膝时,双膝高度相等。②臀部隆起畸形消失。③股骨大转子顶端位于髂前上棘与坐骨结节连线上。④疼痛减轻,髋关节活动障碍消失,畸形消失。⑤髋部正位X线片见股骨头纳回髋臼中,股骨颈内缘和闭孔上缘连线的弧度恢复正常。

(二)切开复位内固定

脱位时间在3~6个月者、手法复位失败者或合并骨折的陈旧脱位,可行手术切开复位。术前应先行骨牵引,以松解软组织粘连。术中将股骨头周围及髋臼内瘢痕组织全部切除,显露关节面,如关节面大部分完整,可行复位;如破坏严重,可改行其他方法进行治疗。

脱位时间在6个月以上者及上述不适合再复位者,应慎重考虑,可选择截骨术。通过截骨矫正畸形,恢复负重力线。后脱位者,可行转子下外展截骨术,由内收、内旋和屈曲位改为功能位。前脱位者,可沿股骨颈基底部行截骨术,以矫正畸形,使截骨近段与股骨干呈90°角,负重线通过股骨头和转子部之间。

对于高龄患者,脱位时间已久,但症状不重者,可不做处理;症状及病残严重者,可考虑行关节成形术。

(三)药物治疗

药物治疗同髋关节后脱位。

(顾兴菊)

第十三节　髋部扭挫伤

髋部扭挫伤是指髋关节在过度内收、外展、屈曲及过伸活动时,髋关节周围肌肉、韧带及关节囊等,在外力的作用下扭挫造成撕伤、断裂或水肿,引起髋关节功能不同程度的障碍疾病,以青壮年多见。如运动中过度伸展、摔跤、蹲伤或自高处坠下等。临床根据损伤时间分为新鲜性扭挫伤和陈旧性扭挫伤两种,早期诊断和治疗效果迅速良好。

一、病因病理

激烈运动时,髋关节活动范围大,致使肌肉、韧带造成撕裂或离断,局部组织水肿,甚至局部瘀血积滞,产生肿胀、瘀斑,脉络不通而疼痛,同时髋关节功能失调。高处坠落和蹲伤,多髋关节后侧臀部肌肉和腰部肌肉受挫伤,局部组织瘀血、疼痛,不能活动,甚至强迫体位。

二、临床表现与诊断

损伤后局部疼痛、肿胀,甚至产生瘀斑。被动活动时疼痛加剧。如蹲伤后臀部疼痛,轻度肿胀,压痛明显,屈髋时臀部疼痛而受限。腰部和臀部损伤,除局部症状外,偶可出现下肢不等长,也称长腿症或骨盆倾斜症,X线照片只见骨盆倾而无其他异常。患肢呈保护性姿态,如跛行、拖拉步态、骨盆倾斜等。

三、治疗

(一)药物治疗

髋部扭挫伤后患者应卧床休息,并应以内服中药治疗为主。早期因瘀血积滞,脉络不通,应活血化瘀,通络止痛。可选用复元活血汤、桃红四物汤、血府逐瘀汤等。根据多年临床经验,早期常规处方用药是丹参、红花、赤芍、土鳖虫、川膝、当归尾、青皮、丹皮、双花、蒲公英、甘草。体温高者可加紫花地丁、败酱草、臀部疼痛或骨盆倾斜者加桑寄生、川断。时间拖久者应活血通络、温经通络,上方去双花、蒲公英,加独活、鸡内金、木瓜。

(二)手法治疗

患者取俯卧位,术者在髋部痛点采用按揉、弹拨、拔伸等法及配合髋关节被动活动。患者仰卧,医师站在患侧,面对患者,于患处先用按、揉法舒筋,病情减轻后,再用弹拨手法拨理紧张之筋,以解除肌筋的痉挛。

(杨艳辉)

第十四节　股内收肌损伤

股内收肌损伤是指大腿过度用力或牵拉使内收肌遭受急性损伤,使大腿内侧疼痛,内收、外展活动时疼痛加剧,导致功能障碍的一种临床上较为常见的损伤。过去多见于骑马致伤,故又称之"骑士掼伤"。武术、跳高、跨栏、体操等运动最易造成此类损伤。

一、病因病理

股内收肌群为大腿内侧肌肉,包括大收肌、长收肌、短收肌和耻骨肌等,其作用为使大腿内收。当大腿过度内收,或大腿在外展时负重起立,内收肌强力收缩,超过了肌纤维的负荷能力,导致内收肌群的损伤;骑马、武术、跳高、跨栏、体操等运动,可由于内收肌遭受强力的牵拉而损伤。损伤常发生在肌腹或肌腹与肌腱交界处。其病理表现为肌纤维部分或大部分撕裂,或肌腱附着处损伤等,如股内收肌群的起、止点损伤,可造成创伤性骨膜炎;肌腹损伤,可造成肿胀、瘀血、肌肉痉挛与粘连。治疗失宜,或日久,可引起血肿机化,甚至成为骨化性肌炎,限制大腿外展和前屈的功能活动。炎性渗出刺激闭孔神经时,则引起反射性肌痉挛,疼痛加剧。

本病属中医伤科"筋肌伤"范畴。股内侧为足太阴经筋所过,过度收缩或强力牵拉,致髋节筋伤,气血瘀滞,拘挛掣痛而发为本病。

二、诊断

(一)症状

(1)有大腿过度用力收缩或强力牵拉损伤史。

(2)大腿内侧疼痛,尤以耻骨部位疼痛为甚,患部感觉僵硬,脚尖不敢着地,走路跛行,站立或下蹲时更痛。

(3)髋关节功能活动受限,不敢做大腿内收、外展活动,患肢常呈半屈曲位的保护性姿势。

（二）体征

（1）肿胀。大腿内侧肿胀，部分患者有皮下出血。

（2）压痛。内收肌广泛压痛，耻骨部内收肌起点处或肌腹部压痛明显，肌紧张，有时可在大腿内侧触摸到肌肉呈条束状痉挛。

（3）功能障碍。髋关节内收功能受限，被动外展时疼痛加剧。

（4）内收肌阻抗试验阳性。患者仰卧，屈膝屈髋，双足心相对平放在床上，术者双手放于膝内侧，压双膝外展，嘱患者内收髋部，疼痛加剧者为阳性。

（5）屈膝屈髋试验、"4"字试验呈阳性。

（三）辅助检查

X线摄片检查一般无明显异常。当有骨化性肌炎时，可显示其转化阴影。

三、治疗

（一）治疗原则

活血祛瘀，解痉止痛。

（二）手法

推法、㨰法、按法、揉法、拿法、擦法等，并配合被动运动。

（三）取穴与部位

阴陵泉、阴廉、箕门、血海、委中等穴及患侧大腿内侧为主。

（四）操作

（1）患者仰卧位，患肢呈屈膝略外旋位。术者在大腿内侧用㨰法、按揉法上下往返治疗。以拇指在内收肌附着处重点按揉，手法宜轻柔缓和。时间5～8分钟。

（2）继上势，以拇指按揉阴陵泉、阴廉、箕门、血海诸穴，每穴1分钟。再沿内收肌用轻柔的拿法与弹拨法交替操作2～3分钟。

（3）继上势，患肢呈屈膝屈髋分腿位，足踝置于健侧膝上部。术者在其大腿内侧肌群用㨰法治疗，边滚动边按压患肢膝部，一按一松，使之逐渐完成"4"字动作。

（4）患者俯卧位，术者在大腿后侧用㨰法，并配合下肢后伸及外展内收的被动运动，继之拿委中穴，并用按揉法于臀部及坐骨结节处治疗。

（5）患者仰卧位，患侧下肢外展位，沿内收肌肌纤维方向施擦法，以透热为度。

四、注意事项

（1）急性损伤有皮下出血者，视出血量多少，在伤后24～48小时后才能推拿。

（2）治疗期间应避免大腿过度外展和内收活动。

（3）推拿治疗期间可根据病情需要，配合蜡疗、超声波疗法或中药外敷法治疗。

五、功能锻炼

适当进行功能锻炼，可做侧压腿及髋部外展练习。

六、疗效评定

（一）治愈

肿痛消失，局部无压痛，无硬结，髋关节外展、内收无疼痛，股内收肌抗阻试验阴性。

(二)好转

症状基本消失,髋外展、劳累或剧烈活动后仍有疼痛、乏力,股内收肌抗阻试验(±)。

(三)未愈

症状无改善。

(杨艳辉)

第十五节　膝关节创伤性滑膜炎

膝关节创伤性滑膜炎主要是指膝关节遭受扭挫等外伤或劳损,导致关节囊滑膜层损伤,发生充血、渗出,关节腔内大量积液积血,临床以关节肿胀、疼痛、活动困难为主要特征的一种疾病。本病又称急性损伤性膝关节滑膜炎,可发生于任何年龄。

一、病因病理

膝关节的关节囊分纤维层和滑膜层,滑膜层包裹胫、股、髌关节。正常情况下,滑膜层分泌少量滑液,有利于关节活动和保持软骨面的润滑。当膝关节由于跌仆损伤、扭伤、挫伤、遭受撞击等急性损伤,或过度跑、跳、起蹲等活动及慢性劳损、关节内游离体等因素,使滑膜与关节面过度摩擦,挤压损伤滑膜,导致创伤性滑膜炎的发生。其病理表现为滑膜充血、水肿、渗出液增多并大量积液,囊内压力增高,影响组织的新陈代谢,形成恶性循环。若滑液积聚日久得不到及时吸收,则刺激关节滑膜,使滑膜增厚,纤维素沉积或机化,引起关节粘连,软骨萎缩,从而影响膝关节正常活动。久之可导致股四头肌萎缩,使关节不稳。

本病属中医伤科"节伤""节粘证"范畴。膝为诸筋之会,多气多血之枢,机关之室。凡磕仆闪挫,伤及节窍;或过劳虚寒,窍隙受累,气血疲滞,瘀阻于窍则节肿,筋络受损则痛,拘挛则屈而不能伸,伸而不能屈,久之则节粘不能用。

二、诊断

(一)症状

(1)膝关节有明显的外伤史或慢性劳损史。

(2)膝关节呈弥漫性肿胀、疼痛或胀痛,活动后症状加重。

(3)膝软乏力、屈伸受限、下蹲困难。

(4)急性损伤者,常在伤后5~6小时出现髌上囊处饱满膨隆。

(二)体征

(1)膝关节肿大,屈膝时两侧膝眼饱胀。

(2)局部皮温增高,关节间隙广泛压痛。

(3)膝关节屈伸受限,尤以膝关节过伸、过屈时明显。抗阻力伸膝时疼痛加重。

(4)浮髌试验阳性。

（三）辅助检查

1.膝关节穿刺

可抽出淡黄色或淡红色液体。

2.膝关节 X 线片检查

一般无明显异常，但可排除关节内骨折及骨性病变。

三、治疗

（一）治疗原则

活血化瘀，消肿止痛。

（二）手法

摇法、按法、揉法、㨰法、拿法、摩法及擦法等。

（三）取穴与部位

伏兔、梁丘、血海、双膝眼、鹤顶、委中、阳陵泉、阴陵泉等穴及患侧膝关节周围。

（四）操作

（1）患者仰卧位、伸膝位。术者立于患侧，以㨰法或掌按揉法在膝关节周围治疗，先治疗肿胀周围，然后治疗肿胀部位，并配合揉拿股四头肌。手法先轻，后适当加重，以患者能忍受为度。时间 5～8 分钟。

（2）继上势，术者用拇指依次点按伏兔、梁丘、血海、双膝眼、鹤顶、委中、阳陵泉、阴陵泉等穴，每穴 0.5～1.0 分钟。

（3）继上势，术者以手掌按于患膝部施摩法，以关节内透热为宜。

（4）继上势，术者将患肢屈髋屈膝呈 90°，以一手扶膝部，另一手握踝上，左右各摇晃膝关节 6～7 次，然后做膝关节被动屈伸运动 6～7 次。动作要求轻柔缓和，以免再次损伤滑膜组织。

（5）继上势，在髌骨周围及膝关节两侧用擦法，以透热为度。再用两手掌搓揉膝关节两侧。局部可加用湿热敷。

四、注意事项

（1）急性期膝关节不宜过度活动。可内服活血化瘀的中药，外敷消瘀止痛膏。

（2）对严重积液者，可用关节穿刺法将积液或积血抽出，并注入 1‰盐酸普鲁卡因 3～5 mL 及强的松 12.5～25.0 mg，再用加压包扎处理。此法可重复 2～3 次。

（3）患膝注意保暖，避免受风寒湿邪侵袭。

（4）慢性期应加强股四头肌功能锻炼，防止肌萎缩。

五、功能锻炼

急性期过后，做股四头肌等长收缩练习，每次 5～6 分钟，并逐渐增加练习次数，以防肌肉萎缩。慢性期做膝关节屈伸活动，防止或解除关节粘连。

六、疗效评定

（一）治愈

疼痛肿胀消失，关节活动正常。浮髌试验阴性，无复发者。

（二）好转

膝关节肿痛减轻，关节活动功能改善。

（三）未愈

症状无改善，并见肌肉萎缩或关节强硬。

（杨艳辉）

第十六节　膝关节侧副韧带损伤

膝关节侧副韧带损伤是指由于膝关节遭受暴力打击、过度内翻或外翻引起膝内侧或外侧副韧带损伤，临床以膝关节内侧或外侧疼痛、肿胀、关节活动受限，小腿外展或内收时疼痛加重为主要特征的一种病证。膝关节侧副韧带损伤可分为内侧副韧带损伤和外侧副韧带损伤，临床以内侧副韧带损伤多见。可发生于任何年龄，以运动损伤居多。

一、病因病理

（一）内侧副韧带损伤

膝关节生理上呈轻度外翻。当膝关节微屈（130°～150°）时，膝关节的稳定性相对较差，此时，如果遇外力作用使小腿骤然外翻、外旋，牵拉内侧副韧带造成损伤；或足部固定不动，大腿突然强力内收、内旋；或膝关节伸直位时，膝或腘部外侧受到暴力打击或重物挤压，促使膝关节过度外翻，即可造成内侧副韧带损伤。若损伤作用机制进一步加大，则造成韧带部分撕裂或完全断裂，严重时可合并半月板或交叉韧带的损伤。

（二）外侧副韧带损伤

由于膝关节呈生理性外翻，又有髂胫束共同限制膝关节内翻和胫骨旋转的功能，所以外侧副韧带的损伤较少见。但在小腿突然内翻、内旋；或大腿过度强力外翻、外旋；或来自膝外侧的暴力作用或小腿内翻位倒地扭伤，使膝关节过度内翻，导致膝外侧副韧带牵拉损伤。损伤多见于腓骨小头抵止部撕裂。严重者可伴有外侧关节囊、腘肌腱撕裂，腓总神经损伤或受压，可合并有腓骨小头撕脱骨折。

韧带损伤后引起局部出血、肿胀、疼痛，日久血肿机化、局部组织粘连，进一步导致膝关节活动受限。

本病属中医伤科"筋伤"范畴。中医认为膝为诸筋之会，内为足三阴经筋所结之处，外为足少阳经筋、足阳明经筋所络，急、慢性劳伤，损伤筋脉，气血瘀滞，致筋肌拘挛，牵掣筋络，屈伸不利，伤处为肿为痛。

二、诊断

（一）症状

(1)有明显的膝关节外翻或内翻损伤史。

(2)伤后膝内侧或外侧当即疼痛、肿胀，部分患者有皮下瘀血。

(3)膝关节屈伸活动受限，跛行或不能行走。

（二）体征

1.肿胀

伤处肿胀,多数为血肿。血肿初起为紫色,后逐渐转为紫黄相兼。

2.压痛

膝关节内侧或外侧伤处有明显压痛。内侧副韧带损伤压痛点局限于内侧副韧带的起止部;外侧副韧带损伤时,压痛点常位于股骨外侧髁,或腓骨小头处。

3.放散

痛内侧副韧带损伤,疼痛常放散到大腿内侧、小腿内侧肌群,伴有肌肉紧张或有痉挛;外侧副韧带损伤,疼痛可向髂胫束、股二头肌和小腿外侧放散,伴有肌肉紧张或有痉挛。

4.侧向运动试验

膝内侧或外侧疼痛加剧,提示该侧副韧带损伤。

5.韧带断裂

侧副韧带完全断裂时,可触及该断裂处有凹陷感,做侧向运动试验时,内侧或外侧关节间隙有被"拉开"或"合拢"的感觉。

6.合并损伤

合并半月板损伤时麦氏征阳性;合并交叉韧带损伤时抽屉试验阳性;合并腓总神经损伤时,小腿外侧足背部有麻木感,甚者可有足下垂。

（三）辅助检查

X线片检查:内侧副韧带完全断裂时,做膝关节外翻位应力下摄片,可见内侧关节间隙增宽;外侧副韧带完全断裂者做膝关节内翻位应力下摄片,可见外侧关节间隙增宽;合并有撕脱骨折时,在撕脱部位可见条状或小片状游离骨片。

三、治疗

（一）治疗原则

活血祛瘀,消肿止痛,理筋通络。

（二）手法

滚法、按法、揉法、屈伸法、弹拨法、搓法、擦法等。

（三）取穴与部位

1.内侧副韧带损伤

血海、曲泉、阴陵泉、内膝眼等穴及膝关节内侧部。

2.外侧副韧带损伤

膝阳关、阳陵泉、犊鼻、梁丘等穴及膝关节外侧部。

（四）操作

1.内侧副韧带损伤

(1)患者仰卧位,患肢外旋伸膝。术者在其膝关节内侧用滚法治疗,先在损伤部位周围操作,后转到损伤部位操作。然后沿股骨内侧髁至胫骨内侧髁施按揉法,上下往返治疗。手法宜轻柔,切忌粗暴。时间5～8分钟。

(2)继上势,术者用拇指按揉血海、曲泉、阴陵泉、内膝眼等穴,每穴约1分钟。

(3)继上势,术者做与韧带纤维垂直方向施轻柔快速的弹拨理筋手法,掌根揉损伤处,配合做膝关节的拔伸和被动屈伸运动,手法宜轻柔,以患者能忍受为限。时间3～5分钟。

(4)继上势,术者在膝关节内侧做与韧带纤维平行方向的擦法,以透热为度。搓、揉膝部,轻轻摇动膝关节数次结束治疗。时间2～3分钟。

2.外侧副韧带损伤

(1)患者取健侧卧位,患肢微屈。术者在其大腿外侧至小腿前外侧用㨰法治疗,重点在膝关节外侧部。然后自股骨外侧髁至腓骨小头处施按揉法,上下往返治疗。手法宜轻柔,切忌粗暴。时间5～8分钟。

(2)继上势,术者用拇指按揉膝阳关、阳陵泉、犊鼻、梁丘等穴,每穴约1分钟。

(3)继上势,术者在与韧带纤维垂直方向施轻柔快速的弹拨理筋手法,掌根揉损伤处,配合做膝关节的拔伸和被动屈伸运动,手法宜轻柔,以患者能忍受为限。时间3～5分钟。

(4)患者俯卧位,术者沿大腿后外侧至小腿后外侧施㨰法治疗。然后转健侧卧位,在膝关节外侧与韧带纤维平行方向施擦法,以透热为度。搓、揉膝部,轻轻摇膝关节数次结束治疗。时间3～5分钟。

四、注意事项

(1)急性损伤有内出血者,视出血程度在伤后24～48小时才能推拿治疗。

(2)损伤严重者,应做X线摄片检查,在排除骨折的情况下才能推拿。若损伤为韧带完全断裂或膝关节损伤三联征者宜建议早期手术治疗。

(3)后期应加强股四头肌功能锻炼,防止肌萎缩。

五、功能锻炼

损伤早期,嘱患者做股四头肌等长收缩练习,每次5～6分钟,并逐渐增加锻炼次数,以防肌肉萎缩,然后练习直腿抬举,后期做膝关节屈伸活动练习。

六、疗效评定

(一)治愈
肿胀疼痛消失,膝关节功能完全或基本恢复。

(二)好转
关节疼痛减轻,功能改善,关节有轻度不稳。

(三)未愈
膝关节疼痛无减轻,关节不稳,功能障碍。

(杨艳辉)

第十七节　髌下脂肪垫劳损

髌下脂肪垫劳损是指膝关节由于急性损伤或慢性劳损引起脂肪垫的无菌性炎症,临床上以两膝眼肿胀、压痛、关节屈伸受限为主的一种病证。本病好发于运动员及膝关节屈伸运动过多的人,如经常爬山、下蹲起立者。肥胖者更易发生。

一、病因病理

髌下脂肪垫位于髌骨下方,是髌韧带后方及两侧与关节囊之间的脂肪组织,呈三角形,充填于膝关节前部间隙,有增加膝关节稳定性和减少摩擦的作用。引起髌下脂肪垫劳损的原因可见于急性损伤、慢性劳损和继发性损伤。急性损伤常因膝关节极度过伸或膝前部遭受外力的撞击损伤;慢性劳损常因膝关节过度屈伸活动,脂肪垫嵌于胫股关节之间受挤压、摩擦,形成慢性损伤;继发性损伤多为髌骨软骨炎、创伤性滑膜炎、半月板损伤等病证所引发。其病理表现为脂肪垫肥厚、充血、水肿,发生无菌性炎症,刺激神经末梢而疼痛;肥厚的脂肪垫在膝关节活动时嵌入关节间隙,出现交锁现象;无菌性炎症反应又促使渗出增多,两膝眼饱满。病史较长者则脂肪垫肥厚,并与髌韧带发生粘连,从而影响膝关节的伸屈活动。

本病属中医伤科"筋伤证"范畴。膝为胫股之枢纽,隙为脂垫之所在,起稳定关节的作用。过度屈伸膝节,脂垫嵌入而伤,或积劳成伤,累及脂垫,气血瘀滞,为肿为痛,以致膝关节屈而不伸。

二、诊断

(一)症状

(1)膝关节有急性损伤或慢性劳损史。

(2)膝前部髌韧带两侧疼痛或酸痛无力,尤以站立或运动时膝关节过伸时明显,可放散到小腿部、足踝部。

(3)膝关节髌韧带两侧饱满,劳累后加重,休息后减轻。

(4)膝关节屈伸活动不灵活,少数患者可有被卡住的感觉。

(二)体征

(1)髌韧带两侧肿胀,两膝眼部可见明显膨隆。

(2)髌韧带两侧关节间隙按之酸胀痛,屈膝活动时有深部挤压痛。

(3)脂肪垫挤压试验阳性。

(4)膝关节过伸试验阳性。

(三)辅助检查

1.X 线片检查

可排除膝关节骨与关节病变。

2.实验室检查

血、尿常规检查,血沉检查,抗"O"及类风湿因子检查未见异常。

三、治疗

(一)治疗原则

舒筋通络,活血消肿。

(二)手法

㨰法、一指禅推法、按法、揉法、擦法及被动运动手法等。

(三)取穴与部位

梁丘、内膝眼、犊鼻、阴陵泉、阳陵泉等穴及髌韧带两侧关节间隙。

(四)操作

(1)患者仰卧位,患膝腿窝部垫枕使膝关节呈微屈(约屈膝30°)。术者先在其膝关节周围施擦法往返操作,重点在髌骨下缘部。手法宜轻柔,时间约5分钟。

(2)继上势,术者用拇指点、按揉梁丘、内膝眼、犊鼻、阴陵泉、阳陵泉等穴,以酸胀为度,用力不宜过重。每穴约1分钟。

(3)继上势,术者以一指禅推法或按揉法在髌韧带两侧的关节间隙重点治疗,手法宜深沉,并配合做髌韧带的左右弹拨操作。时间5~8分钟。

(4)被动运动手法。患者仰卧屈膝屈髋90°,一助手握住股骨下端,术者双手握持踝部,两者相对牵引,术者内、外旋转小腿数次,然后做膝关节尽量屈曲,再缓缓伸直数次。此法对脂肪垫嵌入关节间隙者效果尤著。

(5)患者仰卧位,半屈膝位,沿关节间隙施擦法,以透热为度。搓揉膝关节结束治疗。

四、注意事项

(1)急性期避免膝关节过度屈伸活动,后期宜加强膝关节功能锻炼。

(2)对手法治疗无效者,可行手术切除肥厚的脂肪垫;或局部注射泼尼松12.5~25.0 mg加1‰普鲁卡因5~10 mL,效果良好,此法可重复2~3次。

(3)注意膝部保暖,对伴有膝部其他疾病者,应同时给予治疗。

五、功能锻炼

同"膝关节创伤性滑膜炎"。

六、疗效评定

(一)治愈
膝关节无肿痛,功能完全或基本恢复,膝过伸试验阴性。

(二)好转
膝部肿痛减轻,下楼梯仍有轻微疼痛,膝过伸试验(±)。

(三)未愈
症状未改善,X线摄片可见脂肪垫钙化阴影。

(杨艳辉)

第十八节　腓肠肌损伤

腓肠肌损伤主要是指小腿后侧肌群因急、慢性损伤,或受风寒湿侵袭引起小腿部肌肉痉挛、疼痛的一种病证。本病又称损伤性腓肠肌炎、腓肠肌痉挛等。多见于运动员或长时间站立者。

一、病因病理

常因弹跳时用力过猛,小腿肌肉强力收缩,或踝关节过度背伸用力牵拉等原因,造成腓肠肌急性损伤。也可因直接暴力撞击小腿后部造成损伤。伤势较轻者多为小腿腓肠肌牵拉损伤;重者则可能引起腓肠肌部分或全部断裂。慢性劳损一般多见于腓肠肌长期反复受牵拉,超过肌肉负荷所致。损伤常发生在肌腹及股骨内、外侧髁附着处和肌与腱联合部。

此外,少数患者可在游泳、睡眠时发生小腿突然抽筋,或某次剧烈运动后引起疼痛、痉挛。前者可能与小腿受凉有关;后者可能由于运动后乳酸积聚所致。

本病属中医伤科"筋伤"范畴,可分气滞筋拘和血瘀筋僵两种证型。小腿为足太阳经筋所过,凡小腿牵拉过度,或直接扭挫筋肌,伤及太阳经筋,致筋肌挛急,气血瘀滞而肿痛。轻者气滞筋拘,重者血瘀筋僵,筋肌硬结,膝屈不能伸。

二、诊断

(一)症状
(1)多数患者有急、慢性损伤史,或小腿受凉史。

(2)急性损伤时即感小腿后部疼痛,不能行走或跷足尖行走;慢性劳损者多为局部酸痛;小腿受凉者常于游泳、睡眠中突然小腿抽筋、疼痛剧烈。

(3)损伤严重者在伤后数小时出现小腿肿胀、疼痛,可见有弥漫性的皮下出血。

(二)体征
(1)患侧腓肠肌痉挛,局部肿胀可有硬结,有明显压痛。

(2)急性损伤者压痛点多在腓肠肌肌腹或肌腱联合部;慢性劳损者压痛点多在股骨内、外侧髁腓肠肌起点处。

(3)作踝关节主动跖屈或被动背伸时,伤处疼痛加重。

(4)肌纤维断裂或部分断裂时,可见皮下广泛性出血和肿胀。可触及纤维断裂处凹陷,断裂两端隆起。

(5)腓肠肌牵拉试验阳性。

(三)辅助检查
X线片一般无明显异常。

三、治疗

(一)治疗原则
舒筋通络,解痉止痛。

(二)手法
揉法、滚法、按揉法、拿捏法、擦法及湿热敷等。

(三)取穴与部位
委中、承山、承筋、昆仑等穴及小腿后侧肌群。

(四)操作
(1)患者俯卧位,术者立于患侧,沿其腘窝部经腓肠肌至跟腱部用滚法往返治疗,手法宜轻柔缓和,并配合做踝关节被动跖屈和背伸运动。时间5~8分钟。

(2)继上势,术者以拇指按揉法在委中、承山、承筋、昆仑等穴施术,每穴约1分钟。

(3)继上势,术者以掌根揉法沿腓肠肌肌腹至跟腱进行按揉。并用拇指按揉腓肠肌内、外侧头附着处,配合五指拿捏腓肠肌数次。时间3~5分钟。

(4)继上势,术者自腘窝至跟腱与腓肠肌平行方向施擦法,以透热为度。局部可加用湿热敷。

(5)患者改仰卧位,屈膝屈髋约45°,术者沿其腓肠肌做轻柔的上下往返的揉拿法,搓揉小腿部结束治疗,时间2～3分钟。

四、注意事项

(1)对于腓肠肌完全断裂者,应及早进行手术治疗。部分断裂或肌肉牵拉、慢性劳损者,应按其损伤的情况进行手法治疗。

(2)治疗期间避免过久行走,小腿不宜用力。局部注意保暖。

(3)急性损伤有内出血者,视出血程度在伤后24～48小时才能推拿。

(4)因受凉、游泳时引起的腓肠肌急性痉挛,可立即采用一手扳踝关节背伸,另一手捏拿腓肠肌的方法使其缓解。

五、功能锻炼

急性炎症期要注意适当休息,以减少炎症渗出,平时应加强提足跟锻炼,以提高腓肠肌的肌力,避免损伤。

(杨艳辉)

第十九节　踝关节侧副韧带损伤

踝关节侧副韧带损伤是指由于行走时不慎踏在不平的路面上或腾空后足跖屈落地,足部受力不均,踝关节过度内翻或外翻,致使踝关节外侧或内侧副韧带受到强大的张力作用而损伤。临床以踝部肿胀、疼痛、瘀血,关节活动功能障碍为主要特征的一种病证。本病是临床上常见的一种损伤,任何年龄均可发生,尤以青壮年多见。

一、病因病理

(一)外侧副韧带损伤

外侧副韧带损伤是踝关节最容易发生的损伤,约占踝部损伤的70%以上。造成踝关节外侧副韧带损伤的主要因素有三个,一是外踝长,内踝短,外侧副韧带较内侧副韧带薄弱,容易造成踝关节在内翻位的损伤;二是足外翻背屈的肌肉(第三腓骨肌)不如内翻的肌肉(胫前肌)强大,因此足部向外的力量不如向内的力量大;三是踝穴并非完全坚固,位于胫腓骨之间的胫腓横韧带纤维斜向下、向外,同时外踝构成踝穴的关节面比较倾斜,因此腓骨下端能向上或向外适度的活动。

由于上述因素,踝关节容易发生内翻位的损伤。当路面场地不平,跑、跳时失足,或下楼梯、下坡时易使足在跖屈位突然向内翻转,身体重心偏向外侧,导致外侧副韧带突然受到强大的张力牵拉损伤。最易造成损伤的是距腓前韧带,其次是跟腓韧带,距腓后韧带损伤则少见。损伤后,轻者韧带附着处骨膜撕裂,骨膜下出血;重者韧带纤维部分撕裂;更甚者韧带完全断裂,可伴有撕脱性骨折或距骨半脱位。

(二)内侧副韧带损伤

内侧副韧带比较坚韧,损伤机会相对较少。损伤常发生在踝关节突然外翻及旋转时。在跑跳运动中,由于落地不稳,身体重心偏移至足内侧,踝关节突然向外侧掰扭,超过了踝关节的正常活动范围及韧带的维系能力,致使内侧副韧带撕裂损伤。如果外翻的作用力继续增强,可造成内侧副韧带撕脱,伴胫腓下联合韧带撕裂,或胫腓骨下端分离,伴内踝撕脱骨折。

本病属中医伤科"筋伤"范畴。踝为足之枢纽,足之三阴、三阳经筋所结。因足跗用力不当,经筋牵抻过度,致使经筋所结之处撕掰,阳筋弛长,阴筋拘挛,气血离经,为瘀为肿,活动牵掣,屈伸不利,伤处作痛。

二、诊断

(一)症状

(1)有足踝急性内翻位或外翻位损伤病史。

(2)踝关节外侧或内侧即出现肿胀、疼痛,多数有皮下出血。肿胀程度与出血量的多少有关,轻者可见局部肿胀,重者则整个踝关节均肿胀。

(3)踝关节活动受限,行走呈跛行或不敢用力着地行走。

(二)体征

(1)肿胀瘀血。损伤部位常见皮下瘀血、肿胀,轻者局限于外踝前下方或内踝下方,重者可扩散到整个踝关节。伤后2～3天,皮下瘀血青紫更为明显。

(2)压痛。外侧副韧带损伤时,压痛点主要在外踝前下方(距腓前韧带)或下方(跟腓韧带);内侧副韧带损伤时,压痛点常位于内踝下方。胫腓下联合韧带损伤时,则在胫腓下关节处压痛。

(3)被动活动。外侧副韧带损伤,做足内翻跖屈时外踝部疼痛加剧;内侧副韧带损伤,做足外翻动作时踝内侧疼痛加剧。

(4)伴有撕脱性骨折时,可触及骨折碎片。

(三)辅助检查

X线摄片可明确是否有骨折、脱位及骨折、脱位的程度。做足部强力内翻或外翻位摄片,可见踝关节间隙明显不等宽或距骨脱位的征象,则提示韧带完全断裂。

三、治疗

(一)治疗原则

活血化瘀,消肿止痛。

(二)手法

揉法、滚法、按法、拔伸法、摇法、扳法、擦法等。

(三)取穴与部位

1.外侧副韧带损伤

阳陵泉、足三里、丘墟、解溪、申脉、金门等穴及外踝部。

2.内侧副韧带损伤

商丘、照海、太溪等穴及内踝部。

(四)操作

1.外侧副韧带损伤

(1)患者仰卧位,术者沿其小腿外侧至踝外侧用滚法或按揉法上下往返治疗,手法宜轻柔缓和。并配合按揉足三里、阳陵泉穴。时间3～5分钟。

(2)继上势,术者用鱼际或掌根先在损伤周围按揉,待疼痛稍缓解后再在伤处按揉,手法宜轻柔缓和,时间 5～8 分钟。

(3)继上势,术者用拇指按揉丘墟、解溪、申脉、金门等穴,每穴约 1 分钟。

(4)继上势,施拔伸摇法。术者以一手托住患足跟部,另一手握住其足趾部做牵引拔伸,在拔伸的同时轻轻摇动踝关节,并配合做足部逐渐向内翻牵拉,然后再做足部外翻动作。重复 3～5 次。

(5)继上势,术者在损伤局部施擦法,以透热为度。然后用推抹法自上而下理顺筋肌。局部可加用湿热敷。

2.内侧副韧带损伤

(1)患者取患侧卧位,健肢屈曲,患肢伸直术者自小腿下端经内踝至内侧足弓部施按揉法或擦法上下往返操作。重点在内踝下方,手法宜轻柔,时间 3～5 分钟。

(2)继上势,术者在内踝下用掌根或鱼际揉法,配合按揉商丘、照海、太溪等穴,时间 5～8 分钟。

(3)继上势,施拔伸摇法。术者以一手托住患足跟部,另一手握住其足趾部做牵引拔伸,在拔伸的同时轻轻摇动踝关节,并配合做足部逐渐向外翻牵拉,然后再做足部内翻动作。重复 3～5 次。

(4)继上势,术者在损伤局部施擦法,以透热为度。然后用揉抹法自上而下理顺筋肌。局部可加用湿热敷。

四、注意事项

(1)急性损伤有出血者,即刻用敷止血。推拿应视出血程度在伤后 24～48 小时才能进行。

(2)急性期患足宜固定,用弹性绷带包扎固定 1～2 周。内侧副韧带损伤者应内翻位固定,外侧副韧带损伤者应外翻位固定,以减少损伤韧带的张力,有利于损伤韧带的修复。

(3)恢复期加强功能锻炼,避免重复扭伤。

五、功能锻炼

外固定期间,应练习足趾的屈伸活动和小腿肌肉收缩活动。拆除外固定后,要逐渐练习踝关节的内、外翻及跖屈、背伸活动,以预防粘连,恢复踝关节的功能。

六、疗效评定

(一)治愈
踝关节肿痛消失,关节稳定,踝关节活动功能正常。

(二)好转
踝关节疼痛减轻,轻度肿胀或皮下瘀斑,关节欠稳,步行乏力,酸痛。

(三)未愈
踝关节疼痛无改善,关节不稳定,活动受限。

(杨艳辉)

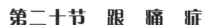

第二十节　跟　痛　症

跟痛症是足跟部周围疼痛性疾病的总称,包括跟腱滑膜囊炎、跖筋膜炎、跟骨下脂肪垫炎、跟骨骨骺炎、骨结核、肿瘤等疾病,其中以跖筋膜炎较为常见。该病的发病率较高,以运动人群及中老年人发病多见,男性多于女性。目前,公认的影响因素有肥胖、扁平足、长时间站立行走或不合理的运动方式等。该病主要表现为足跟部疼痛、酸胀、晨起、行走或负重时加重,休息后可有所减轻,亦有不缓解的。传统治疗方式以非手术治疗为主,包括物理治疗、冲击波治疗、口服抗炎药、局部封闭等。中医药在跟痛症的保守治疗中占据重要位置,其治疗简便、疗效持久、花费小、不易复发等优点得到了更多患者的肯定。该文对近年来不同中医疗法治疗跟痛症的文章进行筛选、总结,从中药口服、中药外敷、中药熏洗、推拿、针灸、针刀等不同方面进行介绍,为跟痛症的治疗提供思路。

一、跟痛症的中医认识

中医认为跟痛症属于"骨痹""痹证""筋伤"等范畴。隋·巢元方称本病为"脚根颓",其在《诸病源候论》中描述:"脚根颓者,脚跟忽痛,不得着也……世俗呼为脚根颓。"朱丹溪在《丹溪心法》中明确称本病为"足跟痛"。跟痛症的病因病机可分为虚实两个方面,虚者归因于年老体虚,或久行久立,劳损过度,致肝肾亏虚,精亏血少。肝主筋,肾主骨,肝藏血,肾藏精,又因足少阴肾经斜走足心,从内踝处上行,若肝肾亏虚,则血不养筋,髓不充骨,而作痿痹疼痛,属"不荣则痛"的范畴。实者分为外感邪气、跌仆损伤两个方面,这是足跟疼痛的外在因素。《素问·痹论》言:"风寒湿三气杂至,合而为痹。"寒性收引,易致气血凝滞,经络阻塞;湿性重浊,易趋下行,而足跟部位于人体最低处,易受湿困,若寒湿之邪侵袭机体,足跟部气血最易受阻,经脉不通,发为疼痛;跌仆损伤,筋脉受损,外溢之血凝而成瘀,正常气血不得运行,亦发为疼痛,属于"不通则痛"等范畴。

二、中药内外治法

(一)中药口服

中医认为,肝主筋,肾主骨。足跟部是三阴经循行之所,与肝、脾、肾三脏相关,尤其与肾关系密切,因此中药治疗多从肝、脾、肾论治。依据患者病情,多采取补肾、活血、通络之法。祝震亚等以独活寄生颗粒剂(组成:独活9g,桑寄生、杜仲、秦艽、防风、川芎、当归各6g,细辛3g,干地黄、白芍、肉桂、茯苓、甘草、怀牛膝、太子参各6g)为基础方,同时根据辨证分型加减用药,气滞血瘀者加制川乌、制草乌、丹参、红花各6g,寒湿痹阻者加附片、干姜、苍术、薏苡仁各6g,肝肾亏虚者加枸杞子、山萸肉、菟丝子、肉苁蓉片各6g。治疗4周后,总有效率达98.88%,且半年内无复发。孟凯等以独活寄生汤为基础方,同时辨证加减用药治疗跟痛症,以西药依托度酸缓释片作为对照,结果显示中药组总有效率及治愈率方面均优于对照组,且临床愈合时间更短。独活寄生汤主要治疗肝肾亏虚、气血不足之痹证。其中,桑寄生、独活祛风除湿、疏经活络通痹,为君药。杜仲、熟地黄补肝肾、强筋骨,为臣药。赤芍、当归尾、川芎补血,茯苓、肉桂心、人参补脾益气,为佐药,可生气血、除湿。佐以细辛搜风、除风痹,肉桂温里祛寒、通利血脉,怀牛膝引气血下行。秦艽、防风祛周身风、寒、湿邪,甘草调和诸药,为使药。诸药合用,可标本兼顾,既能祛风散寒祛湿,又能补益肝肾气血,扶正祛邪,达到祛邪不伤正气、扶正不留邪的目的。研究发现,该方剂不仅可以抑制炎症因子,影响氧化应激指标,且在抑制基质金属蛋白酶、抑制软骨细胞凋亡、影响微小 RNA 表达等方面发挥作用。

(二)中药外敷

中药外敷可以直接作用于患处,通过皮肤的渗透作用,使药力直达病所,达到治疗疾病的目的。热敷法可以通过热效应打开皮肤腠理,从而使药物更高效地渗透,发挥出最大药效。现代医学认为,热敷法可增强药效,加快药物吸收,扩张局部血管,改善微循环及局部组织代谢,刺激和调节末梢感受器,缓解疼痛。王振宇采用正骨膏外敷治疗 27 例跟痛症患者,每帖药膏(组成:桃仁、红花、赤芍、丹参、生地黄、川芎、当归、牛膝、乳香、没药、血竭、马钱子等)外敷 3 天后更换,连续应用 21 天,治疗后 22 例患者获得满意结果,5 例较为满意。严培军等使用诸方受教授研制的"易层"敷贴治疗 30 例跟痛症患者,该敷贴由三色敷药和三黄油膏组成,可根据患者寒热证型的不同,调整敷药及油膏的用量,与对照组涂抹扶他林乳胶剂相比,收效更好。中药外敷可联合他药合治跟痛症,如黄桂忠等采用自制中药包结合推拿手法治疗跟痛症,中药包(组成:络石藤 30 g,当归、五加皮各 20 g,羌活 15 g,丁香、桂枝、红花、路路通各 10 g)清蒸 20 分钟后,用干毛巾包裹,热敷于患处,每次约 30 分钟,取得了良好疗效。

(三)中药熏洗

中药熏洗治疗是中国传统治疗方法,早在《五十二病方》中便有记载。中药熏洗通过药力和热力共同作用,一方面药液的温热作用能够抑制末梢神经的兴奋,缓解局部软组织紧张,增强机体免疫功能,起到镇痛的作用;另一方面蒸汽具有通透性较强的特点,能够降低神经末梢的兴奋性,缓解痉挛及僵直状态,起到镇痛作用,还能促进局部毛细血管扩张,改善血液和淋巴液循环,促进新陈代谢,加快组织的修复及肿胀的消退,使炎症介质快速排出,达到止痛消肿的目的。陈博鉴等采用自拟中药熏洗方(组成:大黄、透骨消、豆豉姜、伸筋草各 30 g,桂枝、木瓜各 15 g,海桐皮、宽筋藤各 45 g,花椒、生川乌各 20 g)熏洗治疗 53 例跟痛症患者,相较于扶他林乳膏外涂的对照组,有着更高的治疗率,且能明显改善患者的疼痛症状。陈黎明等使用中药熏藤方(组成:红花、秦艽、伸筋草、透骨草、牛膝、鸡血藤各 30 g,乳香、没药、三棱、当归、川芎 15 g)治疗,总有效率达 92.5%,显著高于对照组(口服塞来昔布胶囊)的 67.5%。中药外用多从风、湿、瘀入手,多用祛风除湿、活血化瘀之品。如红花、乳香、没药、大黄等活血化瘀,通则不痛;川芎、三棱活血行气,气行则血行;秦艽、透骨草、伸筋草、海桐皮以祛风除痹、疏经活络;桂枝、花椒温通经脉以止痛。诸药合用,共达祛风除湿、活血舒筋、温经止痛之功。现代研究也证实,红花、乳香、没药等均具有显著的镇痛作用,还可抗炎消肿、扩张血管等。秦艽、透骨草、海桐皮等具有抗炎止痛、抗组胺等效果。此药物组成也符合当前治疗跟痛症所用熏洗方的组方用药规律。

三、推拿手法联合他法

推拿手法可以改善骨与周围软组织的关系,松解粘连,加快新陈代谢,同时促进局部血液及淋巴循环,加速炎症的吸收,改善组织代谢,促进变性组织的改善和恢复,提高局部组织的痛阈值,达到疏通经络、活血散瘀、通则不痛的治疗目的。肌筋膜链理论认为,肌肉不是一个独立的组织,而是由肌肉、韧带及相关软组织按照一定层次连接而成的一个链状体。因此,在跟痛症患者的治疗过程中,不仅仅要针对患者的病灶实施治疗,更要找到引发足底部高张力、高拉力状态的原因和病灶。陈祥铠等采用点按小腿后侧及足底部阿是穴,以及委中、承山、承筋、昆仑等穴位,

结合小腿后侧筋膜及足底肌筋膜的拉伸训练,治疗跖筋膜

炎型跟痛症,疗效显著。邝高艳等采用动静结合的推拿手法,包括足底的推法,踝关节的被动屈伸、内翻、外翻,以及牵拉法,局部痛点的点按揉法、拍法、叩法,同时配合适当的功能锻炼,与局部封闭治疗做对照,临床疗效好,且复发率更低。

陈泽林等、赵成利均采取推拿按摩结合中药外洗的方法治疗跟痛症,手法包括按、揉、弹拨小腿及足跟部肌肉,点按阿是穴、太溪、大钟、照海、昆仑、三阴交、涌泉等穴位,再予以中药熏洗30分钟,分别取得95.0%、94.4%的总有效率。委中、承筋、承山、昆仑为足太阳膀胱经上的重要穴位,是治疗小腿痉挛、腿部转筋的常用效穴。足底部的肌肉、韧带、筋膜和小腿三头肌相互连接。因此,松解小腿三头肌的肌肉、筋膜可以减轻肌肉高张力状态,从而达到缓解患者足底部疼痛的目的。将推拿手法与穴位刺激相结合,局部痛点与远部肌肉松解相结合,推拿治疗与其他治疗方式相结合,能更好地缓解患者疼痛,达到治疗目的。

四、针灸疗法

针灸疗法是中国传统疗法,历史悠久,疗效显著。针灸疗法以经络腧穴理论为基础,通过刺激疾病相关经络的腧穴,调整相关经络气血、脏腑,振奋正气,以抵御、祛除病邪,恢复人体阴阳平衡。现代医学研究认为,针刺的镇痛效果是通过针刺信息的传导实现的,这一过程包括神经传导通路、神经递质、嘌呤信号、免疫炎症因子等多方面共同参与的复杂过程。艾灸具有抗炎、改善循环、调节免疫等作用。艾灸的温热效应可直接使得施灸部位的微血管扩张,增进局部血液循环,缓解肌肉痉挛,增强组织细胞的活性,从而促使炎症、血肿等病理产物分解、消除,还会降低神经系统的兴奋性,起到镇静、镇痛的作用。艾灸还具有红外辐射效应,可直达深层组织,增加血液流动,促进机体代谢。另外,直接灸或隔物灸都具备药用效应,可通过皮肤渗透至病变部位。陈春花等将60例患者分为两组,针灸组予以针刺阿是穴、太溪、昆仑,行提插捻转、平补平泻之法,得气后留针30分钟,再艾灸阿是穴、女膝,每穴灸5~7壮,治疗两周后,针灸组总有效率达83.3%,显著高于药物组(予以常规止痛药口服)的53.4%。梁东强以针灸结合的方式治疗跟痛症,选取承山、三阴交、太溪、然谷、涌泉等穴针刺,同时艾灸疼痛点,与常规口服止痛药相比,治疗效果更优。陆巍采用针刺承山、太溪、昆仑、阴陵泉、阳陵泉穴,每次留针20分钟,结合揉、提捏、理筋等手法,放松小腿及局部肌肉,点按太溪、昆仑、三阴交等穴,同时配合患者主动功能锻炼治疗跟痛症,与单纯足跟垫治疗比较,效果更优。针刺治疗跟痛症时,取穴以阿是穴为主,体现了"腧穴所在,主治所在"的原则,太溪为肾经原穴,可补髓壮骨,配合昆仑、承山等穴,可舒筋通络,祛瘀止痛。针刺配合艾灸可温经活血,增强疗效。针灸疗法也可与其他疗法相结合,缓解患者病痛。

五、针刀疗法

针刀疗法是近年来迅速发展的新兴治疗方法。针刀医学以人体弓弦理论及损伤部位的网眼理论为基础,通过在疼痛部位行针刀手法对病变的组织进行松解剥离,破坏疾病的病理构架,促进损伤后再修复,达到恢复组织力学平衡、治疗疾病的目的。针刀对局部的血液循环和淋巴循环能够产生积极作用,促进损伤组织蛋白的分解和炎症的吸收,激发人体的自我修复机制,促进损伤组织中转化生长因子-β(TGF-β)和血管内皮生长因子(VEGF)的表达,减少炎症细胞浸润,抑制组织异常增生,改善局部的血液循环,有利于损伤组织的恢复。在慢性劳损性疾病的治疗中,针刀可以通过调节PI3K/AKT信号通路调节骨骼肌细胞的凋亡与自噬,修复劳损,延缓其病理

进程。梁亮分别使用针刀及针刺治疗70例跟痛症患者,结果显示针刀组的总有效率达100.00%,明显高于针刺组的91.43%,且疼痛评分更低。薛利忠使用针刀剥离粘连组织,缓解神经卡压,同时结合中药熏洗以温通经脉、调和气血,改善局部血液循环,与单纯中药熏洗相比,疗效更为显著。黄志明等则将针刀疗法与跖筋膜牵拉训练相结合,在针刀治疗结束后的第2天,加入非负重的牵拉训练,每次5~10分钟,每天2~3次,结果显示治疗后疼痛评分及总有效率均优于单纯封闭治疗。针刀疗法结合了传统针灸的穴位刺激及现代西方医学手术刀的切割剥离的优点,既能达到针灸疏通经络、调节机体、调和阴阳的目的,又能松解局部粘连,缓解筋膜挛缩,改善血液循环,促进病变组织恢复。针刀治疗多以阿是穴为主,体现了“以痛为腧”的原则,可与其他治疗方式相结合,增强疗效。

(杨艳辉)

第二十一节　踇　外　翻

踇外翻是由多种原因导致的踇趾向外倾斜,推挤第一跖骨使其内翻,第一跖趾关节失去平衡,逐渐出现脱位等一系列病理变化。治疗应从阴阳辨证,即“审其阴阳,以别柔刚”,通过其四项核心技术:微创截骨手法整复术、裹帘外固定法、中药内服外用、中医辨证康复及调护,以恢复和保持第一跖趾关节的阴阳平衡,达到良好的临床效果。

一、病因病机

踇外翻主要病因包含内因与外因两大类,内因主要为先天禀赋不足,肾精亏虚,骨髓空虚,骨骼发生各种先天缺陷;脾失健运致后天失养,肌肉瘦削,关节活动无力;肝血不足,血不荣筋,则筋腱痿弱或挛缩;肾气亏虚致骨软无力,久则关节变形。外因主要为跌扑损伤、湿邪侵袭,以及慢性劳损。各种因素综合,终致局部阴阳失衡,久之气血不足,可引起踇外翻逐渐发生发展,如复有瘀血邪毒留滞于经络关节,畸形和疼痛明显加重。

从中医禀赋不足和肝肾亏虚理论推断,踇外翻遗传相关的基因必为与骨骼和肌肉相关的基因,也必然是与肾、肝功能相关的基因。从第一跖趾关节的解剖和力学分析,踇外翻的发生是拇趾内、外、背、跖侧肌腱肌力的阴阳失衡所致,即踇展肌与踇内收肌、踇长短伸肌与踇长短屈肌2组肌群的阴阳平衡在踇外翻的发生中具有重要作用。踇外翻发生之初,主要为关节受力的轻度不平衡,个别肌腱出现异常,即“筋出槽”。随着不平衡的日渐加重,关节出现脱位,即“骨离缝”。当二者均出现后,“筋出槽”与“骨离缝”两个因素互为因果、互相影响,加重关节的不平衡,促进了畸形的快速发展。所以,对于踇外翻的治疗必须兼顾“筋”和“骨”两方面,因为“筋柔才能骨正,骨正才能筋柔”,只有“筋骨并重”,使“筋归槽、骨合缝”,才能彻底解除疾病发生发展的病理基础。因此,通过中医整复手法和手术等方式将两组肌群矫正到阴阳平衡的中线上,可以达到调节气血、平衡阴阳之目的,踇外翻可彻底矫正,且不易复发。

总之,影响踇外翻的各发病因素不是孤立的,毫无联系的,而是相互影响,相互作用的。易感因素越多,越容易出现踇外翻。

二、功能解剖

第一跖趾关节由两个关节构成。第一跖骨头远端呈椭圆形,与近节趾骨基底的凹形关节面形成关节。跖骨头关节面延伸于跖骨头的跖侧,并被一嵴分为两个斜形关节面分别与内、外侧籽骨成关节。关节囊松弛,上薄下厚。关节两侧有扇形的侧副韧带,起于跖骨头两边的背侧结节,斜向前下止于近节趾骨的基底部。而悬韧带从跖骨头两边的背侧结节向跖侧止于两边的籽骨。跖侧跖骨趾骨韧带分为两部分,即内、外侧跖骨籽骨韧带和籽骨趾骨韧带,经过籽骨从跖骨头到近节趾骨基底,两个籽骨间由籽骨间韧带连接。跖侧有厚韧的足底韧带(又称为跖板),参与构成关节囊并起到屈肌腱的滑行面的作用。深部的跖横韧带连接着足底韧带及跖骨头相邻部分。

蹬趾籽骨是组成第一跖趾关节的重要结构,其背面覆盖有关节软骨,滑动于跖骨头关节面上。起着保护屈蹬长肌腱和跖骨头的作用,传递前足内侧的负荷,同时类似一个滑车增加了屈蹬长、短肌腱的力量。一般腓侧籽骨大于胫侧籽骨。如果骨化中心没有融合,可形成二分籽骨或多分籽骨。胫侧籽骨的二分籽骨发生率为7%~11%,而外侧则<1%,其中双足发生率为25%。

蹬趾跖趾关节周围有6条肌腱通过或附着。蹬长伸肌腱通过关节背侧止于远节趾骨基底背侧。蹬短伸肌腱止于近节趾骨基底背侧。蹬展肌腱止于近节趾骨基底内侧。在关节囊跖侧,蹬长屈肌腱通过内、腓侧籽骨间沟,向远侧止于远节趾骨基底。蹬短屈肌腱在跖趾关节跖侧分为内、外侧腱两部分,内侧腱与蹬展肌相融合,外侧腱与蹬收肌止点相融合,然后分别经籽骨止于近节趾骨基底内、外侧跖面。由此可见,这些肌腱均附着于近节趾骨基底,跖骨头却无肌腱附着,这种肌腱附着结构就像一个吊篮,控制着跖骨头。跖骨头易受外部应力的影响发生移位,尤其是鞋的挤压的影响。一旦跖骨头移位,肌腱之间的平衡将会被打破,这些稳定第1跖趾关节的肌腱就会成为促使关节脱位的力量,跖趾关节的畸形也会进一步加重。

第一跖趾关节可主动背伸50°~60°,被动背伸最大可达90°;主动跖屈30°~40°,被动跖屈45°~50°。其运动轴有两个,一个是横轴,可允许跖趾关节在矢状面上伸和屈;另一个是垂直轴,允许跖趾关节在水平面上做内收和外展的活动,但其主动的内收、外展运动基本不能完成。

内侧跖楔关节由第1跖骨近端关节面和内侧楔骨远端关节面构成。从矢状面上看,关节面从背侧远端到跖侧近端。这种倾斜使跖骨基底对内侧楔骨有一支撑作用。在水平面上,关节面向内侧倾斜8°~10°。但从X线片上,对此角度的测量由于受到足的位置或投照角度的影响常会有变化。该关节的稳定性是由关节面形态、韧带和肌腱所维持,跖侧和背侧的跖楔韧带对于内侧跖楔关节的稳定有着重要作用。但第1跖骨和内侧楔骨之间一般没有或只有薄弱的骨间韧带。1、2跖骨基底间没有韧带结构。此外,腓骨长肌腱、胫前肌腱、胫后肌腱以及屈蹬长肌腱对内侧跖楔关节也有稳定作用。

足内侧序列的活动由内侧跖楔关节、舟楔关节和距舟关节的活动共同组成。Ouzounian和Shereff研究发现足内侧序列的背伸和跖屈活动中,距舟关节占7°,舟楔关节占5°,内侧跖楔关节占3°。在旋前和旋后活动中,距舟关节占17°,舟楔关节占7°,内侧跖楔关节占1.5°。内侧序列旋转中心位于舟楔关节的远端。但在临床工作中,很难确定每个关节的活动度。内侧跖楔关节的融合并不能完全限制内侧序列的活动度,对足的功能的影响不大。

当足在负重中期时,正常蹬趾可背伸20°~30°。足进入推进期后,第1跖趾关节的背伸很快被用尽,随着步态的进展,需要更多的跖趾关节活动,跖骨头背侧关节面于趾骨基底关节面上开始滑动运动,此时需要第1跖骨跖屈以充分完成第1跖趾关节的背伸。但第1跖骨跖屈是通过第1跖骨头在籽骨上向后滑动来达到。为了更好地完成这一动作，还需要距下关节旋后，以稳定中跗关节，使腓骨长肌腱发挥有效稳定第1跖骨的作用。

如果足保持不正常旋前的位置，前足内侧将会承受过度负荷，使第1跖骨背伸。腓骨长肌腱不能有效地发挥作用。跖腱膜的绞盘机制失效。跖趾关节承受更大的挤压力，易于发生踇外翻和踇僵硬。

三、病理变化

随着踇外翻的发展和足部生物力学结构的紊乱，第1跖趾关节产生一系列病理改变。第1跖骨内翻，跖骨头向内移位，而籽骨在踇收肌、踇短屈肌和跖横韧带等结构的牵拉下维持原位，籽骨相对于跖骨头向外发生移动，跖骨头跖侧骨嵴被磨平，籽骨失去了跖趾关节在伸屈运动中的滑车作用，籽骨的外移将会牵拉踇趾近节趾骨发生旋转。踇收肌牵拉踇趾向外进一步偏斜，由于踇趾的外翻和内旋，踇展肌腱被拉长并移位于踇趾的跖侧，而踇长伸、屈肌腱产生弓弦样作用牵拉踇趾外翻。第1跖趾关节内侧产生明显的张力，内侧关节囊和侧副韧带被牵拉变长，跖骨头内侧韧带附着部发生骨的重建，骨赘不断增大，和外部鞋面的摩擦形成踇囊，局部红肿，表面皮肤形成胼胝体。踇内侧皮神经在压力和摩擦下，发生神经炎，引发疼痛和踇趾的感觉异常。第1跖趾关节外侧关节囊和韧带结构挛缩。第1跖骨头外侧在这种向外挤压的应力下出现破骨重建，久而久之，引起跖骨头关节面的外翻倾斜。

踇外翻后，第1跖骨头下的负重减少，外侧跖骨头负重增加，有人称之为足横弓塌陷。作者认为，解剖学足横弓是指由跖骨基底和足前部的跗骨构成的弓形结构，踇外翻时此弓并没有发生改变或改变很小。但正常人前足负重时，表现为第1跖骨头负重较大，从负重状态可以认为有一负重横弓存在。踇外翻后，由于负重的外移，第1跖骨负重压力减少，2、3跖骨头负重压力增加，原来的负重横弓消失或塌陷。此时患者可表现为第2和/或第3跖骨痛和跖骨头下的胼胝。对于较严重踇外翻，对第二趾的挤压，可引起2趾的锤状趾，背伸的跖趾关节对跖骨头进一步形成挤压，跖骨头跖屈，更加重了第2跖骨头的负重。久而久之，可引起跖骨头软骨损伤和坏死，最后，形成跖趾关节骨性关节炎。所以，很多踇外翻患者，同时伴有第2跖骨头下的胼胝和疼痛。

四、病史采集

虽然踇趾的外翻畸形一目了然，很快就能作出诊断，但相关的病理改变需要仔细的检查方能更加清楚地了解。这些病理改变对治疗方案的选择及治疗的效果有着重要的影响。细致的病史询问、认真的物理查体、全面的放射学评价是我们评估患者的重要依据。

病史的采集包括以下内容：

（1）踇外翻患者常常是以踇趾的疼痛和踇趾外翻畸形就诊。约有70%踇外翻患者合并有疼痛，需要了解疼痛的部位在踇囊，还是位于跖趾关节或籽骨部位；疼痛有无向踇趾的放射；疼痛的严重程度，疼痛是否影响到运动、工作还是日常生活；疼痛缓解的方式，行走时痛还是静息痛；疼痛和穿鞋的关系，如有些患者只能穿宽松的鞋，严重的患者甚至不能穿任何种类的鞋。疼痛开始的时间，持续的时间和进展的情况。外侧足趾疼痛的情况。

（2）踇趾外翻畸形和踇囊形成的时间，加重的过程。对其他足趾影响情况。

（3）既往穿鞋的情况，有无穿过窄小、高跟的鞋。现在穿鞋的变化。

（4）以前治疗的情况，使用过何种药物，用过何种矫形支具。既往手术的时间、手术方式和在哪里做的手术等。

（5）既往蹬趾是否受过创伤,有无类风湿关节炎、糖尿病和痛风性关节炎等全身性疾病。遗传病史。

（6）家庭其他成员有无蹬外翻。

五、临床表现与物理查体

（一）临床表现

从外观上蹬外翻有三个主要表现是:即蹬趾向外偏斜。第一跖趾关节内侧隆起。与蹬趾挤压外侧足趾引起外侧足趾的畸形。蹬外翻后,足的形态改变,不仅影响到足的美观,更不易选择到一双合适的鞋。患者可有蹬趾跖趾关节内侧或伴有跖侧疼痛,及引起外侧足趾锤壮趾畸形与跖侧疼痛等症状。但部分患者可无疼痛等症状。

（二）非负重位的检查

（1）患者第1跖趾关节部位蹬趾向外偏斜,跖骨头内侧或背内侧肿物突出,表面皮肤可有胼胝。

（2）局部皮肤红肿常是蹬囊炎的表现,但一般较为局限,较大范围的红肿,常常为痛风性关节炎的表现。有时蹬囊破溃合并感染。跖骨头背内侧的突出可形成蹬囊炎,也可为无痛性突出。整个关节的肿胀可能为骨性关节炎或类风湿关节炎的表现。

（3）蹬囊部位的压痛最为多见,有时叩击跖骨头内侧突出部位刺激皮神经,可引起疼痛并向蹬趾内侧放射,蹬趾内侧皮肤感觉可能异常。关节周缘的压痛可能是骨性关节炎或滑膜炎的表现。籽骨部位的压痛可能为籽骨软骨损伤或为籽骨的异常增生的刺激。

（4）正常第1跖趾关节的最大被动被伸 65°～75°,最大被动跖屈 15°以上。最大被动被伸小于 65°一般为蹬僵硬的表现。骨性关节炎时跖趾关节在活动过程中可有疼痛和摩擦感。握住近节趾骨在跖骨头上研磨,在蹬僵硬和骨性关节炎患者可引起疼痛。

（5）将外翻的蹬趾内翻被动纠正畸形时,可以感觉到很多患者第1跖趾关节外侧较紧张,不易纠正,表明蹬收肌紧张和/或外侧关节囊有挛缩。对于年轻的患者,畸形可能较容易被动纠正甚至过度纠正。同时感觉伸趾肌腱的张力,判断有无挛缩。

（6）比较蹬趾在外翻位置和矫正位置的被动伸屈活动,判断跖趾关节面是否匹配。

（7）内侧跖楔关节稳定性内侧跖楔关节的活动度大于多少才能称为不稳定至今仍然没有一个定量的标准。Myerson 认为在矢状面活动大于 4°和水平面活动度大于 8°就为内侧跖楔关节过度活动。Klaue 发现正常人第1跖骨头可向背侧移位 4mm,而蹬外翻患者可达到 9mm。但 Glasoe 发现使用仪器测量第1跖骨头移位和以手动测量所得结果并不相同。目前在临床中判断内侧跖楔关节稳定性的方法主要靠医师的主观判断。检查内侧跖楔关节的稳定性可从两个平面进行,即从矢状面检查,检查者一只手的拇指和食指分别从跖侧和背侧握住第1跖骨头,另一只手的拇指和食指以同样方式握住第2跖骨头。使第1跖骨最大限度地推向背侧,再将第1跖骨最大限度地推向跖侧,分别记录跖骨头移位的距离。如果背侧和跖侧移位的距离分别大于1 cm,认为是异常状态。严重不稳定的患者,握住第1跖骨远端,使跖骨基底分别向背侧和跖侧移动,另一只手置于内侧跖楔关节,可明显感觉到该关节的移动。在水平位上,握住蹬趾近节向后内推挤第1跖骨,该关节不稳定的患者可见跖骨间角加大。向外推挤跖骨头,也可使跖骨间角缩小。但跖骨间角的加大或缩小有时难以观察,可采用 Romash 挤压试验来判断,即用胶带加压环绕缠住 1、5 跖骨头,负重位摄平片观察 1、2 跖骨间角,和未固定的负重位平片比较,如果两者有较大差别,说明存在有内侧跖楔关节的水平位不稳定。

跖楔关节过度活动(不稳定)的患者除了可以伴有症状的踇外翻,还可有第 2 跖趾关节和跖楔关节的压痛。长期严重的不稳定可能会引起该关节的骨性关节炎。

(8)踇趾趾间关节远节趾骨可有外翻畸形,测量远、近节趾骨轴线,大于 10°为异常。但在 X 线测量时由于踇趾外翻、外旋,趾骨常处于非正常位置,因而不能真实地反映出趾骨外翻。趾间关节屈曲畸形称为踇趾锤状趾。在踇僵硬时,趾间关节活动度也有可能会增大。

(9)较严重的踇外翻,还常伴有踇趾的旋转,趾甲指向背内侧,此时称为外旋或旋前。相对于足的水平位置,可将踇趾旋转分为 4 度:0 度,无旋转;1 度,25°以内的旋转;2 度,25°~45°的旋转;3 度,>45°的旋转。

(10)足趾胼胝出现的部位常反映出局部受到异常压力。第 1 跖骨头跖内侧皮肤胼胝体形成,说明前足在步态的推进期可能存在异常的旋前。此部位疼痛常常是踇趾内侧固有神经炎(Joplin 神经炎或神经瘤)或籽骨病变的结果。第 1 跖骨头跖侧胼胝体形成说明可能有籽骨的异常增生、第 1 跖骨跖屈和固定的前足旋前。踇趾趾间关节跖侧胼胝体的形成可能是由于趾间关节跖侧籽骨或增生的近节趾骨头引起。踇趾近节趾骨头的外侧髁面皮肤由于和第 2 趾摩擦也可形成胼胝或鸡眼。踇趾趾甲由于被第 2 趾挤压,可发生变形或嵌甲。踇外翻患者,踇趾的负重能力减弱,负重外移,常见第 2 跖骨头下出现胼胝,约有 40%的患者第 2 跖骨头下的会出现无痛性或有痛性胼胝。由于负重的外移,部分患者还可以合并有外侧足趾间的趾间神经瘤。由于踇外翻后引起的外侧足趾跖骨头下的疼痛,称为转移性跖骨痛。

(11)轻度踇趾外翻一般对第 2 趾没有影响或影响较小,较严重的畸形可能推挤第 2 趾而引起移位。如果其他趾随着踇趾均向外偏斜,称为"外侧风吹样畸形 lateral wind-swept toes deformity"。而另一些患者踇趾外翻,第 2 趾内翻,两趾形成交叉。踇趾可位于第 2 趾上方,但多位于第 2 趾的下方,形成第 2 趾骑跨并合并有锤状趾畸形。有些患者前足明显增宽,形成扇形足。第 5 跖骨头外侧的挤压,可产生小趾滑囊炎。

(三)负重位检查

(1)如果足趾畸形在负重后加重,可能说明关节存在松弛或足趾不稳定。有些踇外翻患者足负重后出现内侧纵弓的塌陷,前足呈旋前状态,利用足垫的支持纠正前足的旋前,可很好地缓解症状。

(2)踇趾抓持力的检查让患者负重位站立,将一纸片置于踇趾跖面,正常站立时,如不能轻易拉出纸片,说明抓持力很好;如可拉出纸片,重新放置纸片后,让患者将踇指跖屈用力,整个踇趾都可抓住纸片,不能轻易拉出纸片时,说明抓持力一般;如果让患者将踇指跖屈用力,但只有踇趾末节可抓住纸片,用力拉出纸片时,说明抓持力差;如果让患者将踇指跖屈用力也不能控制住纸片,说明没有踇趾抓持力。

(3)腓肠肌或跟腱的挛缩的检查。腓肠肌或跟腱的挛缩可增加步态中前足应力,对前足病变产生影响。检查和区别两者对于制订手术方案非常重要。检查时患者应取坐位,检查者一手握住足跟部,拇指置于内侧的距舟关节,其余四指置于足跟外侧,另一只手握住前足部,对于可复性平足,可将后足纠正到中立位,中足内旋,使距骨头锁定于舟骨下。让患者放松肢体,分别在膝关节伸直和屈曲状态下,被动做踝关节背伸动作,并记录背伸的角度。正常人在步态过程中,跟抬起前,需要踝关节背伸 10°~18°。如果膝关节伸直状态下,踝关节背伸<10°,说明腓肠肌可能有

挛缩,可能影响足的正常功能。如步态中,足跟抬起较早,前足承受更大的应力。

如果膝关节伸直时,踝背伸受限;而在膝关节屈曲时,踝关节背伸度增加,说明为腓肠肌挛缩。因为腓肠肌同时跨越了踝关节和膝关节,屈膝后放松了腓肠肌。相反,如果无论伸膝还是屈膝,踝关节背伸均受限,说明跟腱有挛缩。此检查又被称为 Silfverskiold 试验。

(4)关节松弛症的检查:关节松弛症患者同样可有足部韧带的松弛。足部韧带的松弛可能是踇外翻的一个病因。可通过 Beighton 评分帮助判断关节韧带松弛。此评分共有 9 分。如果肘关节过伸超过 10°,一侧 1 分;膝过伸超过 10°,一侧 1 分;小指背伸达 90°,一侧 1 分;屈腕后拇指可达前臂,一侧 1 分。以上检查双侧都达标准,为 8 分。伸直膝关节,双手掌可触地面,1 分。如果检查总分 6 分以上,可诊断为关节韧带过度松弛症。

六、影像学检查与测量

踇外翻的影像学检查,主要是足的 X 线测量,这对于进一步了解踇外翻的病理及设计手术方案非常重要。负重是足的基本功能,很多足的畸形在负重状态下可以表现得更为明显。一些测量指标在负重和非负重状态下存在明显的不同。足部各种 X 线测量一般都是在足负重位摄片下完成。手术前常规需要拍摄患足负重位前后位和侧位,根据需要拍摄足的非负重位内旋斜位和籽骨轴位。

(一)前后位观察和测量

应观察第 1 跖骨头颈部的宽度,判断是否适合在此处做截骨以及截骨后可以移位的量。观察第 1 跖趾关节间隙有无狭窄,跖骨头有无囊性变,关节边缘有无骨赘形成以及骨质疏松的程度。同时应做以下一些测量。

1.踇外翻角(HAA)

踇趾跖骨中轴线与近节趾骨中轴线之夹角。正常<15°。

2.第 1、2 跖骨间夹角(intermetatarsal angle,IMA)

第 1、2 跖骨中轴线之夹角。正常<9°(有报道<10°)。踇外翻时此角通常大于正常。当比较足负重位和非负重位 X 线片时,很多人此角度都会有变化。IMA 也并不总能反映实际足的畸形状态,比如受到第 2 跖骨位置的影响,有时畸形很明显,但 IMA 并不大。1925 年,Truslow 引进了第一跖骨内收的概念。它是指第 1 跖骨相对于中足的关系。它和 IMA 可能同样反映了第 1 跖骨向内倾斜,但当伴有外侧跖骨内收时,两者则表现出较大差别。

3.近端关节面固有角(DMAA)

第 1 跖骨远端实际关节面内、外两点引一连线的垂直线,跖骨中轴线与上述连线有一交点,经此交点做关节面连线的垂线,该垂线与跖骨中轴线的夹角,为 DMAA。正常人一般<7.5°。此角度的异常增大可能需要 Reverdin 手术予以纠正,但手术前的测量常常并不准确,需要术中进行再次评价。

4.远端关节面固有角(DASA)

通过近端趾骨中线与趾骨近端关节面连线交点引关节面连线的垂线,该垂线与近端趾骨中线之夹角,为 DASA。正常人一般<7.5°。当踇趾有旋转时,此角的准确测量可能受到影响。此角的异常可能需要做趾骨截骨矫正。

5.趾骨间角(IPA)

踇趾远、近节趾骨中轴线交角,为 IPA。正常一般<10°。此角异常增大时,可能反映远节趾

骨基底和近节趾骨头的异常。其中以近节趾骨头的异常更为常见。如果跚趾有旋转或趾间关节有屈曲畸形时,可能不能真实地反映出该角的变化。

6.跖骨内收角(MAA)

跖楔关节和舟楔关节内侧缘连线中点与第 5 跖骨、骰骨关节和跟骰关节外缘连线中点相连,通过该线与第 2 跖骨中线交点做一垂线,此垂线与第 2 跖骨中线夹角,为 MAA。正常人一般 <15°。此角反映了跖骨相对于中足部的关系,并对第 1、2 跖骨夹角(IMA)有影响。有些患者跚外翻畸形从外观看很严重,但测量 IMA 并不大。

7.第 4、5 跖骨夹角

第 4、5 跖骨中轴线的夹角。此角一般 <5°。如果此角 >5°,同时 IMA>10°,并伴有前足增宽,称为扇形足。可能会同时伴有跚外翻和小趾滑囊炎。

8.跖骨伸出长度(MPD)

以第 1、2 跖骨轴线交点为圆心分别向第 1、2 跖骨远端关节面画弧,两弧之间距为第 1、2 跖骨相对长度。如第 1 跖骨长于第 2 跖骨,记为正数,相反,记为负数。

如相等,记为 0。正常 MPD 为 +2 mm~−2 mm。第 1 跖骨过长可能为跚外翻的致病因素,过短则有可能引起第 2 趾的跖骨痛。

还有一种评价第 1、2 跖骨长度的方法,分别测量第 1、2 跖骨中轴线与远、近关节面交点的距离,作为第 1、2 跖骨的绝对长度。第 1 跖骨的绝对长度与第 2 跖骨的绝对长度的比值,作为第 1 跖骨突出度。Schemitsch 等发现,若第 1 跖骨突出度 <0.825,第 1 跖骨短缩截骨后,50% 的患者会出现第 2 跖骨头下的疼痛。

9.胫侧籽骨位置(TSP)

观察胫侧籽骨相对于第 1 跖骨中轴线的关系,将籽骨从跖骨头颈部的胫侧缘向腓侧缘划分为七个部位,位置 7 并不表示胫侧籽骨位于跖骨基底部,而是表示其位于跖骨腓侧缘。籽骨位于 1~3 位置为正常,位于 4 以上的位置为异常。另一种评价籽骨位置的方法是拍摄籽骨轴位。

10.跖、趾关节面相对关系

分别连接第 1 跖趾关节跖骨远端关节面内、外侧缘的连线和近节趾骨近端关节面内、外侧缘的连线,根据这两条关节面连线的相对位置,将其划分为三种关系:①两条线平行,称为关节匹配;②两条线不平行,但交点交于关节之外,称为关节不匹配;③两条线不平行,但交点交于关节内,称为关节半脱位。正常的跖趾关节,关节是匹配的,但匹配的关节并不一定是正常的。比如在一些明显的跚外翻畸形中,跖骨的 DMAA 异常增大,此时关节可以是匹配的。此时单纯的软组织手术是不适合的。如果关节表现出不匹配或脱位,就需要软组织手术纠正。

11.第 1 跖骨远端关节面形态

从前后位 X 线上可以观察到第 1 跖骨头有着不同的形态。一般可分为三种:①圆形,比较不稳定;②方形,较稳定;③中央崤形,较稳定。

12.跖楔角(MCA)

从内侧楔骨内侧缘划一连线,内侧楔骨远端关节面作一连线,后者与前者垂线的交角为 MCA。MCA 一般为 8°~10°。但从 X 线片上,对此角度的测量由于受到足的位置或投照角度的影响常会有变化。因此,也有人利用第 1 跖骨和内侧楔骨的轴线夹角作为第 1 跖骨内翻角。同时还应该观察内侧跖楔关节的形态的有无半脱位。

(二)侧位片观察与测量

应观察跖骨头形态,背侧跖囊炎和跖僵硬时,可见跖骨头背侧肥大增生。内侧跖楔关节不稳定时可见跖楔关节跖侧间隙大于背侧间隙。其他测量如下。

1.第1跖骨倾斜角

第1跖骨中轴线和地面水平线的夹角。正常约为15°。此角对于术前选择手术方式意义不大,可以作为术后判断第1跖骨位置的一个参考。

2.第1跖骨相对于距骨关系

比较距骨中轴线和第1跖骨中轴线的关系。正常两线应当重叠。跖骨线位于距骨线背侧时,表示跖骨头背伸。跖骨线位于距骨线跖侧时,表示跖骨头跖屈。

3.第1、2跖骨关系

分别画出第1、2跖骨干背侧缘,比较两者之间的关系。正常时,两者应重叠或平行。在第1跖骨头背伸或跖屈时,可见两者成角。

七、踇外翻的分类

踇外翻目前尚无统一的分类方法。

(一)按踇外翻的严重程度分类

1.Mann 将外翻分为轻、中、重三度

(1)轻度:第1跖骨头内侧突出并有疼痛。HAA<20°,一部分畸形可由于趾骨间关节外翻引起,跖趾关节一般是匹配的,IMA 通常<11°,胫侧籽骨一般位于正常位置或有轻度移位,位于位置4。

(2)中度:踇指外偏挤压第2趾,踇趾一般有旋前畸形,HAA 20°～40°,IMA 通常 11°～16°,胫侧籽骨有明显脱位,位于位置6～7。

(3)重度:踇指外偏挤压第2趾形成骑跨趾,踇趾有中重度的旋前畸形,HAA>40°,IMA 通常>16°,第2趾跖骨头下形成转移性跖痛症。胫侧籽骨脱位于跖骨头腓侧缘外。

2.Palladino 按照踇外翻的发展过程将其进程分为 4 期

(1)1 期:HAA 正常,IMA 正常,第1跖趾关节关系正常。

(2)2 期:HAA 不正常,IMA 正常,第1跖趾关节偏斜。

(3)3 期:HAA 不正常,IMA 不正常,第1跖趾关节偏斜。

(4)4 期:HAA 不正常,IMA 不正常,第1跖趾关节半脱位。

(二)根据踇外翻病理改变分类

1.单纯型踇外翻

指有一个 X 线测量指标超过正常范围并引起症状的踇外翻。此型中包括以下亚型:

(1)单纯踇外翻角(HAA)增大型。根据程度又可分为不同亚型。HAA a 型(轻度):20°<HAA≤30°;HAA b 型(中度):30°<HAA≤40°;HAA c 型(重度)HAA≥40°。

(2)单纯跖骨间角(IMA)增大型。IMA a 型(轻度):11°<IMA≤13°;IMA b 型(中度):30°<IMA≤40°;IMA c 型:(重度)IMA≥40°。

(3)以第一跖骨远端关节固角(DMAA)增大为主型。

(4)以趾骨近端关节固角(DASA)增大为主型。

(5)以趾骨间角(IPA)增大为主型。

(6)以跖楔角(MCA)增大为主型。

2.复合型蹬外翻

复合型蹬外翻指两个以上 X 线测量指标超过正常范围并引起症状的蹬外翻。

3.骨关节炎型蹬外翻

骨关节炎型蹬外翻指伴有第一跖趾关节骨关节炎的症状性蹬外翻。

4.特殊类型蹬外翻

包括青少年型蹬外翻,跖内收型蹬外翻与前足松弛型蹬外翻等。

八、辨证分型

(一)禀赋不足型

蹬外翻发生较早的患者,约青春期前期或初期出现蹬外翻畸形,随年龄增大畸形逐渐加重。部分合并扁平足。X 线显示:第一跖骨内翻角度大,第一跖骨头内侧骨赘增生不明显。本课题组通过一组流行病学调查发现,有明确家族遗传史的蹬外翻患者约占总患病数的 69.48%,并以母系遗传为主(占 50.23%),说明禀赋不足即遗传因素为蹬外翻的主要病因。足部第 1 跖骨与第 1 趾骨的骨骺出现时间:男性 2～6 岁,女性 7 个月至 5 岁,而骺板闭合时间:男性 16～19 岁,女性 15～18 岁,正是人体骨骼生长、发育至成熟的时间段。可见,先天因素引起骨骼发育不良,会在骨骼成熟时期得以充分体现。约 50% 的蹬外翻患者在 20 岁以前出现畸形,进一步表明先天遗传因素是蹬外翻重要的原因。

(二)肝肾亏虚型

蹬外翻发生略晚的患者,约更年期前后出现蹬外翻畸形,随年龄增长畸形逐渐加重,尤其喜穿高跟鞋和尖头鞋的女性患者易发。X 线显示:第一跖骨内翻角度轻度增大,第一跖骨头内侧骨赘增生较重,伴第一跖趾关节间隙狭窄。本型患者年龄较大,故蹬外翻的发生受多种因素影响。女性年过七七,男性年过八八,肝肾渐衰,肝主筋肾主骨,故筋骨逐渐痿软,故中老年人的足弓易出现不同程度的塌陷。第一跖趾关节处于足纵弓和前足横弓的交叉点,是前足受力最大的关节,势必受到足弓塌陷的影响,出现关节不平衡,进而出现外翻畸形。而穿鞋习惯、疾病,如类风湿性关节炎、痛风、足部外伤等原因,亦对畸形的发生有不同程度的促进作用。

(三)兼症

蹬外翻的发病因素众多,患者体质各异,除以上分型外,尚有许多兼症:①兼气滞血瘀(气虚血瘀):为外伤后瘀血阻于经络所致,或脑血管病后遗症肢体不利的患者,外伤后急性期可出现肿胀和疼痛,处理不当或久病气血不足导致经脉失养,关节痿软无力,逐渐出现脱位。②兼痰湿热盛:为素体痰湿,多为合并痛风的患者,进肥甘厚味后导致湿热壅盛,流于下肢出现红肿剧痛,痰湿阻于关节,日久关节变形。③兼气虚毒盛:为素体气虚,多为合并类风湿性关节炎的患者,久病气血不足无力抵抗外邪,邪毒较盛,流于关节,导致手足多关节反复出现肿胀疼痛,机体无力抵御毒邪,关节被破坏出现变形。

九、核心技术

(一)微创截骨手法整复术

微创截骨手法整复术是本疗法最核心的技术,手术步骤如下:对被动纠正试验阳性的患者,用 15 号小圆刀在蹬趾背外侧作一纵行 0.5 cm 切口,松解外侧关节囊。应用手法向内侧牵拉蹬趾,纠正冠状位的不平衡。然后取踇内侧踇跖趾关节远端短弧形切口约 1 cm,切开皮肤、皮下组织直达关节,用小骨膜剥离器分离关节囊;用削磨钻去除第一跖骨头骨赘,用小骨锉锉平截骨面。取第一跖骨颈内侧横行切口 0.5 cm,切开直达第一跖骨颈,用削磨钻做截骨。冠状面:截骨线从远端内侧至近端外侧,呈 10°~30°;矢状面:截骨线从远端背侧至近端跖侧,呈 10°~15°。截骨后予手法整复:将踇趾拔伸牵引,并应用折顶和端提手法将远端跖骨头向外推 2~6 mm,必要时使用按法将截骨远端向跖侧移位,纠正踇外翻畸形及跖趾关节半脱位,最后使用摇摆触碰手法使截骨端嵌合,用理筋手法矫正偏离的肌腱(筋),并使踇趾置于中立位。术毕,用裹帘法固定:4 列绷带卷成直径约 2 cm 的圆形夹垫,置于第一、二趾蹼之间,将绷带从第一、二趾蹼夹垫间通过踝关节作“8”字形包扎,将踇趾固定于中立位,用粘膏从足背内侧通过第一、二趾蹼间,绕过足跖内侧到足背作“8”字形,加强踇趾的固定。在截骨的基础上的手法整复,是根据筋束骨、骨张筋原理,使“筋归槽、骨合缝”,达到彻底消除病因,提高临床疗效的目的。

微创技术中应用小切口加手法松解皮肤、皮下组织、筋膜、跖间韧带、关节囊等挛缩的组织。小切口位于第 1、2 趾蹼,靠近踇趾关节外侧,通过此切口松解以上组织,然后用手法再次松解,直到被动纠正试验阴性。特别重度的踇外翻患者会因局部皮肤重度挛缩导致松解后皮肤裂开,较大的皮肤裂痕可缝合,较小者可不予特殊处理,均可达到良好愈合。不对传统手术中需要松解的踇收肌进行松解,因为截骨端的外移和第一跖骨的部分短缩本身就可使紧张的踇收肌得到松解。

保证截骨端稳定最重要的是熟练掌握截骨技术和术后外固定技术。只要截骨方向及包扎正确,第一跖趾关节受力达到平衡,截骨端可达到良好的稳定和骨愈合。微创技术治疗踇外翻时,均不需内固定,原因为对软组织破坏小,对紧张的外侧结构进行选择性松解,恢复第一跖趾关节的平衡,平衡的关节和截骨端在良好的术后管理下不会出现移位。对软组织的破坏较小,体现在对踇长伸肌、踇短伸肌、踇长屈肌及踇短屈肌几乎没有损伤,对籽骨和踇内收肌不进行处理,正确的截骨方向不会使截骨端产生背侧为主的移位。第一跖骨远端外移,使踇内收肌松弛,踇展肌向内、向背侧移位,使籽骨得以复位。踇长伸肌的运动轨迹基本垂直于截骨面,其收缩利于截骨端的稳定。

(二)“裹帘”法外固定

“裹帘”法作为外伤固定方法之一,始见于《医宗金鉴·正骨心法要旨》,“裹帘,以白布为之。因患处不宜他器,只宜布缠,始为得法……”,取白布绷带为固定材料。“裹帘”法因其以布作为外固定材料,质软,尤适用于既要制动又要早动的骨折、筋伤、脱位类疾病。“裹帘”法符合尚天裕教授提出的“弹性固定准则”,与中国接骨学“筋骨并重”“动静结合”的理论十分契合,也可认为,中国接骨学是由古至今一脉相承、不断发展的具有极强生命力的理论。

踇外翻术后使用“裹帘”法外固定截骨端时,其稳定性主要与分趾垫、绷带的约束和固定力、软组织的“合页”作用及断端的啮合力有关。经有限元分析,“裹帘”法环行包扎的绷带,为截骨端提供弹性固定力,当保持足趾跖屈、双足负重平衡站立时,肌肉收缩横截面积增加,使“裹帘”外固定发生弹性形变、蓄积弹性势能,环行包扎的绷带弹力增加,因此导致截骨面节点应力增加,从而增加了骨折断端的摩擦力,根据术中截骨线的方向,还可限制截骨远端向背侧移位或向跖侧成角的趋势,有效地保持了截骨端的相对稳定。“裹帘”法外固定在维持截骨端骨折稳定的同时,允许截骨端微动,保持弹性固定。在此种非刚性固定的条件下,调节骨折处的机械应力环境可影响骨愈合的速度和外骨痂生长范围,骨折断端微动可促进骨痂形成与钙化。对中国中医科学院望京医院(骨伤科研究所)20 余年 3 万例患者术后随访,未发现截骨端不愈合情况,从实践角度证实了"裹帘"法的科学性。

（三）围术期用药

1.外用药

术前以清热解毒药物外用，减少足部感染，选用三黄汤加减。术后6周，去除外固定后以活血化瘀药物外用，促进气血运行，减少足部肿胀和疼痛，选用海桐皮汤加减。

2.口服药

术后2周内，以活血化瘀药物口服，适当加用凉血、解毒、利湿药物，促进红肿消退，减少感染概率，采用桃红四物汤加减，兼痰湿者加用二陈汤，兼气虚者加用四君子汤等。术后2～6周，以补益肝肾药物口服，六味地黄汤加减。

（四）术后康复

在踇外翻治疗中，除应重视矫形的外观，按照中医"时时用屈直"，否则"日后曲直不得"的观点，强调患肢功能锻炼的重要性。在康复方面，采用《仙授理伤续断秘方》"时时转动""或屈或伸，时时为之方可"的理念，制定循序渐进的康复计划。术后1～3天为术后急性期，局部易出现红肿热痛，宜抬高患肢。因为术后前、中足被绷带缠绕，故宜被动点按患肢各足趾末端的穴位（足经的井穴和荥穴）和踝关节附近、小腿的穴位（足经的经穴和合穴），以促进气血流通、瘀去新生，同时指导直腿抬高练习，避免下肢肌肉萎缩。术后2周内，鼓励患趾进行屈伸练习，练习幅度逐渐加大。并同时指导患者进行小腿三头肌的牵伸。术后2～4周，可适当下地完成基本生活要求的短时间行走。术后5～6周，逐渐增加下地行走的时间。6周以内需每2周到医院复诊一次，医师拆开给予手法治疗，必要时使用手法松解关节粘连，促进关节活动度的恢复。术后6周以后，拆除外固定绷带，指导患者进行步态练习，纠正不正确的步态，如阻止患者以足外侧负重及踇趾上翘的不适宜步态。

十、治未病

踇外翻的内因主要为禀赋不足，肝、脾、肾亏虚，故宜调理饮食、健脾益气、补益肝肾，同时进行足内在肌的肌力练习。脾气充则肌肉有力，肝肾不虚则筋骨坚强，加之足肌练习能够减少因各种原因导致的肌肉萎缩，维持坚强的足纵弓和前足横弓，作为两弓交界处的踇跖趾关节才能保持良好的平衡状态，不发生外翻。有痰湿、热毒等兼症的患者应减少摄入肥甘厚味，坚持清淡饮食等调护方法。踇外翻的外因主要为穿尖头鞋和高跟鞋，故宜少穿不合适的鞋，对于年过"七七"的女性患者，因为肝肾逐渐亏虚，筋骨不坚，尤其不应穿尖头鞋和高跟鞋，避免内外因合二为一，促进疾病的发展。踇外翻的不内外因主要为外伤，包括一次剧烈的外伤或多次轻微外伤累加，因此生活和运动中注意避免外伤。

《素问·三部九候论》曰："无问其病，以平为期。"人体具有强大的自我调节和修复功能，且人体是一个有机整体，无论是整体还是局部，都时刻处在"失衡－平衡－再失衡－再平衡"的自我调整和修复的过程之中。医师的职责在于认识到不平衡的现象，并通过各种方法帮助患者恢复和维持自身的平衡。踇外翻是较复杂的前足疾病，是踇跖趾关节慢性、进行性脱位，因此纠正踇外翻关键在于通过各种方法帮助踇跖趾关节复位，恢复关节的平衡，并通过康复指导保持关节的平衡状态，提高疗效，避免复发。

（杨艳辉）

第九章　骨与关节疾病的康复治疗

第一节　颈　椎　病

一、概述

颈椎病是由于颈椎间盘退行性变、颈椎骨质增生所引起的具有一系列临床症状的综合征。可发生于任何年龄,以 40 岁以上的中老年人为多。颈椎病可分为颈型、神经根型、脊髓型、椎动脉型、交感神经型和其他型,临床常表现为颈、肩臂、肩胛上背及胸前区疼痛,手臂麻木,肌肉萎缩等。

二、康复问题

(一)疼痛和麻木

颈项部及上肢均可出现疼痛、酸胀不适、麻木,程度及持续时间不尽相同,并有可能引起其他许多问题,因此解除疼痛和麻木是康复治疗的重要目的,也是患者的迫切要求。

(二)肢体活动障碍

神经根型颈椎病可因上肢活动而牵拉神经根使症状出现或加重,限制了正常的肢体活动;另外,神经根或脊髓受压迫可导致相应肢体肌力下降,而出现肢体运动功能减退,如脊髓型颈椎病患者可出现四肢无力、沉重,步态不稳,足下踩棉花感及肌肉痉挛等。

(三)日常生活

颈椎病患者因复杂多样的临床症状(包括四肢、躯干和头颈部不适等)而使日常生活和工作受到不同程度的影响,甚至穿衣、修饰、提物、个人卫生、站立行走及二便控制等基本活动受到限制。

(四)心理障碍

颈椎病是以颈椎退行性变为基础的疾病,这种组织的改变无法逆转,因此尽管临床症状可以得到缓解,但症状可能反复发作,时轻时重,部分患者可能出现悲观、恐惧和焦虑的心理;另外,严重的颈椎病所致的疼痛、活动困难和日常生活活动能力下降也会导致严重的心理障碍。

三、康复评定

(一)疼痛评定

疼痛是最常见的症状。疼痛的部位与病变的类型和部位有关,一般有颈后部和肩部的疼痛。神经根受到压迫或刺激时,疼痛可放射到患侧上肢及手部。若头半肌痉挛,可刺激枕大神经,引起偏头痛。常用视觉模拟评分法或简式麦吉尔疼痛问卷评估患者的疼痛程度。

1.视觉模拟评分法

画一条长度为 100 mm 的直线,直线左端(或上端)代表"无痛",直线右端(或下端)代表"无法忍受的痛"。测试者要求患者将自己感受的疼痛强度标记在直线上,线左端(或上端)至标记点之间的距离即为该患者的疼痛强度。

2.简式麦吉尔疼痛问卷

简式麦吉尔疼痛问卷是国际公认的描述与测定疼痛的量表。麦吉尔疼痛问卷包括 4 类 20 组疼痛描述词,从感觉、情感、评价和其他相关类四个方面因素以及现时疼痛强度对疼痛进行较全面的评价。简式麦吉尔疼痛问卷是在麦吉尔疼痛问卷基础上简化而来,由感觉类和情感类对疼痛的描述词以及现时疼痛强度和视觉模拟评分法组成。临床试验证实,其与标准麦吉尔疼痛问卷具有良好的相关性。国内有学者应用简式麦吉尔疼痛问卷对急性痛、慢性痛和术后痛患者的疼痛性质、强度及治疗前后的变化进行了比较,表明简式麦吉尔疼痛问卷的可信度高、效度好,简便易行,是一种有实用价值的测痛工具。

(二)功能评定

应对患者的颈椎主被动关节活动度、颈肩部肌群及四肢肌群肌力、神经功能进行详细评估;应用影像学检查方法测量颈椎管狭窄及颈椎失稳程度;针对各型颈椎病的不同特点,进行针对性的颈椎特殊检查。

四、康复治疗

目的是改善或消除颈神经和血管组织受压症状,如消除炎性水肿、镇静止痛、解除肌肉痉挛等。颈椎病的康复治疗方法通常是以非手术治疗为主,包括物理因子治疗、颈椎牵引、针灸、手法治疗、运动疗法、矫形支具等。应用各种康复治疗方法可使颈椎病症状减轻、明显好转,甚至治愈,对早期颈椎病患者尤其有益。

(一)物理因子治疗

物理因子治疗的主要作用是解除神经根及周围软组织的炎症、水肿,改善脊髓、神经根及颈部的血液供应和营养状态,缓解颈部肌肉痉挛,减轻粘连,调节自主神经功能,促进神经和肌肉功能的恢复。常用治疗方法如下。

1.直流电离子导入疗法

应用直流电导入各种药物治疗颈椎病,有一定治疗效果。可用中药、维生素 B 类药物、碘离子等进行导入,作用极置于颈后部,非作用极置于患侧上肢或腰骶部,电流密度为 $0.08\sim0.10\ mA/cm^2$,20 分钟/次,10~15 次为 1 个疗程。

2.高频电疗法

常用超短波、短波疗法,通过其深部透热作用,改善脊髓、神经根、椎动脉等组织的血液循环,促进功能恢复。超短波及短波治疗时,颈后单极或颈后、患侧前臂斜对置,急性期应用无热量,

10 分钟/次,每天 1 次;亚急性期应用微热量,12～15 分钟/次,每天 1 次,10～15 次为 1 个疗程。

3.石蜡疗法

利用加热后的石蜡敷贴于患处,使局部组织受热、血管扩张,循环加快,细胞通透性增加。由于热能持续时间较长,故有利于深部组织水肿消散、消炎、镇痛。常用颈后盘蜡法,温度为 40～45 ℃,30 分钟/次,每天 1 次,20 次为 1 个疗程。

4.超声波疗法

作用于颈后及肩背部,常用接触移动法,0.8～1.0 W/cm²,8～10 分钟/次,15～20 次为 1 个疗程。可加用药物导入,常用维生素 B、氢化可的松、双氯芬酸等。

5.红外线照射疗法

红外线灯于颈后照射,照射距离 30～40 cm,温热量,20～30 分钟/次,每天 1 次,20 次为 1 个疗程。

6.泥疗

泥疗是将具有医疗作用的泥类,加热至 37～43 ℃,进行全身泥疗或颈、肩、背局部泥疗。由于泥的热容量小,并有可塑性和黏滞性,可影响分子运动而不对流,所以其导热性低、散热慢,保温性好,能长时间保持恒定的温度。其次,由于泥中含有各种微小沙土颗粒及大量胶体物质,当其与皮肤密切接触时,对机体可产生一定的压力和摩擦刺激,产生类似按摩的机械作用。另外,泥土尚有一些化学作用和弱放射作用,通过神经反射、体液传导和直接作用对机体产生综合效应。每天或隔天 1 次,30 分钟/次,15～20 次为 1 个疗程。结束时要用温水冲洗。

(二)颈椎牵引治疗

颈椎牵引治疗是治疗颈椎病常用且有效的方法,有助于解除颈部肌肉痉挛,使肌肉放松,缓解疼痛;松解软组织粘连,牵伸挛缩的关节囊和韧带;改善或恢复颈椎的正常生理弯曲;使椎间孔增大,解除神经根的刺激和压迫;拉大椎间隙,减轻椎间盘内压力。调整小关节的微细异常改变,使关节嵌顿的滑膜或关节突关节的错位得到复位。

颈椎牵引治疗时必须掌握牵引力的方向(角度)、重量和牵引时间三大要素,才能取得牵引的最佳治疗效果。

1.颈椎牵引的方法

颈椎牵引常用枕颌布带牵引法。通过枕颌牵引力进行牵引,患者可以取坐位或卧位,衣领松开,自然放松。操作者将牵引带的长带托于下颌,短带托于枕部,调整牵引带的松紧,用尼龙搭扣固定,通过重锤、杠杆、滑轮、电动机等装置牵拉。轻症患者采用间断牵引,重症患者可行持续牵引。每天 1 次,15～20 次为 1 个疗程。

2.颈椎牵引的参数选择

(1)牵引时间:以连续牵引 20 分钟,间歇牵引 20～30 分钟为宜,每天 1 次,10～15 天为 1 个疗程。

(2)牵引角度:有观察表明,最大牵引力作用的位置与牵引的角度有关。颈椎前倾角度小时,牵引力作用于上颈椎,随着颈椎前倾角度加大,作用力的位置下移。因此牵引角度一般按病变部位而定,如病变主要在上颈段,牵引角度宜采用 0°～10°,如病变主要在下颈段($C_{5\sim7}$),牵引角度应稍前倾,可在 15°～30°,同时注意结合患者舒适度来调整角度。

(3)牵引重量:牵引重量与患者的年龄、身体状况、牵引时间、牵引方式等有很大的关系。间歇牵引的重量可以其自身体重的 10%～20% 确定,持续牵引则应适当减轻。一般初始重量较轻,如从 6 kg 开始,以后逐渐增加。

3.颈椎牵引禁忌证

牵引后有明显不适或症状加重,经调整牵引参数后仍无改善者;脊髓受压明显、节段不稳严重者;椎间关节退行性变严重、椎管明显狭窄、韧带及关节囊钙化骨化严重者。

4.颈椎牵引的注意事项

(1)对患者做好解释工作,嘱患者牵引过程中放松,有任何不适立即停止牵引。

(2)调整好牵引带的位置,枕部带以枕骨粗隆为中心,颌部带靠近下颌尖部,不要卡住患者喉部。调整好牵引带的松紧度,两侧牵引带等长。

(3)牵引过程观察患者的反应;牵引结束后,休息 1～2 分钟。

(三)针灸治疗

针灸治疗对颈椎病的治疗可取得明显疗效,而且设备简单,易行。针法常取绝骨穴和后溪穴,再配以大椎、风府、天脊、天目、天柱等局部穴位,一般每天 1 次,每次留针 20～30 分钟,2 周为 1 个疗程。因为绝骨穴属足少阳胆经,是足三阳络,为髓之会穴;后溪穴属手太阳小肠经,是八脉交会穴之一,通过督脉;颈后部正是督脉、足太阳膀胱经、足少阳胆经必经之路;侧颈部有手太阳小肠经和手少阳三焦经通过,所以能起到疏通经络、调理气血、舒筋止痛等功效。

(四)手法治疗

手法治疗是颈椎病治疗的重要手段之一,是以颈椎骨关节的解剖及生物力学的原理为治疗基础,针对其病理改变,对颈椎及其小关节施以推动、牵拉、旋转等手法进行被动活动治疗,以调整颈椎的解剖及生物力学关系,同时对颈椎相关肌肉、软组织进行松解、理顺,达到改善关节功能、缓解痉挛、减轻疼痛的目的。常用的方法有中式手法及西式手法。中式手法指中国传统的按摩推拿手法,一般包括软组织按摩手法和旋转复位手法。西式手法在我国常用的有关节松动手法、麦肯基疗法及脊椎矫正术等。

1.软组织按摩手法

治疗前对患者的病情应有全面的了解,手法要得当,切忌粗暴。在颈、肩及背部,施用揉、拿、捏、推等手法,对神经根型颈椎病施行推拿手法时还应包括患侧上肢,椎动脉型和交感型颈椎病应包括头部。常取的穴位有风池、太阳、印堂、肩井、内关、合谷等。每次推拿 15～20 分钟,每天 1 次。推拿治疗颈椎病对手法的要求高,不同类型的颈椎病,其方法、手法差异较大。

2.旋转复位手法

旋转复位手法应用于颈椎小关节紊乱、颈椎半脱位等疾病。以棘突向右偏歪为例:医师立于患者后方,以左手握住装有橡皮头的"T"形叩诊锤的交接部,锤柄向左后方,锤的一端斜置于患颈棘突的右侧,尖端指向右前方。医师拇指把住锤的另一端,令患者屈颈并向后靠于医师的胸腹部,放松颈部肌肉。医师右手掌置于患者左侧下颌角部,用力将其头部向右侧旋转,同时利用左手拇指及身体的力量推动叩诊锤将患颈棘突推向左侧。在旋转过程中,一般可以听到清脆的响声,此时再查看棘突偏歪现象已消失,表明棘突偏歪已得到矫正,而患者即感症状已好转。旋转完毕后,按揉两侧颈项肌,并点揉双侧风池穴。若偏歪棘突已被矫正,患者仍有部分症状,可加用左右被动旋转头颈部及行左右两侧屈颈手法,往往可获症状的进一步改善。该法难度较大,存在一定风险,必须由有经验的医师操作。

3.关节松动术

关节松动术治疗颈椎病的手法主要有拔伸牵引、旋转、松动棘突及横突等。

(1)拔伸牵引:常用于颈部肌肉紧张或痉挛。上段颈椎和中段颈椎病变于中立位牵引,下段颈椎病变于 20°～30°前屈位牵引,持续 15～20 秒,休息 5 秒,重复 3～4 次。

(2)旋转颈椎:患者去枕仰卧,颈部放在床沿。医师站在床头,一手四指分开放在患者健侧颈枕部,拇指放在对侧,用另一手托住其下颌,前臂放在耳前,使患者头部位于医师的手掌、前臂和肩前,操作时躯干及双手不动,双前臂向健侧缓慢地转动患者颈部。

(3)松动棘突:分垂直松动和侧方松动两种,对于颈椎因退行性变引起的活动受限和颈部肌肉紧张或痉挛特别有效。

(4)松动横突及椎间关节:医师双手拇指分别放在患侧横突背侧和棘突与横突交界处进行操作,对于颈部活动受限的患者效果较好。

(五)运动疗法

运动疗法可增强颈与肩胛带肌的肌力,保持颈椎的稳定,改善颈椎各关节功能,防止颈部僵硬,矫正不良体姿或脊柱畸形,促进机体的适应代偿能力,防止肌肉萎缩,恢复功能、巩固疗效、减少复发。故在颈椎病的防治中运动疗法起着重要的作用。

颈椎运动疗法常用的方式有徒手操、棍操、哑铃操等,有条件也可用机械训练。类型通常包括颈椎柔韧性练习、颈肌肌力训练、颈椎矫正训练等。此外,还有全身性的运动,如跑步、游泳、球类等,也是颈椎疾病常用的治疗性运动方式。

运动疗法适用于各型颈椎病症状缓解期及术后恢复期的患者。具体的方式方法因不同类型的颈椎病及不同个体体质而异,应在专科医师指导下进行。颈椎病常用颈椎保健操举例(适用于非脊髓型颈椎病)。

1.前伸探海

两脚开立,双手叉腰,头颈前伸并侧转向左前下方,眼看左前下方。还原,向右侧做同样动作,再还原。左右各 1 次为 1 组,重复 4～6 组。

2.双手举鼎

两脚开立,与肩同宽。两臂屈肘,双手虚握拳与肩平,平放于胸前,拳心向前。两拳逐渐松开,掌心向上,两臂向上直举,抬头向上看,停留 2～3 秒后,逐渐下降,掌也逐渐再变虚拳,低头看地。进行此练习时,双臂上举要用力,同时呼气;下降要放松,同时吸气。重复 4～6 次。

3.转腰推碑

两脚开立,与肩同宽。双手抱拳于腰部,先向左转体,右掌向前推出,左手仍握拳抽至左腰际抱肘。头向后转,眼随右掌推出,注视手掌动作。还原时缓慢吸气,然后向右侧完成同样动作。练习时,转动要缓慢,手掌推出时要用力,同时呼气,用力程度和转动幅度应循序渐进,逐步加大,不能操之过急。

4.左右开弓

两脚开立,与肩同宽。两手掌放于眼前,掌心向前,拇指与四指分开,肘部斜向前方。动作开始时,两手掌同时向左右两侧分开,手掌逐渐变成虚拳,两前臂逐渐与地面垂直,胸部尽量向外挺出。然后两拳分开再变掌,还原。还原时含胸拔背。重复 4～6 次。两掌分开时吸气,还原时呼气。两臂拉开时不宜下垂,向后拉开时要挺胸,夹紧肩胛骨。

5.挥臂扣球

两脚开立,与肩同宽。左脚向前跨一步,同时重心前移,右脚跟抬起,右臂高举,自肩部后上方向前挥动,形似排球扣球。然后还原,右脚向前跨一步,左臂重复上述动作。左右各 1 次为

1组,重复4～6组。

6.凤凰展翅

两脚开立比肩宽,两手下垂。上身前弯,两膝稍屈,左手向左上方撩起,头颈也向左上方转动,眼看左手,右手虚按左膝。还原后向相反方向重复动作,左右各1次为1组,重复4～6组。

(六)矫形支具的应用

颈椎的矫形支具主要用于固定和保护颈椎,矫正颈椎的异常力学关系,减轻颈部疼痛,防止颈椎过伸、过屈及过度转动,避免造成脊髓、神经的进一步受损,减轻脊髓水肿,减轻椎间关节创伤性反应,有助于组织的修复和症状的缓解。配合其他治疗方法同时进行,可巩固疗效,防止复发。最常用的有颈围、颈托,可应用于各型颈椎病急性期或症状严重的患者。颈托也多用于颈椎骨折、脱位,经早期治疗仍有椎间不稳定或半脱位的患者。乘坐高速汽车等交通工具时,无论有还是没有颈椎病,戴颈围保护都很有必要。但长期应用颈托和围领可以引起颈背部肌肉萎缩,关节僵硬,所以穿戴时间不宜过久,且在应用期间要经常进行医疗体育锻炼。在症状减轻时要即时除去围领和颈托,加强肌肉锻炼。

(秦路峰)

第二节 肩袖损伤

肩袖又称旋转袖,是由冈上肌、冈下肌、肩胛下肌及小圆肌组成(图9-1)。肩袖肌群起自肩胛骨不同部位,经盂肱关节的前、后、上、下,止于肱骨近侧的大、小结节部位,形成袖套样结构,冈上肌起自肩胛骨冈上窝,经盂肱关节上方止于肱骨大结节近侧,由肩胛上神经支配。主要功能是上臂外展,并固定肱骨头于肩盂上,使肩肱关节保持稳定。冈下肌起自肩胛骨冈下窝,经盂肱关节的后方止于大结节外侧面中部,也属肩胛上神经支配,其功能是使肩关节外旋。肩胛下肌起自肩胛下窝,经盂肱关节前方止于肱骨小结节前内侧,受肩胛下神经支配,具有内旋肩关节的功能。小圆肌起自肩胛骨外侧缘后面,经盂肱关节后方止于肱骨大结节的后下方,属腋神经支配。其功能也是使臂外旋。

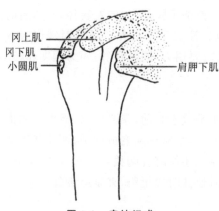

图9-1 肩袖组成

冈上肌和肩胛下肌由于其解剖上的特点,容易受到损伤。肩关节内收、外展、上举及后伸等活动,冈上肌、肩胛下肌的肌腱在肩喙突下往复移动,易受夹挤、冲撞而致损伤。冈上肌腱在大结节止点近侧的终末端1 cm范围内是多血管区,即危险区域,是退变和肌腱断裂的好发部位。

一、病因和分类

(一)病因

肩袖损伤的病因除了解剖及病理上的因素以外,肩袖的损伤以及肩袖本身的退变也是其主要原因。损伤包括急性创伤和慢性累积性损伤两类。前者多见于青壮年,往往在体育运动或劳动作业中发生。后者则多发生于老年患者,在肌腱退变的基础上,累积性损伤同样导致肌腱断裂。

(二)分类

1.按损伤程度分

(1)挫伤:指肩袖受到挤压、撞击、牵拉造成肩袖肌腱水肿、充血乃至纤维变性。此种损伤一般是可复性的。其表面的肩峰下滑囊可伴有相应的损伤性炎症反应,滑液囊有渗出性改变。

(2)不完全性肌腱断裂:是肩袖肌腱纤维的部分断裂。可发生于冈上肌腱的滑囊面(上面)、关节面(下面)以及肌腱内。不完全性肌腱断裂如处理不当将发展为完全性断裂。

(3)完全性肌腱断裂:指肌腱的全层断裂,是肌腱的贯通性破裂。可发生于冈上肌、肩胛下肌、冈下肌。小圆肌较少发生,以冈上肌最为多见,冈上肌和肩胛下肌腱同时被累及也不少见。

2.按肌腱断裂范围分

(1)广泛断裂:范围累及两个或两个以上的肌腱。

(2)大型断裂:单一肌腱断裂,长度大于肌腱横径的1/2。

(3)小型断裂:单一肌腱,范围小于肌腱横径1/2。

上述肩袖断裂,其裂口方向与肌纤维方向呈垂直,称作肩袖的横形断裂。若裂口方向与肌纤维方向一致,则属于纵形断裂。肩袖间隙分裂也属于纵形撕裂,是肩袖损伤的一种特殊类型。

一般认为3周以内的损伤属于新鲜损伤,3周以上属于陈旧性损伤。新鲜的断裂肌腱断端不整齐,肌肉水肿,组织松脆,肩肱关节腔内有渗出。陈旧性断裂则肌腱残端已形成瘢痕,光滑圆钝,比较坚硬,关节腔有少量纤维素样渗出物,大结节近侧的关节面裸区被血管翳或肉芽组织覆盖。

二、临床表现与诊断

(一)临床表现

有急性损伤史或重复的损伤及累积性劳损史。肩前方痛,累及三角肌前方及外侧。急性期疼痛剧烈,持续性,慢性期为自发性钝痛。疼痛在肩部活动后或增加负荷后加重。屈肘90°使患臂作被动外旋及内收动作,肩前痛加重。往往夜间症状加重。压痛位于肱骨大结节近侧或肩峰下间隙。

(二)临床检查方法

(1)上举功能障碍:有肩袖大型断裂的患者,上举及外展功能均明显受限。外展及前举范围小于45°。

(2)臂坠落试验阳性。

(3)撞击试验阳性。患肩被动外展30°,前屈15°～20°,向肩峰方向叩击尺骨鹰嘴,使大结节与肩峰之间发生撞击,肩峰下间隙出现明显疼痛为阳性。

(4)盂肱关节内摩擦音:盂肱关节在被动或主动运动中出现摩擦或砾轧音,常由肩袖断端瘢痕引起。少数病例在运动时可触及肩袖断端。

(5)疼痛弧征:患臂上举 60°～120°范围出现疼痛为阳性,但仅对肩袖挫伤及部分撕裂的患者有一定诊断意义。

(6)肌肉萎缩:病史超过 3 周,肩周肌肉出现不同程度的萎缩,以冈上肌、冈下肌及三角肌最常见。

(7)关节继发性挛缩:病程超过 3 个月,肩关节活动范围有程度不同的受限。以外展、外旋、上举受限程度较明显。

(三)诊断要点

对肩袖损伤做出正确的临床诊断并非易事。对凡有外伤史的肩前方疼痛伴大结节近侧或肩峰下区域压痛的患者,若合并存在下述 4 项中任何一项阳性体征,都应考虑肩袖撕裂的可能性。臂坠落试验阳性;撞击试验阳性;盂肱关节内摩擦音;举臂困难或 60°～120°阳性疼痛弧征。如同时伴有肌肉萎缩或关节挛缩,则表示病变已进入后期阶段。

(四)辅助诊断

1.X 线诊断

(1)X 线平片:对本病诊断无特异性。肩袖断裂可促使肱骨头上移,使肩峰下间隙狭窄。部分病例大结节部皮质骨硬化,表面不规则,松质骨萎缩,骨质稀疏。此外,X 线平片对是否存在肩峰位置异常,肩峰下关节面硬化、不规则,以及大结节异常等撞击征因素提供依据。在上举位摄取前后位 X 线片,可直接观察大结节与肩峰的相对关系(图 9-2)。X 线平片检查还有助于排除和鉴别肩关节骨折、脱位及其他骨与关节疾病。

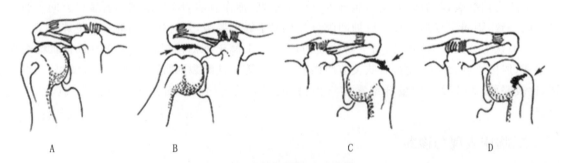

图 9-2 肩袖断裂的 X 线表现

A.肩峰下间隙狭窄;B.肩峰下骨赘;C.大结节骨赘;D.大结节骨质增生

(2)关节造影穿刺部位:喙突尖的外侧及下方各 1 cm 处,局部浸润麻醉后作盂肱关节腔穿刺。如针尖已进入盂肱关节间隙或注射 1 mL 造影剂,见造影剂均匀弥散于肱骨头及盂肱间隙,穿刺即告成功,把其余造影剂徐徐注入(图 9-3)。直至盂肱关节囊的腋下皱襞、肱二头肌长头腱鞘及肩胛下肌下滑液囊均已显影为止。若发现造影剂外溢,出现于肩峰下间隙或三角肌下滑囊内侧说明肩袖存在破裂,造影剂通过肩袖破裂孔从盂肱关节腔溢出,进入肩峰下滑囊或三角肌下滑囊,即可证实肩袖的完全性破裂。该方法是比较直接与可靠的诊断方法。也可采用碘造影剂和空气混合的双重对比造影方法,一般注入造影剂 5～6 mL,过滤空气 20～25 mL。双重对比造影对肩袖的关节面侧能更清晰的显示,对肩袖关节面侧部分肌腱断裂的诊断有一定帮助。关节造影术应严格遵循无菌操作,有碘过敏史者禁忌使用碘剂造影。

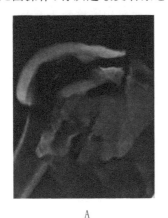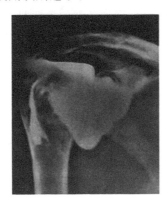

A   B

图 9-3　肩袖破裂造影剂外溢示意
A.进入肩峰下滑囊;B.进入三角肌下滑囊

造影摄片一般摄取臂下垂位的盂肱关节内旋及外旋位,臂外展上举位的内旋、外旋位以及在轴位摄取盂肱关节内旋及外旋位,共 6 个位置。也可在上臂被动运动过程中发现最清晰、最典型的造影图像予以摄录。肩关节造影对确定肩袖完全性破裂,做出鉴别诊断是一种可靠、安全的方法。

2.MRI

MRI 对软组织损伤有很高的敏感性,能依据受损肌腱在水肿、充血、断裂以及钙盐沉积等方面不同的信号显示肌腱的病理变化。

3.超声诊断

超声诊断属于非侵入性诊断方法,简便、可靠,能重复检查。对肩袖损伤能作出清晰分辨。肩袖挫伤可见肩袖水肿、增厚。部分断裂则显示肩袖缺损或萎缩变薄。完全性断裂能显示断端及裂隙以及缺损的范围。

4.关节镜检查

由后方入路能观察盂肱关节腔的前壁—肩胛下肌腱及上壁—冈上肌腱。能直接观察肩袖破裂的部位及范围,发现关节内的一些继发性病理变化,是一种直接的诊断方法。对小的损伤在关节镜下可直接进行修补。

三、康复治疗

(一)常规治疗

治疗方法的选择取决于肩袖损伤的类型以及损伤时间。手法与外固定、中药治疗,可用于肩袖挫伤、部分性肩袖断裂和完全性肩袖撕裂的急性期。

1.肩袖挫伤的治疗

肩袖挫伤的治疗包括休息、三角巾悬吊、制动2～3周,同时局部给予中药敷贴或物理治疗,内服活血祛瘀,消肿止痛中药。疼痛剧烈的患者可采用1%利多卡因加激素做肩峰下间隙或盂肱关节腔内注射,有较好的止痛作用。疼痛减轻之后即开始做功能康复训练。

2.肩袖断裂的治疗

无论是部分或完全性肩袖断裂的急性期,一般应先采用严格的非手术方法治疗。

(1)手法及支具固定治疗:急性期肩袖断裂的患者,可在局部麻醉下,用手法将患肩置于外展、前屈、外旋位,使撕裂的肩袖的边缘接近,并用消瘀止痛膏药外贴患肩,以起到固定和消肿止痛的双重作用,然后按下述方法用支具将患肩固定于外展、前屈和外旋位3~4周,以期撕裂的肩袖能自行修复和愈合。后期解除固定后,可施以揉摩和搓按手法于肩前缘,并辅以肩外展及上举被动运动。

(2)持续牵引固定方法:肩袖断裂急性期采用卧位,上肢零卧位牵引持续3周。2~3周后,每天间断解除牵引2~3次,循序渐进地行肩、肘部功能练习,防止关节僵硬。也可在卧床零位牵引1~2周后,改用零位肩人字石膏或零位支具固定,便于下地活动。零位牵引有利于冈上肌腱在低张力下得到修复和愈合。一般4~6周后去除牵引或外固定。

(3)医疗练功:早期宜做握拳和腕部练功,解除固定后应积极练习肩、肘部功能。

(4)药物治疗。①内服药。血瘀气滞证:肩部肿胀,或有皮下淤血,刺痛不移,夜间痛剧,关节活动障碍。舌黯或瘀点,脉弦或沉涩,治以活血祛瘀,消肿止痛,方用活血止痛汤。肝肾亏损证:无明显外伤史或轻微扭伤日久,肩部酸困无力,活动受限,肌肉萎缩。舌淡,苔薄白,脉细或细数。治以补益肝肾,强壮筋骨,方用补肝肾汤加减。血不濡筋证:伤后日久未愈,肌萎筋缓,肩部活动乏力,面色苍白少华。舌淡苔少,脉细。治以补血荣筋,方用当归鸡血藤汤。②外用药:早期可用消瘀止痛药膏、双柏膏、消炎散等外敷。中后期可用外擦剂或腾洗剂。

(二)肌骨超声引导下精准注射

肌骨超声引导下精准注射的相关操作:抽吸积液、软组织活检以及药物注射关节周围肌肉、韧带、关节腔等部位。肌骨超声的优势是,能够动态、实时的呈现穿刺针的位置,从而引导穿刺针准确定位病变的区域和结构,不会对周围软组织、神经等造成损伤,还规避了经血管注射药物的风险。针对特殊部位且分隔、复杂的积液,肌骨超声引导下,避免了盲目穿刺现象。

复方倍他米松属于类固醇类复方制剂,主要成分是微溶性的倍他米松酯以及可溶性的倍他米松酯。前者吸收较慢,能够长时间的缓解炎症;后者吸收速度快,起效迅速。

应用ARIETTA 70超声诊断仪,使用宽频线阵探头,设置13~6 MHz。注射药物:复方倍他米松。取坐位,充分暴露患侧肩膀,用探头寻找、明确注射部位,用长轴探查患者的冈上肌,准确定位肩峰下滑囊积液,对进针区域进行消毒,使用规模为5 mL的空注射器进针,进入滑囊,抽取干净滑囊内的积液。药物配置:1 mL的复方倍他米松+1 mL的2%利多卡因注射液+2 mL的生理盐水,推进4 mL药物,出针后在进针部位贴好敷料。告知患者24小时内不要擦洗注射部位,24小时后可拿掉敷料。通过肌骨超声引导下注射药物,能够精准地定位肩峰下滑囊积液,在滑囊的内部,药物充分发挥抗炎功效。

(三)关节镜治疗

关节镜辅助或关节镜修复,适合于部分或中小范围全层肩袖撕裂伤。优点是可以检查盂肱关节内病变,不损伤三角肌附着、软组织分离少和切口小。用关节镜可以判断撕裂口的大小、肌腱的质量、肌腱的移动程度。

(四)手术治疗

适应证是肩袖的大型撕裂及非手术治疗无效的肩袖撕裂。经4~6周非手术治疗或卧位牵引制动,肩袖急性炎症及水肿已消退,未能愈合的肌腱断端形成了坚强的瘢痕组织,有利于进行肌腱的修复和重建。

肩袖修复的手术方法很多,较常用的方法如下。

1.Mclaughlin 修复术

在外展位使肩袖近侧断端缝合固定于大结节近侧的皮质骨上或在肩袖原止点部位的大结节近侧制成骨槽,使肩袖近侧断端埋入并缝合固定于该槽内(图 9-4)。此方法适应证广泛,适用于大型及广泛型的肩袖断裂。

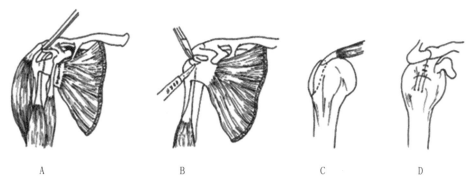

A   B   C   D

图 9-4 Mclaughlin 肩袖修补手术
A.肩袖大型撕裂;B.清除周围坏死组织;C.将断端重
新固定于大结节近侧骨槽内;D.缝合裂口

为防止术后肩关节的撞击和粘连,同时切断喙肩韧带、喙肱韧带,并作肩峰前、外侧部分切除成形术。此手术的远期效果比较满意,关节功能康复程度高。

此外对于冈上肌腱和冈下肌腱广泛撕裂造成的肩袖缺损,也可用肩胛下肌的上 2/3 自小结节附丽部游离,形成肩胛下肌肌瓣,向上转移,覆盖固定于冈上肌与冈下肌的联合缺损部位。

2.Debeyre 的冈上肌推移修复法

对冈上肌腱的巨大缺损也是一种手术选择方法。在冈上窝游离冈上肌,保留肩胛上神经的冈上肌支及血管束,使整块冈上肌向外侧推移,覆盖肌腱缺损部位,重新固定冈上肌于冈上窝内。

对大型肩袖缺损还可以利用合成织物移植进行修复。肩袖缺损修复的患者经过术后物理、康复治疗,肩关节功能也可达到大部分或部分恢复。若不进行手术修复,顺其自然发展,往往造成"肩袖性关节病",肩关节出现不稳定或关节挛缩,导致关节功能的病变。

(秦路峰)

第三节 类风湿关节炎

一、概述

(一)定义

类风湿关节炎(rheumatoid arthritis,RA)是一种以慢性进行性关节滑膜炎症为主的多系统受累的自身免疫病。其特征是对称多关节滑膜炎,以双手、腕、肘、膝、踝和足的关节受累最为常见,关节软骨及骨质破坏,最终导致关节畸形及功能障碍,还可累及多器官、多系统,引起全身系统性病变。由于该病的特点是病程长、反复发作并逐渐加重,终身延续,约有8%的患者关节功能减退或丧失,对个人、家庭、社会都会造成很大的影响。

(二)病因和发病机制

1.病因

本病病因尚不清楚,可能与下列两种因素有关。

(1)感染因子:尚无被证实有导致本病的直接感染因子,但一些病毒、支原体、细菌都可能通过某些途径影响RA的发病和病情进展。

(2)遗传倾向:流行病学调查显示RA的家族及同卵双胞胎中RA的发病率约为15%,说明有一定的遗传倾向。

2.发病机制

抗原进入人体后,首先被巨噬细胞或巨噬细胞样细胞吞噬,经消化浓缩后与其细胞膜的Ⅱ类主要组织相容性复合物(MHC-Ⅱ)分子结合成复合物,若此复合物被其T细胞的受体所识别,则该T辅助淋巴细胞被活化,通过其所分泌的细胞因子、生长因子及各种介质,不仅使B细胞激活分化为浆细胞,分泌大量免疫球蛋白(其中有类风湿因子和其他抗体),同时也使关节出现炎症反应和破坏。免疫球蛋白和RF形成的免疫复合物,经补体激活后可以诱发炎症。由此可见RA是由免疫介导的,但其原始的抗原至今不明确。

(三)病理和病理生理

类风湿关节炎的基本病理改变是滑膜炎。急性期,滑膜表现为渗出性和细胞浸润性,滑膜下层有小血管扩张,内皮细胞肿胀、细胞间隙增大,间质有水肿和中性粒细胞浸润。当病变进入慢性期,滑膜变得肥厚,形成许多绒毛样突起,突向关节腔或侵入到软骨和软骨下的骨质。这种绒毛在显微镜下呈现滑膜细胞层由原来的1～3层增生到5～10层或更多,其中大部分为具有巨噬细胞样功能的A型细胞及纤维样的B型细胞。滑膜下层有大量淋巴细胞,呈弥漫状分布或聚集成结节状,如同淋巴滤泡。其中大部分为CD4$^+$T细胞,其次为B细胞和浆细胞。另外,还出现新生血管和大量被激活的纤维母样细胞以及随后形成的纤维组织。

绒毛具有很强的破坏性,它又名血管翳,是造成关节破坏、关节畸形、功能障碍的病理基础。

血管炎可发生在类风湿关节炎患者关节外的任何组织。它累及中、小动脉和/或静脉,管壁有淋巴细胞浸润、纤维素沉着,内膜有增生,导致血管腔的狭窄或堵塞。类风湿结节是血管炎的一种表现,常见于关节伸侧受压部位的皮下组织,但也见于肺。结节中心为纤维素样坏死组织,周围有上皮样细胞浸润,排列成环状,外被以肉芽组织。肉芽组织间有大量的淋巴细胞和浆细胞。

(四)临床表现

本病在成人任何年龄都可发病,80%于35～50岁发病,然而60岁以上者的发病率明显高于30岁以下者。女性患者约是男性的3倍。类风湿关节炎是主要的致残性疾病之一。其特点是病程长,发作和缓解反复出现,晚期有关节畸形和严重的运动功能障碍。功能障碍表现为近端指间关节、掌指关节及腕关节的对称性肿痛,活动受限;晨僵在活动后缓解或消失,晚期出现关节畸形,手功能明显障碍,生活自理能力不同程度或完全受限。

最常以缓慢而隐匿的方式起病,在出现明显关节症状前有数周的低热、乏力、全身不适、体重下降等症状,以后逐渐出现典型关节症状。少数则有较急剧的起病,在数天内出现多个关节症状。

总之,本病是一个主要累及小关节尤其是手关节的对称性多关节炎。病情多呈慢性且反复发作,个体间病情发展和转归差异甚大,如不给予恰当的治疗则逐渐加重,加重的程度和速度在个体之间差异也很大。

二、康复问题

(一)功能障碍

1.感觉功能障碍

感觉功能障碍表现为受累关节疼痛、肿胀。

2.运动功能障碍

运动功能障碍表现为受累关节僵硬、活动受限、肌力下降。

3.平衡功能障碍

手、髋、膝及踝受累的 RA 患者还常常表现有平衡协调功能障碍。

4.心理功能障碍

心理功能障碍主要表现为焦虑情绪。

(二)结构异常

结构异常主要表现为指间关节、掌指关节肿胀、变形,手 X 线示:关节间隙变窄、软骨下骨硬化和/或囊性变、关节边缘增生和骨赘形成、关节变形或关节积液或关节内游离体。

(三)活动受限

(1)基础性日常生活能力受限。

(2)工具性日常生活能力受限。

(四)参与受限

(1)职业受限:RA 患者多为 20～50 岁人群,故对职业影响较大。

(2)社会交往受限。

(3)休闲娱乐受限。

(4)生存质量下降。

三、康复评定

(一)功能评定

1.感觉功能评定

疼痛是类风湿关节炎最常见的症状,一般采用视觉模拟评分法(VAS)进行评定。僵硬是较常见的症状,应记录发作的固定时间、持续时间、僵硬部位。

2.运动功能评定

对受累关节的活动度、肌力进行评定。手的肌力评估常用握力计法。

3.平衡功能评定

RA 患者的疼痛常常影响生物力线及负荷平衡,患者的本体感觉障碍常常影响其平衡功能,而平衡功能障碍又可能成为关节损伤,甚至导致患者跌倒的原因。所以,对这类患者进行平衡功能评定非常重要。

4.步态分析

RA 患者的异常步态有髋关节活动受限步态腰段出现代偿运动,骨盆和躯干倾斜,腰椎和健侧髋关节出现过度活动；膝关节活动受限步态以膝关节屈曲挛缩大于30°，慢走时呈短腿跛行。

5.心理功能评定

由于RA患者出现关节疼痛、肿胀、僵硬、变形及活动范围受限，这些异常改变及带来的功能障碍常会导致患者出现焦虑、抑郁情绪，严重者发展为抑郁症等心理疾病。

(二)结构评定

RA患者不仅要详细收集病史，还要用视诊和量诊检查评定其病变关节，受累关节会出现结构异常，所以要根据病情选择X线、CT、MRI、骨密度或者超声检查等不同方法检查病变关节的结构异常的具体情况，同时会有血沉增高、血清类风湿因子阳性。

(三)活动评定

主要评定患者的日常生活活动情况。

(四)参与评定

RA好发年龄在20～50岁，RA患者会出现受累关节结构异常、肿胀、疼痛等症状致功能障碍及活动受限从而影响其职业、社会交往及休闲娱乐，致其生活质量必然降低。

四、康复治疗

RA目前尚无特效疗法。治疗的目的在于控制炎症，消除关节水肿，减轻症状，延缓病情进展，保持关节功能和防止畸形。

(一)一般治疗

1.卧床休息

活动期的患者需卧床休息，注意保持良好休位，避免畸形发生。长期卧床会引起骨质疏松、高钙血症、高钙尿症、肌萎缩无力、心动减慢，故卧床期间也应进行相应的运动疗法。

2.局部休息

急性炎症期，关节用夹板制动。固定期间每天应去除夹板进行ROM训练。

3.关节功能位保持

在关节有一定活动度时，应力争将关节活动度保持在满足最低功能活动度。如关节制动时，应将其固定于功能位。

4.药物治疗

NASIDs、糖皮质激素、抗风湿药物(DNARD)等。

(二)运动疗法

RA患者的关节灵活性降低，肌肉萎缩，肌力减退，耐力降低和心肺功能低下，通过合理的运动疗法能改善功能而不会加重关节固有炎症。

运动疗法的目的：增加或保持关节活动，满足各项功能活动；增加或维持肌力以满足患者功能的需要，增加受累关节的稳定性，减少生物力学的应力，增加各种功能活动的耐力，改善步态的效率和安全性，增加骨密度，减轻疼痛和僵硬，防止出现畸形，改善ADL和健康，增加社会交往。

1.ROM训练

维持ROM训练是恢复关节活动最常用的方法。

(1)被动运动：由外力进行，无须肌肉主动收缩。用于炎症消退，疼痛不明显时。其目的是对不能活动的关节进行ROM训练，避免产生挛缩。具有伸张作用，压迫肌肉，增加静脉回流，用于减轻水肿、保持功能，为主动锻炼做准备。关节有积液时，被动运动能使关节内压力升高，甚至关节囊破裂。急性炎症期,关节可以被动地进行 ROM 训练,每天 1～2 次。肌肉有炎症、严重无力的卧床患者每天做被动 ROM 训练能避免关节挛缩。

(2)主动和主动助力运动:由肌肉主动收缩所产生的关节活动为主动活动,能产生更多良性效应,如更好地维持生理柔软性和收缩性,对骨组织产生必要的应力刺激,更好促进淋巴与血液循环,有利于关节功能的保持。用于关节炎慢性期轻度患者,每天至少 1 次完整的 ROM 训练。主动活动时需要部分外力协助完成,称为主动助力活动,用于关节活动肌力不足者。不能充分对抗重力来活动关节者,只能通过主动助力活动来完成 ROM 训练。

(3)牵张活动:因为紧张的肌腱、肌肉和关节囊的挛缩,使患者 ROM 受限,此时应做牵张训练。常先于其他训练进行。

2.增强肌力训练

严重 RA 患者比正常人肌力减少 33%～55%,原因有疾病本身、活动受限、甾体性肌炎、疼痛或关节积液反射性抑制肌肉收缩等。增强肌力的基本原则和方法是使肌肉产生较大强度收缩,重复一定次数或维持一段时间,使肌肉产生适度疲劳。

3.一般耐力训练(有氧训练)

RA 患者由于炎症、积液、肌无力,以致 ADL 受影响,有氧能力亦减少。通常采用 50%最大运动能力,每次运动持续 15～60 分钟,每周训练 3 次以上。应根据个体情况适度安排训练。

运动治疗时应避免训练过量。训练后疼痛时间超过 2 小时,训练后出现过度疲劳;患者虚弱无力现象加重;原有关节活动度减少;关节肿胀增加均为训练过度。若出现训练过度,应及时对原有训练做调整。

(三)物理治疗

急性炎症期和慢性期,在患者能够耐受的情况下可运用。

1.热疗法

热作用具有镇静、止痛作用,还能增加胶原黏弹性,减少肌痉挛,增加关节周围组织和肌肉柔韧性。

(1)透热疗法:常用的有短波、超短波、微波,其透热深度依次增加。

(2)传导热疗法:常用的有局部热敷、蜡疗等。

2.控制疼痛的理疗方法

超刺激电疗法、干扰电疗法、TENS、等幅中频电疗法等。

(四)作业疗法

ADL 的目的在于训练患者在能力范围内参加日常家庭生活、工作和娱乐活动,得以发挥出最好的功能。RA 患者 ADL 能力训练以行走、梳洗、化妆、如厕、穿脱衣、进食等动作为前提。通过训练由患者自己来完成,必要时借助自助具,对周围事物合理安排和布局来完成。

1.厨房的设施和布局

尽量减少患者在厨房内的活动。炊具、洗涤池、冰箱等集中于工作区。各种电器插座的高度应适宜。常用物件放置应方便使用,易于取拿。刀叉等适当延长或增粗把手便于掌握。门窗把手采用杠杆式。

2.日常生活的安排

电灯开关拉线、窗帘下端拉线系以大环便于手拉。电器开关采用按压式,桌凳高低能调整,椅扶手应便于抓握且与肘部同高。各种材料均需防火。

3.其他安排与设计

将高台阶改为低斜率坡道,改为镶边石。地毯铺设不可过厚,避免行走时增加阻力。房门应便于轮椅进出。浴室装扶手,备有防滑带,浴池亦须防滑。坐便位可调节高度,能自动冲洗,烘干。

4.自身照顾

备有经改造适用于患者的特殊器具,如长柄取物器、纽扣钩等。

5.步行器的选用

辅助步行的工具,用以支撑体重,保持平衡,保护关节。难以站立或无法步行者只能使用轮椅。

(五)矫形器的应用

RA 患者除了合理的运用运动疗法外,还应采用矫形器,通过力的作用防止畸形。矫形器具有稳定的支持、助动、矫正、保护等功能。夹板功能与矫形器功能相似,目的在于减少炎症,使肢体处于最佳功能位,保持术后关节的稳定,对紧张肌腱和韧带进行牵伸并增加其功能。RA 患者以手、足畸形为多见,常用矫形器有制动夹板、功能性腕夹板等。

(六)心理疗法

可根据条件选择一般心理疗法、行为疗法、集体心理疗法。

(七)手术治疗

部分患者的病变和残疾,经保守治疗仍无法解决,从而难以独立生活,需要手术治疗。手术的介入在于保持关节良好的组合,减少病变滑膜组织,控制疼痛,稳定关节,改善功能。常用的手术有软组织松解术、滑膜切除、截骨、软组织重建和关节成形术等。

(八)传统康复

RA 属于中医"痹症"范畴,以祛风通络、散寒止痛、除湿蠲痹为治疗原则。同时辅以针灸、推拿等方法,以舒筋活血、调整气血、平衡阴阳,应根据临床症状加以选用。

（秦路峰）

第四节　骨　关　节　炎

一、概述

(一)定义

骨关节炎(osteoarthritis,OA)是一种常见的慢性关节疾病。其主要病变是关节软骨的退行性变和继发性骨质增生。多见于中老年人,女性多于男性。好发于负重较大的膝关节、髋关节、脊柱及手指关节等部位,该病亦称为骨关节病、退行性关节炎、增生性关节炎、老年关节炎和肥大性关节炎等。

(二)病因和发病机制

原发性骨关节炎的发病原因迄今为止尚不完全清楚。它的发生发展是一种长期、慢性、渐进的病理过程,涉及全身及局部许多因素,可能是综合原因所致,诸如有软骨营养、代谢异常;生物力学方面的应力平衡失调;生物化学的改变;酶对软骨基质的异常降解作用;累积性微小创伤;肥胖、关节负载增加等因素。

(三)病理和病理生理

最早期的病理变化发生在关节软骨,首先是关节软骨局部发生软化、糜烂,导致软骨下骨外露;随后继发的骨膜、关节囊及关节周围肌肉的改变使关节面上的生物应力平衡失调,有的部位承受应力过大,有的部位较小,形成恶性循环,病变不断加重。

1.关节软骨

正常关节软骨呈淡蓝白色、透明,表面光滑,有弹性,边缘规整。在关节炎的早期,软骨变为淡黄色,失去光泽,继而软骨表面粗糙,局部发生软化,失去弹性。在关节活动时发生磨损,软骨可碎裂、剥脱,软骨下骨质外露。

2.软骨下骨

软骨磨损最大的中央部位骨质密度增加,骨小梁增粗,呈象牙质改变。外围部位承受应力较小,软骨下骨质发生萎缩,出现囊性改变。由于骨小梁的破坏吸收,使囊腔扩大,周围发生成骨反应而形成硬化壁。在软骨的边缘或肌腱附着处,因血管增生,通过软骨内化骨,形成骨赘。

3.滑膜

滑膜的病理改变有两种类型,如下。

(1)增殖型滑膜炎:大量的滑膜增殖、水肿,关节液增多,呈葡萄串珠样改变。

(2)纤维型滑膜炎:关节液量少,葡萄串珠样改变大部分消失,被纤维组织所形成的条索状物代替。滑膜的改变不是原发病变,剥脱的软骨片及骨质增生刺激滑膜引起炎症,促进滑膜渗出。

4.关节囊与周围肌肉

关节囊可发生纤维变性和增厚,限制关节的活动。周围肌肉因疼痛产生保护性痉挛,关节活动进一步受到限制,可发生畸形(屈曲畸形和脱位)。

(四)临床表现

1.关节疼痛

关节疼痛为首发症状,也是多数患者就诊的主要原因。通常只局限在受累关节内,下肢髋、膝关节骨关节炎可致大腿有痛感。疼痛可因关节负重或活动较多而加剧。

2.关节僵硬

部分患者于早晨起床时感觉受累关节轻度僵硬;长期处于静止状态的受累关节开始活动时也会出现僵硬感,启动困难。骨关节炎的关节僵硬在活动开始后15~30分钟内消失。

3.关节肿胀

当骨关节炎合并有急性滑膜炎发作会出现关节肿胀。

4.关节变形

关节变形见于病程较长、关节损害较严重的患者。由于长时间的关节活动受限、关节囊挛缩、关节周围肌肉痉挛而出现畸形。

5.肌肉萎缩

肌肉萎缩见于支撑关节的肌肉,由于长期关节活动受限出现失用性萎缩。

6.关节弹响

关节弹响见于病程较长的患者,由于关节面受损后变得粗糙,甚至关节面破裂、增生的骨赘破碎在关节腔内形成游离体,以及包绕关节维持关节稳定的韧带变得松弛,故在关节活动时出现弹响。

二、康复问题

本病临床主要功能障碍/康复问题表现为以下 4 个方面。

(一)功能障碍

1.感觉功能障碍

感觉功能障碍表现为罹患关节疼痛。

2.运动功能障碍

运动功能障碍表现为罹患关节发僵、活动受限、肌力下降。

3.平衡功能障碍

髋、膝、踝及手 OA 患者还常常表现有平衡协调功能障碍。

4.心理功能障碍

心理功能障碍主要表现为焦虑情绪。

(二)结构异常

结构异常主要表现为关节间隙变窄、软骨下骨硬化和/或囊性变、关节边缘增生和骨赘形成、关节变形或关节积液或关节内游离体。

(三)活动受限

(1)基础性日常生活能力受限。

(2)工具性日常生活能力受限。

(四)参与受限

(1)职业受限。

(2)社会交往受限。

(3)休闲娱乐受限:下肢、脊柱 OA 患者常常影响其涉及下肢的休闲娱乐如球类,上肢 OA 常常影响涉及上肢的休闲娱乐如搓麻将、太极拳。

(4)生存质量下降:OA 患者因为疼痛、功能障碍及活动参与受限常常导致其生存质量下降。

三、康复评定

(一)功能评定

1.感觉功能评定

疼痛是骨关节炎患者就诊的主要临床症状,所以必须对疼痛进行评定,一般采用视觉模拟评分法。

2.运动功能评定

OA 患者的疼痛和炎症通常影响罹患关节活动度及肌力,因此,应当对受累关节的活动度、肌力进行评定。

3.平衡功能评定

髋、膝、踝及脊椎 OA 患者的疼痛常常影响生物力线及负荷平衡,部分关节畸形患者由于异常步态同样影响其生物力线及负荷平衡,髋、膝、踝 OA 患者的本体感觉障碍常常影响其平衡功能,而平衡功能障碍又可能成为关节损伤、加重 OA 病理改变,甚至导致患者跌倒的原因。所以,对这类患者进行平衡功能评定非常重要。

4.步态分析

髋、膝、踝 OA 患者常常有步态异常,因此,有条件者还应该进行步态分析。

5.心理功能评定

由于 OA 患者反复发作关节疼痛、活动受限,常常导致患者出现焦虑、抑郁情绪,严重者发展为抑郁症等心理疾病。

(二)结构评定

OA 患者不仅要采用视诊和量诊检查评定其病变关节外,而且由于其关节间隙常常变窄、关节边缘骨质增生、软骨下骨硬化、关节积液或者滑膜病变,所以要根据病情选择 X 线、CT、MRI、骨密度或者超声检查等不同方法检查病变关节的结构异常的具体情况。

(三)活动评定

主要评定患者的日常生活活动情况。针对下肢 OA 患者,国外研究(包括美国、巴西、日本等)及中华医学会骨科学分会均以活动评定为重点,推荐应用西部安大略省和麦克马斯特大学 OA 指数(WOMAC)进行评定。WOMAC 评分量表总共有 24 个项目,其中疼痛的部分有 5 个项目、僵硬的部分有 2 个项目、关节功能的部分有 17 个项目,从疼痛、僵硬和关节功能三大方面来评估髋膝关节的结构和功能。

国内对 OA 活动能力评定所使用的测试还有站立行走测试、Lysholm 膝关节评分标准等。

(四)参与评定

OA 结构异常、功能障碍及活动受限可影响其职业、社会交往及休闲娱乐,因而必然降低患者生活质量。因此有必要根据患者情况对患者进行社会参与能力评定,如职业评定、生存质量评定。主要评定近1~3 个月的社会生活现状、工作、学习能力、社会交往及休闲娱乐。

四、康复治疗

骨关节炎时,随着年龄的增长,结缔组织退变老化,一般来说病理学改变不可逆转,但适当的治疗可达到阻断恶性循环,缓解或解除症状的效果。

活动期应局部制动,给予非甾体抗炎药,可抑制环氧化酶和前列腺素的合成,对抗炎症反应,缓解关节水肿和疼痛。可选用布洛芬每次 200~400 mg,1 天 3 次;或氨糖美辛每次200 mg,1 天 3 次;尼美舒利每次 100 mg,1 天 2 次,连续 4~6 周。

静止期则应增加活动范围,增强关节稳定性,延缓病变发展,进而提高 ADL 能力,改善生活质量。

(一)调整和改变生活方式

控制体重、减少活动量,这是支持和保护病变关节的重要措施,它的目的是减轻病变关节的负荷,减轻或避免病变关节进一步劳损。超重引起膝、踝关节负荷加大,关节受损危险增加。

(二)保护关节

避免有害的动作,在文体活动中注意预防肩、膝、踝等关节的损伤,以免日后增加这些关节患骨关节炎的危险。尤其注意大的损伤。预防职业性关节慢性劳损。

(三)运动疗法

运动疗法包括肌肉力量练习、提高耐力的训练、本体感觉和平衡训练。有报道称膝关节 OA 患者的肌肉力量、耐力和速度比无膝关节 OA 者小 50%,而运动疗法可维持或改善关节活动范围,增加肌力,改善患者本体感觉和平衡,可提高关节稳定性,从而间接地减轻关节负荷,改善患者运动能力。

1.休息和运动

休息可以减少炎症因子的释放,减轻关节炎症反应,缓解关节疼痛症状。因此,在关节疼痛严重的急性期,适当的休息是必要的。可采用 3 种休息方式,即使用夹板和支具使关节局部休息、完全卧床休息和分散在一天之中的短期休息。但是,关节较长时间固定在某一角度会导致关节僵硬、关节周围肌肉疲劳;长时间的关节制动还会导致肌肉失用性萎缩、关节囊和韧带挛缩。因此,还需要进行适度的关节活动。另外,因为制动导致的全身活动减少,也会出现各系统的功能下降和各种并发症的发生,适当的运动同样可以避免这些问题。

2.关节活动

适当的关节活动可以改善血液循环,促进局部炎症消除,维持正常关节活动范围,同时通过对关节软骨的适度挤压,促进软骨基质液和关节液的营养交换,改善关节软骨的营养和代谢。关节活动包括以下方法。

(1)关节被动活动:可以采用手法关节被动活动和使用器械的连续被动活动(CPM)。活动时要嘱患者放松肌肉,以防止因肌肉痉挛性保护导致疼痛。

(2)关节功能牵引:主要目的是逐渐缓慢地牵伸关节内粘连和挛缩的关节囊及韧带组织。可使用支架或牵引器将关节固定在不引起疼痛的角度,在远端肢体施以牵引力。牵引时应注意保护,以防出现压疮,牵引力量控制在不引起明显疼痛的范围内,以免引起反射性肌痉挛,反而加重症状。

(3)关节助力运动和不负重的主动运动:在不引起明显疼痛的关节活动范围内进行主动活动,活动时应避免重力的应力负荷,如采用坐位或卧位行下肢活动等。如果患者力量较弱无法完成,可以予以助力。

3.肌力和肌耐力练习

肌力练习的目的是增强肌力,防止失用性肌萎缩,增强关节稳定性,从而控制症状、保护关节。进行肌力练习的同时还应加强肌耐力练习,以维持肌肉持久做功的能力。OA 患者的肌力和肌耐力练习主要以静力性练习为主。在不引起关节疼痛的角度做肌肉的等长收缩,一般认为最大收缩持续 6 秒可以较好地增强肌力,而持续较长时间的较小幅度的收缩更有利于增强肌耐力。因为在不同角度下做功的肌肉可能是不同的,而同一肌群在不同角度下收缩力量也不一样,因此应在不引起关节疼痛的范围内从各个角度进行静力性肌力训练。动力性肌力训练和等速肌力练习因为伴有关节活动,会增加关节负荷,一般不适用于 OA 患者。另外肌力练习还要注意关节的稳定性。因为关节的稳定性是靠原动肌和拮抗肌共同维持,所以应该同时进行原动肌和拮抗肌的肌力练习,以防肌力的不平衡导致关节的不稳定。如在膝关节 OA 患者,不但要进行股四头肌肌力训练,同时还应该注重腘绳肌肌力训练,才可以更好地维持膝关节的稳定性。

(四)关节腔注射

1.关节腔内注射玻璃酸钠

患者膝关节腔滑液中的玻璃酸浓度低,分子量低,直接导致了患者膝关节易受到损伤,玻璃酸钠能够与患者的滑液发挥同样的润滑作用,所以在患者关节腔内注射玻璃酸钠能够缓解患者疼痛症状,减轻患者病情,提升患者机体功能的恢复效率。

对中老年膝关节骨性关节炎患者可采用关节腔内注射玻璃酸钠的方式进行治疗,其具体方案如下:取患者的仰卧位,让患者弯曲自身的膝关节,弯曲程度应在 90°左右,进而对患者的膝盖进行消毒,进行手卫生消毒处理,进而手戴无菌手套,取患者的髌骨外侧或者内侧作为穿刺位置,将针头刺入患者关节腔内进行药物注射,若是患者关节腔内存在积液,首先需要将积液抽取,进而再进行玻璃酸钠的注射,在注射完成之后,帮助患者进行膝关节的活动,时间以2分钟为宜,且需要保证玻璃酸钠能够在患者关节表面内涂抹均匀,每周对患者进行一次注射,连续注射五次。

2.超声引导下膝周神经脉冲射频联合关节腔注射富血小板血浆

对于膝关节骨性关节炎患者,在关节腔注射自体富血小板血浆治疗的基础上联合超声引导下膝周神经脉冲射频治疗可提高止痛效果,改善患者生活质量。

方法:关节腔注射自体富血小板血浆后,于穿刺点处置入1根脉冲射频套管针,在超声引导下将电压调至0.3 V以下与50 Hz频率进行感觉刺激,然后再以2 Hz频率进行运动刺激,当电压调至0.4 V时膝关节周围肌肉开始收缩;设置电压为32 V,温度调至42 ℃,以2 Hz频率对膝关节进行120秒治疗。

(五)物理治疗

可选择TENS、中频电疗、针灸疗法、热疗(蜡疗、热敷、中药熏洗、红外线、局部温水浴)消炎止痛。

(1)轻症OA患者,可先试用物理因子治疗配合其他非药物疗法消炎止痛,无效时再使用药物。

(2)视病情需要和治疗条件,必要时可2~3种物理因子综合治疗。

(3)物理因子治疗只是一种辅助性对症性的(止痛消肿)治疗,常需配合其他治疗手段使用。

(4)尽量使用简便、经济、安全的物理因子治疗,能在家中自行应用治疗者更好。热疗每次不超过30分钟。

(六)矫形器或助行器

1.手杖

手杖适用于髋或膝OA患者步行时下肢负重引起的疼痛或肌肉无力、负重困难者,可用手杖辅助减轻患肢负重,缓解症状。

2.护膝及踝足矫形器

护膝及踝足矫形器等可保护局部关节,急性期限制关节活动,缓解疼痛。

3.轮椅

轮椅适用于髋、膝关节负重时疼痛剧烈,不能行走的患者。

(七)心理治疗

针对存在的抑郁焦虑进行心理辅导、卫生教育,心理状况改善有助于预防和减轻疼痛。

(八)手术治疗

手术治疗主要用于髋、膝OA患者,目前多采用关节镜手术,其次可选择保膝手术,最后采用人工关节置换术。可根据适应证,采用截骨手术或采用关节镜手术行关节清理。

(九)传统疗法

推拿能够促进局部毛细血管扩张,使血管通透性增加,血液和淋巴循环速度加快,从而改善病损关节的血液循环,减轻炎症反应,改善症状。应用推、拿、揉、捏等手法和被动活动,可以防止骨、关节、肌肉、肌腱、韧带等组织发生萎缩,松解粘连,防止关节挛缩、僵硬,改善关节活动度。对于OA患者出现的关节脱位和畸形,推拿可使骨、关节、肌肉、肌腱、韧带等组织恢复到尽可能好的解剖位置和较好的功能。这些方法十分符合力学的作用机制。推拿和按摩还能通过神经反射效应引起全身血流动力学改变。

五、预防保健

(1)应尽量减少关节的负重和大幅度活动,以延缓病变的进程。

(2)肥胖的人,应减轻体重,减少关节的负荷。

(3)下肢关节有病变时,可用拐杖或手杖,以减轻关节负担。

(4)发作期应遵医嘱服用消炎镇痛药,尽量饭后服用。关节局部可用湿热敷。

(5)病变的关节应用护套保护。

(6)注意天气变化,避免潮湿受冷。

(秦路峰)

参考文献

[1] 高远,黄天雯,郑晓缺,等.骨科专科疾病典型案例[M].北京:清华大学出版社,2021.

[2] 闵云,鞠克丰,徐海波,等.实用骨科理论进展与临床实践[M].上海:上海交通大学出版社,2023.

[3] 陈世益,冯华.现代骨科运动医学[M].上海:复旦大学出版社,2020.

[4] 邹天南.临床骨科诊疗进展[M].天津:天津科学技术出版社,2020.

[5] 王文革.现代骨科诊疗学[M].济南:山东大学出版社,2021.

[6] 王伟,梁津喜,杨明福.骨科临床诊断与护理[M].长春:吉林科学技术出版社,2020.

[7] 王久夏.实用骨科诊疗技术[M].兰州:兰州大学出版社,2022.

[8] 詹子睿,张云帆,刘桂华.骨科关键技术研究[M].天津:天津科学技术出版社,2021.

[9] 杨树凯.临床骨科手术学[M].天津:天津科学技术出版社,2021.

[10] 李溪.骨科诊疗技术与应用[M].广州:世界图书出版广州有限公司,2020.

[11] 张宏伟.骨科疾病外科处置方法[M].北京:中国纺织出版社,2022.

[12] 吕浩.临床骨科疾病诊断技巧与治疗方案[M].北京:科学技术文献出版社,2021.

[13] 褚风龙.骨科疾病手术实践[M].沈阳:沈阳出版社,2020.

[14] 张硕,张家金,常荣刚,等.临床骨科疾病诊治精要[M].北京:科学技术文献出版社,2022.

[15] 张建.现代骨科疾病诊治要点[M].北京:中国纺织出版社,2021.

[16] 魏昌海,赵同艳,李同春.现代骨科疾病诊断与治疗[M].长春:吉林科学技术出版社,2021.

[17] 张岩.骨科疾病临床处置[M].天津:天津科学技术出版社,2021.

[18] 赵强,杨帆,刘伟.简明骨科诊疗学[M].北京:中国纺织出版社,2022.

[19] 李旻.临床骨科疾病与手术技巧[M].南昌:江西科学技术出版社,2021.

[20] 王建.现代临床骨科疾病诊治技术[M].北京:科学技术文献出版社,2021.

[21] 宋磊.临床常用骨科基础及骨科创伤诊疗[M].北京:中国纺织出版社,2022.

[22] 于春波.实用骨科疾病临床处置与手术技巧[M].北京:中国纺织出版社,2022.

[23] 杨猛,李平,闫晨.创伤骨科疾病诊疗与影像学诊断[M].沈阳:辽宁科学技术出版社,2022.

[24] 王海滨,贾代良,赵益峰,等.创伤骨科典型病例[M].上海:上海科学技术文献出版社,2022.

[25] 尚超,李云鹏,管帮洪,等.临床常见骨科疾病诊治[M].北京:科学技术文献出版社,2021.

［26］张宝峰,孙晓娜,胡敬暖.骨科常见疾病治疗与康复手册［M］.北京:中国纺织出版社,2021

［27］孟凡龙.骨科疾病诊疗要点［M］.长春:吉林科学技术出版社,2022.

［28］李新志,周游,黄卫.骨科临床案例分析［M］.北京:科学出版社,2022.

［29］魏海鹏.骨科疾病诊疗思维［M］.长春:吉林科学技术出版社,2022.

［30］卞泗善.临床骨科常见病诊疗技术［M］.北京:科学技术文献出版社,2021.

［31］王勇.临床骨科疾病诊疗研究［M］.长春:吉林科学技术出版社,2020.

［32］邓雄伟,程明,曹富江.骨科疾病诊疗与护理［M］.北京:华龄出版社,2022.

［33］王轩.现代中医骨科理论与临床应用研究［M］.长春:吉林科学技术出版社,2021.

［34］唐绪军.现代骨科与关节外科诊疗技术［M］.北京:科学技术文献出版社,2021.

［35］吴修辉,孙绪宝,陈元凯.实用骨科疾病治疗精粹［M］.北京:中国纺织出版社,2020.

［36］李坤.切开复位内固定术与保守治疗闭合性肱骨干骨折的疗效分析［J］.临床研究,2023,31
（3）:76-78.

［37］罗浩,朱勇,成亮.肱骨小头背侧撕脱性骨折合并肘关节内侧或后内侧脱位的临床治疗［J］.
中国修复重建外科杂志,2022,36(2):149-154.

［38］郑美亮,李克鹏,帖小佳,等.股骨颈骨折患者空心螺钉内固定术后股骨头坏死的危险因素
及其预测模型构建［J］.创伤外科杂志,2023,25(5):354-360.

［39］孙宇,李少辉,杨文坤,等.髌骨爪联合可调式膝关节支具治疗髌骨骨折［J］.临床骨科杂志,
2023,26(3):421-424.

［40］刘沛昕,李兆峰,孙军辉,等.脊髓损伤治疗方式的研究进展［J］.现代医药卫生,2023,39
（10）:1720-1726.